Stefan Brunnhuber/Klaus Lieb
Psychiatrie

Stefan Brunnhuber / Klaus Lieb

Psychiatrie

Kurzlehrbuch
nach dem Gegenstandskatalog
für den 2. Abschnitt der ärztlichen Prüfung

3., neubearbeitete Auflage

mediscript-Verlag
Bad Wörishofen

Anschriften der Autoren:

Dr. med. Stefan Brunnhuber, MA phil.
Abt. Psychiatrie/Psychotherapie
Universität Homburg
66421 Homburg/Saar

Dr. med. Klaus Lieb
Abteilung Psychiatrie/Psychotherapie
Universität Freiburg
79104 Freiburg

Die Deutsche Bibliothek – CIP-Einheitsaufnahme

Psychiatrie : nach dem Gegenstandskatalog für die ärztliche
Vorprüfung / Stefan Brunnhuber ; Klaus Lieb. – 3. Aufl. – Bad
Wörishofen : Mediscript-Verl., 1996
  (Mediscript-Reihe)
  Früher u.d.T.: Lieb, Klaus: Psychiatrie
  ISBN 3-541-25303-7
NE: Brunnhuber, Stefan; Lieb, Klaus

© 1996 by Mediscript-Verlag, Bernaustr. 19, 86825 Bad Wörishofen
Alle Rechte, insbesondere des Nachdrucks und der photomechanischen
Wiedergabe, vorbehalten.

Satz: Kösel, Kempten
Druck und Bindung: Wagner, Nördlingen
Printed in Germany

ISBN 3-541-25303-7

Zum Geleit

Das von K. Lieb und S. Brunnhuber vorgelegte Kurzlehrbuch „Psychiatrie" hat den Vorteil, aus dem unmittelbaren Erlebnis der gängigen Informationsvermittlung während des Studiums hervorgegangen zu sein. Es spiegelt also sehr genau das Bedürfnis des Medizinstudenten und jungen Arztes nach Ordnung und Übersicht in einem Stoffgebiet, das von nicht wenigen Studenten und Ärzten als besonders unübersichtlich, ja chaotisch und schwer vermittelbar empfunden wird.

Orientiert am „Triadischen System", einem weltweit als Ordnungsprinzip gültigen nosologischen Klassifikationsschema, gebraucht der Text klare Begriffe und unterstreicht wichtige Informationen durch anschauliche Tabellen und Abbildungen. Dies kommt dem Lernen entgegen.

Alle wichtigen Inhalte des Lernstoffes für das medizinische Staatsexamen sind übersichtlich und einprägsam im Textbuch enthalten. Auf unterschiedliche wissenschaftliche Auffassungen wird verwiesen, so daß jede Indoktrination vermieden wird.

Die für die Darstellung des gesamten Stoffgebietes in einem gedrängten Umfang notwendige Knappheit des Textes weckt hoffentlich bei vielen das Bedürfnis, sich in den angeschnittenen Sachverhalten aufgrund des Literaturverzeichnisses noch intensiver kundig zu machen. Das Buch regt an, über das notwendige Basiswissen hinaus weiterzulesen, es macht neugierig.

Ich wünsche dem Text eine gute Aufnahme für die Vorbereitung zur ärztlichen Prüfung und zur Orientierung in der Hand junger Ärzte und aller an der Psychiatrie Interessierten. Besonders freue ich mich darüber, daß es ehemalige Ulmer Studenten sind, denen dieser vorzügliche Wurf gelungen ist.

Prof. Dr. R. Schüttler
Ordinarius für Psychiatrie und Leiter der Abteilung Psychiatrie II
der Universität Ulm

Vorwort

In diesem Kurzlehrbuch der Psychiatrie haben wir uns bemüht, ein **klar strukturiertes Konzept der Psychiatrie** vorzulegen, das Medizinstudenten und Ärzten die Grundbegriffe der Psychiatrie nahebringen und Orientierung bei der klinischen Arbeit geben soll.

Wie alle Kurzlehrbücher der Mediscript-Reihe orientiert sich auch dieses am Gegenstandskatalog für den Zweiten Abschnitt der Ärztlichen Prüfung in seiner letzten Fassung von 1993. Um die Vorbereitung auf die schriftliche Prüfung zu erleichtern, sind **alle bisher gefragten Prüfungsinhalte durch Balken am Rand markiert.** Für die Kennzeichnung der Prüfungsinhalte danken wir Herrn cand. med. Thorsten Noack. Merksätze sind farbig hinterlegt und mit 2 Ausrufezeichen versehen.

Die jetzt vorliegende 3. Auflage stellt eine **völlige Neuüberarbeitung** dar. Die Inhalte wurden auf den neuesten Stand gebracht und neue Abbildungen und Tabellen eingefügt. Zusätzlich enthält das Buch nun Kasuistiken zu den wichtigsten Krankheitsbildern, ein Kapitel zur psychiatrischen Notfalltherapie und ein allgemeines Glossar am Ende.

Den Lesern wünschen wir viel Freude und gute Erfahrungen bei der Begegnung mit der Psychiatrie und viel Erfolg bei der schriftlichen und mündlichen Prüfung im Staatsexamen.

Freiburg und Homburg, 1996   Die Autoren

Wichtiger Hinweis:

Erkenntnisse in der Medizin, insbesondere die der Pharmakotherapie, unterliegen einem laufenden Wandel durch Forschung und klinische Erfahrungen. Die Autoren dieses Werkes haben große Sorgfalt darauf verwendet, daß die therapeutischen Angaben (insbesondere hinsichtlich Indikation, Dosierung und unerwünschten Wirkungen) dem derzeitigen Wissensstand entsprechen.

Das entbindet den Benutzer dieses Buches aber nicht von der Verpflichtung, anhand von Beipackzetteln zu verschreibender Präparate zu überprüfen, ob die dort gemachten Angaben von denen in diesem Buch abweichen, und seine Verordnung in eigener Verantwortung zu bestimmen.

Inhaltsverzeichnis nach dem GK

1 **Einführung in die Psychiatrie** (Lieb) 1

1.1 Körperlich begründbare Psychosen 2
1.2 Endogene Psychosen 3
1.3 Psychogene Störungen 3

2 **Untersuchung bei psychischen Störungen, psychopathologischer Befund** (GK Kap. 3) (Lieb/Brunnhuber) 5

2.1 Anamneseerhebung und Untersuchung 5
2.1.1 Das psychiatrische Erstgespräch 6
2.1.2 Psychopathologischer Befund 7
2.2 Bewußtseinsstörungen, Störungen der Vigilanz 8
2.2.1 Quantitative Bewußtseinsstörungen 8
2.2.1.1 Benommenheit 8
2.2.1.2 Somnolenz 9
2.2.1.3 Sopor 9
2.2.1.4 Präkoma und Koma 9
2.2.1.5 Sonderform: Coma vigile oder apallisches Syndrom 10
2.2.2 Qualitative Bewußtseinsstörungen 10
2.2.2.1 Delirium tremens 10
2.2.2.2 Dämmerzustände 10
2.2.2.3 Einfache Verwirrtheitszustände („Amentielles Syndrom") .. 11
2.3 Störungen von Aufmerksamkeit, Auffassung, Gedächtnis und Orientierung 11
2.3.1 Aufmerksamkeits-, Konzentrations- und Auffassungsstörungen 11
2.3.2 Gedächtnisstörungen 12
2.3.2.1 Kurzzeit- und Langzeitgedächtnis und deren Prüfung 12
2.3.2.2 Korsakow-Syndrom (Amnestisches Syndrom) 13
2.3.2.3 Paramnesien 13
2.3.3 Amnesien 13
2.3.4 Orientierungsstörungen 14
2.4 Denkstörungen 15
2.4.1 Verlangsamtes Denken 16
2.4.2 Gehemmtes Denken 16
2.4.3 Eingeengtes Denken 16
2.4.4 Grübeln 16
2.4.5 Gedankensperrungen und Gedankenabreißen 17
2.4.6 Umständliches, weitschweifiges Denken 17
2.4.7 Perseveration des Denkens, Verbigeration und Neologismen .. 17
2.4.8 Gedankendrängen und Ideenflucht 17
2.4.9 Zerfahrenes oder inkohärentes Denken 17
2.4.10 Vorbeireden 18
2.5 Zwangssymptome 18
2.5.1 Einteilung der Zwänge 19
2.5.1.1 Zwangsgedanken, Zwangsvorstellungen oder Zwangseinfälle . 19
2.5.1.2 Zwangsimpulse 19
2.5.1.3 Zwangshandlungen 19

2.5.2	Vorkommen von Zwängen	19
2.5.3	Differentialdiagnose	20
2.6	**Wahn**	20
2.6.1	Wahnkriterien	20
2.6.2	Formen des Wahns	21
2.6.2.1	Wahnstimmung	21
2.6.2.2	Wahnwahrnehmung	22
2.6.2.3	Wahneinfall = Wahngedanke = Wahnidee	22
2.6.2.4	Wahnerinnerung	22
2.6.2.5	Wahnarbeit	22
2.6.2.6	Wahnhafte Personenverkennung	22
2.6.2.7	Symbiotischer Wahn (Folie a deux)	22
2.6.3	Wahnthemen	23
2.6.3.1	Beziehungswahn	23
2.6.3.2	Beeinträchtigungswahn	23
2.6.3.3	Verfolgungswahn	23
2.6.3.4	Eifersuchtswahn	23
2.6.3.5	Liebeswahn	24
2.6.3.6	Hypochondrischer Wahn	24
2.6.3.7	Größenwahn	24
2.6.3.8	Kleinheitswahn oder Nichtigkeitswahn	24
2.6.3.9	Schuld- oder Versündigungswahn	24
2.6.3.10	Verarmungswahn	25
2.6.3.11	Dermatozoenwahn	25
2.6.4	Folgen wahnhafter und anderer psychotischer Erlebnisse	25
2.7	**Sinnestäuschungen und Wahrnehmungsstörungen**	25
2.7.1	Typen, diagnostische Bedeutung	25
2.7.2	Halluzinationen	26
2.7.3	Den Halluzinationen nahestehende Erfahrungsmodi	28
2.7.3.1	Pseudohalluzinationen	28
2.7.3.2	Illusionen oder illusionäre Verkennungen	29
2.7.3.3	Pareidolien	29
2.7.4	Einfache Wahrnehmungsveränderungen	29
2.8	**Ich-Störungen, Entfremdungserlebnisse**	30
2.8.1	Ich-Störungen	30
2.8.2	Entfremdungserleben	31
2.9	**Störungen der Affektivität**	31
2.9.1	Formen von Störungen der Affektivität	31
2.9.1.1	Affektarmut und Gefühl der Gefühllosigkeit	31
2.9.1.2	Affektstarre	32
2.9.1.3	Inadäquater Affekt oder Parathymie	32
2.9.1.4	Affektinkontinenz	32
2.9.1.5	Affektlabilität	32
2.9.1.6	Ambivalenz	32
2.9.1.7	Störung der Vitalgefühle	33
2.9.1.8	Depressive und manische Verstimmung	33
2.9.2	Angst, Phobien	33
2.9.2.1	Angst	33
2.9.2.2	Phobien	34
2.9.2.3	Panikattacken	34

2.10	Antriebsstörungen und psychomotorische Störungen	35
2.10.1	Herabgesetzter Antrieb	35
2.10.1.1	Antriebsarmut oder Antriebsmangel	35
2.10.1.2	Antriebshemmung und Antriebsschwäche	35
2.10.2	Antriebssteigerung, Antriebsenthemmung	36
2.10.3	Psychomotorische Störungen	36
2.11	Kontaktstörungen	36
2.12	Diagnostik	37
2.12.1	Syndrome	38
2.12.2	Diagnosesysteme und Klassifikation	39
2.12.3	Befunddokumentation	40

3 Körperlich begründbare psychische Störungen (GK Kap. 11) (Lieb) ... 41

3.1	Akute körperlich begründbare Psychosen	43
3.1.1	Definition	43
3.1.2	Symptomatik	43
3.1.2.1	Durchgangssyndrome (Wieck)	44
3.1.2.2	Bewußtseinsstörung	45
3.2	Chronische körperlich begründbare Psychosen (chronische organische Psychosyndrome)	46
3.2.1	Definition	46
3.2.2	Symptomatik	47
3.2.2.1	Chronische pseudoaneurasthenische Syndrome	47
3.2.2.2	Organische Persönlichkeitsveränderungen (Wesensänderungen)	48
3.2.2.3	Demenzen	49

4 Affektive Psychosen (GK Kap. 12) (Lieb) ... 55

4.1	Vorkommen und Entstehungsbedingungen	56
4.1.1	Epidemiologie	56
4.1.2	Entstehungsbedingungen	58
4.1.3	Spätdepressionen oder „Involutions"-Depressionen	58
4.1.4	Auslösung der Phasen	58
4.1.5	Biochemische Befunde	59
4.1.6	Prämorbide Persönlichkeit	59
4.2	Symptomatik	60
4.2.1	Endogene Depressionen	60
4.2.2	Wahn	63
4.2.3	Unterformen der endogenen Depression	63
4.2.4	Endogene Manie	64
4.2.5	Schizoaffektive Psychosen	66
4.3	Verlauf	67
4.3.1	Verlaufsformen	67
4.3.2	Verlauf	68
4.3.3	Prognose	68
4.4	Diagnostik und Differentialdiagnostik	69
4.4.1	Diagnostik endogener Depressionen und Manien	69
4.4.2	Differentialdiagnostik	70

4.4.2.1	Differentialdiagnose depressiver Verstimmungen	71
4.4.2.2	Differentialdiagnose manischer Verstimmungen	72
4.5	Therapie und Prävention	72
4.5.1	Pharmakotherapie depressiver Erkrankungen	73
4.5.1.1	Definition und Indikationen von Antidepressiva	73
4.5.1.2	Einteilung von Antidepressiva	73
4.5.1.3	Pharmakokinetik	75
4.5.1.4	Plasmakonzentrationsbestimmung	76
4.5.1.5	Wirkungsmechanismen	76
4.5.1.6	Nebenwirkungen	77
4.5.1.7	Intoxikationen und Kontraindikationen	78
4.5.1.8	Wechselwirkungen	79
4.5.1.9	Monoaminooxidase-Hemmer	79
4.5.1.10	Vorgehen und Richtlinien bei der Therapie mit Antidepressiva	80
4.5.1.11	Vorgehen bei Therapieresistenz	81
4.5.2	Therapie der endogenen Manie	82
4.5.3	Andere somatische Therapieverfahren	82
4.5.3.1	Schlafentzugstherapie bzw. „Wachtherapie"	82
4.5.3.2	Elektrokrampftherapie (EKT) oder Elektrische Therapie	83
4.5.3.3	Lichttherapie oder Phototherapie	83
4.5.4	Psychotherapie	84
4.5.5	Prophylaxe	84
4.5.5.1	Lithium	84
4.5.5.2	Carbamazepin	88
4.5.5.3	Trizyklische Antidepressiva	88
4.5.6	Rehabilitation	89
5	**Schizophrene Psychosen** (GK Kap. 13) (Lieb)	91
5.1	Vorkommen und Entstehungsbedingungen	91
5.1.1	Erkrankungshäufigkeit, Manifestationsalter	91
5.1.2	Hereditäre und peristatische Faktoren	92
5.1.2.1	Zwillings-, Familien- und Adoptionsforschung	93
5.1.2.2	Hirnforschung	94
5.1.3	Auslösung der Episoden	96
5.1.4	Primärpersönlichkeit	96
5.2	Symptomatik	97
5.2.1	Psychopathologische Symptome	97
5.2.2	Wahn	98
5.2.3	Halluzinationen	99
5.2.4	Leibliche Beeinflussungserlebnisse	99
5.2.5	Zönästhesien	99
5.2.6	Formale Denkstörungen	100
5.2.7	Sprachlicher Ausdruck	100
5.2.8	Emotionale und Antriebsstörungen	101
5.2.8.1	Störungen der Affektivität	101
5.2.8.2	Kontaktstörungen	103
5.2.8.3	Antriebsstörungen	103
5.2.8.4	Störungen der Psychomotorik (katatone Symptomatik)	103
5.2.9	Störungen des Ich-Erlebnisses (der Meinhaftigkeit)	105

5.2.10	Autismus	106
5.2.11	Vegetative Symptome	106
5.3	Verlauf	106
5.3.1	Vorposten-Syndrome, Prodrome	106
5.3.2	Verlauf, Ausgang, Prognose	107
5.3.2.1	Verlauf	107
5.3.2.2	Prognose	108
5.3.3	Soziale Heilung	109
5.3.4	Schizophrene Residualzustände und Persönlichkeitsveränderungen	110
5.3.5	Unterformen	110
5.3.5.1	Paranoid-halluzinatorisch	110
5.3.5.2	Kataton	111
5.3.5.3	Hebephren (desorganisiert)	111
5.3.5.4	Schizophrenia simplex	111
5.3.5.5	Zönästhetisch	112
5.3.5.6	Schizo-affektiv	112
5.3.5.7	Akute schizophrene Episode	112
5.3.5.8	Typ I- und Typ II-Schizophrenie	113
5.4	Diagnostik und Differentialdiagnostik	113
5.4.1	Diagnostische Bedeutung der Symptome	113
5.4.2	Differentialdiagnostik	114
5.4.3	Testverfahren und Skalen	114
5.5	Therapie	115
5.5.1	Neuroleptika	116
5.5.1.1	Definition und Indikationen	116
5.5.1.2	Einteilung und Substanzen	116
5.5.2	Medikamentöse Langzeittherapie	128
5.5.3	Elektrokrampfbehandlung (Elektrokrampftherapie, EKT)	130
5.5.4	Psychotherapie	130
5.5.5	Soziotherapie und Rehabilitation	132
5.5.5.1	Ergotherapie und Milieugestaltung	132
5.5.5.2	Rehabilitationsmaßnahmen	132
5.5.6	Arten von Behinderungen	132
5.5.6.1	Rehabilitation der äußeren (prämorbiden) Behinderung	133
5.5.6.2	Rehabilitation der inneren Behinderung	133
5.5.6.3	Fahrtauglichkeit schizophren erkrankter Patienten	134
5.5.6.4	Exkurs: Die Borderline-Störung	134

6 Abhängigkeit von Alkohol, Arzneimitteln und illegalen Drogen (GK Kap. 14) (Lieb/Brunnhuber) ... 137

6.1	Allgemeines über Abhängigkeit (Sucht)	137
6.1.1	Begriffsbestimmung	137
6.1.2	Polytoxikomanie	139
6.1.3	Entstehung und Entwicklung von Abhängigkeit	140
6.1.4	Präventive Maßnahmen	141
6.1.5	Auswirkungen	141
6.1.5.1	Psychisch	141
6.1.5.2	Körperlich	142
6.1.5.3	Sozial	142

6.1.6	Behandlung	143
6.1.6.1	Kontakt- oder Motivationsphase	143
6.1.6.2	Entgiftungs- (Entzugs-)Phase	143
6.1.6.3	Entwöhnungsphase	144
6.1.6.4	Nachsorgephase	144
6.2	Alkoholabhängigkeit	145
6.2.1	Definition	145
6.2.2	Verbreitung	146
6.2.3	Entwicklungsstadien der Alkoholabhängigkeit	146
6.2.4	Fünf Prägnanztypen der Alkoholabhängigkeit nach Jellinek	148
6.2.5	Alkoholtoleranz	148
6.2.6	Körperliche Folgen des Alkoholismus	149
6.2.7	Alkoholrausch	149
6.2.7.1	Einfacher Rausch	149
6.2.7.2	Komplizierter Rausch	151
6.2.7.3	Pathologischer Rausch	151
6.2.8	Forensische Bedeutung von einfachem, kompliziertem und pathologischem Rausch	151
6.3	Mißbrauch und Abhängigkeit von Arzneimitteln	152
6.3.1	Epidemiologie und Entstehungsbedingungen	152
6.3.2	Substanzen	153
6.3.2.1	Analgetika	154
6.3.2.2	Tranquilizer	154
6.3.2.3	Hypnotika	162
6.3.2.4	Psychostimulantien	165
6.4	Abhängigkeit von illegalen Drogen	166
6.4.1	Verbreitung, Verlauf, Besonderheiten	166
6.4.2	Substanzen	168
6.4.2.1	Morphintyp	168
6.4.2.2	Cannabistyp	171
6.4.2.3	Kokaintyp	172
6.4.2.4	Halluzinogentyp	173
6.4.2.5	Khattyp	173
6.4.2.6	Designerdrogen	173
6.4.2.7	Lösungsmittelmißbrauch („Schnüffeln", „Thinner-Sucht")	174
6.5	Folgen und Komplikationen der Abhängigkeit von Alkohol, Arzneimitteln und illegalen Drogen	174
6.5.1	Delir	175
6.5.1.1	Therapie des Delirs und des Prädelirs	176
6.5.2	Wahnbildungen	177
6.5.3	Drogeninduzierte Psychosen	178
6.5.4	Korsakow-Syndrom	179
6.5.5	Wernicke-Enzephalopathie	179
6.5.6	Chronische Folgezustände	180
6.5.7	Neurologische Folgezustände	180
7	**Neurosen, Persönlichkeitsstörungen, Erlebnisreaktionen (GK Kap. 16) (Brunnhuber)**	**183**
7.1	Erlebnisreaktionen	184
7.1.1	Entstehungsbedingungen	184

7.1.2	Formen	185
7.1.2.1	Akute Belastungsreaktion („Nervenzusammenbruch")	185
7.1.2.2	Anpassungsstörung	185
7.1.2.3	Posttraumatische Belastungsstörung	186
7.1.2.4	Andauernde Persönlichkeitsveränderungen nach Extrembelastungen	186
7.1.3	Therapie	187
7.2	Neurosentheorie	187
7.2.1	Pathogenese in psychodynamischer Sicht	188
7.2.1.1	Abwehrformen	189
7.2.2	Pathogenese aus lerntheoretischer und kognitionspsychologischer Sicht	191
7.2.3	Prognose, Verlauf und Epidemiologie	191
7.3	Spezielle Krankheitsbilder	192
7.3.1	Angstneurose/Panikstörung	192
7.3.2	Neurotische Depressionen	193
7.3.3	Zwangsneurose oder Zwangsstörung	194
7.3.4	Phobien	196
7.3.5	Konversionssymptome und dissoziative Störungen	197
7.3.6	Hypochondrische Störungen	199
7.3.7	Somatopsychische Störungen	200
7.4	Persönlichkeitsstörungen	201
7.4.1	Definition	201
7.4.2	Entstehungsbedingungen	202
7.4.3	Diagnose und Differentialdiagnostik	202
7.4.4	Klinische Bilder	202
7.4.5	Therapie	203
7.4.6	Narzistische Störungen	204
7.4.6.1	Ätiologie und Pathogenese	205
7.4.6.2	Klinisches Bild	206
7.4.6.3	Differentialdiagnose und Therapie	207

8 Kinder- und Jugendpsychiatrie (GK Kap. 17) (Brunnhuber) . 211

8.1	Allgemeine Charakteristik psychischer Störungen	211
8.2	Intelligenzminderung	212
8.2.1	Definitionen	212
8.2.2	Ätiologie und Pathogenese von Oligophrenien	212
8.2.3	Demenzen im Kindesalter	213
8.2.3.1	Ursachen und Formen	213
8.2.3.2	Klinik	214
8.2.4	Ausprägungsgrade	214
8.2.5	Diagnostik	216
8.2.6	Differentialdiagnose	216
8.2.7	Prävention, Therapie, Rehabilitation	216
8.3	Organische Psychosyndrome	216
8.3.1	Hirnschädigung, Hirnfunktionsstörungen	216
8.3.2	Klinik	217
8.3.3	Therapie und Prognose	219
8.4	Spezifische Entwicklungsstörungen im Kindesalter	219
8.4.1	Entwicklungsstörungen der Sprache und des Sprechens	219

8.4.1.1	Sprachstörungen	220
8.4.1.2	Sprechstörungen	220
8.4.2	Lese-/Rechtschreibschwäche (Legasthenie)	221
8.4.3	Umschriebene Rechenstörung	222
8.4.4	Umschriebene motorische Störungen	222
8.4.5	Gedeihstörungen	223
8.5	Lern- und Leistungsstörungen	223
8.5.1	Intelligenzminderung	223
8.5.2	Psychogene Störungen	223
8.5.3	Organische Störungen	224
8.5.4	Testdiagnostik	224
8.6	Hyperkinetische (hyperaktive) Störungen	224
8.6.1	Ätiologie	224
8.6.2	Klinik	225
8.6.3	Diagnostik, Therapie, Prognose	225
8.6.4	Differentialdiagnose	226
8.7	Für das Kindesalter spezifische emotionale Störungen	226
8.7.1	Ätiologie und Manifestationsformen	226
8.7.2	Diagnostik, Therapie, Prognose	226
8.7.3	Differentialdiagnose	227
8.8	Störungen des Sozialverhaltens	227
8.8.1	Ätiologie	227
8.8.2	Klinik	228
8.8.3	Diagnostik, Therapie, Prognose	228
8.8.4	Differentialdiagnose	229
8.9	Frühkindlicher Autismus	229
8.9.1	Ätiologie	229
8.9.2	Symptomatik	229
8.9.2.1	Kanner-Typ	230
8.9.2.2	Asperger-Typ	231
8.10	Psychosen des Kindes- und Jugendalters	232
8.10.1	Häufigkeit kindlicher Psychosen (unter 14 Jahren)	232
8.10.2	Manifestationsformen	233
8.10.3	Klinik, Differentialdiagnose, Therapie	234
8.11	Neurosen und Persönlichkeitsstörungen des Jugendalters	234
8.12	(Weitere) spezielle Störungen	235
8.12.1	Schlafstörungen	235
8.12.2	Eßstörungen	235
8.12.3	Anorexia nervosa/Bulimia nervosa	235
8.12.3.1	Anorexia nervosa	235
8.12.3.2	Bulimia nervosa	237
8.12.4	Störungen der Ausscheidungsfunktionen	238
8.12.4.1	Enuresis	238
8.12.4.2	Enkopresis	238
8.12.5	Funktionelle Störungen	238
8.12.6	Bewegungsstörungen	239
8.12.6.1	TICS	239
8.12.6.2	Schreibkrampf	239
8.12.6.3	Jaktationen	239
8.12.7	Mutismus	240

8.12.8	Störungen des Kontaktverhaltens	240
8.12.9	Psychische Reaktionen bei chronischen Erkrankungen	240
8.12.10	Komplikationen bei Körper- und Sinnesbehinderungen	241
8.12.11	Deprivationssyndrome	241
8.12.11.1	Sexueller Mißbrauch bei Kindern	242
8.12.11.2	Battered-child-Syndrom	242
8.12.11.2	Psychosozialer Minderwuchs	242
8.13	Kinder- und jugendpsychiatrisches Glossar	242

9 Sexualstörungen, Sexualabweichungen (GK Kap. 18) (Brunnhuber) ... 247

9.1	Sexuelle Funktionsstörungen	247
9.1.1	Formen	247
9.1.1.1	Sexuelle Funktionsstörungen des Mannes	247
9.1.1.2	Sexuelle Funktionsstörungen der Frau	249
9.1.2	Psychodynamik	250
9.1.3	Therapie	250
9.2	Abweichendes sexuelles Verhalten, Perversion	251
9.2.1	Definitionen, Formen	251
9.2.1.1	Exhibitionismus	251
9.2.1.2	Voyeurismus	252
9.2.1.3	Pädophilie	252
9.2.1.4	Sadismus (Qualsucht)/Masochismus (Lust am Leiden)	252
9.2.2	Psychodynamik	253
9.2.3	Therapie	254
9.3	Homosexuelles Verhalten	255
9.3.1	Formen homosexuellen Verhaltens	255
9.3.1.1	Neigungshomosexualität	255
9.3.1.2	Hemmungshomosexualität	256
9.3.1.3	Entwicklungshomosexualität	256
9.3.1.4	Pseudohomosexualität	256
9.3.1.5	Homosexualität der Frau	256
9.3.2	Therapie	256
9.4	Transsexualismus und Transvestismus	257
9.4.1	Definition, Diagnostik	257
9.4.2	Therapie	258
9.5	Sexualmedizinisches Glossar	258

10 Suizidalität (GK Kap. 19) (Brunnhuber) ... 261

10.1	Formen	261
10.2	Epidemiologie	262
10.2.1	Häufigkeit	262
10.3	Einflußfaktoren	263
10.3.1	Besonders gefährdete Personengruppen	263
10.3.2	Psychodynamik	263
10.4	Prophylaxe suizidaler Handlungen	265
10.4.1	Hinweise auf Suizidgefahr	265
10.4.2	Möglichkeiten der Prophylaxe	267
10.5	Therapeutisches Handeln nach Suizidversuchen	268

10.5.1	Abschätzung des Wiederholungsrisikos	268
10.5.2	Therapie	268
10.6	Glossar zum Thema Suizid	269

11 Arzt-Patient-Beziehung und Psychotherapie
(GK Kap. 20) (Brunnhuber) 273

11.1	Prinzipien und Gemeinsamkeiten	273
11.2	Psychoanalytische Verfahren	273
11.2.1	Die klassische Psychoanalyse	274
11.2.2	Fortsetzungen der klassischen Psychoanalyse	275
11.2.2.1	Das Persönlichkeitsmodell	275
11.2.2.2	Ich-Psychologie	275
11.2.2.3	Das Unbewußte	275
11.2.2.4	Die Entwicklungspsychologie	275
11.2.2.5	Ödipuskomplex	276
11.2.3	Ziel	277
11.2.4	Techniken	278
11.2.5	Indikationen	279
11.2.6	Psychoanalytische Schulen	279
11.2.6.1	Die Individualpsychologie (IP) Alfred Adlers	280
11.2.6.2	Analytische Psychologie (C. G. Jung)	282
11.2.6.3	Existenzanalyse (Logotherapie) nach Frankl	285
11.2.6.4	Neopsychoanalyse (Schulz-Henke, E. Fromm, H.S. Sullivan, K. Horney)	286
11.2.6.5	Bioenergetik (Lowen)	286
11.2.6.6	Transaktionsanalyse (Berne)	287
11.3	Klientzentrierte Psychotherapie (Gesprächspsychotherapie)	287
11.3.1	Ziel	287
11.3.2	Technik	288
11.3.3	Indikation	288
11.4	Verhaltenstherapie und kognitive Therapie	288
11.4.1	Ziel	288
11.4.2	Techniken und Indikationen	291
11.4.2.1	Techniken	292
11.4.2.2	Indikationen	293
11.5	Suggestive Verfahren	294
11.5.1	Autogenes Training	294
11.5.2	Progressive Relaxation	294
11.5.3	Hypnose	294
11.6	Führende und stützende Psychotherapie auf längere Sicht	295
11.7	Psychosomatische Grundversorgung: Ärztlich-psychotherapeutisches Gespräch, psychologische Beratung	295
11.8	Gruppenpsychotherapien	296
11.8.1	Verfahren	296
11.8.1.1	Speziell für Gruppen entwickelte Verfahren	296
11.9	Paartherapie und Familientherapie	298
11.9.1	Familientherapie	299
11.9.2	Paartherapie	300
11.10	Non-verbale, körperbezogene und andere Psychotherapieverfahren	302

11.10.1	Gestaltpsychologie nach Perls	302
11.10.2	KBT (Konzentrative Bewegungstherapie) (Gindler)	303
11.10.3	Primärtherapie nach Janov (Urschreitherapie)	303
11.10.4	Katathym-imaginative Psychotherapie (K.I.P.)	304

12 Sozialpsychiatrie und psychiatrische Versorgung: Prävention, Rehabilitation (GK Kap. 21) (Brunnhuber) 305

12.1	Sozialpsychiatrie und psychiatrische Versorgung	305
12.1.1	Definitionen/Arbeitsbereiche	305
12.1.2	Soziotherapie	305
12.1.2.1	Therapeutische Gemeinschaft/Milieutherapie	306
12.1.2.2	Hospitalismussyndrom	306
12.1.3	Versorgung	306
12.2	Prävention und Rehabilitation	308
12.2.1	Prävention	308
12.2.2	Rehabilitation	310
12.2.2.1	Formen seelischer Behinderungen	310
12.2.2.2	Medizinische, berufliche und soziale Rehabilitation	310

13 Forensische Psychiatrie und Begutachtung (GK Kap. 22) (Lieb) ... 311

13.1	Allgemeines	311
13.2	Aufgabengebiete	312
13.2.1	Schuldfähigkeit	312
13.2.1.1	Jugendgerichtsgesetz (JGG)	131
13.2.2	Maßregelvollzug	315
13.2.3	Unterbringung psychisch Kranker im Psychiatrischen Krankenhaus	316
13.2.4	Geschäftsfähigkeit	317
13.2.5	Testierfähigkeit	318
13.2.6	Betreuungsgesetz	318
13.2.7	Beurteilung psychischer Krankheiten im Sozial- bzw. Schadensersatzrecht	320

14 Psychiatrische Notfälle (Brunnhuber/Lieb) ... 323

14.1	Akute Angst- und Erregungszustände	323
14.2	Delirantes Syndrom	324
14.3	Akute Psychose	325
14.4	Verwirrtheitszustände	326
14.5	Suizidalität	326
14.6	Intoxikationen	327
14.6.1	Alkohol	327
14.6.2	Tranquilizer und Hypnotika	327
14.6.3	Trizyklische Antidepressiva	328
14.6.4	Lithium	328
14.6.5	Opiate	328
14.6.6	Cocain und Amphetamin	328
14.6.7	Cannabis/Halluzinogene	329

Glossar 331

Tabellenanhang 341

Literaturverzeichnis 347

Sachverzeichnis 349

Einführung in die Psychiatrie

Psychiatrie ist nach Kurt Schneider „die Lehre von den Seelenstörungen, vom seelisch Abnormen, seinen Erscheinungsweisen, seinen leiblichen und seelischen Behandlungsmöglichkeiten". Psychiatrie umfaßt also die Diagnostik, Therapie und Prävention psychiatrischer Krankheiten sowie deren Erforschung und Lehre. Da bei der Entstehung psychiatrischer Erkrankungen immer psychische, somatische und soziale Faktoren in unterschiedlichem Ausmaß beteiligt sind, bedarf es gerade in der Psychiatrie einer **multidimensionalen Betrachtungsweise** des Patienten mit den Augen der Psychologie (Psychopathologie und Tiefenpsychologie), der somatischen Medizin (biologische Psychiatrie) und der Soziologie (Sozialpsychiatrie). Eine besondere Herausforderung ist es dabei, trotz dieser Einzelbetrachtungen unterschiedlicher körperlicher und seelischer Funktionen des Patienten, den **Gestalt- und Ganzheitscharakter** auch des gestörten Seelenlebens nicht aus dem Auge zu verlieren oder den Patienten und seine Erkrankungen eindimensional zu betrachten, d. h. z. B. die Ursache der Schizophrenie allein in psychischen Konflikten oder allein in genetischen Grundlagen zu suchen.

Wie schon im Vorwort bemerkt, stößt die Psychiatrie auf größere **Schwierigkeiten in der Erstellung einer Krankheitssystematik** als die anderen medizinischen Disziplinen. Das liegt zum einen in der Tatsache, daß die Ätiologie vieler psychiatrischer Erkrankungen bis heute nicht geklärt ist, zum anderen in der Unspezifität psychopathologischer Zustandsbilder. Dennoch ist eine Systematik psychiatrischer Erkrankungen unbedingt nötig, um sich orientieren zu können und die unübersichtliche Fülle an Einzeltatsachen überschaubar und lernbar zu machen.

Unter ätiologischen Gesichtspunkten können Seelenstörungen einerseits im wesentlichen psychogenen Ursprungs, andererseits im wesentlichen Folge einer somatischen Erkrankung sein. Letztere Formen von Seelenstörungen bezeichnet man als **Psychosen**. Bei den psychogenen Störungen dagegen spricht man niemals von Psychosen.

Die Gruppe der Psychosen läßt sich weiter unterteilen in Psychosen, deren somatische Ursachen bekannt sind (sog. **körperlich begründbare Psychosen**) und Psychosen, bei denen eine somatische Ursache zwar sehr wahrscheinlich, bis heute aber erst sehr bruchstückhaft geklärt ist (sog. **endogene Psychosen**).

Diese Unterscheidungen führen zum sog. **triadischen System** der Psychiatrie (s. Abb. 1.1), das von Kurt Schneider entwickelt wurde und das kurz vorgestellt werden soll. Diese Krankheitssystematik soll sich wie ein roter Faden durch das Buch ziehen.

Abb. 1.1: Das Triadische System der Psychiatrie (nach G. Hole)

Entsprechend der triadischen Einteilung unterscheidet man:

- Organische Psychosen oder körperlich begründbare Psychosen
- Endogene Psychosen oder (noch) nicht körperlich begründbare Psychosen (Schizophrenie und manisch-depressive Erkrankungen
- Psychogene Störungen (abnorme Erlebnisreaktionen, Neurosen, Persönlichkeitsstörungen)

Definition
Unter einer phänomenologischen, also nicht ätiologisch orientierten Betrachtungsweise versteht man unter einer **Psychose**:
Die Gesamtheit psychischer Störungen, die in unterschiedlicher Ausprägung die **Ich-Funktion** (z. B. Beeinflussungserlebnisse), die **Sinn-Kontinuität** (z. B. Dämmerzustand), den **Realitätsbezug** (z. B. Wahn) und/oder **produktive Symptombildungen** (z. B. Halluzinationen) betreffen.

1.1 Körperlich begründbare Psychosen

Die körperlich begründbaren Psychosen oder organischen bzw. symptomatischen Psychosen werden ausführlich im Kap. 3 besprochen. Wie gesagt, liegt den organischen Psychosen eine definierte körperliche Erkrankung zugrunde, die das Gehirn primär oder sekundär schädigen kann. Die Diagnose dieser Psychosen stützt sich somit auf somatische und psychopathologische Befunde.

Bei den körperlich begründbaren Psychosen unterscheidet man **zwei Gruppen**:
- **Akute** körperlich begründbare Psychosen:
  Hier handelt es sich meist um körperliche Allgemeinerkrankungen, die das Gehirn sekundär in Mitleidenschaft ziehen. Sie sind in der Regel voll reversibel. Ihr Leitsymptom ist die **Bewußtseinsstörung** mit der einen Ausnahme des **Durchgangssyndroms** nach Wieck, bei dem eine Bewußtseinsstörung fehlt.
- **Chronische** körperlich begründbare Psychosen:
  Ihnen liegen meist primäre, seltener sekundäre Hirnerkrankungen zugrunde, die zu irreversiblen Psychosen mit den Leitsymptomen **organische Wesensänderung** und **Demenz** führen.

Die Therapie dieser Psychosen richtet sich im wesentlichen nach der zugrundeliegenden Erkrankung.

1.2 Endogene Psychosen

Die endogenen Psychosen, d.h. die **Schizophrenien** und die **affektiven Psychosen** oder manisch-depressiven Erkrankungen werden ausführlich in den Kap. 4 und 5 besprochen.
Bei den endogenen Psychosen handelt es sich um Erkrankungen, die weder der Gruppe der körperlich begründbaren Psychosen, noch der Gruppe der psychogenen Störungen zugeordnet werden können. Die organische Ursache dieser Erkrankungen ist bis heute leider nur wenig bekannt.
Die Diagnose stützt sich auf den psychopathologischen Befund und den Ausschluß einer definierten körperlichen Erkrankung. Die Therapie erfolgt medikamentös mit zusätzlichen (supportiven) psychotherapeutischen Maßnahmen.

1.3 Psychogene Störungen

Die psychogenen Störungen werden ausführlich im Kap. 7 besprochen.
Zu ihnen zählt man:
- abnorme Erlebnisreaktionen
- Neurosen
- Psychopathien oder Persönlichkeitsstörungen (abnorme Persönlichkeiten)

Abnorme Erlebnisreaktionen sind inadäquate Verhaltens- und Erlebnismuster als Reaktion auf äußere Ereignisse und Belastungen. Mit dem Begriff **Neurose** bezeichnet man psychische Störungen, die im wesentlichen durch lebensgeschichtliche Ereignisse und Traumata bedingt sind, z. B. unbewußte, ungelöste Kindheitskonflikte. **Persönlichkeitsstörungen** sind tief verwurzelte, anhaltende und weitgehend stabile Verhaltensmuster, die sich in starren Reaktionen auf unterschiedliche persönliche und soziale Lebenslagen zeigen. Meist gehen diese Störungen mit persönlichem Leiden und gestörter sozialer Funktionsfähigkeit einher.

Die Diagnose der psychogenen Störungen stützt sich im wesentlichen auf psychopathologische und (test-)psychologische Befunde sowie auf Erkenntnisse, die sich aus der direkten Arzt-Patient-Interaktion ergeben. Die Therapie besteht hauptsächlich in psychotherapeutischen Maßnahmen, in Einzelfällen muß die Therapie auch medikamentös gestützt werden.

Eine Einteilung psychiatrischer Erkrankungen nach dem triadischen System hat sich aus didaktischen Gründen sehr bewährt. Jedoch wurde an einer ätiologisch orientierten Klassifikation immer wieder Kritik geübt, und so hat das triadische System in seiner klassischen Form auch keinen Eingang gefunden in die modernen Klassifikationsschemata, die ICD-10 und das DSM-IV. Hier erfolgt die Einteilung psychiatrischer Erkrankungen mehr nach phänomenologischen Kriterien wie Symptomatik, Verlauf oder Schweregrad. Auch wurde z. B. auf den Begriff der Neurose wegen seiner Unschärfe, der uneinheitlichen Verwendung und der stark divergierenden Therapiekonzepte ganz verzichtet.

Trotz dieser divergierenden Klassifikationsansätze haben wir aus didaktischen Gründen an der Einteilung nach dem triadischen System festgehalten. Diese ist auch die Grundlage des Gegenstandkatalogs für die Ärztliche Prüfung, an der sich das Buch orientiert.

Weitere Erkrankungen, die sich nicht eindeutig einer der drei Gruppen des triadischen Systems zuordnen lassen, aber dennoch Gegenstände der Psychiatrie sind, sind die Sexualstörungen (s. Kap. 9), die Abhängigkeiten von Arzneimitteln, Alkohol und Drogen (s. Kap. 6) sowie die Suizidalität (s. Kap. 10). Die Therapie kinder- und jugendpsychiatrischer Erkrankungen ist Aufgabe der Kinder- und Jugendpsychiatrie (s. Kap. 8).

2. Untersuchung bei psychischen Störungen, psychopathologischer Befund (GK Kap. 3)

2.1 Anamneseerhebung und Untersuchung (GK Kap. 3.1)

Merkkasten 2.1 gibt einen Überblick über die Inhalte einer vollständigen psychiatrischen Untersuchung.

Diese beginnt im Normalfall mit einem ausführlichen **Erstgespräch** zwischen Untersucher und Patienten, das **zwei Hauptziele** hat:
- Die Erhebung des **psychischen Befundes**, also die Erfassung der aktuellen Inhalte des Seelenlebens des Patienten
- Die Erhebung der **Anamnese**, also die Erfassung der Entwicklung der jetzigen Beschwerden und der Biographie.

Merkkasten 2.1 — Gang der psychiatrischen Untersuchung

- **Anamnese**
  - Aktuelle Krankheitsgeschichte (Vorgeschichte und gegenwärtige Beschwerden)
  - Somatische und psychiatrische Vorgeschichte des Patienten
  - Biographie des Patienten (körperliche und psychische Entwicklung, beruflicher und sozialer Werdegang, Lebensgewohnheiten, Freizeitgestaltung etc.)
  - Familienanamnese (soziale, allgemein medizinische, psychiatrische und neurologische Familienvorgeschichte)
  - Fremdanamnese

- **Befund**
  - Psychischer (psychopathologischer) Befund
  - Körperlicher Befund einschließlich apparativer Untersuchungen
  - Testpsychologischer Befund

- Diagnose und Differentialdiagnose

Auf das erste Gespräch mit dem Patienten wird gegebenenfalls ein Gespräch mit Angehörigen, für das grundsätzlich das Einverständnis des Patienten notwendig ist, folgen (Fremdanamnese) und sich dann die körperliche Untersuchung anschließen. In bestimmten Fällen kann eine testpsychologische Untersuchung (z. B. Intelligenz-, Leistungs- oder Persönlichkeitstests) notwendig werden. Dann erst kann eine **vorläufige Diagnose** gestellt und differentialdiagnostische Überlegungen gemacht werden.

2.1.1 DAS PSYCHIATRISCHE ERSTGESPRÄCH

Das Erstgespräch läßt sich in zwei Teile gliedern: Während des ersten Teils läßt der Arzt den Patienten über seine aktuellen Beschwerden berichten, überläßt die Wahl des Themas dem Patienten und nimmt selbst eine passive Rolle ein (**unstrukturierter Teil** i.S. eines Interviews). Im zweiten, mehr **strukturierten Teil** (i.S. einer Exploration) erfragt der Arzt gezielt psychopathologische Phänomene, sofern der Patient noch nicht von ihnen berichtet hat. Auch die subjektive Anamnese wird durch Befragen des Patienten erhoben.
Hilfsmittel der Untersuchung können z.B. ein handgeschriebener Lebenslauf, ein Stammbaum oder ein Anamnesemosaik sein.

Voraussetzung für ein Gespräch ist natürlich ein bewußtseinsklarer und zur Mitarbeit bereiter und fähiger Patient. Spricht der Patient nicht, sperrt er sich oder bleibt er nicht beim Thema, ist eine Gesprächsführung also nicht möglich, muß man sich auf die Beschreibung des aktuellen Zustandsbildes und die Erhebung der Fremdanamnese beschränken. Dies ist oft der Fall bei körperlich begründbaren Psychosen und akuten Schizophrenien. Äußert sich der Patient nicht spontan oder verstummt er schon nach kurzer Zeit, ist schon von Anfang an die gezielte Exploration notwendig. Dies ist z.B. der Fall bei gehemmt-depressiven Patienten. Ein bewußtseinsklarer und mitteilsamer Patient sollte zunächst immer Gelegenheit haben, von sich aus über sich, seine Vorgeschichte und Beschwerden zu berichten. Im Laufe des Gesprächs wird der Untersucher dann mehr und mehr aktiv und gezielt fragen und dem Gespräch eine bestimmte Richtung geben.

Die Selbstschilderungen des Patienten müssen auf ihre Zuverlässigkeit und Verwertbarkeit hin geprüft werden. Eine wichtige Rolle spielt dabei die Tendenz von Patienten, ungewöhnliche Erlebnisse zu verheimlichen (**Dissimulation**). Als Beispiel sei der Schizophrene genannt, der über seinen Wahn schweigt aus Angst, man könne ihn für verrückt halten. Die Dissimulation ist häufiger als die bewußte Vortäuschung (**Simulation**) einer psychischen Störung. Auch können die Patienten unfähig sein, Erlebnisse zu verbalisieren, oder sie haben Erlebnisse ins Unbewußte verdrängt, beherrschen sich oder möchten sich „von ihrer besten Seite" zeigen. Auch ist es wichtig, äußere oder innere **Erlebnisse** des Patienten **von** seinen **Deutungen** dieser Erlebnisse zu **unterscheiden**.

Das erste Gespräch mit dem Patienten gibt darüber hinaus wichtige Aufschlüsse über das äußere Erscheinungsbild des Patienten (z.B. Kleidung, gepflegt/ungepflegt, übergewichtig), seine Gestik, Mimik und Sprache. Außerdem gewinnt man Informationen über seinen Kontakt zum Untersucher, seine Gesprächsbereitschaft und sein Verhalten als Ganzes (z.B. freundlich, zugewandt/abweisend, offen/verschlossen, situationsangepaßt, zielgerichtet).

2.1.2 PSYCHOPATHOLOGISCHER BEFUND

Merkkasten 2.2 stellt ein mögliches Schema eines psychischen Befundes vor, an dem sich der Anfänger zunächst während des Erstgesprächs mit dem Patienten orientieren kann.

Merkkasten 2.2: **Psychischer Befund**

- Äußeres Erscheinungsbild
- Kontakt und Verhalten
- Persönlichkeitsstruktur und Intelligenz

- Bewußtseinslage und Orientierung (inkl. Aufmerksamkeit, Konzentration und Auffassung)
- Gedächtnis: Störungen von Erinnerungs- und Merkfähigkeit

- Denken: Formale und inhaltliche Denkstörungen
- Zwangssymptome
- Wahrnehmung: Sinnestäuschungen und Wahrnehmungsstörungen
- Ich-Erlebnis: Ich-Störungen, Entfremdungserleben

- Affektivität: Stimmung, affektive Reaktivität, Angst
- Antrieb und Psychomotorik
- Suizidalität

Bei der Erhebung des psychischen Befundes sollte beachtet werden, daß psychopathologische Symptome für sich **allein** genommen **nie schlechthin krankhaft** sind, sondern in bestimmten Situationen auch beim Gesunden vorkommen können, z. B. Wahrnehmungsstörungen bei Übermüdung. Daher sollten die einzelnen Symptome immer im Kontext des Verhaltens der Gesamtpersönlichkeit interpretiert werden. Niemals sollte man vergessen, daß das **seelische Geschehen** ein **unteilbares Ganzes** darstellt und **keine bloße Summe von Einzelfunktionen.** Außerdem sind die meisten Symptome **unspezifisch**, d. h. es besteht meist keine enge Korrelation zu einer gleichbleibenden Ursache.
Der psychische Befund sollte immer **vollständig** erhoben werden, d. h. auch z. B. das Fehlen von Ich-Störungen oder inhaltlichen Denkstörungen sollte vermerkt werden. Bezeichnende Äußerungen des Patienten können wörtlich wiedergegeben werden.
Im folgenden werden die einzelnen psychopathologischen Symptome ausführlich beschrieben.

2.2 Bewußtseinsstörungen, Störungen der Vigilanz
(GK Kap. 3.2)

Bewußtseinsstörungen sind insbesondere wichtig für die Differentialdiagnose der akuten körperlich begründbaren Psychosen, deren Leitsymptom die Bewußtseinsstörung ist.
Der Begriff des Bewußtseins wird nicht nur in der Psychiatrie sehr verschieden gebraucht. Uns erschien die Definition von Scharfetter am geeignetsten:

Definition
Der Begriff Bewußtsein umfaßt folgende drei Bereiche:
die **Vigilanz** (Wachheit) als Voraussetzung des klaren Bewußtseins, die **Bewußtseinsklarheit,** d.h. die Intaktheit perzeptiver und kognitiver Funktionen und das **Selbst- (Ich-) Bewußtsein.**

Der Grad der **Vigilanz** läßt sich klinisch aus der Verhaltensbeobachtung und Befragung erfahren.
Die **Bewußtseinsklarheit** ist eng mit dem Grad der Vigilanz verbunden, d.h. wenn der Patient z.B. somnolent ist, sind entsprechend auch seine perzeptiven und kognitiven Funktionen gestört.

Klinisch prüft man die Bewußtseinsklarheit durch Beurteilung der:
- Funktion der Sinne
- Orientierung
- Gedächtnis- und Erinnerungsfunktionen
- Aufmerksamkeits-, Konzentrations- und Auffassungsfähigkeit
- Möglichkeit zu sprachlicher Verständigung und situationsangepaßtem Verhalten.

Bei den **Bewußtseinsstörungen** lassen sich **quantitative** und **qualitative** Bewußtseinsstörungen unterscheiden (s. Abb. 2.1)

2.2.1 QUANTITATIVE BEWUSSTSEINSSTÖRUNGEN

Sie kommen bei den verschiedensten Formen zerebraler Funktionsstörungen vor. Man unterscheidet nach zunehmendem Grad der Bewußtseinsstörung:

2.2.1.1 Benommenheit

Leichte Beeinträchtigung von Vigilanz und Bewußtseinsklarheit. Der Patient ist schläfrig, aber durch **Ansprache** oder Anfassen leicht weckbar. Meist gut orientiert. Geringe spontane sprachliche Äußerungen. Im Verhalten sehr verlangsamt. Reflexe und Muskeltonus ungestört.

Abb. 2.1: Quantitative und qualitative Bewußtseinsstörungen

2.2.1.2 Somnolenz

Der Patient ist sehr apathisch und so schläfrig, daß er nur durch **lautes Ansprechen** oder Anfassen weckbar ist. Daraufhin oft sehr erstaunt, oft aber noch einigermaßen orientiert. Keine spontanen sprachlichen Äußerungen mehr, falls doch, dann kaum verständlich (murmeln). Reflexe erhalten, Muskeltonus etwas vermindert, gezielte Reaktion auf Schmerzreize.

2.2.1.3 Sopor

Der Patient ist nur durch **starke Weckreize** wie Schütteln oder Zwicken erweckbar. Nicht mehr orientiert und keine sprachlichen Äußerungen. Ungezielte Abwehrbewegungen auf Schmerzreize. Reflexe erhalten, Muskeltonus herabgesetzt.

2.2.1.4 Präkoma und Koma

Der Patient ist auch durch stärkste Weckreize **nicht erweckbar**. Keine Abwehrbewegungen. Erlöschen der physiologischen Reflexe und Auftreten pathologischer Reflexe. Störung vegetativer zentraler Funktionen wie Atmung, Kreislauf und Temperaturregulation.

2.2.1.5 Sonderform: Coma vigile oder apallisches Syndrom

Es kommt vor bei schwersten Schädigungen bzw. Funktionsausfall der Großhirnrinde, z. B. nach schwerem Schädel-Hirn-Trauma. Der Patient erscheint, obwohl er stumm und reglos ist, wach: Sein Blick starrt geradeaus oder wandert umher, fixiert aber nicht. Weder verbal noch reflektorisch sind Reaktionen zu erzielen. Die vegetativen Elementarfunktionen wie Herzrhythmus, Atmung und Schlaf-Wach-Rhythmus sind erhalten.

2.2.2 QUALITATIVE BEWUSSTSEINSSTÖRUNGEN

Qualitative Bewußtseinsstörungen weichen weniger dem Grad als der Art nach von normalen Bewußtseinszuständen ab. Neben einer meist geringen quantitativen Bewußtseinsstörung liegen hier produktiv-psychotische (wahnhafte oder halluzinatorische) Symptome vor. Man rechnet dazu:

2.2.2.1 Delirium tremens

Das Delirium tremens tritt nicht nur im Rahmen der chronischen Alkoholabhängigkeit auf, sondern auch beim Mißbrauch von Medikamenten, im Fieber, bei Hyperthyreosen u. a.
Symptomatik: Bewußtseinstrübung, Desorientiertheit, optische Halluzinationen, Hypermotorik, vegetative Reaktionslage.

2.2.2.2 Dämmerzustände

Dämmerzustände sind sehr selten und kommen praktisch nur bei Epilepsien, im pathologischen Rausch und gelegentlich bei Hirntraumen, ausgeprägten hysterischen Zuständen oder Schreckreaktionen vor. Kann man **keine** quantitative Bewußtseinsstörung feststellen, spricht man auch von **geordneten** oder **orientierten** Dämmerzuständen.
Die Patienten erscheinen nach außen hin orientiert und geordnet und können auch scheinbar besonnen ihre Handlungen ausführen. Jedoch ist das Bewußtsein auf ein inneres Erleben eingeengt, durch das es u. U. auch ganz gesteuert wird, so können z. B. Sexualtriebe zu Gewaltverbrechen führen. Die Vorgänge in der Umwelt werden vermindert wahrgenommen, und die Patienten erscheinen wie in einem traumwandlerischen Zustand. Illusionäre Verkennungen der Umgebung sind häufig, auch Halluzinationen kommen vor. Dämmerzustände beginnen und enden meist innerhalb kurzer Zeit. Sie gehen vielfach in Schlaf über und hinterlassen eine partielle oder komplette Amnesie. Zusammenfassend sind drei Merkmale entscheidend:

- Eingeengte Aufmerksamkeit
- „Verschobene" Bewußtseinslage
- Amnesie.

Differentialdiagnose: Reaktive Dämmerzustände bei hochgradiger affektiver Erregung.

2.2.2.3 Einfache Verwirrtheitszustände („Amentielles Syndrom")

Verwirrtheitszustände gehen neben der Bewußtseinstrübung mit einem **verworrenen Denken** einher, mit dem man ganz allgemein ein chaotisches, unzusammenhängend-widerspruchsvolles, verlangsamtes oder sprunghaftes Denken bezeichnet. Die Orientierung ist verschieden stark gestört, ängstliches und „geistesabwesendes" oder enthemmt überregtes Verhalten kann das Bild beherrschen.

Die Unterscheidung in quantitative und qualitative Bewußtseinsstörungen ist mehr von akademischer bzw. didaktischer als von klinischer Bedeutung. Klinisch findet man meist Mischformen.

2.3 Störungen von Aufmerksamkeit, Auffassung, Gedächtnis und Orientierung (GK Kap. 3.3)

2.3.1 AUFMERKSAMKEITS-, KONZENTRATIONS- UND AUFFASSUNGSSTÖRUNGEN

Wichtigste Voraussetzungen für ungestörte Aufmerksamkeit, Konzentration und Auffassung sind Wachheit und Bewußtseinsklarheit. Bei einem bewußtseinsgestörten Patienten beispielsweise ist die Aufmerksamkeit sicher herabgesetzt und schwer zu erwecken, die Konzentration vermindert und die Auffassung z. B. von Fragen des Untersuchers nur erschwert möglich. Aber nicht nur im Rahmen einer Bewußtseinsstörung sind diese Funktionen eingeschränkt, sondern beispielsweise auch bei Übermüdung, unter dem Einfluß von Drogen sowie bei endogenen Psychosen wie der Depression oder der Schizophrenie. Aufmerksamkeits-, Konzentrations- und Auffassungsstörungen sind demnach in keiner Weise spezifische oder typische Symptome einer psychischen Störung. Sie haben daher kaum pathognomonisches Gewicht.

Klinisch lassen sich verschiedene Formen von Störungen unterscheiden: Unaufmerksamkeit oder Einengung der Aufmerksamkeit, z. B. bei der Fixation auf Halluzinationen, bei einer Depression, in Angstzuständen. Außerdem gibt es Schwankungen der Aufmerksamkeit und Konzentration, z. B. bei wechselndem Wachheitsgrad im Rahmen einer akuten körperlich begründbaren Psychose oder in einer Manie, bei der es dem Patienten schwerfällt, seine Aufmerksamkeit auf ein bestimmtes Thema zu fixieren.

Prüfung von Aufmerksamkeit, Konzentration und Auffassung:

Eine orientierende Untersuchung hierüber läßt sich leicht durch folgende Tests durchführen. Diese sollten jedoch nur zur Anwendung kommen, wenn der begründete Verdacht auf das Vorliegen einer Störung besteht.
- Prüfung von Aufmerksamkeit und Konzentration:
  - Von 100 fortlaufend 7 oder auch 3 abziehen lassen
  - Wochentage oder Monatsnamen rückwärts aufzählen lassen
  - Längere Worte buchstabieren lassen
- Prüfung der Auffassung
  - Den Sinn von Sprichwörtern erklären lassen
  - Eine Fabel erzählen und diese reproduzieren lassen

2.3.2 GEDÄCHTNISSTÖRUNGEN

Gedächtnis und Erinnerung bezeichnet man auch als **mnestische Funktionen**. Sie ermöglichen es uns, Erfahrenes zu behalten, also zu merken, im Gedächtnis zu behalten, und es wieder zu vergegenwärtigen, also zu erinnern, Erinnerung daran zu haben.

Demzufolge beruhen **Merkstörungen** auf einer mangelhaften oder gar nicht stattfindenden Speicherung (Engrammbildung) von Wahrnehmungsinhalten, **Erinnerungsstörungen** auf einer Störung der Mobilisierung (Wiedererinnerung) von im Gedächtnis gespeicherten Inhalten. Man findet sie bei hirnorganischen Prozessen, bei Oligophrenien oder Epilepsien, aber auch im normalpsychischen Bereich, z. B. bei mangelnder Aufmerksamkeit.

Die Leistung des Gedächtnis hängt im besonderen Maße von den **Affekten** ab, welche die Wahrnehmung von etwas begleiten. Das bedeutet Aktivität, Interessen, Freude und Begeisterung erleichtern es, sich etwas zu merken und sich daran zu erinnern, während Müdigkeit, Desinteresse und Depression es erschweren.

2.3.2.1 Kurzzeit- und Langzeitgedächtnis und deren Prüfung

Man kann unterscheiden:
- Das Ultrakurzzeitgedächtnis (Speicherung und Reproduktionsmöglichkeit von Gedächtnisinhalten für 10–30 Sekunden)
- Das Kurzzeitgedächtnis (ca. 20 Minuten)
- Das Langzeitgedächtnis (stabil).

Klinisch genügt jedoch die grobe Differenzierung in Merkfähigkeit, Frisch- und Altgedächtnis, über die man sich schon während der Exploration ein Bild machen kann. Eine genauere Prüfung ist mittels folgender einfacher Tests möglich:

- 4–6 Zahlen vorsprechen und diese in der gleichen oder umgekehrten Reihenfolge sofort und einige Zeit später reproduzieren lassen
- Eine Fabel erzählen und diese reproduzieren lassen.

2.3.2.2 Korsakow-Syndrom (amnestisches Syndrom)

Definition
Von einem Korsakow-Syndrom spricht man beim Vorliegen der **Trias**:
Desorientiertheit,
Merkfähigkeitsstörung, „Sekundengedächtnis", d.h. eine schwere Störung des Kurzzeitgedächtnisses, und
Konfabulationen, vom Patienten für echte Erinnerungen gehaltene Lückenfüller für Erinnerungsausfälle, die dem Patienten zur Wiederherstellung der amnestischen Kontinuität dienen.

Einem Korsakow-Syndrom liegt eine **Hirnschädigung** zugrunde, die **verschiedenster Ätiologie** sein kann, z.B. Alkoholabusus, Kohlenmonoxidvergiftung, Hirntrauma oder eine primär degenerative Hirnerkrankung. Üblicherweise bezeichnet man mit dem Korsakow-Syndrom einen chronischen, irreversiblen Zustand; es gibt aber auch ein sog. „akutes Korsakow-Syndrom" im Sinne eines amnestischen Durchgangssyndroms, das potentiell reversibel ist.

2.3.2.3 Paramnesien

Darunter versteht man Gedächtnisstörungen mit verfälschter Erinnerung bei wechselnder Bewußtseinsklarheit. Sie können bei verschiedenen psychiatrischen und neurologischen Erkrankungen auftreten, physiologischerweise im Traum. Man rechnet dazu:
- **„Déjà-vu"** („schon gesehen") und **„Déjà vecu"** („schon erlebt"): Gefühl, etwas, das gerade vorgeht, schon einmal gesehen oder erlebt zu haben
- **Ekmnesie**: Störung des Zeiterlebens – die Vergangenheit wird als Gegenwart erlebt
- **Hypermnesie**: gesteigerte Erinnerungsfähigkeit

2.3.3 AMNESIEN

Definition
Als Amnesie bezeichnet man im allgemeinen eine zeitlich oder inhaltlich begrenzte **Erinnerungslücke**, die total oder partiell sein kann.

Amnesien kommen vor bei körperlich begründbaren Psychosen, Hirntraumen, Epilepsien, Intoxikationen und im pathologischen Rausch (Alkohol), seltener in affektiven Ausnahmezuständen wie z.B. schwerem Schreck, Panik, Wut oder Verzweiflung.

Bei der **retrograden Amnesie** besteht eine Erinnerungslücke, die meist um Minuten oder Stunden, längstens um Tage oder Wochen in die gesunde Zeit **vor dem Hirnschaden** zurückreicht.

Bei der **anterograden Amnesie** besteht eine Erinnerungslücke für die Zeit **nach dem Hirnschaden** bzw. nach dem Wiedererlangen des Bewußtseins. Da jedoch oft nicht festgestellt werden kann, wann die Bewußtlosigkeit beendet war, wird die Bewußtlosigkeit und die laut Definition eigentlich erst nach Wiedererlangen des Bewußtseins einsetzende anterograde Amnesie von einigen Autoren als anterograde Amnesie zusammengefaßt. Vorkommen: Häufig bei der Commotio Cerebri.

Als **kongrade Amnesie** bezeichnet man die Erinnerungslücke für die Dauer der Bewußtlosigkeit.

Bei keiner Amnesieform kann von der Länge der Erinnerungslücke auf die Dauer der Bewußtlosigkeit geschlossen werden. Liegt die Ursache der Amnesie in einer Hirnerkrankung, z. B. einer Demenz, gehen zunächst neuere Gedächtnisinhalte verloren. Inhalte des Langzeitgedächtnisses verliert der Patient dagegen erst, wenn die Erkrankung sehr weit fortgeschritten ist. Ebenso verschwinden eher abstrakte Kenntnisse als konkrete Ereignisse aus dem Gedächtnis.

Die sog. **transitorische globale Amnesie** tritt v. a. bei älteren Menschen auf und wird auf basiläre Zirkulationsstörungen zurückgeführt. Es handelt sich um episodische Dämmerzustände, die eine Amnesie für diesen Zeitraum hinterlassen. Dabei sind die Patienten kaum bewußtseinsgetrübt und können Routineaufgaben fortsetzen. Die Betroffenen wirken jedoch auffällig ratlos und neigen zu Perseverationen.

Geordnete Dämmerzustände: S. 2.2

2.3.4 ORIENTIERUNGSSTÖRUNGEN

Definition
Unter **Orientierung** versteht man das Bescheidwissen und Sichzurechtfinden in der jeweiligen zeitlichen, örtlichen, situativen und persönlichen Gegebenheit.

Demzufolge unterscheidet man folgende **Orientierungsstörungen**:
Desorientiertheit zu:

Zeit
Der Patient weiß Datum, Wochentag, Monat oder Jahr nicht. Die zeitliche Orientierung ist labil und am leichtesten störbar. Relativ stabil ist das Wissen um die Tages- und Jahreszeit.

Situation
Der Patient kann die augenblickliche Situation in ihrem Sinn- und Bedeutungszusammenhang für seine eigene Person nicht erfassen. Da die situative Orientierung ein sehr komplexes Geschehen darstellt, ist sie leicht störanfällig.

Ort
Der Patient weiß nicht, an welchem Ort er sich befindet. Die Orientierung an vertrauten Orten ist relativ stabil, während sie in einer neuen Umgebung erst erworben werden muß und relativ instabil ist.

eigener Person
Der Patient weiß nicht mehr, wer und was er ist. Er hat seinen Namen, sein Geburtsdatum, sein Herkommen und seinen Beruf vergessen. Diese schwere Art der Störung ist praktisch immer mit einer Störung der anderen Orientierungsqualitäten verbunden.

Orientierungsstörungen müssen nicht alle Qualitäten gleichermaßen betreffen. Je nach dem Grad der Funktionsstörung des Gehirns sind meist zunächst die **z**eitliche und **s**ituative Orientierung betroffen, dann die Orientierung zum **O**rt und zuletzt zur eigenen **P**erson (**merke: ZSOP**).

2.4 Denkstörungen (GK Kap. 3.4)

Definition
Unter **Denken** versteht man einen Vorgang, in dessen Verlauf ein Gegenstand, eine Situation, ein Problem oder Aspekte davon erfaßt und verarbeitet werden. In den Prozeß des Denkens gehen Vorgänge wie Vorstellen, Überlegen, Abstrahieren, in Begriffe fassen, Beurteilen, Schlußfolgerungen ziehen und Antizipieren mit ein.

Art und Weise des Denkens wie Tempo, Inhaltsreichtum oder Beweglichkeit geben nicht nur Auskunft über die rational-logische Denkbefähigung eines Menschen, sondern auch über sein Wesen und seine augenblickliche Stimmung. Daher sind Denkstörungen auch nie isoliert zu betrachten, sondern immer als Ausdruck der Gesamtbetroffenheit eines ganzen Menschen. Die **Sprache** ist Medium und Ausdruck des Denkens. Erst durch sie erschließt sich dem Untersucher im Gespräch das Denken des Patienten.

Definition
Bei den **Denkstörungen** unterscheidet man inhaltliche und formale Denkstörungen. Im Gegensatz zu den **inhaltlichen Denkstörungen**, bei denen das inhaltliche Ergebnis des Denkprozesses abnorm verändert ist und zu denen der Wahn gerechnet wird, sind **formale Denkstörungen** Störungen des Gedankenablaufs.

Einzelformen formaler Denkstörungen:

2.4.1 VERLANGSAMTES DENKEN

Der Gedankengang im Ganzen ist mühsam, schleppend und zäh. Vorkommen z. B. bei Bewußtseinstrübungen, bei gehemmter Depression und bei der Schizophrenie.

2.4.2 GEHEMMTES DENKEN

Der Denkvorgang ist unregelmäßig, gebremst, mühsam und schleppend, was der Patient im Gegensatz zum verlangsamten Denken auch **selbst** als **störend empfindet** und was er auch bei offensichtlichem Bemühen nicht verhindern kann. Zur Denkhemmung wird auch die Einengung des Denkens gerechnet.

Merkkasten 2.3:   Praktisches Vorgehen bei Denkverlangsamung/Denkhemmung

Haben Sie den Eindruck, daß Ihr Denken langsamer, mühsamer oder schleppender geworden ist?
⇓

Ja   ⇒   **Denkverlangsamung**

Fällt es Ihnen schwerer, einen Gedanken zu Ende zu denken?
Müssen Sie sich zwingen, einem Gedankengang zu folgen?
Verspüren Sie einen inneren Widerstand gegen das eigene Denken?
⇓

Ja   ⇒   **Denkhemmung**

Das subjektive Empfinden eines Widerstandes unterscheidet zwischen einer Denkhemmung und der Denkverlangsamung. Bei der Denkverarmung handelt es sich um die Reduktion der Denkinhalte etwa im Sinne einer Gedankenleere

---

2.4.3 EINGEENGTES DENKEN

Das Denken verhaftet hier an einem oder wenigen Themen, ist auf wenige Denkinhalte fixiert. Der Patient hat im Gespräch Mühe, von einem Thema auf ein anderes überzuwechseln. Eingeengtes Denken bezeichnet man auch als **inhaltliche Perseveration**. Vorkommen z. B. bei der Depression, wo die Gedanken um ein Thema kreisen. Hier besteht ein fließender Übergang zum Grübeln.

2.4.4 GRÜBELN

Unablässiges Beschäftigtsein mit meist unangenehmen Gedankengängen aus der aktuellen Lebenssituation.

2.4.5 GEDANKENSPERRUNGEN UND GEDANKENABREISSEN

Der sonst flüssige Gedankengang bricht plötzlich ohne erkennbaren Grund ab, der Patient stockt mitten im Gespräch, er hat den „roten Faden" verloren. Nach einer kurzen Pause nimmt der Patient das Gespräch unter Umständen mit einem neuen Thema wieder auf. Vorkommen typischerweise bei der Schizophrenie, wo die Patienten das Abreißen der Gedanken als **Fremdbeeinflussung** („man nimmt mir die Gedanken weg") erleben können.

2.4.6 UMSTÄNDLICHES, WEITSCHWEIFIGES DENKEN

Der Patient kann hier nicht das Wesentliche vom Unwesentlichen trennen, sondern verliert sich weitschweifig oder pedantisch kleinkrämerisch in unwichtigen Einzelheiten. Während des Gesprächs fällt es dem Patienten schwer, einer straffen Zielvorstellung zu folgen bzw. an einem Thema zu bleiben. Vorkommen z. B. bei der Schizophrenie oder der Manie.

2.4.7 PERSEVERATION DES DENKENS, VERBIGERATION UND NEOLOGISMEN

Haftet der Patient an Worten und Gedanken, die vorher gebraucht, aber jetzt nicht mehr sinnvoll sind, spricht man von einer **Perseveration** des Denkens.
Wiederholt er sie dann sinnlos immer wieder, spricht man von einer **Verbigeration**. Dabei werden gelegentlich nicht unmittelbar verständliche Wortneubildungen (**Neologismen**) geschaffen, z. B. „Doppelpolythechnikum" (E. Bleuler) oder „Stromschlundschlachtbank". Vorkommen z. B. bei der Schizophrenie.

2.4.8 GEDANKENDRÄNGEN UND IDEENFLUCHT

Dem Patienten drängen sich Gedanken, Einfälle oder Ideen unwillkürlich auf. Das kann sich steigern bis zur Ideenflucht, bei der das Denken ständig sein Ziel wechselt und der Gedankengang durch immer dazwischenkommende Assoziationen abgelenkt und unterbrochen wird.
Bei der **Ideenflucht**, die typisch für die **Manie** ist, ist der Zusammenhang der sprachlichen Äußerungen jedoch nur gelockert, so daß der Untersucher den flüchtigen Ideen (im Gegensatz zum inkohärenten Denken) noch folgen kann.

2.4.9 ZERFAHRENES ODER INKOHÄRENTES DENKEN

Das Denken ist hier dissoziiert, d. h. zerrissen bis in einzelne, scheinbar zufällig durcheinander gewürfelte Sätze, die ohne verständlichen oder nachvollziehbaren Sinnzusammenhang nebeneinanderstehen. Bei leichten For-

men ist der Satzbau noch intakt (**Paralogik**), bei schwereren ist er zerstört (**Paragrammatismus**) bis hin zum unverständlichen Wortsalat (**Sprachzerfall, Schizophasie**).
Ein solches Denken ist typisch für die Schizophrenie und für dissoziiertes Denken bei symptomatischen Psychosen.

Bsp. aus Scharfetter: „Sehr wahrscheinlich haben sie gehört, wie sie das Gehirn abziehen … man will probieren, mir den Weltuntergang zu stoppen … Himmelwind und Wetter und daß die Leute in andere Stimmung kommen, das nenne ich absegmentieren. Auch der Hauswind, das Kraftsegmentierung … ich sag das Morden, ich hätte Hypnose produzieren sollen …" Hier ist der Satzaufbau zerstört (Paragrammatismus).
Im folgenden Beispiel ist der Satzbau noch einigermaßen intakt (Paralogik): „Früher sind die Leute aus blauäugigen Menschen bestanden und wie die Hirne schaffen. Die mit den blauen Augen schaffen anders im Hirn als die mit den braunen, und dann kommen noch die Gelben, die Chinesen …"

2.4.10 VORBEIREDEN

Der normale intentionale Bogen zwischen Frage und Antwort geht hier verloren. Der Patient versteht zwar die Frage, gleitet aber in der Beantwortung ab. Das Vorbeireden ist ein psychopathologisches Symptom, das darauf hinweist, daß sich Ich-Strukturen des Patienten auflösen bzw. destabilisieren.

2.5 Zwangssymptome (GK Kap. 3.5)

Definition
Von einem Zwang spricht man, wenn sich **Gedanken** oder **Handlungsimpulse** immer wieder **aufdrängen**. Diese können aber nicht unterdrückt oder verdrängt werden, obwohl der Patient erkennt, daß sie **unsinnig** sind. Wird den Gedanken oder Handlungsimpulsen nicht nachgegeben, resultiert oft unerträgliche **Angst**.

Leichtere Zwangsphänomene trifft man in vielen Gestalten auch im normalpsychischen Bereich an. Man beobachtet z. B. bei sich selbst, wie man immer wieder die Glockenschläge oder Treppenstufen mitzählen muß oder noch einmal nachschaut, ob der Herd auch abgestellt ist. Zwanghafte Rituale finden sich häufig auch beim Essen, Waschen und Schlafen.
Diese Zwangsphänomene sind erst dann als **pathologisch** anzusehen, wenn der Patient unfähig ist, sich von ihnen freizumachen, weil er bei ihrer Unterlassung unerträgliche Angst verspürt. Gleichzeitig nimmt der Zwang zur Wiederholung der Zwangshandlungen so an Intensität zu, daß es zu einer erheblichen Beeinträchtigung im Freiheitserleben und im täglichen Lebensablauf des Patienten kommt.

2.5.1 EINTEILUNG DER ZWÄNGE

2.5.1.1 Zwangsgedanken, Zwangsvorstellungen oder Zwangseinfälle

Darunter versteht man das zwanghafte Auftreten von Gedanken und Vorstellungen, oft als Gegenimpuls zu einer Situation: z. B. zwanghaftes Aufdrängen gotteslästerlicher Worte in der Kirche. Auch Zwangsgrübeln und **Zwangsbefürchtungen**, beispielsweise die Angehörigen könnten dauernd in großer Gefahr schweben, gehören dazu.

2.5.1.2 Zwangsimpulse

Darunter versteht man zwanghaft sich aufdrängende Impulse zu bestimmtem, oft aggressivem Tun, das aber charakteristischerweise meist nicht ausgeführt wird. Die Patienten leben dann in einer ständigen Angst, sich selbst oder andere Menschen impulsiv zu verletzen oder sonst zu schädigen.

2.5.1.3 Zwangshandlungen

Zwangshandlungen sind meist aufgrund von Zwangsimpulsen oder Zwangsbefürchtungen vorgenommene Handlungen von Zwangscharakter. Typisch sind der Zählzwang, Kontrollzwang, der Ordnungszwang, der Putzzwang und der Waschzwang.
Zwangshandlungen werden oft in Form eines **Zwangsrituals** oder **Zwangszeremoniells** vorgenommen, das in bestimmter Form und Häufigkeit ausgeführt werden muß. Nach dessen Verrichtung bestehen oft Zweifel, ob es auch in der richtigen Art und Weise durchgeführt wurde, was wieder Anlaß zur Wiederholung gibt. Durch Zwangshandlungen wird das Leben der Betroffenen oft erheblich beeinträchtigt.

Abb. 2.2: Einteilung der Zwäng

2.5.2 VORKOMMEN VON ZWÄNGEN

Zwangsphänomene sind **unspezifisch**, d. h. sie können im Rahmen verschiedener Erkrankungen auftreten.
Zwänge kommen vor bei:
- verschiedenen psychiatrischen und neurologischen Erkrankungen,
- der Zwangsneurose oder Zwangskrankheit,
- zwanghaften und selbstunsicheren Persönlichkeiten.

2.5.3 DIFFERENTIALDIAGNOSE

Der Zwang muß gegen das **Fremdbeeinflussungserleben** des Schizophrenen abgegrenzt werden. Im Gegensatz dazu empfindet der Patient den Zwang als von sich selbst ausgehend und unsinnig. Beim Zwang bleibt also die Ich-Verbundenheit (Meinhaftigkeit) der Denk- und Willensvorgänge erhalten (der Zwang spielt sich innerhalb des eigenen Ichs ab, der Zwang ist immer „mein Zwang").

Die **Sucht**, die oft zwangsähnlich erscheint, wird zumindest teilweise subjektiv als sinnvoll empfunden.

2.6 Wahn (GK Kap. 3.6)

Der Wahn gehört neben den Zwangsvorstellungen sowie überwertigen Ideen zu den **inhaltlichen Denkstörungen** und stellt eines der Zentralthemen der Psychiatrie dar.

Für lange Zeiten galt der Wahn-sinn (von mittelhochdeutsch wan = leer, also leer von Sinnen oder ohne Verstand) als das Kennzeichen von Geistesstörung schlechthin. Der Wahn kommt in erster Linie bei den endogenen Psychosen, jedoch auch bei körperlich begündbaren Psychosen vor.

Definition

Eine mögliche Definition von Wahn ist: Eine inhaltlich falsche, krankhaft entstandene und die Lebensführung behindernde Überzeugung, an der der Patient trotz Unvereinbarkeit mit dem bisherigen Erfahrungszusammenhang und der objektiv nachprüfbaren Realität unbeirrbar festhält. Kürzer ist diese Definition: Wahn ist eine unkorrigierbare falsche Beurteilung der Realität.

2.6.1 WAHNKRITERIEN

Wahn ist:

- **eine inhaltlich falsche und starre Überzeugung**
  Auf dem Höhepunkt der Wahnerkrankung ist der Wahn für den Patienten apriorische Evidenz, unmittelbare Realitätsgewißheit (nicht Glaube!), die er nicht zu überprüfen braucht. Weil er sich der Sache ganz gewiß ist, spricht man von einem mangelhaften Bedürfnis nach Realitätsüberprüfung. Diese Gewißheit kann auch nicht durch rationale Gegenargumente in Zweifel gezogen werden. Am Anfang des Wahnes und im Abbau treten jedoch auch Zweifel an der Realität des Wahninhaltes auf.

- **lebensbestimmende Wirklichkeit**
  Der Patient hat nicht nur einen Wahn, sondern sein ganzes Fühlen und Denken wird vom Wahn bestimmt, so daß der Patient seine Lebensaufgaben nicht mehr in gewohnter Weise bewältigen kann.

- **eine private und isolierende Wirklichkeitsüberzeugung**
Die Wahnwirklichkeit ist die Wirklichkeit des Patienten, die nicht mit der von den Mitgliedern einer Gruppe geteilten Wirklichkeit, der Realität, übereinstimmt. Dabei kann die Wahnwirklichkeit die einzige Wirklichkeit des Patienten darstellen oder ununterscheidbar mit ihr verfließen. Häufiger jedoch stehen Wahnwirklichkeit und Realität nebeneinander, so daß der Patient in anderen Bereichen, die nicht seinen Wahn betreffen, ganz klar denken, erinnern und empfinden kann und zu kritischen Urteilen fähig ist.
Im Wahn ist der Patient aus der gemeinsamen Wirklichkeitswelt entrückt und damit isoliert, für sich alleine; er fällt aus der intersubjektiv bestehenden Wirklichkeit heraus. Für die Umwelt ist der Wahn letztendlich unverstehbar und unableitbar.

- **krankhafte Ich-Bezogenheit**
„Es geht immer um mich". Auch wenn im Wahn vordergründig die Umwelt verändert zu sein scheint, so dreht sich doch immer alles um das krankhaft veränderte Selbst des Patienten. Entscheidend ist also nicht der Inhalt des Wahns, sondern seine Bedeutung innerhalb des Erlebens, seine Ich-Bezogenheit. So erscheint dem ängstlich gestimmten Ich die Welt bedrohlich, feindlich und vergiftend, dem schwermütig gestimmten Ich bedrückend und nicht bewältigbar.

- **unvereinbar mit einem Standpunktwechsel**
Gesunde und auch Neurotiker können innerhalb der mit den Mitmenschen geteilten Realität ihren Standpunkt, ihre Meinung und Ihre Überzeugungen wechseln, können sie korrigieren und sich anpassen. Das ist dem Wahnkranken nicht möglich, er kann die „kopernikanische Wende" nicht vollziehen. Er ist im Wahn aus der Realität in eine Privatwirklichkeit ver-rückt, in der er gefangen und isoliert ist und in der es nur eine Wahrheit, nämlich die des Patienten gibt. Diese Ver-rückung in die nur für den Wahnkranken geltende Wirklichkeit bezeichnet Bleuler als Autismus.

2.6.2 FORMEN DES WAHNS

2.6.2.1 Wahnstimmung

Die Wahnstimmung (Wahnspannung) geht meist dem manifesten Wahn voraus. In ihr erscheint dem Patienten die Welt unheimlich verändert und bedrohend. Der Patient ist davon überzeugt, daß etwas Unheilvolles in der Luft liegt, ohne genau sagen zu können, was es ist. Nur selten werden positive Erfahrungen wie Beglückung oder Leichtigkeit geschildert.

2.6.2.2 Wahnwahrnehmung

Eine Wahnwahrnehmung liegt vor, wenn einer objektiv „richtigen" Wahrnehmung eine abnorme Bedeutung, meist im Sinne einer übersteigerten Ich-Bezogenheit, zugemessen wird.
Die Wahnwahrnehmung ist also zweigliedrig, z. B. nimmt der Patient richtig wahr, daß die Autos auf der Straße Licht anhaben, ist aber davon überzeugt, damit wolle man ihm etwas Bestimmtes mitteilen.

2.6.2.3 Wahneinfall = Wahngedanke = Wahnidee

Wahneinfälle entstehen plötzlich in der Vorstellung des Patienten ohne vorausgehende objektiv-richtige Sinneswahrnehmung.
Wahneinfälle sind also eingliedrig. Typische für die Schizophrenie sind wahnhafte Einfälle der Verfolgung, Beeinträchtigung oder Berufung. Aber auch andere Themen kommen vor.

2.6.2.4 Wahnerinnerung

Bei der Wahnerinnerung wird ein Ereignis aus früheren gesunden Zeiten wahnhaft umgedeutet.

2.6.2.5 Wahnarbeit

Unter Wahnarbeit versteht man den gesamten Prozeß der Ausgestaltung, d. h. der sekundären Verknüpfung, Begründung und Erklärung, der verschiedenen Wahninhalte, der letztendlich zu einem **Wahnsystem** mit in sich geschlossener Struktur führen kann. Von besonderer Bedeutung ist dabei der sog. **Erklärungswahn**, unter dem man einen rationalen Erklärungsversuch versteht, durch den normales, z. B. tatsächliche Anfeindungen, oder psychotisches Erleben, z. B. Halluzinationen, erklärt werden sollen.
Bsp.: Ein Patient ist davon überzeugt, daß die Träger der Stimmen, die er hört, ihn mit einer Fernsehantenne überwachen.

2.6.2.6 Wahnhafte Personenverkennung

Hier werden Personen, die dem Patienten eigentlich bekannt sein müßten, wahnhaft als andere Personen „verkannt".

2.6.2.7 Symbiotischer Wahn (Folie à deux)

Unter einem symbiotischen Wahn versteht man einen induzierten Wahn bei nahen Bezugspersonen von Wahnkranken, der schizophrenieähnlich aussehen kann, bei Trennung von dem Wahnkranken aber meist wieder verschwindet.

2.6.3 WAHNTHEMEN

Wenn auch das Thema des Wahnes oft aus der Betrachtung der Biographie des Patienten oder aus seinem jetzigen Zustand heraus verständlich wird – der streng religiös erzogene Patient wird z. B. eher einen Versündigungswahn entwickeln als der nicht religiös erzogene Patient –, so ist doch kein Wahnthema beweisend für eine bestimmte Diagnose. Die thematische Ausgestaltung des Wahns ist von soziokulturellen Einflüssen abhängig; so tritt z. B. der religiöse Wahn heutzutage immer mehr in den Hintergrund.
Im folgenden sollen die wichtigsten Wahnthemen beschrieben werden:

2.6.3.1 Beziehungswahn

Der Beziehungswahn ist das **häufigste Wahnthema**. Der Kranke ist der festen Überzeugung, dieses oder jenes, was in seiner Umgebung geschieht, ereigne sich nur seinetwegen. Er bezieht z. B. den Blick der Passanten, die Anzeige in der Zeitung, die Fahrweise des Autos auf sich, als solle ihm dadurch etwas mitgeteilt werden. Wird der Wahn weiter ausgebaut, wähnt er, daß fremde Leute hinter seinem Rücken über ihn sprechen oder sich über ihn lustig machen. Vorkommen: häufig bei der Schizophrenie.

2.6.3.2 Beeinträchtigungswahn

Im Beeinträchtigungswahn sieht der Kranke nicht nur wie im Beziehungswahn alles auf sich bezogen, sondern auch **gegen** ihn gerichtet. Er wähnt, man wolle ihn schädigen, demütigen oder ruinieren.

2.6.3.3 Verfolgungswahn

Der Verfolgungswahn stellt eine **Steigerung** des Beeinträchtigungswahns dar. Harmlose Ereignisse der Umwelt werden vom Patienten als Zeichen dafür angesehen, man schmiede ein Komplott gegen ihn oder warte nur auf die günstige Gelegenheit, ihn umzubringen; Autos und Polizei seien unterwegs, was zweifellos ihm gelte. Der Patient fühlt sich ständig von Verfolgern, Drahtziehern und deren Helfershelfern umgeben. Eine Sonderform stellt der **Vergiftungswahn** dar. Vorkommen: häufig bei der Schizophrenie.

2.6.3.4 Eifersuchtswahn

Er tritt häufiger bei Männern auf, die unkorrigierbar von der Untreue ihrer Ehefrauen überzeugt sind, für die es aber keine objektiven Anhaltspunkte gibt.
Die Patienten machen absurde Behauptungen über das ausschweifende Leben ihrer Partnerinnen und führen als „Beweise" an, ihre Frauen hätten sich beim Einkaufen verdächtig lange umgesehen oder seien zu spät von der Arbeit zurückgekehrt usw.

Vorkommen: bei Schizophrenien, aber auch als Folge des Alkoholismus, v. a. wenn es bei den Patienten zum Potenzverlust gekommen ist.

2.6.3.5 Liebeswahn

Er wird auch als **erotischer Beziehungswahn** bezeichnet und ist häufiger bei Frauen zu finden. Die Kranke gibt an, von einem bestimmten Mann geliebt zu werden, der diese Liebe aber nur nicht zulassen könne. Sie ist sich dieser Sache ganz sicher, auch wenn sie den Mann nur flüchtig kennt und kaum mit ihm gesprochen hat. Durch seine Blicke und Gesten gebe er ihr zu verstehen, daß er sie liebe. Der Liebeswahn kann sich zu einem Verfolgungswahn entwickeln, der Mann wolle sie sexuell belästigen oder vergewaltigen.

2.6.3.6 Hypochondrischer Wahn

Der Patient ist wahnhaft davon überzeugt, an einer Krankheit wie Krebs, Schwindsucht, Syphilis oder AIDS zu leiden und an dieser zugrundezugehen. Jedes kleine körperliche Symptom wird sofort als Indiz dafür angesehen, daß es nur noch eine Frage der Zeit sei, bis er an dieser Krankheit sterbe. Vorkommen: v. a. bei endogenen Depressionen.

2.6.3.7 Größenwahn

Der Patient überschätzt wahnhaft Bedeutung, Fähigkeiten und Leistungen seiner Person. Er hält sich für sehr reich (**Reichtumswahn**), von besonderer Abstammung (**Abstammungswahn**), für einen genialen Erfinder oder als von Gott berufen, das Böse der Welt zu besiegen (**Berufungswahn**). Die Umgebung kann in den Wahn miteinbezogen werden, so daß Mitpatienten als hohe Würdenträger angesehen werden. Vorkommen: bei der Schizophrenie und bei der Manie, bei der Manie handelt es sich meist nur um Größenideen.

2.6.3.8 Kleinheitswahn oder Nichtigkeitswahn

Er ist das Gegenstück zum Größenwahn. Vorkommen: v. a. bei endogenen Depressionen.

2.6.3.9 Schuld- oder Versündigungswahn

Hier ist der Patient wahnhaft davon überzeugt, nichts geleistet, alles versäumt und seine Familie im Stich gelassen zu haben. Damit habe er unermeßliche Schuld auf sich geladen, die die Ursache für das Unheil in der Welt ist. Vorkommen: v. a. bei endogenen Depressionen.

2.6.3.10 Verarmungswahn

Der Patient wähnt zu verarmen und seine Familie in die Armut zu stürzen. Er ist davon überzeugt, die Krankenhausrechnung könne nicht bezahlt werden, weil kein Geld da sei, oder er habe nichts mehr zum Anziehen, obwohl der Kleiderschrank ganz gefüllt ist usw. Vorkommen: v. a. bei endogenen Depressionen.

2.6.3.11 Dermatozoenwahn

Die wahnhafte Vorstellung, an einer Hauterkrankung durch in die Haut eingedrungene tierische Erreger zu leiden. Der Dermatozoenwahn tritt v. a. bei älteren Menschen und häufiger bei Frauen auf. Vorkommen: bei verschiedenen psychischen Erkrankungen, v. a. bei organischen und endogenen Psychosen, aber auch z. B. bei reaktiven Störungen.

Wahnähnliche Erlebnisse können aus motivierter angstvoller Erregung heraus entstehen oder durch Verarbeitung nichtpsychotischen Erlebens, z. B. reale Anfeindungen. Auch Beeinträchtigungen in den mitmenschlichen Beziehungen (z. B. Schwerhörigkeit) können wahnähnliche Reaktionen auslösen.

2.6.4 FOLGEN WAHNHAFTER UND ANDERER PSYCHOTISCHER ERLEBNISSE

Auf dem Höhepunkt der Erkrankung hat der Wahn in den meisten Fällen erkennbare Auswirkungen auf das Verhalten der Patienten: Im Verfolgungswahn wendet sich der Patient an die Polizei, sucht Schutz bei den Angehörigen, wechselt häufig den Aufenthaltsort oder verübt Suizidversuche (Autoaggressivität), um dem drohenden Schicksal zu entgehen. Jedoch werden die Patienten aus ihrem Wahn heraus nur selten durch fremdaggressive Handlungen gefährlich. Der Patient mit dem hypochondrischen Wahn konsultiert zahlreiche Ärzte, die Patientin mit dem Liebeswahn erstattet wegen sexueller Belästigung Anzeige usw.

2.7 Sinnestäuschungen und Wahrnehmungsstörungen (GK Kap. 3.7)

2.7.1 TYPEN, DIAGNOSTISCHE BEDEUTUNG

Um Wahrnehmungsstörungen verstehen zu können, muß man zunächst festlegen, was Wahrnehmung überhaupt ist.

Definition

Scharfetter definiert **Wahrnehmung** als die Kenntnisnahme von sinnlichen Gegebenheiten unserer Welt, unserer Umwelt und des eigenleiblichen Bereiches.

Wahrnehmung setzt sich dabei aus zwei künstlich getrennten Funktionen zusammen: dem Sinnesreiz und dessen Wahrnehmung durch die Sinnesorgane und der weiteren kognitiven Verarbeitung dieses Reizes, d. h. der Auffassung dessen. Daraus ergibt sich, daß **Wahrnehmungsstörungen** durch Störungen **auf zwei Ebenen** bedingt sein können:
- Störungen auf der Ebene der Sinnesorgane, z. B. Ausfall des Sinnesorgans, des afferenten Nervs oder von Teilen des Großhirns aus organischen oder psychischen Gründen
- Störungen auf der Ebene der Auffassung oder Interpretation der Sinneswahrnehmung.

Die Auffassung der Sinneswahrnehmung hängt dabei in besonderem Maße von dem Gesamtzustand des Wahrnehmenden ab. Das bedeutet, sie ist abhängig von seiner Stimmung und Affektlage (Zusammengehörigkeit von kognitiven und affektivem Bereich!), von seiner Lebenserfahrung, von seinem sozialen Umfeld und damit von der Bedeutung, die der Wahrnehmende einer Sinneswahrnehmung beimißt. Gerade bei der Wahrnehmung wird ganz deutlich, von wie vielen Faktoren eine einzelne psychische Funktion beeinflußt werden kann, und wie wichtig es ist, dies bei der Beurteilung von Störungen psychischer Funktionen zu beachten. Im einzelnen lassen sich **drei** große Gruppen von Wahrnehmungsstörungen unterscheiden:
- Halluzinationen
- den Halluzinationen nahestehende Erfahrungsmodi
  - Pseudohalluzinationen
  - Illusionen oder illusionäre Verkennungen
  - Pareidolien
- einfache Wahrnehmungsveränderungen oder sensorische Störungen

Wahrnehmungsstörungen kommen bei endogenen und körperlich begründbaren Psychosen vor, jedoch auch bei nichtpsychotischen Zuständen, z. B. Illusionen bei ängstlicher Erregung oder Halluzinationen beim Einschlafen oder Aufwachen, sog. **hypnagoge Halluzinationen**.

2.7.2 HALLUZINATIONEN

Definition

Halluzinationen sind Wahrnehmungen **ohne** entsprechenden Sinnesreiz von außen. Das heißt, es wird etwas gehört, gesehen, gefühlt, geschmeckt oder gerochen, was „der mittels seiner eigenen intakten Sinnesfunktionen und durch seine Situationsteilnahme zur Nachprüfung befähigte Mitmensch nicht bestätigen kann" (Scharfetter).

Das Urteil des Patienten über die Realität der Halluzinationen reicht von der absoluten Gewißheit bis hin zum Urteil „zweifelhaft" oder „nicht wirklich" und zeigt damit fließende Übergänge zu den Pseudohalluzinationen.

Eine Sonderform stellen die sog. **funktionellen Halluzinationen** dar, bei denen es nur zu Halluzinationen kommt, wenn gleichzeitig eine wirkliche Wahrnehmung erfolgt. Die Patienten hören dann z. B. das Zwitschern eines Vogels und Stimmen synchron, d. h. die reale Wahrnehmung besteht im Gegensatz zur Illusion neben der Halluzination unverändert weiter. Hört das Zwitschern auf, verschwinden auch die Halluzinationen wieder.

Halluzinationen können auf allen Sinnesgebieten auftreten:

- **Akustisch**
  Akustische Halluzinationen können sich äußern als ungeformte elementare Geräusche wie z. B. Knallen, Zischen oder Heulen (sog. Akoasmen) oder als Worte, Sätze oder Stimmen (sog. Phoneme). Stimmenhören in Form von Rede und Gegenrede (dialogisch) sowie Stimmen, welche die eigenen Handlungen mit Bemerkungen begleiten (kommentierend) bzw. Befehle geben (imperativ) und das Gedankenlautwerden sind typisch für die Schizophrenie. Aber auch bei verschiedenen körperlich begründbaren Psychosen wie der Alkoholhalluzinose, dem Alkoholdelir oder der epileptischen Aura treten akustische Halluzinationen auf.
  Akustische Halluzinationen können zu einer Unterbrechung des Gedankenganges des Patienten führen.

- **Optisch**
  Sie äußern sich als elementare optische Erlebnisse wie Blitze, Lichter oder Farben (sog. Photome, bei Erkrankungen des Auges, der Sehbahn usw.) oder als Gestalten, Figuren, Szenen (eigentliche optische Halluzinationen).
  Optische Halluzinationen sind weniger typisch für die Schizophrenie als für körperlich begründbare Psychosen: Der Patient mit der Alkoholpsychose (Delirium tremens) sieht z. B. weiße Mäuse über die Bettdecke huschen oder eine ganze Blaskapelle vor dem Krankenzimmer spielen. Andere Beispiele sind die LSD-Psychose oder Läsionen des Okzipitallappens.

- **Olfaktorisch und gustatorisch**
  Man beobachtet sie bei Tumoren in der Area olfactoria oder in der Aura epileptischer Anfälle. Bei endogenen Psychosen sind sie eher selten, können jedoch bei Schizophrenien mit wahnhaften Verfolgungs- und Vergiftungsängsten (die Patienten geben z. B. an, Gift zu riechen) oder bei Melancholikern (die Patienten nehmen z. B. Leichen- oder Fäulnisgeruch wahr) auftreten.

- **Taktil oder haptisch**
  Diese Halluzinationen beziehen sich auf Hautempfindungen. Die Patienten fühlen sich z. B. festgehalten, angeblasen, durchstochen, gewürgt oder sind der festen Überzeugung, auf ihrer Haut krabbelten kleine Tiere wie Käfer oder Würmer (Dermatozoenwahn oder chronische taktile Halluzinose). Solche Halluzinationen treten in erster Linie bei älteren Patienten mit körperlich begründbaren Psychosen auf, z. B. bei toxischen Delirien.

- **Zönästhesien**
  Mit fließenden Übergängen zu den taktilen Halluzinationen handelt es sich bei den Zönästhesien um mannigfaltige, z. T. bizarre Störungen des Leibempfindens (den Patienten ist es, „als ob" sie versteinert, vertrocknet, leer oder inwendig aus Gold wären) oder um eine erlebte Leibentstellung (der Körper verändert sich, wächst, schrumpft, einzelne Körperteile wechseln Lage und Form, der Körper schwebt oder bewegt sich usw.).
  Sonderformen sind das Gefühl zu schweben (vestibuläre Halluzinationen) oder bewegt zu werden (kinästhetische Halluzinationen).

- **leibliche Beeinflussungserlebnisse**
  Von Leibhalluzinationen spricht man, wenn die Leibgefühlsstörungen den Charakter des von außen Gemachten haben:
  Die Patienten fühlen sich dann im Körper magnetisch aufgeladen, von elektrischen Strömen durchflutet oder im Körperinneren durch Suggestion oder Hypnose verändert. Dadurch unterscheiden sich die Leibhalluzinationen oder leiblichen Beeinflussungserlebnisse von den Zönästhesien, die den Charakter des „Gemachten" vermissen lassen. Typischerweise treten Leibhalluzinationen und Zönästhesien bei Schizophrenien auf.

2.7.3 DEN HALLUZINATIONEN NAHESTEHENDE ERFAHRUNGSMODI

2.7.3.1 Pseudohalluzinationen

Im Gegensatz zu den echten Halluzinationen, die der Patient ähnlich wie Sinneswahrnehmungen erlebt, handelt es sich hierbei um bildhafte und mehr im subjektiven Raum wahrgenommene Sinnestäuschungen. Ihr Trugcharakter wird aber erkannt und darüber das Urteil „nicht wirklich" gefällt. Sie sind oft Vorstufen der echten Halluzinationen, zu denen ein fließender Übergang besteht.
Bsp. : Ein Patient mit einer endogenen Depression sieht eine Hand oder einen Totenkopf, die er aber sogleich als „Bilder" entlarvt.

2.7.3.2 Illusionen oder illusionäre Verkennungen

Hier wird etwas tatsächlich gegenständlich Vorhandenes für etwas anderes gehalten als es wirklich ist, d. h. es wird **verkannt**. Illusionäre Verkennungen werden begünstigt durch erschwerte Wahrnehmungsbedingungen auf seiten des Gegenstandes (z. B. Dunkelheit) oder des Wahrnehmenden (Übermüdung oder affektive Anspannung, daher auch **Affektillusion** genannt). Das ängstliche Kind hält z. B. den Busch am Wegrand für einen Räuber. Im Gegensatz zur **Pareidolie** werden aber nicht Busch und Räuber gleichzeitig wahrgenommen, sondern der Busch als Räuber und nur als solcher. Illusionen treten für sich genommen auch im normalpsychischen Bereich auf und sind daher niemals als schlechthin krankhaft zu bewerten, z. B. deutet jemand, der Besuch erwartet, ein beliebiges Geräusch als Klopfen an der Tür. Bei Schizophrenen treten sie bevorzugt auf akustischem Gebiet auf – ein Patient hört z. B. aus Äußerungen fremder Menschen auf der Straße herabsetzende Bemerkungen über sich heraus –, bei körperlich begründbaren Psychosen eher auf optischem Gebiet.

2.7.3.3 Pareidolien

Bei den Pareidolien wird in wirklich Vorhandenes Nichtvorhandenes hineingesehen (z. B. Gesichter in Wolken oder in die Tapete) oder Worte aus unklaren Geräuschen herausgehört. Im Gegensatz zur illusionären Verkennung, in die eine Pareidolie z. B. bei ängstlicher Anspannung übergehen kann, bestehen Gegenstand und Phantasiegebilde **nebeneinander**.

2.7.4 EINFACHE WAHRNEHMUNGSVERÄNDERUNGEN

Die Realität wird hier zwar richtig erkannt, jedoch hinsichtlich Intensität und Qualität in gewisser Weise verändert, entstellt oder verzerrt wahrgenommen.

Besonders betroffen ist davon das visuelle System, aber auch Störungen auf akustischem, olfaktorischem und gustatorischem Gebiet kommen vor. Man unterscheidet:

- **Intensitätsminderung** der Wahrnehmung: alles erscheint farblos, fade und grau, der Wahrnehmungscharakter ist weniger lebendig als sonst, bei der Depression häufig mit Derealisation verbunden,
- **Intensitätssteigerung** der Wahrnehmung: z. B. bei der Manie oder unter Drogeneinfluß,
- **Verschwommensehen**,
- **Farbigsehen**,
- **Mikropsie**: Gegenstände erscheinen kleiner als sie sind,
- **Makropsie**: Gegenstände erscheinen größer als sie sind,
- **Metamorphopsie**: Gegenstände werden verzerrt wahrgenommen.

Einfache Wahrnehmungsstörungen können bei allen psychiatrischen Erkrankungen vorkommen, aber auch bei Erkrankungen des Auges, Epilepsien oder Tumoren des Schläfenlappens.

2.8 Ich-Störungen, Entfremdungserlebnisse (GK Kap 3.8)

2.8.1 ICH-STÖRUNGEN

Das Ich-Bewußtsein ist die Gewißheit des bewußtseinsklaren Menschen: „Ich bin ich selbst".

Definition

Ich-Störungen oder **Störungen der Meinhaftigkeit** gehören nach K. Schneider zu den Erstrang-Symptomen der Schizophrenie und bestehen darin, daß eigene seelische Vorgänge und Zustände nicht mehr als zum eigenen Ich zugehörige, sondern als **von außen** und **von anderen gemachte**, gelenkte und beeinflußte erlebt werden. Betreffen sie das Denken, spricht man von **Gedankeneingebung, Gedankenentzug** oder **Gedankenausbreitung**. Erlebt der Schizophrene seine Handlungen als von außen gemacht oder gelenkt, spricht man von **Willensbeeinflussung**.

Es kommt hier also zu einer „Durchlässigkeit der Ich-Umwelt-Schranke", zu einem Verlust der Ich-Demarkation, d.h. der Abgrenzung der Realität von dem, was den eigenen Gedanken und dem eigenen Willen entspringt. Ich-Abgrenzung steht somit in engem Zusammenhang mit der sog. **Realitätskontrolle**.

Der Schizophrene ist außerstande, Ich und Nicht-Ich zu unterscheiden, er kann also keine Grenze ziehen und fühlt sich so allen Außeneinflüssen schutzlos ausgesetzt. So klagt z. B. ein Schizophrener darüber, daß er nicht so denken und fühlen könne, wie er wolle und Handlungen ausführen müsse, die er nicht wolle, daß man ihm ständig fremde Gedanken eingebe und die eigenen wegnehme.

Auch das Erlebnis, die eigenen Gedanken würden laut und damit für andere hörbar (**Gedankenlautwerden**), kann man zu den Ich-Störungen rechnen. Von K. Schneider wird es jedoch in die Gruppe der Wahrnehmungsstörungen eingeordnet.

Diese Störungen der Meinhaftigkeit des Erlebens können dazu führen, daß sich der Patient von der Umwelt abkapselt (Autismus) oder daß er versucht, das Fremdbeeinflussungserlebnis für sich zu erklären. Als Erklärung dafür werden typischerweise Suggestion, Hypnose oder Apparate genannt (sog. Erklärungswahn).

2.8.2 ENTFREMDUNGSERLEBEN

Die sog. Entfremdungserlebnisse stehen den Ich-Störungen nahe. Kennzeichnend ist der Charakter der Fremdheit und Unwirklichkeit. Kommt der Patient sich selbst fremd, schattenhaft und unvertraut vor, spricht man von einem **Depersonalisationserleben**. Dieses ist kaum von dem Gefühl der **Derealisation** zu trennen, bei dem dem Patienten die menschliche und sachliche Umwelt entfremdet vorkommt.
Bsp.: Patientin mit einer neurotischen Depression: „Ich bin nur noch ein Schatten, ich spüre mich nicht mehr, alles ist fern und weit von mir gerückt – wie im Nebel".
Typischerweise lassen diese Entfremdungserlebnisse das Gefühl des Gemachten vermissen, d. h. sie werden nicht auf einen Außeneinfluß zurückgeführt. Daher sind sie nosologisch, also die systematische Krankheitsordnung betreffend, **unspezifisch**. Sie kommen vor im normalpsychischen Bereich (z. B. bei Übermüdung), in der Adoleszenz (z. B. als sog. Depersonalisationssyndrom der Pubertät), bei Neurosen und Persönlichkeitsstörungen, bei allen Formen der Depression, der Schizophrenie und bei toxischen Psychosen (z.B. nach LSD-Einnahme).

2.9 Störungen der Affektivität (GK Kap. 3.9)

Definition
Affektivität (auch **Emotionalität** oder **Gemüt** genannt) bezeichnet das gesamte Gefühlsleben (Gemüt) des Menschen nach dessen **Grundstimmung**, Intensität, Ansprechbarkeit und Dauer. Wie der Antrieb ist auch die Affektivität individualspezifisch; so ist z. B. der eine ein schwermütiger Mensch, der andere ein fröhliches Gemüt. Man spricht auch von der **Lebensgrundstimmung**.
Die **Affekte**, auch Stimmungen, Gefühle oder Emotionen genannt, bezeichnen dagegen die Gestimmtheit **im Augenblick**.

Bei einer **Affekthandlung** sind augenblicklicher Affekt und Handlung kurzgeschlossen, d. h. es kommt ohne Kontrolle durch die Gesamtpersönlichkeit zur Entladung eines meist gestauten Affektes in Form einer Explosivhandlung (**Kurzschlußhandlung**). Beispiele wären ein Suizidversuch oder ein sog. „Affektdelikt", bei dem u. U. der § 21 StGB (verminderte Schuldfähigkeit) anzunehmen wäre.

2.9.1 FORMEN VON STÖRUNGEN DER AFFEKTIVITÄT

2.9.1.1 Affektarmut und Gefühl der Gefühllosigkeit

Unter Affektarmut versteht man den Mangel oder Verlust an emotionaler Schwingungsfähigkeit und affektiver Ansprechbarkeit. Wenn der Patient darunter leidet, spricht man auch vom Gefühl der Gefühllosigkeit. Die Patienten klagen darüber, die Gefühle seien abgestorben, sie könnten für niemanden und nichts mehr etwas empfinden oder durch nichts mehr erschüttert werden, alles sei einerlei. Die affektive Verarmung findet man v. a. bei körperlich begründbaren Psychosen, das Gefühl der Gefühllosigkeit v. a. bei endogenen Depressionen.

2.9.1.2 Affektstarre

Im Gegensatz zum Affektarmen hat der Kranke zwar bestimmte Affekte, verharrt aber in diesen unabhängig von der äußeren Situation oder dem Gesprächsgegenstand. Man spricht auch vom **Verlust** der **affektiven Modulationsfähigkeit**.
Vorkommen: bei körperlich begründbaren Psychosen, seltener bei Schizophrenien oder endogenen Depressionen.

2.9.1.3 Inadäquater Affekt oder Parathymie

Man spricht auch von paradoxen Affekten: Gefühlsausdruck und Erlebnisinhalt stimmen nicht überein. Vorkommen: bes. bei **Schizophrenien**.
Bsp.: Ein Kranker lacht dabei, wenn er erzählt, seine Eingeweide seien innerlich ganz verfault.

2.9.1.4 Affektinkontinenz

Hierunter versteht man eine **mangelnde Affektsteuerung**. Die Affekte springen übermäßig schnell an, haben eine oft übermäßige Stärke und können nicht beherrscht werden, man spricht auch von **Affekteinbrüchen**.
Vorkommen: bes. bei körperlich begründbaren Psychosen, aber auch bei psycholabilen Menschen wie z. B. hysterischen Persönlichkeiten.
Bsp.: Wenn man den Patienten nach dem Namen seiner Frau fragt, fängt er an, bitterlich zu weinen.

2.9.1.5 Affektlabilität

Hier **wechselt** die Stimmung des Patienten während des Gesprächs schnell, und die Affekte haben meist eine nur kurze Dauer, d. h. bei einem Thema ist der Patient zu Tode betrübt, beim nächsten kann er schon wieder Freudentränen weinen.
Vorkommen: v. a. bei körperlich begründbaren Psychosen.

2.9.1.6 Ambivalenz

Hier bestehen nebeneinander positive und negative Gefühle, Stimmungen oder Strebungen. Es handelt sich also nicht um ein schnelles Alternieren zwischen beiden Extremen, sondern um ein **gleichzeitiges Nebenein-**

ander: Der Patient empfindet z. B. gleichzeitig Liebe und Haß für eine Person oder will zugleich essen und nicht essen oder sagt vor sich hin: Ich kann denken, ich kann nicht denken, ich kann denken usw.

Vorkommen: im normalpsychischen Bereich, stärker ausgeprägt bei Depressionen, im Zwang und bes. bei der Schizophrenie.

2.9.1.7 Störung der Vitalgefühle

Diese treten typischerweise bei der Depression und der Manie auf. Bei der endogenen Depression ist das Darniederliegen der Vitalgefühle oft untrennbar mit sog. **Vitalstörungen** oder **leiblichen Mißempfindungen** verbunden. Man spricht dann auch von einer **vitalen Traurigkeit**, unter der man ein eigenartiges Leibgefühl versteht, das der Patient während einer depressiven Phase als Druck, Schwere oder Schmerz erlebt und oft in der Herz- oder Brustgegend lokalisiert; die Patienten sagen dann beispielsweise, die Traurigkeit sitze ihnen in der Brust. In einem strengen definitorischen Sinne hat die vitale Traurigkeit nichts mit vegetativen Symptomen zu tun, die natürlich bei einer Depression auch häufig zu finden sind. Stehen Vitalstörungen und vegetative Symptome im Vordergrund, während depressive Verstimmung und Hemmung in den Hintergrund treten, spricht man auch von sog. **larvierten** oder **maskierten Depressionen**. Bei einer Manie sind die Vitalgefühle gehoben.

2.9.1.8 Depressive und manische Verstimmung

s. 4.2.1 und 4.2.3.

2.9.2 ANGST, PHOBIEN

2.9.2.1 Angst

Definition
Unter **Angst** versteht man ein gegenstandsloses, qualvolles, unbestimmtes und individuell sehr unterschiedlich ausgeprägtes Gefühl der Beengung, Bedrohung und des Ausgeliefertseins.

Angst ist immer ein **psychosomatisches** Phänomen, das mit vegetativen Erscheinungen wie Herzklopfen, Schweißausbrüche, Zittern oder Magenschmerzen einhergeht.

Angst kommt vor:
- Im normalpsychischen Bereich als Realangst (Examen, unbekannte Situation)
- Als neurotische Angst
- Inhaltlich festgelegt vor bestimmten Situationen oder Gegenständen als **Phobie** (z.B. Spinnenphobie, Herzphobie oder Herzneurose)

- Frei auftauchend in Form von **Panikattacken** und generalisierter Angst
- Als Symptom endogener Psychosen (z. B. ängstlich-agitiertes depressives Syndrom oder Angst i. R. einer Schizophrenie)
- Im Zusammenhang mit Körperkrankheiten (z. B. Angina pectoris, Asthma).

2.9.2.2 Phobien

Definition
Phobien haben viele Gemeinsamkeiten mit den Zwängen. Man kann sie definieren als zwanghafte Befürchtungen, die sich angesichts bestimmter Situationen oder Objekte aufdrängen, wobei solche Ängste nicht für jedermann verständlich oder rechtfertigbar sind.

Von der gegenstandslosen, frei flottierenden Angst unterscheidet sich die Phobie dadurch, daß sie an bestimmte Situationen und Objekte gebunden ist, von den gewöhnlichen Angstsymptomen dadurch, daß die Betroffenen intellektuell die Unbegründetheit ihrer Angst – vom Gegenstand her – einsehen, aber dennoch gegen ihren inneren Widerstand zwangartig von der Angst überwältigt werden. Typischerweise führen Phobien zu einem **Vermeidungsverhalten**, die angstauslösende Situation wird vermieden.

2.9.2.3 Panikattacken

"aus heiterem Himmel"

Nach der amerikanischen Klassifikation psychischer Erkrankungen (DSM-IV) werden Panikattacken als eigenständiges Krankheitsbild betrachtet. Danach versteht man unter Panikattacken abgrenzbare Perioden intensiver Angst oder Unbehagens. Diese treten (1) unerwartet auf, d. h. unabhängig von einer Angst auslösenden Situation und werden (2) nicht durch Situationen ausgelöst, in denen die Person im Mittelpunkt der Aufmerksamkeit anderer steht.

Während einer solchen Attacke müssen mindestens vier der folgenden Symptome auftreten: Atemnot, Benommenheit, Palpitationen oder Tachykardie, Zittern oder Beben, Schwitzen, Erstickungsgefühl, Übelkeit, Entfremdungserleben, Parästhesien, Hitzewallungen oder Kälteschauer, Schmerzen oder Unwohlsein in der Brust, Furcht zu sterben und Furcht, verrückt zu werden oder Angst vor Kontrollverlust.

2.10 Antriebsstörungen und psychomotorische Störungen (GK Kap. 3.10)

Definition
Als **Antrieb** bezeichnet man die Grundaktivität des Menschen, eine hypothetisch angenommene Kraft für alle psychischen und physischen Leistungen.

So unterhält der Antrieb z. B. Lebendigkeit, Schwung, Initiative, Tatkraft und Aufmerksamkeit. Der Antrieb ist zunächst nicht zielgerichtet, sondern wird erst durch Motivation, Bedürfnisse oder den Willen auf ein Ziel ausgerichtet. Der Antrieb ist individuell verschieden und stark umweltabhängig, z. B. wird die Aktivität des Menschen beim Fehlen von Außenreizen herabgesetzt. Der Antrieb zeigt sich in erster Linie am Ausdrucksverhalten des Patienten, an der **Psychomotorik**.

Der Antrieb kann herabgesetzt, gesteigert oder enthemmt sein, woraus sich folgende Antriebsstörungen ergeben.

2.10.1 HERABGESETZTER ANTRIEB

2.10.1.1 Antriebsarmut oder Antriebsmangel

Der Mangel an Energie und Initiative wird subjektiv vom Patienten erlebt. Für den Untersucher wird dies sichtbar an der spärlichen und verlangsamten Motorik sowie der mangelnden Initiative und Spontaneität im Gespräch. Bei körperlich begründbaren Psychosen spricht man von einem Mangel an Antrieb, bei Residualzuständen schizophrener Psychosen von einer Verarmung des Antriebs.

2.10.1.2 Antriebshemmung und Antriebsschwäche

Initiative und Energie werden nicht an sich als vermindert erlebt, vielmehr fühlt sich der Patient gebremst – er möchte etwas erreichen, schafft es jedoch nicht, bricht ab, rafft sich wieder auf usw. Im Gegensatz dazu ist die **Antriebsschwäche** dadurch gekennzeichnet, daß ein zunächst vorhandener Antrieb rasch erlahmt oder nur bei genügender Anstrengung noch aufrechterhalten werden kann.

Antriebshemmung und Antriebsschwäche bis hin zum Stupor beobachtet man typischerweise bei endogenen Depressionen. Eine **Antriebssperrung** (plötzliche Unterbrechung eines Gesprächs oder einer Handlung) findet man bei Schizophrenien.

> **Merkkasten 2.4: Praktisches Vorgehen bei Antriebsminderung/Antriebshemmung**
>
> Haben Sie die Lust oder Energie verloren, Aktivitäten nachzugehen, die ihnen früher gefallen haben?
> ⇓
> Ja   ⇒   **Antriebsminderung**
>
> Verspüren Sie einen inneren Widerstand gegen die Verrichtung Ihrer Handlungen?
> Kostet es viele Mühe und Anstrengung und müssen Sie sich dazu zwingen?
> ⇓
> Ja   ⇒   **Antriebshemmung**
>
> Bei der Antriebsminderung fehlt das subjektive Interesse. Das Gewollte wird nicht durchgeführt. Bei der Antriebshemmung ist das subjektive Interesse erhalten, aber es wird ein innerer Widerstand gegen die Verrichtung des Gewollten verspürt.

2.10.2 ANTRIEBSSTEIGERUNG, ANTRIEBSENTHEMMUNG

Die Patienten sind lebhafter als sonst, haben mehr Schwung und Initiative, stecken voller Ideen und sprechen mehr und rascher. Im Gegensatz zur ziellosen, motorischen Unruhe zeigt sich die Antriebssteigerung im Rahmen einer geordneten, zielgerichteten Tätigkeit.

Antriebssteigerungen finden sich im normalpsychischen Bereich bei den sog. hypomanischen oder hyperthymen Persönlichkeiten, bei den sog. agitierten Depressionen und bei körperlich begründbaren Psychosen. Ebenso kann es zu einer Steigerung des Antriebs bei starker affektiver Erregung oder nach Genuß bestimmter Drogen wie Amphetamin, Coffein oder Nikotin kommen.

Bei der endogenen Manie ist der Antrieb typischerweise bis zur Enthemmung gesteigert.

2.10.3 PSYCHOMOTORISCHE STÖRUNGEN

Bei der Schizophrenie bezeichnet man die Störungen von Antrieb und Psychomotorik auch als katatone Symptome, bei denen man psychomotorische Hypo- und Hyperphänomene unterscheiden kann.

2.11 Kontaktstörungen (GK Kap. 3.11)

Definition
Als **Kontakt** kann man die Fähigkeit bezeichnen, Isolation zu überwinden und die soziale Distanz zum Mitmenschen zu verringern.

Kontaktstörungen können quantitativer Art, z. B. völlige Kontaktunfähigkeit des stuporösen Schizophrenen bis z. B. totale Distanzlosigkeit des Manikers, oder qualitativer Art sein, z. B. aggressiv, oberflächlich, mißtrauisch, ängstlich, freundlich.

Beeinträchtigungen der Kontaktfähigkeit sind nicht nur bei den verschiedensten psychischen Störungen zu finden, sondern auch im normalpsychischen Bereich. Hier wie dort sind sie häufig durch alters-, geschlechts- oder sozialspezifische Normen bedingt. Man denke z. B. an Kontaktstörungen zwischen Menschen verschiedener sozialer Herkunft oder verschiedenen Alters.

Kontaktstörungen kommen bei allen Arten psychischer Erkrankungen vor: z. B. bei Neurosen und Persönlichkeitsstörungen, Sexualstörungen, Abhängigkeitserkrankungen, körperlich begründbaren und endogenen Psychosen. Bei der Schizophrenie kann die Störung des emotionalen Kontaktes für die Frühdiagnose der Erkrankung im Prodromalstadium (v. a. bei Verläufen mit blandem Wesenswandel) von großer Bedeutung sein. Ein nach Bleuler wichtiges Symptom der Schizophrenie ist der **Autismus**, unter dem man eine Abkehr von der Umwelt und eine Minderung des Kontaktbedürfnisses versteht.

2.12 Diagnostik (GK Kap. 3.12)

Das wichtigste Ziel der psychiatrischen Untersuchung ist, zu einer Diagnose zu gelangen, deren Richtigkeit die Grundlage jeder erfolgversprechenden Therapie ist.

Definition
Unter einer **Diagnose** im herkömmlichen Sinne versteht man das Erkennen einer Krankheit aufgrund der durch Anamnese, Beobachtung und Untersuchung festgestellten Krankheitszeichen (Symptome) und Befunde.

Bei anderen medizinischen Disziplinen ist es unter Zuhilfenahme auch apparativer Untersuchungsmethoden meist möglich, das beobachtete Symptom einer gleichbleibenden Ursache zuzuordnen. Im Gegensatz dazu bleibt der Psychiatrie – außer bei der Diagnostik der körperlich begründbaren Psychosen – allein die Beschreibung psychopathologischer Symptome, ohne eine Aussage über die zugrundeliegende Ursache machen zu können.

Der **Weg zur Diagnose in der Psychiatrie** verläuft in folgenden Schritten:
- Beschreibung psychopathologischer **Symptome**, die sich aus dem Gespräch und der Verhaltensbeobachtung ergeben,
- Einteilung der Symptome hinsichtlich ihrer diagnostischen Bedeutung in
  - Leitsymptome, z.B. Bewußtseinsstörung als Leitsymptom akuter kör-

perlich begründbarer Psychosen oder schizophrene Erstrangsymptome nach K. Schneider,
  - Weniger charakteristische Symptome, z. B. schizophrene Zweitrangsymptome,
- Zusammenfassung von Symptomen zu Symptomkomplexen (**Syndromen**),
- Versuch, das vorliegende Syndrom anhand der Leitsymptome und der körperlichen Untersuchung einer der drei Gruppen im Triadischen System zuzuordnen und dann innerhalb der Gruppe von anderen Krankheiten abzugrenzen.

Daß es häufig sehr schwierig sein kann, zu einer Diagnose zu gelangen, wird klar, wenn man sich nochmals folgende Gesichtspunkte vor Augen hält:
- Kein psychopathologisches Symptom ist für sich genommen schlechthin krankhaft. Daher darf sich eine psychiatrische Diagnose **nie auf ein Einzelsymptom stützen**, sondern muß immer das psychopathologische Gesamtbild und die Gesamtpersönlichkeit betrachten.
- Es gibt kein psychopathologisches Symptom, das für eine bestimmte Erkrankung spezifisch ist.
- Die Erhebung eines Querschnittbildes (Zustandsbeschreibung) erlaubt oft keine sichere Diagnose, sondern erst die längere Beobachtung des **Verlaufs** (Verlaufsbeschreibung).

Dies gilt im besonderen für die körperlich begründbaren Psychosen, aber auch für die endogenen Psychosen, die sich zu Beginn oft mit uncharakteristischen Symptomen ankündigen, die zu Verwechslungen mit Neurosen oder Persönlichkeitsstörungen Anlaß geben können.

Schichtenregel:
Treten im Verlauf einer psychischen Erkrankung Symptome oder Syndrome aus verschiedenen Gruppen des triadischen Systems auf, erfolgt die Diagnose nach der sog. „**Schichtenregel**": In der Reihenfolge: Neurotisch-psychopathisch, manisch-depressiv, schizophren, organisch, gibt jeweils die tiefste erreichte „Schicht" den diagnostischen Ausschlag. Treten also z. B. im Verlauf einer Psychose zunächst psychopathisch anmutende Symptome, dann endogen depressive und schließlich schizophrene Symptome auf, lautet die Diagnose Schizophrenie, auch wenn später wieder psychopathische oder endogen depressive Symptome auftreten.

2.12.1 SYNDROME

Definition

Unter Syndromen versteht man **ätiologisch unspezifische Komplexe von Symptomen**. Die Syndrome werden nach den oben aufgeführten psychopathologischen Kriterien wie z. B. Bewußtsein, Wahrnehmung, Antrieb oder Stimmung beschrieben und dann nach dem hervorstechenden Symptom benannt.

Man spricht so z. B. von einem **depressiven Syndrom**, wenn die traurige Verstimmung im Vordergrund des Bildes steht, oder von einem **ängstlichen Syndrom**, wenn die Angst Hauptmerkmal des Zustandes ist. Weitere Beispiele wären das **amnestische Syndrom**, das **katatone Syndrom** oder das **hyperkinetische Syndrom**.

Nochmals sei darauf hingewiesen, daß die Syndrome ätiologisch unspezifisch sind. So ist z. B. mit der Beschreibung eines depressiven Syndroms noch nichts darüber ausgesagt, ob es sich um einen depressiven Verstimmungszustand im Rahmen einer endogenen Depression oder im Rahmen einer Erlebnisreaktion handelt.

2.12.2 DIAGNOSESYSTEME UND KLASSIFIKATION

In der Psychiatrie haben sich weltweit **2 Klassifikationsschemata psychischer Erkrankungen** durchgesetzt, mit deren Hilfe versucht wird, eine internationale Verständigung und Vereinheitlichung in Diagnostik, Therapie und Erforschung psychischer Erkrankungen zu erzielen:
- Die „International Classification of Diseases (ICD)" der WHO, derzeit in der 10. Version von 1991: ICD-10
- Das „Diagnostic and Statistical Manual of Mental Disorders" der American Psychiatric Association, derzeit in der 4. Fassung: DSM-IV.

Im amerikanischen Klassifikationsschema werden für alle Diagnosen genaue diagnostische Kriterien angegeben, während im Klassifikationsschema der WHO verschiedene Krankheitsbilder nur beschrieben und diagnostische Leitlinien gegeben werden. Anhand der Klassifikationsschemata ist es möglich, die Diagnose mit einem Code zu verschlüsseln.
Mit Hilfe des **DSM-IV** kann eine sog. **multiaxiale Diagnose** gestellt werden, die sich aus folgenden Achsen zusammensetzt:
1. Achse: Klinisches Syndrom
2. Achse: Entwicklungs- und Persönlichkeitsstörungen
3. Achse: Körperliche Störungen und Zustände
4. Achse: Art und Schwere psychosozialer Belastungsfaktoren
5. Achse: Psychosoziales Funktionsniveau der Persönlichkeit im letzten Jahr

Auch die **ICD-10** hat einen multiaxialen Ansatz:
1. Achse: Klinische Diagnosen (psychiatrische und somatische)
2. Achse: Soziale Funktionseinschränkungen (z. B. soziales Verhalten, berufliche Funktionsfähigkeit)
3. Achse: Abnorme psychosoziale Situation (z. B. Erziehungsprobleme, familiäre Probleme)

Die Charakterisierung der einzelnen Störungen weicht in beiden Systemen leider z.T. deutlich von der traditionellen Krankheitslehre in der deutschsprachigen Psychiatrie ab.

2.12.3 BEFUNDDOKUMENTATION

Alle Untersuchungsergebnisse (Anamnese, psychischer Befund und körperliche Untersuchung) werden in der **Krankengeschichte (Krankenakte)** als „**Anamnese und Befund**" schriftlich niedergelegt und mit einer vorläufigen Diagnose sowie differentialdiagnostischen Erwägungen abgeschlossen.
Die Inhalte der Anamnese und des psychischen Befunds sollen dem Leser eine wirklichkeitsnahe Vorstellung des Patienten vermitteln. Dazu dient z.B. die Wiedergabe der Anamnese in indirekter Rede sowie das wörtliche Festhalten von Selbstschilderungen des Patienten.

Während des Krankenhausaufenthaltes des Patienten muß die Krankengeschichte regelmäßig weitergeführt werden („**Verlauf**"), und auch die Ergebnisse weiterführender Untersuchungen wie Labor, EEG, CT usw. sind hier zu vermerken. Bei der Entlassung wird die Krankenakte dann mit der „endgültigen Diagnose" und der „**Epikrise**" vervollständigt und abgeschlossen. Unter der Epikrise versteht man einen zusammenfassenden kritischen Bericht über den Ablauf einer Erkrankung nach Abschluß des Falles einschließlich der endgültigen Feststellung der Diagnose und Besprechung der Differentialdiagnosen. Die Epikrise wird meist im **Arztbrief** niedergelegt, der an den weiterbehandelnden Arzt versandt wird.

Grundsätzlich hat der Patient ein **Einsichtsrecht** in die Krankenunterlagen. Das gilt aber nur insoweit, als sie objektive physische Befunde und Berichte über Behandlungsmaßnahmen (z.B. Medikation oder Operation) betreffen. Da im Bereich der Psychiatrie und Psychotherapie aber in besonderem Maße subjektive Beurteilungsmomente mit einbezogen werden, besteht hier keine grundsätzliche Verpflichtung zur Gewährung der Einsicht in Krankenunterlagen. Die Entscheidung darüber bleibt hier also dem Ermessen des Arztes vorbehalten.

3. Körperlich begründbare psychische Störungen (GK Kap. 11)

Definition

Körperlich begründbare Psychosen bilden die Gruppe derjenigen Psychosen, denen eine heute schon pathologisch oder pathophysiologisch definierbare Hirnerkrankung zugrunde liegt. Sie werden auch als **organische, hirnorganische, exogene, symptomatische Psychosen, Funktionspsychosen** oder **hirnorganische Psychosyndrome** bezeichnet.

Abb. 3.1: Triadisches System der Psychiatrie

Dabei kann die Hirnerkrankung eine **primär** das Gehirn betreffende Erkrankung sein (z. B. ein Schädel-Hirn-Trauma, ein Hirntumor oder ein M. Alzheimer) oder eine körperliche Allgemeinerkrankung, die erst **sekundär** das Gehirngewebe beteiligt (z. B. eine Intoxikation oder ein gefäßbedingter Hirnprozeß).

Die Konzeption des **unspezifischen exogenen Reaktionstypus** nach K. Bonhoeffer besagt, daß organische Psychosen unabhängig von ihrer speziellen Ätiologie gemeinsame psychopathologische Symptome aufweisen. Mit anderen Worten das Gehirn reagiert relativ gleichförmig auf schädigende Einflüsse, weshalb es auch **kein psychopathologisches Symptom** gibt, das **für** eine bestimmte **Grundkrankheit** spezifisch wäre. Dies bedeutet dann gleichzeitig, daß z. B. alle Symptome einer Schizophrenie oder endogenen Depression auch bei organischen Psychosen vorkommen können. Man spricht dann von **symptomatischen Schizophrenien** bzw. **symptomatischen Depressionen**.

Dennoch ist es möglich, einige **Kriterien** zu nennen, die für die Annahme einer körperlich begründbaren und gegen eine endogene Psychose sprechen:
- Vorliegen belangvoller pathologischer somatischer Befunde (obligat),
- Vorliegen psychopathologischer Leitsyndrome der körperlich begründbaren Psychosen (v. a. bei den Durchgangssyndromen nur bedingt brauchbar),
- enger zeitlicher Zusammenhang der somatischen Befunde mit der Manifestation der Psychose (nicht immer deutlich),
- Parallelität des Verlaufs des somatischen Befundes und der Psychose (nicht immer deutlich).

Trotz der Unspezifität der psychopathologischen Bilder ist es möglich, die Gesamtgruppe der organischen Psychosen nach verschiedenen Gesichtspunkten zu untergliedern. Dabei ist die Verschiedenheit der psychopathologischen Syndrome weniger durch die Art der Noxe oder die Grundkrankheit bestimmt, sondern vielmehr durch Schwere, Entwicklungstempo, Ausbreitung und Ort des hirnschädigenden Prozesses, durch Lebensalter und viele andere situative, biographische und konstitutionelle Faktoren.

Die körperlich begründbaren Psychosen lassen sich in zwei große Gruppen unterteilen (s. Abb. 3.2):

Abb. 3.2: Akute und chronische Formen körperlich begründbarer Psychosen

Grundsätzlich können akute und chronische sowie reversible und irreversible Formen fließend ineinander übergehen. Vereinfachend kann man jedoch sagen, daß die akuten Formen ohne strukturelle Veränderungen und Dauerschäden im Gehirn ablaufen und daher meist reversibel sind, während die chronischen Formen mit strukturellen Dauerschäden einhergehen und demzufolge überwiegend irreversibel sind.

Es ist jedoch **nicht** möglich, **vom psychopathologischen Bild** her eine **sichere Aussage** über **Reversibilität oder Irreversibilität** des Zustandes zu machen. Erst die **Verlaufsbeobachtung** läßt eine Aussage zu, ob es sich um einen akuten und damit potentiell reversiblen oder einen chronischen, d.h. meist irreversiblen Zustand handelt.

3.1 Akute körperlich begründbare Psychosen
(GK Kap. 11.1)

3.1.1 DEFINITION

Definition
Bei den akuten körperlich begründbaren Psychosen handelt es sich um psychische Zustände als Folge einer mittelbaren oder unmittelbaren Schädigung des Gehirns, die **meist reversibel** sind.

Als Ursache finden sich überwiegend körperliche Allgemeinerkrankungen, die erst sekundär das Gehirn in Mitleidenschaft ziehen, so daß es im allgemeinen zu keinen dauerhaften Hirnstrukturschäden kommt und die Psychosen mit der Grundkrankheit wieder abheilen (Reversibilität). Sie können jedoch auch in selteneren Fällen, bei denen es sich eher um primäre Hirnerkrankungen handelt, mit dem Tode enden oder in irreversible organische Psychosen übergehen, z. B. Hirntumoren oder primär degenerative Hirnerkrankungen (s. Abb. 3.3).

Akute körperlich begründbare Psychosen sind recht häufig: Nach M. Bleuler soll jeder dritte Mensch innerhalb seines Lebens während einer akuten Körpererkrankung eine symptomatische Psychose durchmachen.

3.1.2 SYMPTOMATIK

Das **Leitsymptom** der akuten körperlich begründbaren Psychosen ist die **Bewußtseinsstörung**. Jedoch schließt das Fehlen einer Bewußtseinsstörung eine organische Psychose nicht aus. Daher hat man die akuten Formen der organischen Psychosen weiter unterteilt in:
- **Durchgangssyndrom** (ohne Bewußtseinsstörung)
- **Bewußtseinsstörung**

Typisch ist folgender **Verlauf**: Auf eine Bewußtseinsstörung im Rahmen einer körperlichen Erkrankung folgt ein Durchgangssyndrom, das sich anschließend wieder zurückbildet. Es kann jedoch auch zunächst ein Durchgangssyndrom bestehen, das dann – z. B. im Verlauf eines sich langsam entwickelnden Hirntumors – fließend in eine organische Psychose mit Bewußtseinsstörung übergeht. Handelt es sich um einen progredient verlaufenden Prozeß, z. B. M. Alzheimer, können alle Stadien akuter und chronischer organischer Psychosen – vom Durchgangssyndrom über die Wesensänderung bis hin zur Demenz – durchlaufen werden.

Abb. 3.3: Ursachen akuter organischer Psychosen

3.1.2.1 Durchgangssyndrome (Wieck)

Definition

Als **Durchgangssyndrome** bezeichnet man reversible und ohne Bewußtseinsstörung (die Patienten sind also **wach**!) einhergehende Formen akuter körperlich begründbarer Psychosen, die meist bei der Rückbildung, z. B. einer Intoxikation oder eines Schädel-Hirn-Traumas auftreten.

Durchgangssyndrome können sehr unterschiedliche **Erscheinungsbilder** aufweisen:
- Affektive, aspontane oder hysteriforme Durchgangssyndrome,
- Amnestische Durchgangssyndrome („akutes Korsakow-Syndrom"),
- Paranoid-halluzinatorische Durchgangssyndrome (sog. symptomatische Schizophrenien).

Selten auftretende Formen sind:
- Optische, akustische und haptische Halluzinosen
- Sog. orientierte Dämmerzustände

Die leichten Formen sind eher affektive oder aspontane – mit subdepressiver Verstimmtheit, Interessenverlust, leichter Reizbarkeit, psychovegetativen Beschwerden –, die schweren dagegen eher amnestische Durchgangssyndrome mit psychomotorischen Störungen.

Fallbeispiel

Ein 43jähriger Bauarbeiter stürzte bei der Arbeit 5 m tief in eine Grube und zog sich dabei schwere Verletzungen zu. Neben multiplen Frakturen im Bereich der Extremitäten kam es zu Frakturen der ersten 3 Halswirbelkörper mit einer inkompletten Tetraplegie und einem Schädel-Hirn-Trauma. Der Patient lag nach der Primärversorgung zunächst fünf Tage im Koma auf einer Intensivstation und wurde dann zur weiteren Behandlung auf die paraplegische Station eines Rehabilitationszentrums verlegt. Dort entwickelte der Patient Ängste, man würde ihm das Essen vergiften und ihn in eine Todeszelle bringen. Er sah riesige Spinnweben an der Zimmerdecke, die langsam immer größer wurden und ihn einzuhüllen drohten. Auch glaubte er, mit dem Hubschrauber in eine andere Klinik verlegt worden zu sein, was ein Anzeichen dafür sei, daß es sehr schlecht um ihn bestellt sei. Diese Symptomatik hielt in wechselnder Ausprägung ca. 2 Wochen an und war nachts besonders stark ausgeprägt.
Vorübergehend behandelte man die Symptome mit hochpotenten Neuroleptika (z. B. Haloperidol).
Diagnose: paranoid-halluzinatorisches Durchgangssyndrom.

3.1.2.2 Bewußtseinsstörung

Die **akuten organischen Psychosen mit Bewußtseinsstörung** lassen sich unterteilen in:
- Quantitative Bewußtseinsstörungen:
  Benommenheit, Somnolenz, Sopor und Präkoma/Koma
- Qualitative Bewußtseinsstörungen:
  Delirium tremens, Dämmerzustände, einfache Verwirrtheitszustände.

Darüber hinaus kann es durch die Einnahme von Drogen zu Bewußtseinsstörungen im Sinne einer **Bewußtseinserweiterung** kommen.

Die **psychopathologische Symptomatik** akuter organischer Psychosen ist oft nicht charakteristisch ausgeprägt, was zu Verwechslungen mit Persönlichkeitsstörungen und Neurosen sowie endogenen Psychosen führen kann. Auch kann der Grad der Bewußtseinshelligkeit, die Orientierung, die Aufmerksamkeit, die Stimmungslage usw. rasch wechseln, so daß die Erhebung eines Querschnittbefundes oft einen falschen Eindruck erweckt. Dann bringt erst eine Beobachtung über einen längeren Zeitraum diagnostische Klarheit. Aus diesen Gründen werden gerade die Durchgangssyndrome in der Praxis häufig verkannt.

Mittels psychopathometrischer Testverfahren ist es teilweise möglich, den intraindividuellen Verlauf der akuten Psychose zu kontrollieren. So korreliert beispielsweise der Serumbarbituratspiegel bei einer **Barbituratvergiftung** mit psychopathometrischen Werten, während der Aussagewert einer einmaligen Serumbestimmung im interindividuellen Vergleich äußerst gering ist.

Die **körperliche Symptomatik** entspricht der Grundkrankheit. Allgemein findet man jedoch oft Unsicherheiten in den Bewegungsabläufen, Tremor, Sprachstörungen, orale Automatismen (Schmatzen, Vorstülpen der Lippen), extrapyramidalmotorische Symptome, Anfälle usw.

Optische (szenenhafte) Halluzinationen kommen eher bei organischen Psychosen – typischerweise beim Alkoholdelir –, akustische und leibliche eher bei Schizophrenien vor.

3.2 Chronische körperlich begründbare Psychosen (chronische organische Psychosyndrome)
(GK Kap. 11.2)

3.2.1 DEFINITION

Definition
Bei den chronisch körperlich begründbaren Psychosen handelt es sich um **meist irreversible Folgezustände** entweder einmaliger schwerer Hirnerkrankungen (z. B. Trauma) oder fortschreitender Hirnprozesse (z. B. M. Alzheimer).

Entscheidend für die Diagnose ist das lange Bestehen des Zustands (Bedeutung von Anamnese und Verlaufsbeobachtung!), das erst erlaubt, von einem chronischen oder irreversiblen Zustand zu sprechen. Ursächlich finden sich überwiegend primäre Hirnerkrankungen, die mit strukturellen Veränderungen und Dauerschäden im Gehirn einhergehen.

In vielen Fällen – meist bei den pseudoneurasthenischen Syndromen – handelt es sich um irreversible Syndrome, die unverändert bleiben, d. h. nicht an Schwere zunehmen. Bei vaskulären und primär degenerativen Erkrankungen (z. B. M. Alzheimer, M. Pick) dagegen kommt es in der Regel zu progredienten Verläufen, wobei alle drei Formen der chronischen organischen Psychosen bis zu schwerster Demenz durchlaufen werden.

3.2.2 SYMPTOMATIK

Nach zunehmender **Schwere** des vorliegenden Syndroms unterscheidet man **drei Leitsymptome**:
- Nicht mehr reversible **pseudoneurasthenische Syndrome** (sog. „Hirnleistungsschwäche" oder „reizbare Schwäche")
- Nicht mit gröberem intellektuellem Abbau einhergehende **organische Persönlichkeitsveränderungen** (Wesensänderung)
- **Demenzen**

Pseudoneurasthenische Syndrome sind bei den chronischen körperlich begründbaren Psychosen weitaus am häufigsten, während organische Persönlichkeitsveränderungen seltener und ausgesprochene Demenzen mit etwa 5–10% selten sind. Hinsichtlich der zugrundeliegenden Erkrankungen kommt es bei **Hirnkontusionen** meist zu pseudoneurasthenischen Syndromen, seltener zu Wesensänderungen und sehr selten zu Demenzen. **Hirngefäßprozesse** zeigen gleichhäufig das Bild eines pseudoneurasthenischen Syndroms oder organischer Persönlichkeitsveränderung und führen relativ selten zu Demenzen, bei **primär hirnatrophischen Prozessen** kommt es dagegen fast immer zu Demenzen und zum Tod.

Der sog. **Benton-Test**, mit dem visuelle Merkfähigkeit und visuellmotorischen Koordination beurteilt werden, eignet sich besonders gut zur Erfassung hirnorganischer Leistungsminderungen i.R. chronischer organischer Psychosen. Dabei werden dem Patienten für eine definierte Zeit verschiedene Strichzeichnungen vorgelegt, die er nach einer bestimmten Latenzzeit (z.B. 30s) auf einem Blatt Papier kopieren muß.
Auch der nonverbale Teil des **HAWIE** (Hamburg-Wechsler-Intelligenztest für Erwachsene), z.B. der Mosaiktest, eignet sich zur Erfassung erworbener intellektueller Leistungseinbußen.

3.2.2.1 Chronische pseudoneurasthenische Syndrome

Definition
Es handelt sich hier um uncharakteristische und ätiologisch vieldeutige Psychosyndrome, die mit im Verlauf stark schwankenden **Störungen der affektiven Reaktivität** (Affektlabilität und Affektkontinenz, Reiz- und Erregbarkeit) sowie einer **Reduktion des gesamtseelischen Energieniveaus** (Antriebsminderung, Verlangsamung und Umstellungsunfähigkeit) einhergehen. In ca. 2/3 der Fälle steht eine depressive Symptomatik mit Leistungsinsuffizienz im Vordergrund, 1/3 der Fälle verlaufen mit gereizter, enthemmter, überschätzender Symptomatik.

Die Klagen über Konzentrations- und Merkfähigkeitsstörungen, abnorme Ermüdbarkeit und Erschöpfbarkeit in Verbindung mit vegetativen Störungen bleiben meist **im Subjektiven**. Eine eigentliche Demenz, d.h. gröbere intellektuelle und mnestische Ausfälle, sowie Charakterveränderungen treten nicht auf.

Die pseudoneurasthenischen Syndrome zeigen sich als stationäre Syndrome meist bei postenzephalitischen oder posttraumatischen Hirnschäden. Gleichbleibend oder aber progredient in Richtung Wesensänderung bzw. Demenz verlaufen diese Syndrome bei atrophischen und vaskulären Hirnerkrankungen.
Wie bei den Durchgangssyndromen kann auch hier eine differentialdiagnostische Abgrenzung gegenüber Neurosen oder Persönlichkeitsstörungen schwierig sein.

3.2.2.2 Organische Persönlichkeitsveränderungen (Wesensänderungen)

Bei den organische Persönlichkeitsveränderungen bleiben die Störungen nicht nur im Subjektiven, sondern können vom Untersucher beobachtet werden.
Zum einen ist es möglich, daß sich die Wesensänderungen in Form einer **Zuspitzung** oder **Entdifferenzierung von** differenzierten **Persönlichkeitseigenschaften** zeigen, man spricht dann z. B. von apathisch-antriebsarmen, euphorischen oder reizbar-enthemmten Wesensänderungen. Zum anderen kann es zu echten qualitativen Wesens- oder Charakterveränderungen kommen, die den Kern der Persönlichkeit betreffen. Neben der Verstärkung oder Abschwächung persönlichkeitseigener Züge kommt es dann zur Entwicklung **persönlichkeitsfremder** Züge mit Verlust von Anstand und Taktgefühl, ethischen Werten, Schamgefühl usw. Diese eigentlichen Wesensänderungen können für Angehörige und Freunde zu einer schwierigen Grenzerfahrung der Entfremdung eines bisher vertrauten Menschen werden.

Sonderformen der organischen Wesensänderung stellen die chronisch verlaufenden Halluzinationen und die chronischen paranoid-halluzinatorischen Syndrome dar.
Als **hirnlokales Psychosyndrom** bezeichnet man eine weitere Sonderform der organischen Wesensänderung, bei der nur ein bestimmter Teil des Gehirns betroffen ist. Dies kommt z. B. vor bei einem Hirntumor, einer Enzephalitis, bei MS, Chorea Huntington oder bei einer isolierten frontalen, dienzephalen oder temporalen Läsion.
Das psychopathologische Bild ist durch Störungen der Stimmung, des Antriebs und vitaler Einzeltriebe (Libido, Hunger, Durst, Schlaf) bestimmt, wobei deutliche intellektuelle oder mnestische Ausfälle vermißt werden. Vom psychopathologischen Bild her lassen sich diese hirnlokalen Psychosyndrome jedoch meist nicht von Psychosen auf der Basis diffuser Hirnschäden unterscheiden.

3.2.2.3 Demenzen

Demenzen kommen im Gegensatz zu pseudoneurasthenischen Syndromen und Wesensänderungen viel **seltener** vor. Unter den über 65jährigen leiden ca. 6–7% an einer mittelschweren oder schweren Demenz.

Definition
Eine Demenz ist ein nach der frühen Kindheit infolge einer Hirnkrankheit **erworbener** Intelligenzdefekt, der mit einem irreversiblen, groben und nicht selten progredienten intellektuellen und mnestischen Abbau einhergeht. Es kommt also zu einem **Verlust früher vorhandener intellektueller Fähigkeiten**.

Bei der **Oligophrenie (Schwachsinn)** handelt es sich dagegen um eine **angeborene** Störung intellektueller und mnestischer Fähigkeiten bei meist mangelhafter Ausdifferenzierung der Persönlichkeit.

Eine Demenz ist gekennzeichnet durch Desorientiertheit, zunächst zur Zeit, später auch zum Ort und zur eigenen Person und mnestische Ausfälle, besonders Merkfähigkeit und Frischgedächtnis. Zusätzlich treten Störungen der Begriffsbildung, des logischen Denkens, der Fähigkeit zur Kombination und der Erfassung von Sinnzusammenhängen auf. Typisch ist auch der Verlust von Kritik- und Urteilsfähigkeit sowie die Unfähigkeit zur Selbstwahrnehmung der Erkrankung (**Anosognosie**), während die „äußere Fassade" oft noch relativ lange erhalten bleibt.

Außerdem kann es bei fortgeschrittener Erkrankung zu Charakterveränderungen mit Triebenthemmung und persönlichkeitsfremden Handlungen kommen, die dem Abbau mnestischer Funktionen folgen, typischerweise bei den Demenzen vom Alzheimer-Typ, oder vorausgehen, beim M. Pick.

Abb. 3.4: Die wichtigsten Demenzformen und ihre Häufigkeit

Alzheimer-Demenz

Die Alzheimer-Demenz ist die häufigste Demenzform (s. Abb. 3.4). Früher unterschied man hinsichtlich des Erkrankungsbeginns eine präsenile und senile Form.
Heute hat man diese Unterteilung aufgegeben und unterscheidet nur noch:
- Spontan auftretende Fälle (ca. 95%)
- Familiär gehäuft auftretende Fälle (ca. 5%) mit mehreren Erkrankungsfällen bei Verwandten 1. Grades

Zwischen beiden Formen bestehen jedoch hinsichtlich Symptomatik und Verlauf der Erkrankung keine wesentlichen Unterschiede.

Die Alzheimer-Demenz entwickelt sich schleichend und verläuft in der Regel langsam progredient (s. Abb. 3.5). Es kommt jedoch auch in seltenen Fällen zu längeren stabilen Phasen und geringfügigen Schwankungen der Symptomatik.
Vor dem Einsetzen eigentlicher kognitiver Symptome zeigen sich oft Frühsymptome wie Apathie, Rückzug, Motivationsverlust, Reizbarkeit und Stimmungslabilität. Kognitive Symptome sind Gedächtnisstörungen, Orientierungsstörungen, Wortfindungsstörungen, Schwierigkeiten beim Verständnis von Sinnzusammenhängen und beim Ausführen von Tätigkeiten – Symptome, die zu einer ausgeprägten **Hilflosigkeit** des Patienten führen. Im weiteren Verlauf stellen sich psychiatrische und neurologische Symptome ein. Die Erkrankung führt zum Tod.
Wichtigster **Risikofaktor** für das Auftreten einer Alzheimer-Demenz ist das Alter als solches. Als weitere Risikofaktoren sind zu nennen: Verwandschaft 1. Grades mit einem Alzheimer-Erkrankten und Homozygotie für das Apolipoprotein E4.

Diagnostik

Ziel aller diagnostischen Maßnahmen ist zum einen die Objektivierung eines für die Diagnose „Demenz" hinreichenden kognitiven Defizits, zum anderen der Ausschluß anderer Erkrankungen, die zu einer ähnlichen Symptomatik führen können.

Dazu bedient man sich folgender **diagnostischer Maßnahmen**:
- Anamnese (einschließlich Fremdanamnese)
- Erhebung des psychischen Befundes, insbesondere Beurteilung des Alt- und Neugedächtnisses, der Orientierung und der Merkfähigkeit
- Anwendung von Testinventaren zur Objektivierung und Quantifizierung kognitiver Defizite, z. B. Mini-Mental-State-Examination (MMSE) und Hamilton-Depressions-Skala zur Abgrenzung einer Depression
- Körperliche Untersuchung
- Laborchemische Untersuchungen je nach differentialdiagnostischen Erwägungen

- Apparative Zusatzdiagnostik (EKG, Röntgen-Thorax, EEG, CT und/oder NMR).

Die letzte Sicherheit über die Diagnose bleibt einer neuropathologischen Verifikation vorbehalten.

Abb. 3.5: Verläufe von M. Alzheimer und Multi-Infarkt-Demenz

Zu den auszuschließenden dementiellen Erkrankungen gehören:
- **Vaskuläre Demenzen**: Sie entstehen entweder im Rahmen einer subkortikalen Mikroangiopathie mit Gefäßinsulten (sog. **Multi-Infarkt-Demenz**) oder als Folge großer Territorialinfarkte. Hier finden sich eher ein plötzlicher Beginn, kardiale Probleme (z. B. arterielle Hypertonie) und periphere neurologische Störungen (z. B. Durchblutungsstörungen) in der Anamnese. Außerdem kommt es u. U. zu einem stark fluktuierenden Verlauf und einer stufenweise Verschlechterung der Symptomatik (s. Abb. 3.5).
- **Morbus Pick (Pick'sche Atrophie)**: Hier handelt es sich um eine dominant erbliche, progressive **umschriebene** Großhirnatrophie, bei der vornehmlich Stirn- und Schläfenlappen betroffen sind. Manifestationsalter ist das 50.–60. Lebensjahr.
Während hier mnestische Funktionen noch relativ lange erhalten bleiben, soll es schon früh zu Persönlichkeitsveränderungen mit Triebenthemmung und persönlichkeitsfremden Handlungen kommen. Beim sog. **Schläfenlappen-Pick** können Sprachstörungen ganz im Vordergrund stehen.
- **Demenzen im Rahmen anderer degenerativer Erkrankungen**: z.B. Chorea Huntington, multipler Sklerose, progressiver Paralyse oder M. Parkinson.
- **Amnestische Syndrome**: meist im Rahmen eines Wernicke-Syndroms bei chronischem Alkoholabusus.

- **Reversible „dementielle" Syndrome:**
  - **Altersdepression**: Bis zu 60% aller Patienten mit einer Altersdepression klagen über Gedächtnisstörungen. Im Vergleich zu einer hirnorganischen Demenz ist hier jedoch das Kurzzeitgedächtnis eher erhalten und es besteht eine Diskrepanz zwischen subjektiven und objektiven Beschwerden. Morgendliches Früherwachen und eine positive Eigen- und Familienanamnese für eine Depression weisen zusätzlich auf eine Altersdepression hin.
  - **Delirante Syndrome**: Sie beginnen meist plötzlich und sind von relativ kurzer Dauer (meist < 1 Woche). Die Symptomatik fluktuiert und verschlechtert sich oft nachts. Delirante Syndrome entstehen oft als Folge von Intoxikationen (z. B. Alkohol) oder Medikamentenüberdosierungen und können das erste Anzeichen einer beginnenden Demenz sein.
  - **Weitere reversible „dementielle" Syndrome**: z. B. als Folge eines Vitamin B12- oder Folsäuremangels, einer Hypothyreose, einer Nebenschilddrüsenerkrankung, eines Normaldruckhydrozephalus, einer Vaskulitis oder einer zerebralen Raumforderung.

Therapie
Eine kurative Therapie der Alzheimer-Erkrankung gibt es bisher nicht. Mit einigem Erfolg wurden jedoch Inhibitoren der Monoaminooxidase B wie Deprenyl oder Nicergolin eingesetzt, die das Fortschreiten des Krankheitsprozesses zumindest teilweise verlangsamen konnten. Ein Versuch der Behandlung kognitiver Symptome besteht in der Gabe des Cholinesterasehemmers Tacrin, der jedoch oft wegen ausgeprägter Nebenwirkungen abgesetzt werden muß und nur zeitweise zu einer Symptomverbesserung führt. Nicht-medikamentöse Maßnahmen umfassen vornehmlich eine Strukturierung des Tagesablaufs mit ausreichender motivationaler, mentaler und körperlicher Aktivierung des Patienten.

Neuropathologisch findet man bei der Alzheimer-Demenz sog. Amyloid-Plaques und eine neurofibrilläre Degeneration (Bildung von sog. „paired helical filaments", die im Wesentlichen aus hyperphosphoryliertem tau-Protein bestehen). Letztere korreliert gut mit dem Schweregrad der Demenz.
Da Amyloidablagerungen auch bei gesunden nicht-dementen alten Menschen gefunden werden, scheinen sie ein unspezifisches Element der Alzheimer-Demenz zu sein. Die Degeneration cholinerger Neurone (bes. im Nucleus basalis Meynert) wird für einen Teil der kognitiven Defizite verantwortlich gemacht und dient als Ansatzpunkt therapeutischer Überlegungen. Ein frühes morphologisches Korrelat der Alzheimer-Demenz ist die Abnahme der kortikalen Synapsendichte, weshalb man annehmen muß, daß eine synaptische Schädigung am Beginn der Erkrankung steht.

Fallbeispiel

Ein 78jähriger ehemaliger leitender Angestellter kommt zusammen mit seiner Frau in die Gedächtnissprechstunde. Er klagt, daß er so vergeßlich sei und daß ihm beim Einkaufen das Addieren der Preise kaum noch möglich sei. Auch möge er nicht mehr gerne Freunde einladen, da er ihren Gesprächen nicht mehr folgen könne. Er kam sich schon richtig nutzlos vor und hatte das Gefühl, seiner gehbehinderten Frau zur Last zu fallen. Die Ehefrau bestätigte, daß sich die Vergeßlichkeit schleichend entwickelt habe. Eigentlich könne sie gar nicht mehr genau sagen, wann ihr klar geworden war, daß ihr Mann nicht in Ordnung war. Erst habe er über Vergeßlichkeit geklagt, dann habe er sich mit dem Auto öfters verfahren, danach Rechenprobleme entwickelt und sei später auch vermehrt reizbar geworden und habe sich mehr mit ihr gestritten.

In der neuropsychologischen Testung hatte er 20 von 30 Punkten im Minimental-State und neben einem Versagen des Kurzzeitgedächtnisses zeigten sich große Schwierigkeiten im Rückwärtsrechnen, Buchstabieren und beim Abzeichnen geometrischer Figuren. Die neurologische und internistische Untersuchung einschließlich Laborparameter war unauffällig. Kardiale Risikofaktoren bestanden nicht. Auch EKG, EEG und CCT waren ohne pathologischen Befund.

Verdachtsdiagnose: Alzheimer Demenz.

Affektive Psychosen (GK Kap. 12) 4.

Im triadischen System werden die **affektiven Psychosen** oder **manisch-depressiven Erkrankungen** zu den **endogenen Psychosen** gezählt (s. Abb. 4.1). Man nimmt also an, daß ihnen eine körperliche, auf heredo-konstitutionellen Faktoren beruhende Verursachung zugrunde liegt, die allerdings bis heute noch nicht nachweisbar ist. Davon grenzt man Depressionen ab, die als psychogen verursacht angesehen werden, also die neurotischen und reaktiv-situativen Depressionen, die im triadischen System zu den psychogenen Störungen zählen.

Abb. 4.1: Triadisches System der Psychiatrie

In den letzten Jahren klinischer Forschung hat sich jedoch gezeigt, daß diese verschiedenen Arten von Depression hinsichtlich Genetik, Symptomatologie, Epidemiologie, Verlauf und Ansprechen auf unterschiedliche Therapieverfahren keine entscheidenden Unterschiede aufweisen. Daher hat man eine ätiopathologische Einteilung der Depressionen und damit die Dichotomisierung in endogene und psychogene Depressionen in den neuen Klassifikationssystemen des ICD-10 und DSM-IV aufgegeben. Eine Typisierung unterschiedlicher Depressionen erfolgt heute nur noch auf dem Boden der Kategorien Symptomatologie, Schweregrad, Krankheitsdauer und Rückfallrisiko.

Trotz aller Änderungen in den neuen Diagnosesystemen wird entsprechend den Anforderungen des Gks in den folgenden Ausführungen die Orientierung am triadischen System beibehalten. Es werden daher zunächst die sogenannten endogenen Depressionen besprochen, im Kap. 7 dann die psychogenen.

Definition

Affektive Psychosen sind nach Huber „durch unmotivierte Verstimmungen depressiv-gehemmter oder manisch-erregter Art gekennzeichnet. Sie treten phasenhaft auf, d. h. zeitlich abgrenzbar (episodisch) innerhalb einer vorher und nachher normalen, ausgeglichenen affektiven Verfassung und gewöhnlich mehrfach während des Lebens".

Die beiden Hauptformen der affektiven Psychosen stellen also die **endogene Depression** und die **endogene Manie** dar.

Aus didaktischen Gründen ist es sinnvoll, die endogene Depression und die endogene Manie als zwei Extrempole einer Verstimmung zu beschreiben. In Tab. 4.1 werden die wichtigsten Symptome der beiden Formen gegenübergestellt.

Tab. 4.1:	Symptomatik der endogenen Depression und Manie
endogene Depression	**endogene Manie**
depressive Verstimmung	manische Verstimmung
gehemmtes Denken	„erregtes" Denken (Ideenflucht)
psychomotorische Hemmung	psychomotorische Erregung
negative Vitalgefühle	gehobene Vitalgefühle
depressive Wahnideen	manische Größenideen

4.1 Vorkommen und Entstehungsbedingungen
(GK Kap. 12.1)

4.1.1 EPIDEMIOLOGIE

Merkkasten 4.1: Epidemiologische Daten für das Auftreten affektiver Psychosen
Prävalenz (Häufigkeit zu einem bestimmten Zeitpunkt): ca. 0,6–0,8%   **Alter** bei der Erstmanifestation: ● 2 Häufigkeitsgipfel: – zw. 20 und 29 Jahren   – zw. 50 und 59 Jahren   ● Unipolare Depressionen beginnen später als bipolare Erkrankungen. Mittleres Alter bei Erstmanifestation: 40 Jahre bzw. 20–25 Jahre.   **Frauen** erkranken **häufiger** als Männer an depressiven Phasen: Verhältnis ca. 2:1 (bei manischen Phasen besteht kein Geschlechtsunterschied)

4.1.2 ENTSTEHUNGSBEDINGUNGEN

Affektive Psychosen können als **vorwiegend erblich** bedingte Erkrankungen angesehen werden, denen eine gewöhnlich vorübergehend auftretende, und daher reversible, Stoffwechselstörung des Gehirns zugrunde liegt. Für die vorwiegende Erbbedingtheit sprechen die **Ergebnisse der Zwil-**

lings- und Familienstudien, die in zwei Aussagen zusammengefaßt werden können:
- In den Familien der Patienten, die an einer affektiven Psychose leiden, häufen sich gleichartige Erkrankungen. In diesem Sinne steigt das Risiko, an einer affektiven Psychose zu erkranken, mit zunehmendem Verwandtschaftsgrad zu einer Person, die bereits an einer solchen erkrankt ist (s. Abb. 4.2).
- Für das Auftreten affektiver Psychosen bei eineiigen und zweieiigen Zwillingen besteht ein deutlicher Konkordanzunterschied (s. Abb. 4.2).

Abb. 4.2: Erkrankungsrisiko für Verwandte manisch-depressiv Erkrankter

Wie bei den Schizophrenien gilt auch hier, daß **peristatische Faktoren** (Umweltfaktoren) bei der Manifestation einer affektiven Psychose eine Rolle spielen. Dafür spricht unter anderem die nicht seltene Diskordanz der Erkrankung bei eineiigen Zwillingen (ca. 30 %). Dabei kann man sich folgendes Konzept zurechtlegen:

Man geht davon aus, daß den manisch-depressiven Erkrankungen eine genetische Anlage (Vulnerabilität) zugrundeliegt, die eine individuell unterschiedliche **Penetranz** aufweist. Bei hoher Penetranz sind keine peristatischen Auslösefaktoren nötig, die Erkrankung entwickelt sich nach ihrer eigenen Gesetzlichkeit. Ist die Penetranz geringer, können Umweltfaktoren pathogenetisch wirksam werden (jedoch nur dann, wenn eine erblich bedingte Disposition besteht!).

Peristatische Faktoren sind besonders auch für den weiteren Verlauf der

Phase von Bedeutung, z. B. kann durch eine ungünstige lebensgeschichtliche Situation die Remission verzögert werden.

4.1.3 SPÄTDEPRESSIONEN ODER „INVOLUTIONS"-DEPRESSIONEN

Definition
Als **Spätdepressionen** bezeichnet man endogen depressive Phasen nach dem 45. Lebensjahr bei Patienten, die bisher noch keine manische oder depressive Phase durchgemacht haben. Sie stellen somit eine Spätform unipolarer endogener Depression dar.

Besonderheiten im Gegensatz zu den sich früher manifestierenden endogenen Depressionen bestehen in:
- längerem Prodromalstadium mit häufiger somato- und psychogener Auslösung (z. B. soziale Entwurzelung, Hirnarteriosklerose),
- längerer Phasendauer,
- Häufung psychomotorischer Unruhe sowie paranoider und hypochondrischer Denkinhalte im psychopathologischen Bild,
- relativer Therapieresistenz,
- erhöhter Suizidgefahr.

Die Patienten erkranken häufig nur einmal, spätere Rezidive sind selten. Der Begriff Involutionsdepression ist irreführend, da sie wahrscheinlich **nicht** auf endokrine (Wechseljahre, Wochenbett) oder sonstige alterstypische organische Veränderungen zurückgeführt werden kann.

Von einer **Altersdepression** spricht man beim Auftreten der ersten depressiven Phase nach dem 65. Lebensjahr.

4.1.4 AUSLÖSUNG DER PHASEN

Meist treten endogen depressive und manische Phasen ohne erkennbaren äußeren Anlaß auf. Bei einem Teil der Patienten gehen der Manifestation jedoch körperliche Erkrankungen oder schwere seelische Erschütterungen voraus, die evtl. für die Auslösung der Phase eine Rolle spielen. Es ist jedoch nicht sicher, ob sie nur zufällig mit dem Beginn der Phase zusammenfallen oder eine kausal-pathogenetische Bedeutung besitzen.

Eine somatische Auslösung wird in 3–10% der Fälle angenommen (häufiger bei Depressionen als bei Manien), eine psychische in 7–20%, z. B. Insuffizienzerfahrungen, Entwurzelungs- oder auch Entlastungssituationen, chronische spannungsreiche Konflikte. Interessanterweise steigt jedoch die Inzidenz endogener Depressionen in Krisen- und Notzeiten nicht an.

Ein Beispiel für eine **somatisch ausgelöste** endogene Depression ist die sog. **Wochenbettdepression**, die in den ersten sechs Wochen (meist in den ersten beiden) nach der Entbindung auftritt und wahrscheinlich durch die hormonellen Umstellungen ausgelöst wird. Diese Form der Depression muß von mehr oder weniger starken reaktiven Verstimmungen (z. B. der sog. „Heultag" am 3. Tag post partum) abgegrenzt werden.

4.1.5 BIOCHEMISCHE BEFUNDE

Man geht heute aufgrund der Ergebnisse neurobiologischer Forschung davon aus, daß Störungen der Reizübertragung und Weiterleitung im Gehirn von entscheidender Bedeutung für die Ätiopathogenese affektiver Psychosen sind. Deren Korrektur erklärt die Wirksamkeit verschiedener somatischer Therapieverfahren (z. B. von Antidepressiva).

Wichtige neurobiologische Hypothesen sind z. B.:
- Die **Monoamin-Mangelhypothese** geht von einem funktionalen Mangel an Noradrenalin und Serotonin (Vorstufe: Tryptophan) im synaptischen Spalt aus. Durch eine Wiederaufnahmehemmung von Noradrenalin und Serotonin durch Antidepressiva kann dieses Defizit ausgeglichen werden.
- Darüber hinaus nimmt man eine **Supersensitivität noradrenerger Betarezeptoren** an. Die chronische Gabe von Antidepressiva kann eine Verminderung der Empfindlichkeit der Betarezeptoren induzieren. Interessanterweise tritt diese sog. Beta-Downregulation erst nach ca. 2 Wochen auf, was der Dauer bis zum Wirkungseintritt der Antidepressiva entspricht.
- Die **cholinerg-noradrenerge Imbalance-Hypothese** postuliert ein relatives Überwiegen des cholinergen Systems während der Depression und ein Überwiegen des noradrenergen Systems während der Manie.
- Charakteristisch für depressive Erkrankungen sind **Veränderungen des REM-Schlafmusters**, die in einer Verkürzung der REM-Latenz und Verlängerung der ersten REM-Phase sowie einer erhöhten Augenbewegungsdichte (REM-Intensität) bestehen.
- Bei depressiven Patienten besteht oft ein Hypercortisolismus.

4.1.6 PRÄMORBIDE PERSÖNLICHKEIT

Man ist sich heute darüber einig, daß es für endogene Depressive und Maniker **keine** typische prämorbide Persönlichkeitsstruktur gibt.
Häufig finden sich jedoch unter den depressiven Patienten zaghaft-vitalarme, empfindsam-launische und gewissenhaft-korrekt-pedantische Charaktere, letzterer wird von Tellenbach aus als Typus melancholicus bezeichnet.

Kretschmer stellte fest, daß 40–70 % der Patienten, die an einer affektiven Psychose leiden, einen pyknischen Körperbau zeigen. Entsprechend seiner **Konstitutionslehre**, die eine enge Beziehung zwischen Körperbau und Charakter annimmt, ging dieser häufig mit einer Persönlichkeitsstruktur einher, die er als „zyklothym" (oder in stärkerer Ausprägung „zykloid") bezeichnete: Ausgeglichene Persönlichkeiten mit weicher, natürlicher, runder und reizadäquater Psychomotorik. Die Ergebnisse Kretschmers ließen sich **heute nicht** im gleichen Umfang **bestätigen**.

4.2 Symptomatik (GK Kap. 12.2)

4.2.1 ENDOGENE DEPRESSIONEN

Das psychopathologische Bild der endogenen Depression ist durch eine Reihe psychischer und vegetativer Symptome gekennzeichnet. Dabei muß wie immer beachtet werden, daß keines dieser Symptome obligat oder spezifisch für das Vorliegen einer endogenen Depression ist. Leichtere Formen mit weniger typischen Symptomen sind häufiger als die ausgeprägten Vollbilder.

Merkkasten 4.2: Psychische Symptome der endogenen Depression

- Depressive Verstimmung
- Verlust von Freude und Interesse
- Denkhemmung
  - Verlangsamtes und einfallsarmes Denken
  - Gedankensperrung
  - Neigung zu Grübeln
- Psychomotorische Hemmung und Antriebslosigkeit oder innere Unruhe
- Leibliche Mißempfindungen und Vitalstörungen
- Depressive Wahnideen
  - Schuld- und Versündigungswahn
  - Verarmungswahn
  - Kleinheits- und Nichtigkeitswahn
  - Hypochondrischer Wahn
- Suizidgedanken und -absichten
- Tagesschwankungen – Morgentief

Leitsymptom der endogenen Depression ist die **depressive Verstimmung**. Sie drückt sich aus in einer oft mit schweren Insuffizienzgefühlen gekoppelten Traurigkeit und im Verlust der emotionalen Schwingungs- und Resonanzfähigkeit. Die Patienten klagen mit traurigem und erstarrtem Gesichtsausdruck über ihre Unfähigkeit, sich freuen oder an irgendetwas Interesse zeigen zu können (sog. **Anhedonie**) und über einen Verlust der Sympathiegefühle gegenüber nahestehenden Bezugspersonen.

Diese Unfähigkeit, Liebe und Zuneigung z. B. für die Familie aufzubringen, bezeichnet man auch als **Gefühl der Gefühllosigkeit** oder Minderung des Fremdwertgefühls. Die Patienten leiden sehr darunter und machen es häufig zum Gegenstand von Selbstanklagen.

Abb. 4.3: vegetative Symptome der endogenen Depression

Störung der Herz-Kreislauffunktionen
- Herzrhythmusstörungen
- Schwindel-, Kollapsneigung

Appetit- und Verdauungsstörungen
- Appetitlosigkeit, Gewichtsverlust
- Obstipation
- Übelkeit, Erbrechen

Störung der Geschlechtsfunktionen
- Libido-, Potenzverlust
- Amenorrhoe

Schlafstörungen
- Einschlafstörungen
- Durchschlafstörungen

Störung der Tränen-, Speichel-, Schweißdrüsenfunktion
- Mundtrockenheit
- Schwitzen

Schmerzsyndrome
- v.a. Kopf-, Rückenschmerzen

Wird die Traurigkeit leiblich erlebt, d. h. z. B. in der Brust- oder Magengegend als Druckgefühl, als ein Reifengefühl um den Kopf o. ä., spricht man von einer sog. **vitalen Depression** oder einer **vitalen Traurigkeit**. Dieser Begriff darf nicht mit der in 4.2.4 besprochenen „larvierten Depression" verwechselt werden. Bei der vitalen Traurigkeit bestehen Affektstörung und Vitalstörungen (leibliche Mißempfindungen und Zönästhesien i.e.S.) gleichermaßen nebeneinander („Ich bin unendlich traurig **und** habe das Gefühl, die Traurigkeit säße mir wie ein Stein auf der Brust"). Dagegen tritt bei der „**larvierten Depression**" mit Zunahme der vegetativen Symptomatik und der Leibgefühlsstörungen zugleich die depressive Verstimmung in den Hintergrund („Ich kann so schlecht schlafen und habe ständig ein Druckgefühl in der Brust, traurig bin ich aber nicht").

Die meisten depressiven Patienten leiden auch unter **Angstgefühlen**, die meist ungerichtet und Ausdruck einer ausgeprägten Unsicherheit und Zukunftsangst sind.

Formale Denkstörungen treten als Denkhemmung auf, die sich in einer Verlangsamung des Gedankenablaufs oder in Gedankensperrung äußern kann, seltener auch in Gedankenabreißen, das oft als typisch schizophrenes Symptom beschrieben wird. Das Denken des Depressiven ist auf nur wenige Themen beschränkt (eingeengt), um die seine Gedanken ständig kreisen. Diese **Grübelneigung** kann sich bis zu einem Grübelzwang steigern.

Die Patienten sind wortkarg und einsilbig, und man hat den Eindruck, daß sie zwar durchaus den Wunsch verspüren, etwas zu erzählen, dies aber trotz größter Anstrengung nicht zustande bringen. Die Verlangsamung im formalen Denken verbunden mit einer verminderten Konzentrations- und Aufnahmefähigkeit sowie Merkfähigkeitsstörungen kann den Verdacht einer Störung intellektueller Funktionen erwecken und v. a. bei älteren Patienten zu der Fehldiagnose einer Demenz führen.

 Da das psychopathologische Bild sehr ähnlich ist, spricht man im Rahmen einer endogenen Depression von einer **Pseudodemenz**.

Eine Abgrenzung von einer echten Demenz gelingt meist durch die Anwendung psychologischer Tests, bei denen die Diskrepanz zwischen der schlechten Selbsteinschätzung und den realen Fähigkeiten der Patienten deutlich wird. Durch eine antidepressive Therapie verschwinden die kognitiven Beeinträchtigungen wieder, was bei einer echten Demenz nicht der Fall ist.

Auch **Antrieb** und **Psychomotorik** sind gehemmt: Sämtliche Bewegungsabläufe verlangsamen sich, und die Entschluß- und Handlungsfähigkeit ist vermindert. Man findet zwar häufiger leichtere Formen der Antriebshemmung, sie kann sich jedoch bis zum „**depressiven Stupor**" steigern, in dem die Patienten fast bewegungslos verharren und auf Aufforderungen kaum noch reagieren.

Besonders typisch ist, daß der Depressive nicht mehr seine Tätigkeiten in Haushalt und Beruf in gewohnter Weise verrichten kann. Zu allem muß er sich aufraffen; es fällt ihm schwer, sich für eine Tätigkeit zu entschließen, diese dann zu beginnen und durchzuhalten. Für jede Beschäftigung braucht er viel mehr Zeit als früher. Die Antriebshemmung kann dazu führen, daß sich die Patienten sozial zurückziehen.

Oft sind depressive Verstimmung und Antriebshemmung morgens stärker ausgeprägt als abends, wo sie manchmal ganz verschwinden. Diese Tagesschwankungen, die sich meist als **Morgentief** (seltener als Abendtief) äußern, sind ein wichtiges differentialdiagnostisches Kriterium zur Abgrenzung der endogenen Depression von einer erlebnisreaktiven Depression.

Unter den **vegetativen Symptomen** sind Schlafstörungen und Appetitverlust mit Gewichtsabnahme, die bei fast allen Patienten auftreten, diagnostisch von größter Bedeutung. Die weiteren in Abb. 4.3 aufgeführten vegetativen Symptome spielen wegen ihrer Unspezifität eine untergeordnete Rolle.

Schlafstörungen treten meist in Form von Ein- und Durchschlafstörungen, verbunden mit morgendlichem Früherwachen, auf. Ca. 10% der Patienten klagen über eine Hypersomnie. Eine Besserung der Schlafstörung ist häufig erstes Zeichen einer Besserung des depressiven Zustandsbildes.

Die meisten Patienten haben einen ausgeprägten Appetitmangel, der oft zu massiven **Gewichtsverlusten** führt, wobei eine Minderung des Ausgangsgewichts um 5% pro Monat diagnostisch als relevant erachtet wird.

Es gibt kaum einen depressiven Patienten, der sich nicht mit der Frage beschäftigt, ob es nicht besser sei, tot zu sein, als diesen Zustand weiter ertragen zu müssen. Depressionen stellen dementsprechend mit 50% die häufigste Ursache für **Selbstmorde** dar. 10–15% der depressiven Patienten sterben durch Suizid.

4.2.2 WAHN

Depressive Wahnideen treten nur bei einem Teil der Patienten auf. Die Thematik läßt sich aus der depressiven Verstimmung ableiten (man spricht von **synthymen** oder **stimmungskongruenten Wahnideen**) und kreist um die Fragen materielle Existenz, Gesundheit und Seelenheil, nach K. Schneider um die Urängste des Menschen, die durch die Depression aufgedeckt werden. Somit äußert sich der Wahn des Depressiven als Verarmungswahn, als hypochondrischer Wahn oder als Schuld- und Versündigungswahn.
Beim **Verarmungswahn**, der vornehmlich bei Spätdepressionen auftritt, ist der Patient davon überzeugt, daß er kein Geld mehr besitzt, daß die Krankenkasse seinen Krankenhausaufenthalt nicht bezahlt und die Familie durch ihn in den finanziellen Ruin gestürzt wird. **Hypochondrischer Wahn** bezeichnet die krankhafte Überzeugung, an einer Krankheit wie Krebs, Syphilis oder AIDS zu leiden und daran zugrunde zu gehen. Der **Schuldwahn** kann verschiedene Inhalte haben: z.B. die unbeirrbare Befürchtung, durch bestimmte Verfehlungen oder Unterlassungen in der Vergangenheit am jetzigen Zustand schuld zu sein, so daß das Leiden als eine verdiente Strafe angesehen wird; oder die Überzeugung, an allem Übel der Welt schuld und dafür verantwortlich zu sein. Eine weitere Form des Wahns ist der **Kleinheits-** oder **Nichtigkeitswahn**, bei dem sich der Patient total unbedeutend und verloren fühlt. Dieser Wahn kann sich zu einem **nihilistischen Wahn** steigern, in dem der Patient davon überzeugt ist, nicht mehr oder nur noch zum Schein zu existieren oder alle seine Verwandten und Freunde verloren zu haben.

Wahnwahrnehmungen treten bei der endogenen Depression nicht auf.

4.2.3 UNTERFORMEN DER ENDOGENEN DEPRESSION

Bei den Unterformen handelt es sich nicht um eigenständige Krankheitsbilder, sondern um „Prägnanztypen" der endogenen Depression, bei denen bestimmte Symptome im Vordergrund stehen.

Von einer **psychotischen Depression** spricht man, wenn psychotische Symptome wie Wahnideen, akustische Halluzinationen (selten, z.B. eine

Stimme, die den Patienten zum Suizid auffordert) oder ein depressiver Stupor auftreten.

Steht die Antriebshemmung im Vordergrund, spricht man auch von einer **gehemmten Depression**. Oft ist hinter der Antriebshemmung eine innere Unruhe und Getriebenheit ängstlicher Färbung versteckt. Tritt diese in den Vordergrund, bezeichnet man solch eine als **ängstlich-agitierte Depression**, die sich in hektischem Bewegungsdrang oder auch in einem aufdringlich-stereotypen Lamentieren äußern kann (sog. **„Jammerdepression"**).

Depressionen, bei denen vegetative Symptome vorherrschen, bezeichnet man auch als **vegetative** oder **„larvierte" Depressionen**.
Die eigentliche depressive Verstimmung sowie die Denk- und Antriebshemmung sind hinter der „Larve" dieser mehr körperlichen Symptome verborgen, so daß sie oft vom zunächst aufgesuchten Allgemeinarzt oder Internist als körperliche Erkrankung verkannt werden. Die Patienten werden dann von Arzt zu Arzt geschickt, bis endlich die dahinterliegende Depression erkannt wird. Meist ist es möglich, durch eine ausführliche Exploration, die grundlegenden und für eine endogene Depression diagnostisch relevanten psychopathologischen Symptome aufzudecken.
Weitere typische Symptome (neben den in Abb. 4.3 genannten) sind z. B. allgemeines Abgeschlagensein, andauernde Müdigkeit ohne Erholung durch Schlaf, Druckgefühl über der Brust oder im Bauchraum, „Reifen um den Kopf" und „Kloß im Hals".

Wenn qualitativ eigenartige Körpermißempfindungen ganz im Vordergrund der Symptomatik stehen, spricht man von einer **zönästhetischen Depression**, bei Entfremdungserlebnissen in Form von Depersonalisation und Derealisation von einer **Entfremdungsdepression**. Hier kann die differentialdiagnostische Abgrenzung zu verschiedenen Formen der Neurose und Schizophrenie schwierig werden.

4.2.4 ENDOGENE MANIE

Die endogene Manie kann als Umkehrbild der endogenen Depression betrachtet werden (vgl. Tab. 4.1).
Die **3 Kardinalsymptome** der endogenen Manie lauten:
- Gehobene, ansteckende und leicht irritierbare Stimmung
- Steigerung des Antriebs
- Ideenflucht

Weitere bei der Manie häufig vorkommende **Symptome** sind:
- Fehlendes Krankheitsgefühl, mangelnde Kritikfähigkeit und vermindertes Fremdwertgefühl,
- Logorrhoe
- Selbstüberschätzung bis hin zu Größenideen (Megalomanie),

- Ausgeprägte Anregbarkeit und Ablenkbarkeit,
- Gehobenheit der Vitalgefühle mit vermindertem Schlafbedürfnis.

Die **Stimmung** des Manikers ist durch drei Charakteristika gekennzeichnet:
Sie ist **gehoben**, d. h. der Patient ist grundlos gut gelaunt, heiter, ausgelassen, sie ist **ansteckend** und sie ist **leicht irritierbar**. Letzteres bedeutet, die fröhliche Stimmung des Manikers kann in eine gereizte, aggressive und streitsüchtige umschwenken, wenn er z. B. Unannehmlichkeiten begegnet oder seinem Tatendrang Einhalt geboten werden muß. In diesem Sinne unterscheidet man **heiter-ausgelassene** und mehr **gereizt-streitsüchtige** Manieformen.
Die optimistische und übermütige Stimmung des Manikers kann natürlich wirken, so daß sie oft schwierig vom gesunden Ausgelassensein abgrenzbar ist.
Durch das gesteigerte Selbstwerterleben des Manikers kann es zu einem Verlust der Fremdwertgefühle kommen sowie zu einem Verlust der kritischen Selbstreflexion auf die krankheitsbedingten psychischen Veränderungen: Krankheitsgefühl und Krankheitseinsicht fehlen in den meisten Fällen.

Der **Antrieb** des Manikers ist gesteigert. Die Antriebssteigerung äußert sich in einem gesteigerten Rededrang bis hin zur Logorrhoe sowie in einem gesteigerten Bewegungs- und Betätigungsdrang, der für die Umgebung sehr lästig werden kann. Durch die ständige Betätigung schlafen die Patienten weniger, klagen aber im Gegensatz zum Depressiven nicht darüber, sondern haben sogar ein **vermindertes Schlafbedürfnis**.
Ein besonderes Kennzeichen ist das unüberlegte und kritiklose Umsetzen von Gedanken und Antrieben in Entschlüsse und Handlungen. Dadurch kann es zu **unsinnigen Geldausgaben**, Vertragsabschlüssen und Spekulationen kommen, wodurch der Patient u. U. in den finanziellen Ruin gestürzt wird. Können diese unsinnigen Handlungen ambulant nicht beherrscht werden, wird eine Unterbringung und stationäre Behandlung auf einer geschlossenen Abteilung notwendig.
Die Antriebssteigerung kann auch zu einer **Enthemmung** führen, die sich in Distanzlosigkeit, Aufdringlichkeit oder Verletzung des Schamgefühls äußert, z. B. durch sexuelle Belästigung oder Erzählen ordinärer Witze.

Das sog. **ideenflüchtige Denken** des Manikers ist gekennzeichnet durch ein unbeständiges und einfallsreiches Denken, durch einen unaufhörlichen Wechsel des Denkziels und eine erhöhte Ablenkbarkeit durch Außeneindrücke. Die Patienten springen von einem Thema zum anderen, verlieren sich dabei im Unwesentlichen und sind kaum in der Lage, einen längeren Gedankengang zu Ende zu führen. Im Gegensatz zum zerfahrenen Denken des Schizophrenen sind jedoch die assoziativen Brücken zwischen den Gedanken noch erkennbar, d. h. die Gedankengänge sind noch weitgehend nachvollziehbar.

Liegt nicht mehr Ideenflucht sondern Denkzerfahrenheit vor, d. h. steht ein Gedanke beziehungslos neben dem anderen, spricht man auch von einer **verworrenen Manie**. Diese Form kann man dann ebenso wie Manien mit zusätzlich halluzinatorischer, katatoner oder paranoider Symptomatik dem Übergangsgebiet zu den Schizophrenien zuordnen und als „**Mischpsychose**" oder „**schizoaffektive Psychose**" bezeichnen.

Beim Maniker fehlen negative Vitalgefühle, über die der depressive Patient so häufig klagt. Eher sind die **Vitalgefühle gehoben**, die Patienten fühlen sich ungewöhnlich gesund und leistungsfähig, nehmen oft trotz des guten Appetits an Gewicht ab und haben eine gesteigerte Libido.

Ein echter primärer **Wahn** wird bei Manikern **kaum** beobachtet. Alle wahnähnlichen Inhalte, die man treffender als Größenideen bezeichnen sollte, sind Konkretisierungen der eigenen Selbstüberschätzung, von der die Patienten, im Gegensatz zum echten Wahn, nicht felsenfest überzeugt sind.

Die Inhalte wechseln rasch: Heute halten sie sich für den besten Therapeuten, der alle Probleme spielend lösen kann, morgen für den erfolgreichsten Unernehmer, den die Welt je gesehen hat. Wahnwahrnehmungen treten bei der endogenen Manie nicht auf.

4.2.5 SCHIZOAFFEKTIVE PSYCHOSEN

Definition

Zwischen den affektiven Psychosen und Schizophrenien gibt es fließende Übergänge, sog. „**Zwischen-Fälle**" (K. Schneider) oder **Mischpsychosen** (E. Kretschmer), die als **schizo-affektive Psychosen** bezeichnet werden. Von einer schizo-affektiven Psychose spricht man, wenn neben der depressiven oder manischen Symptomatik auch ausgeprägte schizophrene Symptome bestehen, die über weite Strecken das Bild beherrschen und in ihrer Schwere der Symptomatik einer Schizophrenie ähneln.

Ebenso verwendet man die Bezeichnung schizo-affektive Psychose, wenn neben einer schizophrenen Symptomatik auch ausgeprägte depressive oder manische Symptome bestehen.

Man spricht hier auch von einer **Differentialtypologie** zwischen Schizophrenien und affektiven Psychosen. Das bedeutet, daß ein Fall hier zwar mehr oder weniger zum schizophrenen oder affektiven Typ gehört, ohne jedoch wie bei einer Differentialdiagnose streng alternativ den Fall genau einem Typ zuordnen zu können.

Relativ häufig (ca. 10%) kommt es zu einem sog. **Syndromwechsel**, d. h. zu einem Auftreten endogen depressiver Phasen, nachdem früher nur eindeutig schizophrene Manifestationen vorlagen (oder umgekehrt).

4.3 Verlauf (GK Kap. 12.3)

4.3.1 VERLAUFSFORMEN

Wie schon bemerkt, verlaufen affektive Psychosen in **Phasen**, d.h. es kommt zwischen den Phasen zu einer vollständigen Remission mit Wiederherstellung der Ausgangspersönlichkeit. Verläufe, die zu Residualzuständen führen und dann **Schübe** genannt werden, wie es bei den Schizophrenien häufiger der Fall ist, werden seltener beobachtet. **Episode** stellt den neutralen Oberbegriff von Phase und Schub dar.

Abb. 4.4: Episoden: Phasen und Schübe

Affektive Psychosen können **unipolar** oder **bipolar** verlaufen. Bei der unipolaren Verlaufsform treten nur depressive oder manische Phasen auf, während bei der bipolaren sich depressive und manische Phasen regelmäßig oder unregelmäßig abwechseln. Abb. 4.5 gibt einen Überblick über die möglichen Verlaufsformen und ihre Häufigkeit.

Abb. 4.5: Verlaufsformen der affektiven Psychosen

Endogene Depressionen und Manien können **monophasisch** (einmalig) oder **polyphasisch** (wiederholt) auftreten, wobei einphasische depressive Verläufe mit ca. 15% relativ selten sind. Häufiger sind mehrphasische Verläufe, wobei die Phasenzahl bei bipolaren Formen mit ca. 9 etwa doppelt so hoch ist wie bei unipolar-depressiven mit ca. 4 Phasen.

Etwa 5–15% der Patienten mit einem bipolaren Verlauf sind sog. „**Rapid Cycler**", d.h. es treten mehr als 4 Phasen pro Jahr auf. Die Prognose soll hier sehr ungünstig sein.

4.3.2 VERLAUF

Die einzelnen Phasen beginnen in der Regel allmählich, weniger häufig akut oder subakut, d.h. der Beginn einer Phase ist meist nicht genau zu bestimmen. Ebenso ist das Ende einer Phase oft nicht genau festzumachen, und es kann bei Depressionen zu **hypomanen Nachschwankungen** (ca. 10–15%) bzw. bei Manien zu **subdepressiven Nachschwankungen** kommen. Die **Phasendauer** schwankt interindividuell erheblich zwischen Tagen und Jahren. Durchschnittlich dauern die Phasen jedoch 4–9 Monate, wobei die unipolar depressiven Phasen mit 6 Monaten im Durchschnitt länger dauern als die bipolaren Phasen mit 4,5 Monaten.

Durch eine entsprechende Pharmakotherapie kann die Phasendauer verkürzt und die Symptomatik abgeschwächt werden. Trotzdem bleibt ein Anteil von ca. 15–20%, bei dem die Episodendauer 12 Monate oder mehr beträgt.

Die **Intervalldauer**, d.h. die Zeit zwischen zwei Phasen, ist bei den unipolar-depressiven Formen im Durchschnitt länger als bei den bipolaren Formen. Bei multi-phasischen Verläufen wird der Abstand von Phase zu Phase oft kürzer. In seltenen Fällen können freie Intervalle zwischen den Phasen vollständig fehlen.

4.3.3 PROGNOSE

Eine Ausbildung bleibender Residuen – wie bei der Schizophrenie – ist bei affektiven Psychosen seltener. Es kommt auch hier in ca. 10–15% der Fälle zur Ausbildung asthenischer Residuen oder symptomarmer Chronifizierungen, im Normalfall (ca. 85%) erfolgt jedoch eine vollständige Remission der einzelnen Phasen.

Das Risiko einer ungünstigen Prognose steigt bei älteren Patienten, bei schwerer familiärer genetischer Belastung, bei fehlender sozialer Unterstützung und chronischen familiären oder beruflichen Konfliktsituationen. Darüber hinaus nimmt das Risiko für einen schlechten Verlauf zu bei Komorbidität mit anderen psychischen Erkrankungen wie Angsterkrankungen, Abhängigkeitserkrankungen, Persönlichkeitsstörungen, Zwangserkrankungen oder Eßstörungen.

Die Prognose wird auch durch die hohe Suizidrate unipolar depressiver Erkrankter (10–15%) und bipolar Erkrankter (15–30%) beeinträchtigt.

4.4 Diagnostik und Differentialdiagnostik (GK Kap. 12.4)

4.4.1 DIAGNOSTIK ENDOGENER DEPRESSIONEN UND MANIEN

Die **Diagnose einer endogenen Depression** richtet sich in erster Linie nach dem psychopathologischen Zustandsbild und der Anamnese.
Obwohl keines der in 4.2.1 beschriebenen Symptome für eine endogene Depression obligatorisch oder spezifisch ist, kann man einige Kriterien angeben, welche die Diagnose einer endogenen Depression wahrscheinlich machen:
- Für eine endogene Depression sprechen folgende Symptome:
  - Typische Tagesschwankungen (Morgentief)
  - Schlafstörungen (bes. in Form der Durchschlafstörung mit morgendlichem Früherwachen)
  - Hypomane Nachschwankungen
  - Depressive Wahnideen
  - Ausgeprägte Denkhemmung und verlangsamte Psychomotorik
  - Negative Vitalgefühle (vitale Traurigkeit)
- Subjektiv belastende Situationen oder konflikthafte Dauerkonstellationen im Vorfeld der Erkrankung fehlen oft.
- Das plötzliche Einsetzen einer depressiven Verstimmung bei sonst ausgeglichener psychischen Verfassung spricht eher für eine endogene Depression.
- Anamnestisch ist der zeitlich abhebbare, phasenhafte Verlauf des aktuellen depressiven Syndroms und das frühere phasenhafte Auftreten depressiver oder manischer Verstimmungen von Bedeutung.
- Treten in der Familie des Patienten endogene Depressionen oder Manien auf, steigt die Wahrscheinlichkeit, daß beim Patienten auch eine Depression oder Manie endogenen Ursprungs vorliegt.

Die **Diagnose einer endogenen Manie** kann ungleich schwerer sein als die einer endogenen Depression, da die Symptome isoliert betrachtet noch unspezifischer sind als die Symptome der endogenen Depression. Besonders schwierig ist u. U. die Abgrenzung von den Schizophrenien, besonders bei jungen Patienten.

Auch **Testverfahren** wie Beurteilungsskalen, Fragebögen und Leistungstests werden zur standardisierten Befunderhebung (v. a. zu Forschungszwecken) eingesetzt.
Selbstbeurteilungsskalen sind z. B. die Depressionsskalen von Beck und von v. Zerssen, Fremdbeurteilungsskalen z. B. die Depressionsskala nach Hamilton. Ein Leistungstest wäre z. B. der Erlanger Leistungstest nach Wieck.

Wie in der Einleitung zum Kap. 4 bereits ausgeführt, hat man eine **Einteilung der Depressionen** nach ätiopathologischen Gesichtspunkten in den

Klassifikationssystemen des ICD-10 und DSM-IV aufgegeben. Eine Einteilung erfolgt nur noch nach phänomenologischen Kriterien wie Symptomatologie, Schweregrad, Krankheitsdauer und Rückfallrisiko in folgende **Kategorien** (jeweils mit Subkategorien):
- depressive Episode (leicht, mittel, schwer, mit/ohne somatischem Syndrom, mit/ohne psychotischer Symptomatik)
- rezidivierende depressive Störungen
- anhaltende affektive Störungen: Dysthymien und Zyklothymien
- andere affektive Störungen
- nicht näher bezeichnete affektive Störungen

Dysthymien und **Zyklothymien** sind über mindestens zwei Jahre verlaufende, chronische, unipolar-depressive bzw. bipolare Erkrankungen. Sie erreichen jedoch nie einen solchen Schweregrad, daß die Diagnose einer depressiven oder manischen Episode nach ICD-10 gestellt werden könnte. Mit dem Begriff Dysthymie bezeichnet man daher heute im wesentlichen die neurotischen Depressionen oder depressiven Persönlichkeiten. Die Bezeichnung Zyklothymie hat eine gänzlich neue Bedeutung erhalten. Früher bezeichnete man damit allgemein die manisch-depressiven Erkrankungen.

Außerdem können Depressionen diagnostiziert werden als:
- Angst und Depression gemischt: Wenn gleichzeitig Angst besteht, aber Depression und Angst nicht ein Ausmaß erreichen, das eine einzelne Diagnose rechtfertigen würde.
- Depresssive Anpassungsstörung: Wenn eine depressive Reaktion auf massive Belastungen oder eine schwere körperliche Erkrankung besteht (früher reaktive Depression).
- Schizodepressive Störung: Wenn Depressionen zusammen mit schizophrenen Symptomen auftreten.
- Organische affektive Störung: Wenn depressive Symptome infolge einer Schädigung oder Funktionseinschränkung des Gehirns bestehen.
- Depression als Folge des Gebrauchs von psychotropen Substanzen (Drogen).

4.4.2 DIFFERENTIALDIAGNOSTIK

Eine exakte Diagnose und Differentialdiagnose ist die wichtigste Voraussetzung für eine erfolgversprechende Therapie, denn depressive und manische Verstimmungszustände können nicht nur endogenen, sondern auch psychogenen und somatogenen Ursprungs sein und bedürfen entsprechend einer differentiellen Therapie. In den meisten Fällen gelingt es, durch eine genaue psychopathologische und körperliche Untersuchung zumindest die somatogenen, endogenen und psychogenen Depressionen voneinander abzugrenzen.

Manchmal ist dies jedoch nicht möglich, dann entscheidet letztlich erst die **Verlaufsbeobachtung** über die diagnostische Zugehörigkeit.

4.4.2.1 Differentialdiagnose depressiver Verstimmungen

Weltweit schätzt man ca. 400 Millionen Menschen, die an depressiven Verstimmungen leiden (s. Abb. 4.6). Die Prävalenz liegt (je nach Dauer) zwischen 5 und 10%, wobei Frauen etwa doppelt so häufig betroffen sind wie Männer.

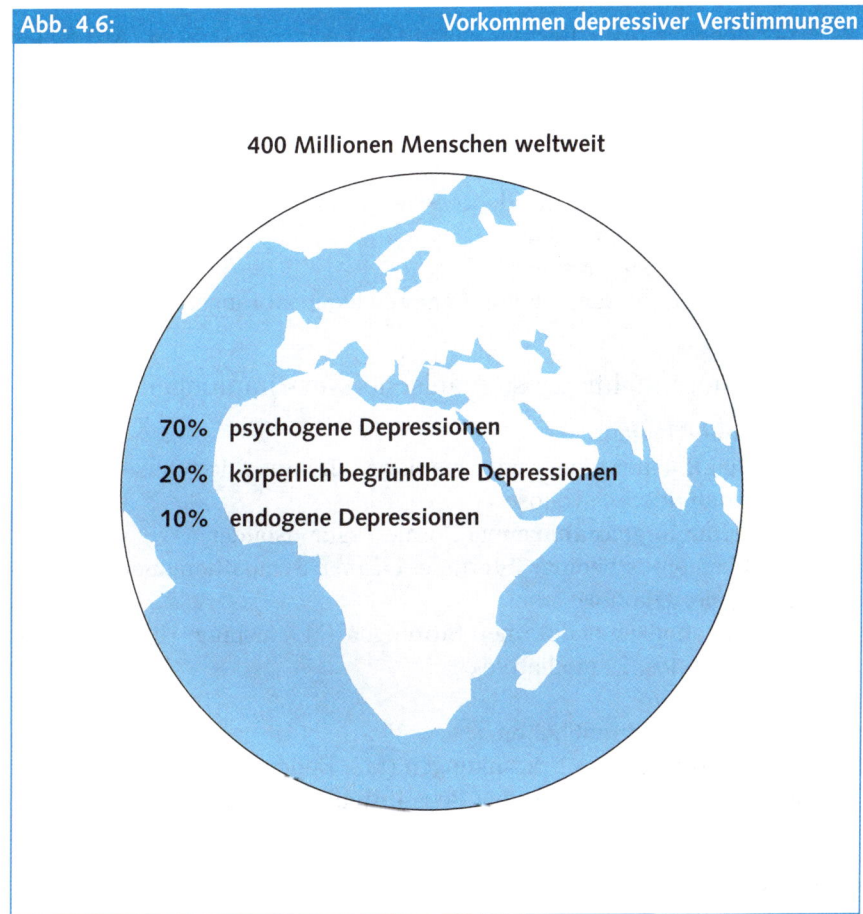

Abb. 4.6: Vorkommen depressiver Verstimmungen

400 Millionen Menschen weltweit

70% psychogene Depressionen
20% körperlich begründbare Depressionen
10% endogene Depressionen

Im einzelnen kommen folgende **Differentialdiagnosen depressiver Verstimmungen** in Betracht:
- **Endogene** Depressionen (ca. 10%)
  - Depression i.R. einer uni- oder bipolaren affektiven Psychose
  - Spät- und Altersdepression
  - Vegetative, „larvierte" Depression
  - Schizoaffektive Psychose
  - Wochenbettdepression = im Wochenbett **ausgelöste** endogene Depression

- Organische oder **körperlich begründbare** Depression (ca. 20 %)
  - medikamentös bedingt (Reserpin, Neuroleptika, β-Blocker, Methyl-Dopa)
  - bei metabolisch-endokrinen Störungen (Anämien, D. mellitus, Urämie, Hyper- oder Hypothyreose, M. Cushing, M. Addison, intermittierende Porphyrie)
  - bei Tumoren
  - bei Infektionskrankheiten
  - bei degenerativen Erkrankungen (M. Parkinson, MS, M. Alzheimer, Chorea Huntington)
  - bei anderen Erkrankungen (Pankreatitis, Kollagenosen, Herzinsuffizienz, subdurales Hämatom)
- **Psychogene** Depressionen (ca. 70 %)
  - Reaktive Depressionen (depressive Erlebnisreaktion)
  - Neurotische Depression
  - Erschöpfungsdepression
  - Depression im Rahmen von Persönlichkeitsstörungen

4.4.2.2 Differentialdiagnose manischer Verstimmungen

- **Endogene** Manien
  - Manie i.R. einer mono- oder bipolaren affektiven Psychose
  - Schizoaffektive Psychose
- **Körperlich begründbare** maniforme Zustandsbilder
  - medikamentös bedingt (Steroide, L-Dopa, Sympathomimetika, Halluzinogene, Alkohol)
  - bei metabolisch-endokrinen Störungen (M. Cushing, Hyperthyreose, postinfektiös, Hämodialyse)
  - bei Tumoren
  - bei Infektionskrankheiten
  - bei neurologischen Erkrankungen (MS, Epilepsien)
- Maniforme Zustandsbilder bei **Persönlichkeitsstörungen**

4.5 Therapie und Prävention (GK Kap. 12.5)

Die Behandlung einer depressiven Erkrankung stützt sich auf **zwei wesentliche Therapieverfahren**:
- medikamentöse Therapie mit Antidepressiva,
- psychotherapeutische Maßnahmen.

Neben diesen Verfahren können noch weitere zur Anwendung kommen:
- Schlafentzugstherapie,
- Elektrokrampftherapie (EKT),
- Lichttherapie.

In schweren Fällen von Depressionen empfiehlt es sich, eine medikamentöse Therapie unter stationären Bedingungen durchzuführen, weil dadurch eine intensivere Therapie möglich und gleichzeitig die Suizidgefahr weitgehend gebannt ist. Leichtere Formen können auch ambulant behandelt werden.

4.5.1 PHARMAKOTHERAPIE DEPRESSIVER ERKRANKUNGEN

4.5.1.1 Definition und Indikationen von Antidepressiva

Definition

Antidepressiva (heute nur noch selten **Thymoleptika** genannt) sind Psychopharmaka, die mit verschiedener Schwerpunktbildung stimmungsaufhellend, antriebssteigernd oder psychomotorisch dämpfend wirken. Toleranz, Abhängigkeit und Sucht sind ebenso wie bei den Neuroleptika nicht zu befürchten.

Indiziert ist die Gabe von **Antidepressiva** bei:
- endogenen Depressionen als Kernstück der Therapie,
- psychogenen Depressionen als Hilfsmittel der Psychotherapie,
- somatisch bedingten Depressionen als Hilfsmittel der internistischen Basistherapie.

Außerdem werden Antidepressiva verordnet bei:
- Panikattacken zur prophylaktischen Therapie (Imipramin)
- Phobien (v.a. Agoraphobie; MAO-Hemmer und Imipramin)
- Zwangskrankheiten als Hilfsmittel der Psychotherapie (z.B. Fluvoxamin)
- Anorexie und Bulimie als Hilfsmittel der Psychotherapie
- Entzugssyndromen (v.a. Doxepin)
- chronischen Schmerzzuständen zur Senkung des Analgetikaverbrauchs.

4.5.1.2 Einteilung von Antidepressiva

Antidepressiva lassen sich in folgende Gruppen einteilen (vgl. Tab. 4.2):
- **Tri- und tetrazyklische Antidepressiva**
  wirken, indem sie die Wiederaufnahme von Noradrenalin und Serotonin im synaptischen Spalt hemmen und die postsynaptische Rezeptorempfindlichkeit verändern. Sie haben eine ähnliche klinische Wirkung und erzeugen eine unterschiedlich starke Sedation.
- **Spezifische Serotonin-Wiederaufnahme-Hemmer**
  sind in ihrer Wirksamkeit vergleichbar mit den tri- und tetrazyklischen Antidepressiva. Sie haben jedoch einen eher aktivierenden Effekt und

Tab. 4.2:	Antidepressiv wirkende Psychopharmaka (zur Dosierung s. Anhang Tab. 1)	
Generikum	**Handelsname**	**Typ**
Tri- und tetrazyklische Antidepressiva		
Amitriptylin	Saroten®, Laroxyl®	I
Amitriptylinoxid	Equilibrin®	I
Doxepin	Aponal®, Sinquan®	I
Imipramin	Tofranil®	II
Clomipramin	Anafranil®	II
Dibenzepin	Noveril®	II
Maprotilin	Ludiomil®	II
Mianserin	Tolvin®	II
Desipramin	Pertofran®	III
Nortriptylin	Nortrilen®	III
Spezifische Serotonin-Wiederaufnahme-Hemmer		
Fluvoxamin	Fevarin®	II
Fluoxetin	Fluctin®	II
Paroxetin	Tagonis®	II
Monoaminooxidase-Hemmer		
Tranylcypromin	Parnate®	III
Moclobemid	Aurorix®	III
Atypische Antidepressiva		
Buspiron	Bespar®	I
Trazodon	Thombran®	II
Trimipramin	Stangyl®	I

Typ I = stärker sedierend, dämpfend (Amitriptylin-Typ)
Typ II = neutral (Imipramin-Typ)
Typ III = eher stimulierend, antriebssteigernd (Desipramin-Typ)

Anm.: Amitriptylin wird mit 40 % am häufigsten verschrieben.

sind weniger toxisch als die trizyklischen Antidepressiva. Als Nebenwirkungen treten v.a. initial Übelkeit und Erbrechen auf. Die sedierende und anticholinerge Wirkung ist jedoch gering, was sie relativ sicher bei Überdosierung und bei alten Patienten macht. Die Halbwertszeit ist z.T. erheblich länger als bei den Trizyklika, weshalb Kumulationsgefahr besteht (v.a. bei Fluoxetin)

- **Monoaminooxidase-Hemmer**
  hemmen den Abbau von Noradrenalin und Serotonin. Sie wirken nicht sedierend, sondern können zu Beginn der Therapie Unruhe und Schlafstörungen verursachen. Empfohlen werden sie insbesondere bei sog. **atypischen Depressionen**, die mit deutlicher Angstsymptomatik, Hypersomnie, Gewichtszunahme und einer extrovertiert-hysterischen Persönlichkeitsstruktur einhergehen.
- **Atypische Antidepressiva**
  haben einen anderen Wirkungsmechanismus, unterscheiden sich aber in der klinischen Wirksamkeit nicht von den tri- und tetrazyklischen Antidepressiva.

Hinsichtlich der eher sedierenden oder eher aktivierenden Wirkung der Antidepressiva nahm Kielholz folgende Einteilung vor (s.a. Tab. 4.2):

Einteilung entsprechend der Wirkungsqualität in:
- Antidepressiva vom **Amitriptylin-Typ**:
  stärker sedierend, dämpfend
- Antidepressiva vom **Imipramin-Typ**:
  neutral
- Antidepressiva vom **Desipramin-Typ**:
  eher stimulierend, antriebssteigernd

4.5.1.3 Pharmakokinetik

Antidepressiva werden in der Regel oral verabreicht und so gut wie vollständig aus dem Magen-Darm-Trakt resorbiert. Noch bevor sie ihre Wirkung im Gehirn entfalten, werden sie mit großer interindividueller Variabilität in der Leber metabolisiert (**First-pass-Effekt**). Dadurch entstehen wieder antidepressiv wirksame Metaboliten; z.B. wird aus Amitriptylin Nortriptylin, aus Imipramin Desipramin und aus Clomipramin Desmethylclomipramin. Die **Plasmahalbwertszeit** der Antidepressiva ist daher mit ca. 15–40 Stunden lang, Steady-state-Plasmaspiegel werden erst nach 5–7 Tagen erreicht.

Aufgrund des interindividuell unterschiedlich stark ausgeprägten First-pass-Effektes korrelieren die Plasmaspiegel der Antidepressiva relativ schlecht mit der oral verabreichten Dosis. Da für die therapeutische **Wirkung** aber der **Plasmaspiegel entscheidend** ist, kann bei starker Metabolisierung des Medikaments eine parenterale Infusionstherapie notwendig werden. Dadurch wird der First-pass-Effekt z.T. umgangen und es kommt zu einem schnelleren Anfluten des Medikaments im ZNS.

Die **Ausscheidung** der Antidepressiva und ihrer Metaboliten erfolgt nach Oxidation und Konjugation mit Glukuronsäure in der Leber hauptsächlich über die Nieren.

4.5.1.4 Plasmakonzentrationsbestimmung

Die Messung der Plasmakonzentration von Psychopharmaka ist heute in vielen Kliniken möglich. Bedeutung hat die Messung der Plasmakonzentration v.a. bei der Behandlung mit Antidepressiva und Medikamenten zur Phasenprophylaxe affektiver Erkrankungen (Lithium, Carbamazepin).

Plasmakonzentrationsbestimmungen können folgende praktische **Bedeutung** haben:
- Überprüfung der Compliance des Patienten
- Überprüfung der Richtigkeit der gewählten Dosis bei Nichtansprechen eines Medikaments oder beim Auftreten überdurchschnittlich stark ausgeprägter Nebenwirkungen.

Die Möglichkeit der Kontrolle von Plasmaspiegeln darf allerdings nicht dazu verleiten, „Spiegelkosmetik" zu betreiben, d.h. die Therapie nur nach dem gemessenen Plasmaspiegel auszurichten. Entscheidend für jede medikamentöse Intervention bleibt immer noch das klinische Zustandsbild des Patienten, und das um so mehr, als bis heute noch nicht eindeutig und für jedes Medikament die Frage des Zusammenhangs zwischen therapeutischer Wirksamkeit und Plasmakonzentration geklärt ist.

Die Blutentnahme zur Plasmakonzentrationsbestimmung sollte ca. 12 Stunden nach der letzten Medikamenteneinnahme erfolgen.

4.5.1.5 Wirkungsmechanismus

Akute und längerfristige Anwendung von Antidepressiva führen zu unterschiedlichen neurochemischen Wirkungen.

Akute Wirkungen antidepressiver Medikamente:
- Hemmung der Wiederaufnahme von Noradrenalin (eher antriebssteigernder Effekt, z.B. Desipramin oder Maprotilin) oder Serotonin (eher sedierender Effekt, z.B. Amitriptylin),
- Freisetzung monoaminerger Botenstoffe aus präsynaptischen Vesikeln,
- Blockade von Histaminrezeptoren (Sedation),
- Blockade von muskarinischen Acetylcholinrezeptoren (anticholinerge Nebenwirkungen),
- Blockade von α_1-Adrenorezeptoren (antiadrenerge Nebenwirkung).

Wirkungen bei chronischer Anwendung von Antidepressiva:
- Abnahme (Down-Regulation) zentraler Beta-Rezeptoren,
- Abnahme der Zahl und Zunahme der Empfindlichkeit zentraler Serotonin-2-Rezeptoren,
- Zunahme (Up-Regulation) postsynaptischer Alpha-Rezeptoren.

Die Down-Regulation zentraler Rezeptoren korreliert am engsten mit der Zeit, nach der sich ein therapeutischer Effekt beim Patienten zeigt, d. h. nach ca. 8–14 Tagen.

4.5.1.6 Nebenwirkungen

Neben den erwünschten antidepressiven Wirkungen zeigen Antidepressiva auch z. T. stark ausgeprägte Nebenwirkungen, die sich durch die Beeinflussung des cholinergen, adrenergen, serotonergen und histaminergen Systems ergeben. Diese können besonders zu Beginn einer Therapie sehr störend sein, bilden sich aber bei langfristiger Therapie mit Ausnahme der orthostatischen Regulationsstörungen meist wieder zurück.

Abb. 4.7: Unerwünschte Wirkungen von Antidepressiva

Da die Nebenwirkungen von den pharmakologischen Eigenschaften der verwendeten Substanz und dem komplizierten Zusammenspiel zentraler und peripherer vegetativer Effekte abhängen, sind sie von Patient zu Patient oft sehr unterschiedlich oder sogar entgegengesetzt ausgeprägt.

> **Merkkasten 4.3: Ernste, aber seltene Nebenwirkungen der Antidepressiva**
>
> - Krampfanfälle durch Senkung der Krampfschwelle
> - Delirante Syndrome oder schizophrenieforme Durchgangssyndrome
> - Veränderungen des weißen Blutbildes und cholestatische Hepatose
> - Paralytischer Ileus
> - Kardiomyopathien.

Therapie der Nebenwirkungen:
Die meisten Nebenwirkungen werden vom Patienten toleriert, wenn er durch den Arzt darauf aufmerksam gemacht wurde, daß es sich um vorübergehende Begleiterscheinungen der Therapie handelt und diese schon die ersten Zeichen dafür sind, daß das Medikament zu wirken beginnt. Einige Nebenwirkungen können therapeutisch angegangen werden:

Tab. 4.3:	Behandlung der Nebenwirkungen von Antidepressiva
Nebenwirkung	**Therapie**
Mundtrockenheit	Kaugummi, Emser-Pastillen, Anetholthrition (Mucinol®)
Hypotonie/Orthostatische Blutdrucksenkung	Dihydroergotamin (Dihydergot®) 4–6 mg täglich
Harnverhalt	Carbachol (Doryl®) 0,25 mg = 1 Amp. i.m. oder s.c.
Obstipation	z. B. Agiolax® oder Dulcolax®
Manisch-delirante Erregungszustände	Tranquilizer (z.B. Diazepam)

4.5.1.7 Intoxikationen und Kontraindikationen

Bei **Überdosierungen** z. B. aus suizidaler Absicht muß eine intensivtherapeutische Behandlung erfolgen, da es auf Grund der anticholinergen Wirkungen zu lebensbedrohlichen Zuständen wie Arrhythmien, Hyperthermie, Delir, Koma oder Krampfanfällen kommen kann. Als **Antidot** kann der auch zentral wirksame Cholinesterasehemmer Physostigmin injiziert werden.

Aus den oben aufgezählten Nebenwirkungen lassen sich leicht **Kontraindikationen** ableiten: Prostatahyperplasie, Engwinkelglaukom (Glaucoma congestivum), Pylorusstenose, schwere Schäden an Leber oder Herz, Überleitungsstörungen des Herzens, Thromboseneigung sowie floride Psychosen aus dem schizophrenen Formenkreis.

Bei kardial vorbelasteten Patienten empfehlen sich nicht-trizyklische Antidepressiva (z.B. Mianserin), bei denen die kardiovaskulären Nebenwirkungen schwächer ausgeprägt sein sollen.

4.5.1.8 Wechselwirkungen

An Wechselwirkungen können auftreten:
- Verstärkung der sedierenden Wirkung durch:
  zentral dämpfende Substanzen (z. B. Alkohol und Hypnotika)
- Verstärkung der Blutdrucksenkung durch:
  Antihypertensiva
  Evtl. hypertensive Krisen durch:
  Sympathomimetika
- Senkung der Plasmakonzentration und damit verminderte Wirkung durch:
  Phenobarbital (Enzyminduktion) oder Nikotin
- Erhöhung der Plasmakonzentration und damit verstärkte Wirkung (und Nebenwirkung) durch:
  Neuroleptika (Enzymhemmung)
  Anm.: Auch Fluoxetin kann den Abbau von Trizyklika hemmen und daher deren Plasmaspiegel deutlich erhöhen.

4.5.1.9 Monoaminooxidase-Hemmer

Die sog. MAO-Hemmer, hemmen die oxidative Desaminierung von Noradrenalin, Dopamin und Serotonin. Als Monosubstanzen sind heute Tranylcypromin (Parnate®) und Moclobemid (Aurorix®) auf dem Markt. Sie werden inzwischen wieder zunehmend häufiger eingesetzt, und zwar bei folgenden **Indikationen**:
- Therapie endogener Depressionen (größter Indikationsbereich)
- Prophylaxe von Panikattacken
- Therapie von Phobien (v.a. Agoraphobie).

MAO-Hemmer zeichnen sich durch ihre **aktivierende Wirkung** aus, weshalb sie bei **gehemmt-depressiven Syndromen** oder sog. atypischen Depressionen eingesetzt werden. Wegen der erhöhten Gefahr von Nebenwirkungen wird oft empfohlen, MAO-Hemmer wie Tranylcypromin erst bei Versagen der Therapie mit üblichen Antidepressiva und Beachtung verschiedener Vorsichtsmaßnahmen (s. u.) einzusetzen.

Die wichtigsten **Nebenwirkungen** sind orthostatische Regulationsstörungen, Schwindel und Kopfschmerzen. Besonders durch den Genuß tyraminhaltiger Nahrungsmittel (Rotwein, Schokolade, fermentierter Käse, Salami) können **hypertone Blutdruckkrisen** ausgelöst werden, die gefürchtet, insgesamt jedoch sehr selten sind. Unruhe- und Erregungszustände sowie Krampfanfälle treten gelegentlich auf.
Bei dem erst kürzlich auf den Markt gekommenen MAO-Hemmer **Moclobemid (Aurorix®)** sollen die Nebenwirkungen seltener auftreten, da dieser das Enzym reversibel blockt. Außerdem müssen die Vorsichtsmaßnahmen beim Genuß tyraminhaltiger Nahrung und bei der Kombination mit übli-

chen Antidepressiva, wie sie weiter unten aufgeführt sind, nicht beachtet werden.

Kontraindiziert sind MAO-Hemmer bei Suizidalität, ängstlich-agitierten Depressionen, erhöhter Krampfbereitschaft und Leber- oder Nierenschäden.

4.5.1.10 Vorgehen und Richtlinien bei der Therapie mit Antidepressiva

Vor Therapiebeginn
- Durchführung von Routineuntersuchungen und körperliche Untersuchung zur Abklärung etwaiger Kontraindikationen
- Aufklärung des Patienten über Ziel und zeitlichen Ablauf der Therapie, über eine mögliche Latenz des Wirkungseintritts und latenzloses Einsetzen von oft sehr unangenehmen Nebenwirkungen wie Mundtrockenheit oder Sedierung.

Beginn der Therapie
- **Einschleichende** Dosierung des Antidepressivums mit kontinuierlicher Dosissteigerung, bis spätestens am 4. Tag die Erhaltungsdosis erreicht ist (unter stationären Bedingungen auch schneller). Die mittlere Dosis liegt für die meisten Antidepressiva bei 75–150 mg pro Tag. Bei ängstlich-agitierten Depressionen sollten eher Antidepressiva vom Amitriptylin-Typ, bei gehemmten Depressionen eher Antidepressiva vom Imipramin- bzw. Desipramin-Typ eingesetzt werden. Die **Erfolgsquote** von Antidepressiva liegt bei 60–70 %.

Vorsicht bei antriebssteigernden Antidepressiva: Hier kann der antriebssteigernde Effekt dem depressionslösenden vorausgehen, wodurch die Suizidgefahr ansteigt.

- Stark **ängstlich-agitierte** Patienten müssen zu Beginn der Therapie gegebenenfalls zusätzlich mit Tranquilizern oder niederpotenten Neuroleptika, wahnhaft-depressive Patienten mit hochpotenten Neuroleptika behandelt werden.
- Bei Patienten mit Risikofaktoren und bei älteren Patienten muß eine geringere Dosis gewählt werden, die u. U. bei 20–50 % der sonst üblichen Tagesdosis liegt.
- Patienten mit depressivem Stupor können nach Gabe von Lorazepam (Tavor©) kurzfristig gelockert und gesprächsbereit werden.

Hauptphase der Therapie
- Dosisverteilung meist über den Tag verteilt drei Mal, bei Retardpräparaten auch einmal abends oder morgens und abends. Die Hauptdosis sollte bei sedierenden Antidepressiva abends, bei antriebssteigernden morgens verabreicht werden.

Zuerst bessert sich gewöhnlich die Antriebslage, dann erst Depression, Hoffnungslosigkeit und Angst.
- Zeigt das Antidepressivum bei mittlerer Tagesdosis nach zwei bis drei Wochen keinen therapeutischen Effekt, muß die Dosis bis auf **Maximalwerte** erhöht werden. Evtl. kann die Bestimmung eines Serumspiegels für die geeignete Dosisanpassung hilfreich sein.
- Eine **Umstellung** auf ein anderes Antidepressivum sollte erst nach fünf bis sechs Wochen erfolgloser Therapie (inklusive Dosiserhöhung) erfolgen, zumal experimentelle Befunde darauf hinweisen, daß die **Wirkung** eines **Antidepressivums frühestens nach 8–14 Tagen** einsetzen kann.
  Das neu gewählte Antidepressivum sollte eine andere Wirkungscharakteristik besitzen: Statt trizyklischer jetzt nicht-trizyklische Struktur, statt serotonerger jetzt noradrenerge Wirkung usw.
- Eine **Infusionstherapie** kann bei schwer behandelbaren Depressionen durchgeführt werden (gute Kontrolle der Compliance und psychologische Wirksamkeit der invasiven Applikation). Eine größere Effektivität auf pharmakologischer Basis ließ sich jedoch im Vergleich zur oralen Einnahme nicht nachweisen.

Beendigung der Therapie
Da es ohne Medikation im ersten halben Jahr nach Remission der Depression in 75% der Fälle zu einem Rückfall kommt, ist auch bei einer Erstmanifestation eine **Erhaltungstherapie** über 4–6 Monate durchzuführen. Dabei soll mit der vollen Dosis des Antidepressivums, unter dem die Remission eingetreten ist, weiterbehandelt werden. Erst dann kann das Antidepressivum langsam ausschleichend abgesetzt werden.
Noch während der Beendigung der Therapie kann mit einer **phasenprophylaktischen Therapie** begonnen werden.

4.5.1.11 Vorgehen bei Therapieresistenz

Folgende Maßnahmen können bei Wirkungslosigkeit eines Antidepressivums ergriffen werden:
- Überprüfung des Plasmaspiegels und entsprechende Dosisanpassung
- Einsatz adjuvanter Therapiemaßnahmen wie die zusätzliche Gabe von 900–1200 mg Lithium (sog. Lithiumaugmentation) oder 25–50 µg Trijodthyronin.
- Wechsel des Antidepressivums
- Kombinationstherapie eines tri- oder tetrazyklischen Antidepressivums mit einem Serotonin-Wiederaufnahme-Hemmer
- Zusätzlicher Einsatz anderer Therapieverfahren, z. B. Kombination mit einer Schlafentzugsbehandlung
- Elektrokrampftherapie
- Bei therapieresistenten Depressionen ist immer auch eine Intensivierung der psychosozialen Diagnostik und Therapie anzustreben.

4.5.2 THERAPIE DER ENDOGENEN MANIE

Die Therapie der akuten endogenen Manie stützt sich weitgehend auf den Einsatz von Psychopharmaka. Eingesetzt werden:
- Hochpotente Neuroleptika, z. B. Haloperidol (Haldol®) oder Benperidol (Glianimon®)
- Niederpotente Neuroleptika, z. B. Levomepromazin (Neurocil®) oder Chlorprotixen (Truxal®)
- Benzodiazepine, z. B. Diazepam (Valium®)
- Lithium (z. B. Hypnorex® oder Quilonum®), jedoch nur in Kombination mit Neuroleptika, da es allein zu schwach wirkt.

In der Regel erfolgt die Therapie mit hochpotenten Neuroleptika, wobei meist eine Kombination mit niederpotenten Neuroleptika oder Benzodiazepinen zur Sedierung notwendig ist. Auch Lithiumsalze werden bei der Behandlung der akuten Manie eingesetzt (therapeutischer Serumspiegel 0,8–1,4 mmol/l). Der Wirkungseintritt erfolgt jedoch deutlich später – erst nach ca. 5–7 Tagen – als bei den Neuroleptika, was im Rahmen einer akuten Manie von Nachteil ist. Da Lithium allein zu schwach wirkt und deshalb in jedem Fall mit Neuroleptika kombiniert werden sollte, wird Lithium bei der Akuttherapie immer weniger eingesetzt. Der Haupteinsatzbereich liegt in der Rezidivprophylaxe manischer Phasen.

Um eine Schädigung der eigenen Interessen und eine Störung und Gefährdung der Umwelt zu verhindern, müssen Patienten mit einer akuten Manie in der Regel stationär behandelt werden.

Im Umgang mit dem Patienten sollte sich der Therapeut nicht mitreißen oder provozieren lassen und dem Patienten gegenüber distanziert und entschieden auftreten. Wichtig ist die Abschirmung von Außenreizen, um sprachliche und motorische Erregung nicht zu fördern. Eine eigentliche Psychotherapie ist im akuten Stadium wie auch im Intervall nicht erfolgversprechend.

4.5.3 ANDERE SOMATISCHE THERAPIEVERFAHREN

4.5.3.1 Schlafentzugstherapie bzw. „Wachtherapie"

Bei der Schlafentzugstherapie erhofft man sich einen antidepressiven Effekt durch einen Eingriff in die 24-Stunden-Rhythmik. Man unterscheidet dabei einen **kompletten** (eine ganze Nacht) und einen **partiellen** (zweite Hälfte der Nacht) Schlafentzug, wobei letzterer in seiner Effektivität dem kompletten Schlafentzug gleichkommt.

Selektive Schlafentzüge (Entzug nur von REM-Phasen) haben zwar die größte therapeutische Wirksamkeit, werden heute jedoch wegen des großen personellen und technischen Aufwands (Schlaf-EEG) nur noch selten durchgeführt. Der Effekt dieser Schlafentzugstherapien hält meist nur kurz an, oft sogar bloß einen Tag. Daher sind Wiederholungen in einwöchigem Abstand und eine Kombination mit antidepressiv wirkenden Medikamenten unerläßlich. Nach mehreren Schlafentzügen soll es bei 60–80% der Patienten zu einer Besserung der Symptomatik kommen.

4.5.3.2 Elektrokrampftherapie (EKT) oder Elektrische Therapie

Die Elektrokrampftherapie wurde 1937 durch Bini und Cerletti eingeführt. Während dieses schnell wirkende und nebenwirkungsarme Verfahren heute in den USA häufig zum Einsatz kommt, bestehen in Deutschland erheblich Vorbehalte gegen die Anwendung einer Elektrokrampftherapie. Diese sind allerdings vornehmlich ideeller Art, handelt es sich hierbei doch um eine wirkungsvolle antidepressive Maßnahme, die einem Patienten, der an einer medikamenten- und schlafentzugsresistenten Depression leidet, nicht vorenthalten werden sollte.

Prinzipien der Anwendung:
- Kurznarkose und Muskelrelaxation
- Unilaterale temporo-parietale Elektrodenplazierung an der nicht-dominanten Hemisphäre
- Auslösung eines durch die Muskelrelaxation kaschierten epileptischen Krampfanfalls durch Verwendung möglichst minimaler Stromstärken (200–900 mA).

Beachtet man diese Grundprinzipien, liegt das Risiko dieser Methode nicht höher als das Risiko der Kurznarkose. An Nebenwirkungen werden akute reversible Verwirrtheitszustände, Merkfähigkeits- und Konzentrationsstörungen sowie Muskelschmerzen beobachtet. In der Regel wird eine Serie von 6–10 Elektrokrampfbehandlungen im Abstand von je 2–3 Tagen durchgeführt.
Bis zu 80 oder 90% der Patienten mit endogener Depression sollen auf eine EKT-Therapie ansprechen. Besonders geeignet ist sie für Patienten mit einer psychotischen Depression.

Kontraindiziert ist die EKT bei organischen Hirnerkrankungen (Erhöhung des intrakraniellen Drucks), bei schweren Herz-Kreislauferkrankungen, z. B. einem noch frischen Herzinfarkt, bei Herzschrittmacherträgern und bei Schwangerschaft. Höheres Lebensalter stellt keine Kontraindikation dar.

4.5.3.3 Lichttherapie oder Phototherapie

Dieses in der Klinik noch wenig angewandte Verfahren soll v.a. bei sog. „seasonal affective disorders", also Depressionen, die nur während bestimmter Jahreszeiten (v.a. Herbst und Winter) auftreten, therapeutisch wirksam sein. Durch eine Veränderung des wichtigsten exogenen **Zeit-**

gebers, des Hell-Dunkel-Rhythmus, durch „Bestrahlung" des Patienten mit einer artifiziellen Lichtquelle zweimal pro Tag erhofft man sich einen Einfluß auf die endogene 24-Stunden-Rhythmik des Körpers, die bei der endogenen Depression gestört sein soll.

4.5.4 PSYCHOTHERAPIE

Die führende und stützende (sog. supportive) Psychotherapie ist eine wichtige Ergänzung der medikamentösen Therapie. Sie bedient sich auch verhaltenstherapeutischer Techniken und hat zum Ziel, den Patienten durch die Zeit der Depression hindurch zu begleiten. Gegen Ende der depressiven Phase hat sie die größte Bedeutung, wenn es darum geht, den Patienten in seinen sozialen Lebensbereich zu reintegrieren.

Bei der Behandlung leichterer Depressionen kann auch eine alleinige psychotherapeutische Behandlung erfolgversprechend sein. Zum Einsatz kommen die tiefenpsychologische Fokaltherapie, die Verhaltenstherapie, die kognitive Psychotherapie oder die interpersonelle Psychotherapie.

4.5.5 PROPHYLAXE

Eine Prophylaxe (**Sekundärprävention**) affektiver Erkrankungen wird durchgeführt, um die Häufigkeit und Intensität depressiver und manischer Phasen herabzusetzen. Klassischerweise erfolgt die **Phasenprophylaxe** mit Lithiumsalzen, es können jedoch auch Carbamazepin und trizyklische Antidepressiva wie Imipramin eingesetzt werden.

Eine rezidivprophylaktische Behandlung sollte bei unipolar verlaufenden Depressionen begonnen werden, wenn zwei Episoden innerhalb von 5 Jahren stattgefunden haben, bei bipolaren Psychosen bei zwei Episoden innerhalb von 4 Jahren.

4.5.5.1 Lithium

Lithium wurde erstmals 1949 von dem australischen Psychiater Cade zur Behandlung der Manie eingesetzt. Obwohl es auch heute noch zur Akutbehandlung der Manie eingesetzt wird (meist in Kombination mit einem Neuroleptikum oder Benzodiazepinen), besteht die **Hauptindikation** für Lithium in der Prophylaxe manisch-depressiv und unipolar depressiv verlaufender Psychosen. Weitere Indikationen sind die Behandlung und Prophylaxe schizo-affektiver Psychosen (v. a. vom manischen Typ) sowie die Behandlung endogener Depressionen, wenn Antidepressiva allein nicht wirksam sind (sog. Lithium-Augmentation).

PHARMAKOKINETIK

Lithiumsalze werden nach oraler Gabe vollständig aus dem Magen-Darm-Trakt resorbiert und erreichen nach 1–3 Stunden maximale Serumspiegel.

Lithium wird weder an Plasmaproteine gebunden und noch metabolisiert, sondern **unverändert über die Nieren ausgeschieden**.
Die Lithium-Clearance liegt bei etwa 20% der Kreatinin-Clearance. Da sie von Patient zu Patient sehr schwankt, muß Lithium individuell entsprechend dem erreichten Plasmaspiegel dosiert werden.Bei älteren Patienten sind geringere Tagesdosen zum Erreichen therapeutischer Serumspiegel notwendig, weil im Alter die glomeruläre Filtrationsrate abnimmt.
Die Halbwertszeit von Lithium beträgt ca. 24 Stunden, so daß erst nach etwa 5–6 Tagen **Steady-State-Bedingungen** erreicht werden. Daher sind Lithiumspiegel-Kontrollen erst 5–6 Tage nach einer Dosisänderung sinnvoll.
Die **therapeutische Breite** von Lithium ist **klein**, was regelmäßige Serumspiegel-Kontrollen notwendig macht.
Lithiumsalze stehen in rasch resorbierbarer Tablettenform und in Retardform zur Verfügung. Durch Verwendung der Retardform werden gleichmäßige Serumspiegel erreicht und Serumlithiumspitzen verhindert, so daß die Nebenwirkungen geringer ausgeprägt sind.

WIRKUNGSMECHANISMUS

Der Wirkungsmechanismus von Lithium ist bisher noch nicht geklärt.
Es wird diskutiert, daß Lithium regulierend in die Funktion verschiedener Neurotransmitter wie z.B. Serotonin, GABA, Dopamin oder Acetylcholin eingreift. Von noch größerer Bedeutung scheint jedoch der Einfluß auf Second messenger- und Signaltransduktionsprozesse zu sein, wie z.B. die Hemmung der Adenylatzyklase und des Phosphatidyl-Inositol-Systems oder Interaktionen mit der Proteinkinase C.

VORGEHEN UND RICHTLINIEN BEI DER THERAPIE MIT LITHIUM

Vor Therapiebeginn
- Aufklärung des Patienten über mögliche Nebenwirkungen und ein bis zu 6 Monaten verzögertes Einsetzen der prophylaktischen Wirkung von Lithium. Keinesfalls darf das Wiederauftreten von Symptomen in diesem Zeitraum als Zeichen einer Wirkungslosigkeit von Lithium angesehen werden und zum Absetzen führen! Die antimanische Wirkung von Lithium setzt dagegen schon mit einer Latenz von ca. 5–7 Tagen ein.

Hauptphase der Therapie
- Einschleichender Beginn der Lithium-Behandlung
- Nach 1 Woche **Bestimmung** des **Serum-Lithium-Spiegels** mit einer Blutentnahme ca. 12 Stunden nach der letzten Gabe. Dann entsprechende Anpassung der Dosis, bis der therapeutische Spiegel für die prophylaktische Wirkung mit Werten **zwischen 0,5 und 0,8 mmol/l** erreicht ist (der therapeutische Spiegel für die Akutbehandlung der Manie liegt dagegen zwischen 0,8 und 1,4 mmol/l).

Bei Werten unter 0,5 mmol/l besteht wahrscheinlich keine prophylaktische Wirkung mehr, bei Werten über 1,2 mmol/l treten verstärkt unerwünschte Nebenwirkungen auf.

Beendigung der Therapie:
- Lithium darf niemals abrupt abgesetzt werden, da dann das Rückfallrisiko stark erhöht ist. Bei prophylaktischer Wirkung und guter Verträglichkeit sollte frühestens nach 3 Jahren eine langsame Dosisreduktion versucht werden, die sich über ein weiteres Jahr hinziehen kann.
- Falls nach der erfolgreichen Behandlung einer Manie mit Lithium eine Phasenprophylaxe durchgeführt werden soll, ist der Serum-Spiegel zu bestimmen. Dann kann eine Dosisreduktion durchgeführt werden, bis die Serumkonzentration für die prophylaktische Wirkung erreicht ist.

NEBENWIRKUNGEN UND KONTRAINDIKATIONEN

Sehr häufig treten zu Beginn der Behandlung **initiale Nebenwirkungen** auf, die selten gefährlich sind und meist spontan wieder abklingen.
Im weiteren Verlauf der Behandlung können noch weitere Nebenwirkungen dazukommen, die ebenfalls meist harmlos sind (s. Abb. 4.8).

Merkkasten 4.4: Kontraindikationen für Lithium

- Schwere Nierenfunktionsstörungen (Niereninsuffizienz, Glomerulonephritis, Pyelonephritis)
- Morbus Addison = Nebenniereninsuffizienz
- Schwere Herz- und Kreislauferkrankungen (z. B. schwere Herzinsuffizienz)
- Störungen des Na-Haushalts mit kochsalzarmer Diät
- Gravidität im 1. Trimenon: V. a. Teratogenität (kardiovaskuläre Mißbildungen, bes. Ebstein Anomalie)
- Stillperiode

INTOXIKATIONEN

Eine Lithium-Intoxikation liegt bei Serumspiegeln über 1,6 mmol/l vor, eine vitale Gefährdung des Patienten besteht ab Serumspiegeln von 3,5 mmol/l. Wichtig ist die Kenntnis von **Initialsymptomen** einer Intoxikation, um frühzeitig therapeutische Maßnahmen ergreifen zu können. Initialsymptome sind Schläfrigkeit, Schwindel, verwaschene Sprache und Ataxie sowie Erbrechen, Durchfall und grobschlägiger Tremor der Hände. Später können Rigor, Reflexsteigerung und Krampfanfälle hinzukommen. Sehr hohe Lithiumspiegel führen zu Bewußtlosigkeit und Tod.

Abb. 4.8: Nebenwirkungen von Lithium

Initial

Polyurie und **Polydipsie:** Unempfindlichkeit der distalen Tubuli und Sammelröhrchen gegenüber ADH ∞ reversibler Diabetes insipidus, (30% der Patienten)

Gastrointestinale Beschwerden wie Übelkeit, Diarrhöe und Appetitverlust

Feinschlägiger Tremor der Hände Therapie z.B. 3 x 10 bis 3 x 40 mg Propranolol (25–50% der Patienten)

Muskelschwäche und **Müdigkeit**

bei längerer Therapie

Euthyreote Struma: Lithium hemmt Jod-Aufnahme in Schilddrüse; bei TSH-Erhöhung ∞ evtl. 50–150 µgL-Thyroxin; (5–10% der Patienten)

Gewichtszunahme, häufigste Ursache für Therapieabbruch (30–50% der Patienten)

Verstärkte **Alkoholempfindlichkeit**

Selten **Gesichts- und Knöchelödeme**

Als **Ursachen** einer Lithium-Intoxikation kommen Suizidversuche und unkontrolliertes Einnehmen der Lithiummedikation in Frage. Sie kann aber auch sekundär auftreten als Folge einer kochsalzarmen Diät (verminderte Lithiumausscheidung), einer Kombination mit Diuretika (verminderte Li-Auscheidung bei verstärkter Natriurese, daher Diuretika kontraindiziert!), einer Niereninsuffizienz, eines Flüssigkeitsverlustes oder einer interkurrenten Erkrankung.
Entscheidend ist, daß Lithium die Na-Rückresorption im distalen Tubulus hemmt, wodurch es zu einer verstärkten Rückresorption von Na und Li am proximalen Tubulus kommt. Alle renalen Funktionseinschränkungen mit Na-Verlust führen also zu einer verstärkten proximalen Li-Rückresorption.

Ein spezifisches Antidot zur Behandlung der Lithium-Intoxikation ist bisher nicht bekannt. Bei Auftreten einer der o.g. Symptome ist Lithium sofort abzusetzen und der Lithiumspiegel zu bestimmen. Bei hohen Lithiumspiegeln wird eine intensivmedizinische Betreuung notwendig. **Therapiemaßnahmen** umfassen forcierte Diurese sowie Peritoneal- oder Hämodialyse.

4.5.5.2 Carbamazepin

KLINISCHE WIRKUNG UND INDIKATIONEN

Das strukturchemisch dem Imipramin sehr ähnliche Carbamazepin (Tegretal®, Timonil®) wird nicht nur zur Behandlung von zerebralen Anfallsleiden oder Schmerzsyndromen (z.B. Trigeminus-Neuralgie) verwendet, sondern in jüngster Zeit auch zur Behandlung manisch-depressiver Erkrankungen. Hier ist Carbamazepin **indiziert** zur:
- Phasenprophylaxe bipolarer Erkrankungen (evtl. in Kombination mit Lithium)
- Behandlung bipolarer Erkrankungen (v.a. bei raschen Wechsel zwischen manischen und depressiven Phasen, sog. „rapid cyclers").

Die Wirksamkeit von Carbamazepin scheint der von Lithium vergleichbar zu sein. Vorteile des Carbamazepins liegen in der größeren therapeutischen Breite und dem wahrscheinlich schneller einsetzenden therapeutischen Effekt. Ein wesentlicher Nachteil ist die abnehmende Wirksamkeit bei langdauernder Therapie, was ein Grund dafür sein könnte, daß es sich gegen Lithium nicht durchgesetzt hat. Die biochemische Grundlage für den therapeutischen Effekt bei manisch-depressiven Erkrankungen ist noch nicht geklärt.

THERAPEUTISCHE RICHTLINIEN

Carbamazepin sollte **einschleichend dosiert** werden (Beginn mit 2 × 200 mg täglich, jedoch Woche Steigerung um weitere 200 mg möglich), da v.a. bei Therapiebeginn Nebenwirkungen wie Müdigkeit, Schwindel oder ataktische Störungen auftreten können. Auch Sehstörungen, gastrointestinale Beschwerden oder Herzrhythmusstörungen sind beschrieben worden. Treten Blutbildveränderungen (z.B. aplastische Anämie, Agranulozytose) oder allergische Exantheme auf, muß Carbamazepin abgesetzt werden.

Wie bei der antikonvulsiven Therapie sollten **Serumspiegel** zwischen 6 und 8 (12) µg/ml angestrebt werden, für die Dosen zwischen 400 und 1600 mg täglich benötigt werden. Um konstante Plasmaspiegel zu erhalten, werden Retardformen verwendet, die eine einmalige Gabe am Abend oder eine Gabe morgens und abends notwendig machen.

4.5.5.3 Trizyklische Antidepressiva

Verschiedene Studien weisen darauf hin, daß trizyklische Antidepressiva wie z.B. Imipramin (Tofranil®) oder Maprotilin (Ludiomil®) in voller Dosis bei **unipolar** verlaufenden **depressiven Erkrankungen** eine dem Lithium vergleichbare phasenprophylaktische Wirkung haben.

4.5.6 REHABILITATION

s. 12.2.2

Fallbeispiel

Eine 43jährige, verheiratete Verkäuferin kommt in Begleitung des Ehemanns zur stationären Aufnahme. Seit fünf Wochen ist sie von ihrem Hausarzt krankgeschrieben. Sie hatte sich plötzlich bei der Arbeit nicht mehr konzentrieren können, hatte eine „Leere im Kopf" verspürt. Am Abend fand sie nicht mehr in den Schlaf, und wenn sie endlich nach zwei Stunden eingeschlafen war, wachte sie schon wieder gegen 5 Uhr morgens auf. Sie war traurig und hatte Interesse und Freude an allen Dingen verloren, die ihr früher Spaß gemacht hatten. Morgens kam sie nicht mehr aus dem Bett, weil die Symptomatik morgens besonders schlimm ausgeprägt war. Innerlich fühlte sie sich angespannt und unruhig, sie hatte Angst vor jedem Tag und den kleinsten Verrichtungen, die ihr nicht bewältigbar schienen. Den Haushalt konnte sie nicht mehr versorgen, weshalb sie sich wertlos und schuldig vorkam. In den vergangenen Wochen hatte sie 6 kg an Gewicht verloren.
Nachdem eine körperliche Erkrankung als Ursache der Symptomatik ausgeschlossen war, konnte die Diagnose gestellt werden. Die Therapie erfolgte einschleichend mit einem eher dämpfend wirkenden trizyklischen Antidepressivum, z. B. Amitriptylin in einer Enddosis von 150 mg.
Diagnose: mittelschwere bis schwere endogene Depression.

Die 65jährige verwitwete ehemalige Krankenschwester kommt in Begleitung der Tochter zur stationären Aufnahme. In den letzten acht Wochen hatte sich wieder eine schwere Depression angekündigt, an der sie bereits vor zwei Jahren nach dem Tod des Ehemanns gelitten hatte. Die Symptome kannte sie. Doch jetzt war die ansonsten sehr aktive Frau nicht nur freudlos und ohne Interesse, sie klagte auch darüber, daß die Leute auf der Straße sich nach ihr umblickten, sie anstarrten, wie schlecht es ihr doch ginge. Dies steigerte sich zu den Gedanken, daß sie an einer schweren Krebserkrankung leide und der Tod kurz bevorstehe. An diesem Zustand sei sie selber schuld; es geschehe ihr recht so, da sie es unterlassen habe, sich rechtzeitig um die Erkrankung ihres verstorbenen Mannes zu kümmern. Im Aufnahmegespräch äußerte die Patientin die Befürchtung, die Krankenkasse würde die Kosten für eine stationäre Therapie nicht übernehmen und der Aufenthalt sie in den finanziellen Ruin stürzen. Von ihrem Hausarzt war die Patientin mit 100 mg Doxepin behandelt worden, worunter es zu einer leichten Besserung der depressiven Verstimmung, nicht aber zu einer Beeinflussung der Wahninhalte (hypochondrischer Wahn, Schuldwahn, Verarmungswahn) gekommen war.
Nach Ausschluß einer körperlichen Erkrankung als Ursache der Depression wurde die Diagnose gestellt. Die Therapie erfolgte weiter mit Doxepin

in höherer Dosis bei zusätzlicher Gabe eines hochpotenten Neuroleptikums (z. B. Bromperidol 2×5 mg) zur Beeinflussung der Wahnideen.
Diagnose: endogene Depression mit stimmungskongruenter (synthymer) psychotischer Symptomatik.

Die 39jährige Opernsängerin wird von ihrem Ehemann zur stationären Aufnahme gebracht, nachdem sie die Familie nächtelang durch einen „Gebets- und Sing-Marathon" wachgehalten hatte. Sie trägt ein langes rotes Kleid, ist in den grellsten Farben geschminkt, reichlich mit Schmuck behangen. Sie spricht schnell und ist kaum zu bremsen. Wenn man sie unterbrechen will, wird sie aggressiv und fängt an zu singen und Gott zu preisen, daß er ihr die Gabe zu singen geschenkt habe, um die ganze Welt damit zu beglücken. Die Patientin wurde wegen ähnlicher Vorfälle bereits dreimal stationär behandelt. Vor zwei und vor vier Jahren hatte sie Phasen einer schweren Depression mit akuter Suizidalität, die ebenfalls eine stationäre Therapie notwendig machten.
Gegenwärtig besteht eine manische Episode ohne psychotische Symptome. Die Therapie erfolgt mit hochpotenten und niederpotenten Neuroleptika.
Diagnose: bipolare affektive Störung.

Schizophrene Psychosen
(GK Kap. 13)

5.

5.1 Vorkommen und Entstehungsbedingungen
(GK Kap. 13.1)

Die **Schizophrenien (schizophrenen Psychosen, Psychosen aus dem schizophrenen Formenkreis)** gehören im Rahmen des triadischen Systems zu den endogenen Psychosen (s. Abb. 5.1).

Abb. 5.1: Triadisches System der Psychiatrie

Im Vordergrund der Symptomatik stehen nach K. Schneider im Gegensatz zu den affektiven Psychosen sog. **abnorme Erlebnisweisen**, d. h. Störungen, die das Empfinden und Wahrnehmen, Vorstellungen und Denken, Fühlen und Werten, Streben und Wollen sowie das Ich-Erlebnis betreffen.
Emil Kraepelin (1856–1926) beschrieb das Krankheitsbild 1896 als „Dementia praecox" und grenzte es bereits von den manisch-depressiven Psychosen ab. Der Begriff Schizophrenie wurde 1911 von Eugen Bleuler (1857–1939) eingeführt und sollte die typische Spaltung zwischen Denken, Emotion und Verhalten bei schizophrenen Patienten kennzeichnen.

5.1.1 ERKRANKUNGSHÄUFIGKEIT, MANIFESTATIONSALTER

Die Schizophrenien stellen eine der häufigsten Psychoseformen dar. Im folgenden wird ein Überblick über die wichtigsten epidemiologischen Daten gegeben.

> **Merkkasten 5.1: Epidemiologische Daten für das Auftreten der Schizophrenie**
>
> **Erkrankungs-Risiko** (Wahrscheinlichkeit, mindestens einmal im Leben an einer Schizophrenie zu erkranken): 1%
>
> **Prävalenz** (Häufigkeit zu einem bestimmten Zeitpunkt): 0,3%
>
> **Alter** bei der Erstmanifestation:
> - Erstmanifestation vom 1. bis 7. Lebensjahrzehnt möglich, jedoch:
>   - vor dem 14. Lebensjahr: 2%
>   - zw. Pubertät und 30. Lebensjahr: 50%
>   - zw. 30. und 40. Lebensjahr: 25%
>   - vor dem 40. Lebensjahr: über 75%
>
> **Männer** und **Frauen** erkranken gleich häufig, aber:
> - Männer erkranken im Durchschnitt früher als Frauen
>   - Manifestationsgipfel Männer   15.–25. Lebensjahr
>   - Manifestationsgipfel Frauen   25.–35. Lebensjahr
> - Frauen haben im allgemeinen eine bessere Langzeitprognose

Vor dem 14. Lebensjahr treten Schizophrenien, wenn überhaupt, sehr selten auf. Diese Schizophrenieformen, bei denen Erst- und Zweitrangsymptome weitgehend fehlen, müssen sehr sorgfältig gegen den **frühkindlichen Autismus** abgegrenzt werden, der zwar schizophrenieähnliche Symptome bietet, aber nicht zur Gruppe der Schizophrenien gerechnet wird.

Schizophrenien, die nach dem 40. Lebensjahr auftreten, bezeichnet man als **Spätschizophrenien**, treten sie erstmals nach dem 60. Lebensjahr in Erscheinung, spricht man von **Altersschizophrenien**.

5.1.2 HEREDITÄRE UND PERISTATISCHE FAKTOREN

Die Schizophrenie ist eine bis heute ätiologisch ungeklärte Erkrankung. In der Schizophrenieforschung konnte bisher keine allein wirksame Ursache gefunden werden, vielmehr eine Reihe von Einzelfaktoren, die mehr oder weniger ursächlich an der Entstehung einer Schizophrenie beteiligt sind.

Wie Zwillingsuntersuchungen gezeigt haben, stellt die Schizophrenie eine **weitgehend erbbedingte** Erkrankung dar. Die nicht gerade seltene Diskordanz bei eineiigen Zwillingen weist jedoch darauf hin, daß in nicht unerheblichem Maße auch Umweltfaktoren, sog. **peristatische Faktoren** an der Entstehung der Schizophrenie beteiligt sind.

Diese können von Fall zu Fall unterschiedlich starkes Gewicht haben. Sie haben jedoch meist nur Bedeutung als Auslöser einer schizophrenen Phase und sind weitgehend unspezifisch. So lautet zumindest das Ergebnis neuester soziologischer und psychologischer Studien zur Ätiopathogenese schizophrener Erkrankungen, die entgegen früherer Annahmen keinen Befund von entscheidender Bedeutung liefern konnten. Im einzelnen können folgende Feststellungen getroffen werden:

- Hinsichtlich der Herkunftsschicht Schizophrener besteht keine Überrepräsentation der Unterschicht, auch Broken-home-Situationen finden sich nicht häufiger als in der Durchschnittsbevölkerung (sogar seltener als bei Alkoholikern und Drogenabhängigen).
  Solche Theorien sind eher im Rahmen einer **Drift-Hypothese** zu erklären, die besagt, daß Schizophrene aufgrund ihrer Erkrankung in sozial schlechter gestellte Schichten „abrutschen".
- Die Schizophrenie ist keine Zivilisationskrankheit, sie kommt in allen untersuchten Völkern und Kulturkreisen etwa gleich häufig vor.
- Als pathogen angesehene **familiäre Interaktionsmuster** sind unspezifisch, d.h. sie kommen auch in Familien ohne schizophrene Familienangehörige vor. Der Begriff „pathogene" Interaktion ist uneindeutig, und familiäre Auffälligkeiten sind oft Ausdruck der Reaktion der Familie auf das erkrankte Kind.
  Das trifft auch zu für die gängigste Theorie, nämlich die des doublebind bzw. der schizophrenogenen Mutter (s. 11.9).

Für weitgehende Erbbedingtheit sprechen auch Forschungsergebnisse, die im folgenden angerissen werden:

5.1.2.1 Zwillings-, Familien- und Adoptionsforschung

Zum einen wurde in vielen Studien bestätigt, daß das **Erkrankungsrisiko mit** dem Grad der **Blutsverwandschaft zunimmt**. So haben z. B. Verwandte Schizophrener ein Risiko, ebenfalls an einer Schizophrenie zu erkranken, von ca. 8%, Kinder mit einem schizophrenen Elternteil ein Risiko von ca. 16%, Kinder mit zwei schizophrenen Elternteilen eines von ca. 40%, zweieiige Zwillinge eines von ca. 12% und eineiige Zwillinge eines von ca. 50% (s. Abb. 5.2).

Zum anderen konnte in **Adoptionsstudien** die These widerlegt werden, daß Familienmitglieder mit zunehmender Blutsverwandtschaft deshalb häufiger erkranken, weil auch das Milieu zunehmend ähnlicher wird.
So wurde gezeigt, daß unmittelbar nach der Geburt in fremde Familien adoptierte Kinder aus Familien mit einem schizophrenen Elternteil genauso häufig an einer Schizophrenie erkrankten wie Kinder Schizophrener, die in ihren biologischen Familien blieben. Umgekehrt erkrankten Kinder nicht schizophrener Eltern, die von Schizophrenen adoptiert wurden, nicht häufiger an einer Schizophrenie.

Abb. 5.2: Erkrankungsrisiko für Verwandte von Schizophrenen

5.1.2.2 Hirnforschung

Von pathogenetischer Bedeutung bei der Schizophrenie sollen v.a. Störungen im Bereich des Limbischen Systems, des frontalen Cortex, des Thalamus und der Basalganglien sein. Durch verschiedene Forschungsstrategien wurden u.a. folgende stabile Befunde erhoben:

- Biochemische Untersuchungen: Veränderungen zentraler Transmittersysteme, z. B. Hyperaktivität des dopaminergen und serotonergen Systems.
- Neuropathologische Befunde und Befunde bildgebender Verfahren (CT und NMR): Volumenverminderungen des Hippocampus, des Gyrus parahippocampalis und des Corpus amygdaloideum und leichte Erweiterung des Ventrikelsystems.
- Neurophysiologische Befunde: Störungen der Informationsverarbeitung und linkshemisphärische Dysfunktion.

Sicherlich ist keiner dieser vorgestellten Faktoren als einzelner ursächlich für das Entstehen einer schizophrenen Erkrankung. Vielmehr geht man im Sinne einer **multifaktoriellen Genese** davon aus, daß verschiedene Faktoren zusammenwirken müssen, damit eine Schizophrenie entstehen kann. Als ein geeignetes Modell für die Ätiologie der Schizophrenie hat sich die **Vulnerabilitäts/Streß-Konzeption** erwiesen. Sie wurde ursprünglich von Zubin und Spring entwickelt und kann in abgewandelter Form etwa so beschrieben werden: Durch verschiedene Erbfaktoren kommt es zu neuropathologischen oder biochemischen Veränderungen im Gehirn, die schon lange vor Ausbruch der Erkrankung bestehen können. Diese stellen eine „Verletzbarkeit", eine **„Vulnerabilität"** für die Entstehung einer Schizophrenie dar, reichen für die Auslösung der manifesten Erkrankung aber nicht aus. Zusätzlich müssen noch peristatische Faktoren („**Streß**") wirksam werden, die eine Belastung auf das System Gehirn ausüben. Infolgedessen kommt es zum Ausbruch der Erkrankung, da die Kompensationsmechanismen des schon vorgeschädigten Gehirns nicht mehr ausreichen, um die Erkrankung zu verhindern.

Das sog. **Basisstörungskonzept** wurde von der Bonner Schule um Gerd Huber entwickelt. Es ging von der Beobachtung aus, daß sich schizophrene Psychosen aus unspezifischen Prodromen heraus entwickeln, dann in ein charakteristisch schizophrenes Stadium übergehen und schließlich oft wieder in uncharakteristischen Zuständen, sog. Residualzuständen, enden. Diese unspezifischen postpsychotischen Zustände werden als **Basisstadien** bezeichnet. Sie stimmen vom psychopathologischen Bild weitgehend mit den präpsychotischen Prodromen (s. 5.3.1) sowie den postpsychotischen reinen Residuen (s. 5.3.2) überein, weshalb diese Zustände auch unter dem Begriff der **Basisstadien i.w.S.** zusammengefaßt werden.

Zu den **Basisstörungen** gehören:
- **Automatismusverlust**: Selbstverständliche Handlungsabläufe können nicht mehr automatisch durchgeführt werden, sondern müssen immer wieder überlegt und durchdacht werden. Das führt dazu, daß die Alltagsbewältigung (Hygiene, Haushalt) nur noch unter verstärkter Anstrengung und Konzentration gelingt.
- **Antriebsminderung** und **erhöhte Erschöpfbarkeit**
- **Anhedonie** und **zunehmende, oft unerklärbare Ängste**: Die Patienten klagen über die Einschränkung ihres Gefühlslebens und häufige Ängste. Gefühlsqualitäten können oft nicht mehr richtig zugeordnet werden.
- **Kognitive Denk- und Wahrnehmungsstörungen**: Die Patienten sind leicht ablenkbar und können sich nicht gut konzentrieren bzw. ihre Aufmerksamkeit fokussieren. Durch einen Mangel an Abschirmung kann es zur Reizüberflutung kommen. Oft gelingt eine Integration verschiedener Sinnesmodalitäten nicht mehr, so daß es z.B. schwierig wird, beim Fernsehen Bild und Ton gleichzeitig zu verfolgen. Diese kognitiven Störungen tragen zur allgemeinen **Unsicherheit** des Patienten im Denken und Handeln bei, führen zu Vermeidungsreaktionen und Versagensängsten und können Rückzugstendenzen der Patienten verstärken.

Basissymptome bleiben im Subjektiven und können daher nur anhand der Selbstschilderung der Patienten eruiert werden. Unter diesen Einbußen leiden die Patienten, sie sind aber auch zu kritischer Distanzierung, Bewältigung, Kompensation und Selbstgestaltung fähig.
Mit der Beschreibung von Basisstadien meint Huber, einem somatisch zerebralen Substrat als Ursache der Schizophrenien näher zu sein. Im Unterschied hierzu steht die Schilderung abnormer schizophrener Erlebnis- und

Ausdrucksweisen, auf die sich jeder konventionelle Schizophreniebegriff stützt und die grundsätzlich reversibel und restitutionsfähig sind.

5.1.3 AUSLÖSUNG DER EPISODEN

Akute schizophrene Psychosen können bei bestehender Disposition sowohl durch somatische Anlässe (eher selten, z. B. eine körperliche Erkrankung) als auch durch psychische Faktoren wie Konflikte und Belastungen ausgelöst (nicht verursacht!) werden. Psychisch-reaktive Auslöser sollen sich in 25–30 % der Fälle finden lassen, wobei diese aber nie typisch oder gar spezifisch sind.

Äußere Belastungen wie Krieg, Not- und Katastrophensituationen spielen dabei eine geringere pathogenetische Rolle als Konflikte in den zwischenmenschlichen Beziehungen, z.B. Mangel an Zuwendung, allzu intensive Bindungen oder Verlust eines Mitmenschen.

Auch Generationsvorgänge können Psychosen auslösen, wobei hier die hormonellen Umstellungen verantwortlich gemacht werden.

Zu den **Generationspsychosen** gehören:
- die **Wochenbettpsychosen** (0,5–6/1000 Geburten), die sich meist in den ersten beiden Wochen post partum entwickeln. Dabei handelt es sich meist um im Wochenbett ausgelöste endogene Depressionen, seltener Schizophrenien (Verhältnis ca. 5:1). Etwa 5 % der schizophrenen Psychosen manifestieren sich erstmals im Wochenbett. Sie haben zwar keine bessere Langzeitprognose als die übrigen Schizophrenien, die soziale Remissionsrate soll jedoch günstiger sein.
- Psychosen, die während der **Schwangerschaft** auftreten bzw. sich verschlechtern. Im Laufe der Schwangerschaft sollen sich ca. 60 % der affektiven Psychosen und 15 % der Schizophrenien verschlimmern.
- **Symptomatische Psychosen**, z.B. als Folge einer Eklampsie oder Sinusvenenthrombose.

5.1.4 PRIMÄRPERSÖNLICHKEIT

Es ist nicht gelungen, eine typische Persönlichkeitsstruktur, die zur Schizophrenie prädisponiert, herauszuarbeiten. Eine ausgeprägte abnorme, speziell schizoide Persönlichkeitsstruktur läßt sich bei der Mehrzahl der Schizophrenen zu Beginn der Erkrankung **nicht** feststellen.

Im DSM-IV wird die sog. **schizotypische** Persönlichkeitsstörung als prämorbide Persönlichkeit Schizophrener **diskutiert**. Dabei soll es sich um eine im frühen Erwachsenenalter beginnende Störung handeln, die durch Eigentümlichkeiten in folgenden Bereichen gekennzeichnet ist:
- Vorstellungen (seltsame Glaubensinhalte oder magisches Denken, Wahrnehmungsstörungen wie Illusionen),
- äußere Erscheinung und Verhalten (ungepflegt, seltsam, exzentrisch, manieriert),

- zwischenmenschliche Beziehungen (Beziehungsideen, extreme soziale Ängstlichkeit, keine engen Freunde und Vertraute, verarmte Sprache und spröder, unnahbarer Eindruck).

5.2 Symptomatik (GK Kap. 13.2)

5.2.1 PSYCHOPATHOLOGISCHE SYMPTOME

Die Diagnose einer Schizophrenie gründet sich bis heute noch allein auf den psychopathologischen Befund und die Verlaufsbeobachtung der Erkrankung. Bisher gibt es keinen Laborparameter, der spezifisch für die Schizophrenie wäre.

Ebenso existiert kein psychopathologisches Symptom, das allein bei der Schizophrenie vorkäme und für diese Erkrankung spezifisch wäre. Trotzdem unterscheidet sich das psychopathologische Bild der Schizophrenie mehr oder weniger deutlich von der Symptomatik der affektiven und organischen Psychosen.

Die für die psychopathologische Erforschung der Schizophrenie bedeutendsten Psychiater waren Eugen Bleuler (1857–1939) und Kurt Schneider (1887–1967). **E. Bleuler** unterschied die Symptome in Grundsymptome und akzessorische Symptome, wobei allein die Grundsymptome relativ charakteristisch für die Schizophrenie sind, während die akzessorischen Symptome gehäuft auch bei anderen Psychosen vorkommen.

Merkkasten 5.2:   **Symptome der Schizophrenie nach E. Bleuler**

Grundsymptome
Störungen von:
- formalem Denken (Zerfahrenheit)
- Antrieb (Autismus)
- Affektivität (Ambivalenz)

Akzessorische Symptome:
- Wahrnehmungsstörungen (Halluzinationen)
- Inhaltliche Denkstörungen   Wahn
- Katatone Störungen

K. Schneider unterschied sog. **abnorme schizophrene Erlebnisweisen**, zu denen die Erst- und Zweitrangsymptome der Schizophrenie (s. Tab. 5.1) gerechnet werden, und die schizophrenen **Ausdrucksstörungen**.

Tab. 5.1:	Abnorme schizophrene Erlebnisweisen nach K. Schneider		
	Symptome 1. Ranges	**Symptome 2. Ranges**	**uncharakteristische Symptome**
Wahrnehmungsstörungen	dialogische, kommentierende, imperative Stimmen	optische, olfaktorische, gustatorische, taktile Halluzinationen	sensorische Störungen
	Gedankenlautwerden		illusionäre Verkennungen
	leibliche Beeinflussungserlebnisse (Leibhalluzinationen)	Zönästhesien	
Ich-Störungen	Gedankeneingebung		Depersonalisation
	Gedankenentzug		Derealisation
	Gedankenausbreitung		
	Willensbeeinflussung		
Inhaltliche Denkstörungen	Wahnwahrnehmung (Personenverkennung)	Wahneinfall	

Merkkasten 5.3:	Schizophrene Ausdrucksstörungen nach K. Schneider

- Formale Denkstörungen
- Katatone Symptome
- Affekt- und Kontaktstörungen
- Ausdrucksstörungen im engeren Sinn (s. 5.2.7)

Im folgenden werden die wichtigsten psychopathologischen Symptome der Schizophrenie besprochen.

5.2.2 WAHN (s.a. 2.6)

Wie aus Tabelle 5.1 ersichtlich, äußert sich der Wahn des Schizophrenen in Wahnwahrnehmungen und Personenverkennungen (Symptome 1. Ranges nach K. Schneider) und im Wahneinfall (Symptom 2. Ranges).
Wahneinfälle, die ja auch bei endogenen Depressionen beobachtet werden, äußern sich bei schizophrenen Patienten vornehmlich als Verfolgungs-, Vergiftungs- oder Beeinträchtigungswahn und als Größenwahn oder Abstammungswahn, weniger typisch als hypochondrischer Wahn. Oft haben die Wahnideen einen magisch-mystischen Charakter und sind **bizarr**.
Wahnwahrnehmung und Wahneinfall geht meist die sog. **Wahnstimmung** voraus, in der dem Kranken alles unheimlich und verdächtig vorkommt.

Inhaltliche Denkstörungen haben bei E. Bleuler im Gegensatz zu K. Schneider eine geringere diagnostische Bedeutung und werden zur Gruppe der akzessorischen Symptome gerechnet.

5.2.3 HALLUZINATIONEN

Bei Schizophrenen stehen akustische Halluzinationen (am häufigsten) und Leibhalluzinationen bzw. leibliche Beeinflussungserlebnisse im Vordergrund (Symptome 1. Ranges). Optische, Geruchs- und Geschmackshalluzinationen sowie Zönästhesien sind weniger typisch und werden daher zu den Symptomen 2. Ranges gerechnet. Einfache Wahrnehmungsveränderungen (sensorische Störungen) und illusionäre Verkennungen sind uncharakteristische Symptome.

Akustische Halluzinationen können sich in vier verschiedenen Formen äußern, als: dialogische Stimmen (Stimmen in Form von Rede und Gegenrede), kommentierende Stimmen (die die eigenen Handlungen mit Bemerkungen begleiten), imperative/befehlende Stimmen, Gedankenlautwerden, das auch zu den Ich-Störungen gerechnet werden kann (s. 2.8.1).

Treten Halluzinationen kombiniert mit Wahnerlebnissen auf, spricht man von einer **paranoid-halluzinatorischen Form** der Schizophrenie. Dabei werden Halluzinationen oft sekundär im Sinne eines Erklärungswahns verarbeitet.
Bsp.: Handlungsbegleitende Stimmen werden vom Patienten als von einer Fernseh-Mikrofon-Anlage ausgehend erklärt.

Wahrnehmungsstörungen sind nach E. Bleuler diagnostisch weniger bedeutend, er zählt sie zur Gruppe der akzessorischen Symptome.

5.2.4 LEIBLICHE BEEINFLUSSUNGSERLEBNISSE

Leibliche Beeinflussungserlebnisse oder Leibhalluzinationen haben im Gegensatz zu den Zönästhesien den „Charakter des von außen Gemachten" und sind bei ca. 40% aller Schizophrenen zu beobachten. Besonders häufig werden Leibmißempfindungen dann als Elektrisierung, Bestrahlung oder sexuelle Beeinflussung, also als Einflüsse von außen, interpretiert und erlebt. Leibliche Beeinflussungserlebnisse stellen ein schizophrenes Erstrangsymptom dar.

5.2.5 ZÖNÄSTHESIEN

Die sog. Zönästhesien, die schizophrene Zweitrangsymptome darstellen, lassen sich definieren als **qualitativ eigenartige Leibmißempfindungen,** die den Charakter des von außen Gemachten vermissen lassen. Den Patienten ist, **„als ob"** sie aus Stein wären oder „als ob" ihnen Wasser über die Arme laufe o. ä.

5.2.6 FORMALE DENKSTÖRUNGEN (s. a. 2.4)

Während formale Denkstörungen bei K. Schneider eine geringere diagnostische Bedeutung besitzen und von ihm zu den Ausdrucksstörungen gezählt werden, rechnet E. Bleuler sie zu den Grundsymptomen der Schizophrenie.

- **Typisch** für die Schizophrenie sind:
  - Zerfahrenheit, Dissoziation oder Inkohärenz des Denkens (Bleuler'sches Grundsymptom), dazu gehören auch: Begriffszerfall, Begriffsverschiebung, Kontamination und Symboldenken
  - Gedankensperrung und Gedankenabreißen
- sowie auch anderweitig vorkommende formale Denkstörungen:
  - Gehemmtes und umständliches Denken
  - Ideenflucht
  - Vorbeireden.

Beim **Begriffszerfall** verlieren Begriffe ihre genaue Bedeutung und werden nicht scharf von anderen Begriffen abgegrenzt. Wenn verschiedene zueinander nicht passende Begriffe verbunden werden, entstehen Begriffsverdichtungen wie „Eisbärenengel" (E. Bleuler) oder „Zugkarussell" usw.
Benutzen Schizophrene Begriffe nicht mehr in ihrer übertragenen Bedeutung, sondern nehmen sie wörtlich, liegt eine **Begriffsverschiebung** vor. Den Patienten ist es dann z. B. nicht möglich, den Sinngehalt von Sprichwörtern wiederzugeben.
Unsinnige Wortkombinationen wie z. B. „Gott ist die Wirbelsäule" bezeichnet man als **Kontaminationen**.
Von **Symboldenken** spricht man, wenn der Schizophrene bestimmte Begriffe in symbolischer Weise an die Stelle anderer Begriffe setzt. Symboldenken ist genaugenommen eine Sonderform der Begriffsverschiebung, zu der E. Bleuler sie auch rechnet. **Bsp**.: Eine Patientin hört in ihrem Leib einen Storch klappern. Damit will sie ausdrücken, daß sie schwanger ist.

Die formalen Denkstörungen, v. a. Denkzerfahrenheit und Gedankenabreißen, werden vom Patienten selbst oft als sehr unangenehm erlebt. Denkstörungen sind nie konstant vorhanden, sondern kommen häufig neben oder abwechselnd mit geordnetem Denken vor. Oft machen die Patienten andere Personen für ihre Denkstörungen verantwortlich, dann führen sie z. B. das Gedankenabreißen auf einen **von außen** gemachten Gedankenentzug (**Ich-Störung**, s. 2.8) zurück.

5.2.7 SPRACHLICHER AUSDRUCK

Vielen Störungen von Ausdruck und Verhalten, die früher sehr häufig waren und als typische Symptome angesehen wurden, begegnet man heute nur noch selten, weshalb sie auch ihre diagnostische Bedeutung eingebüßt haben.

Daher soll Abb. 5.3 auch nur einen Überblick über die **schizophrenen Ausdrucksstörungen im engeren Sinn** nach K. Schneider geben.

Abb. 5.3: Schizophrene Ausdrucksstörungen im engeren Sinn (mod. nach K. Schneider)

Unter **Maniertheit** versteht man eine Ausdrucksform, die sich sprachlich in eine unnatürlichen Sprachtechnik mit übertriebener, gezielter Artikulation, verschrobener Wortwahl und gespreizter Ausdrucksweise zeigt (auch „**Stelzensprache**" genannt), im Verhalten als Attitüden und bizarr-abstruse Haltungen oder Bewegungsabläufe.
Bsp. für Stelzensprache: „Die Trinkung von flüssigfeuchtem Naß zieht eine Gelabtheit der Dürstung als angestrebten Folgezustand nach sich".

5.2.8 EMOTIONALE UND ANTRIEBSSTÖRUNGEN

5.2.8.1 Störungen der Affektivität

Störungen der Affektivität sind bei schizophrenen Erkrankungen ein häufiges Symptom mit unterschiedlichster Ausprägung. Sie werden nach E. Bleuler zu den Grundsymptomen der Schizophrenie gerechnet.

Einen Überblick gibt Merkkasten 5.4. Bestehen bei einer Schizophrenie über längere Zeit und deutlich ausgeprägt affektive Symptome, spricht man auch von sog. **schizoaffektiven Psychosen**.

> **Merkkasten 5.4:** **Störungen der Affektivität bei Schizophrenen**
> - Depressive Verstimmungen bis zur Athymie (Gemütsverödung)
> - Maniforme Gereiztheit und „läppische Affektivität"
> - Affektive Instabilität
> - Parathymie oder inadäquater Affekt
> - Angst
> - Ambivalenz
> - Autismus

Die Stimmung des Schizophrenen kann **depressiv** sein, so daß u. U. zunächst eine endogene Depression diagnostiziert wird, die sich erst im weiteren Verlauf als schizophrene Psychose entpuppt. Die Stimmung ist oft von Ratlosigkeit und Hilflosigkeit gekennzeichnet. Depressive Verstimmungen treten nach Abklingen der produktiven Phase einer meist lang andauernden schizophrenen Psychose in bis zu 75% der Fälle auf. Man spricht dann von einem **postremissiven Erschöpfungssyndrom** oder einem **depressiv-asthenischen Basisstadium**. Noch für Wochen und Monate klagen die Patienten über depressive Verstimmungen, über Unruhe, Angst, Antriebsminderung, Erschöpfbarkeit, Unsicherheit und Kontaktstörungen. V.a. in späten Krankheitsstadien kann es zur Ausbildung einer affektiven Steifigkeit und Modulationsarmut kommen. Die Patienten sind dann apathisch und völlig gleichgültig, was man als **Gemütsverödung (Athymie)** bezeichnet.

Die Stimmung des Schizophrenen kann aber auch **manisches Gepräge** haben, wobei sie aber meist weniger vital, mitreißend und produktiv ist als bei der endogenen Manie. Typischer für die Schizophrenie ist die sog. **„läppische Affektivität"**, wie sie vorwiegend bei der **hebephrenen Form** der Schizophrenie auftritt. Die Kranken sind dann laut, enthemmt, ausgelassen und rücksichtslos.

Weitere typische Merkmale der schizophrenen Affektivität sind die **verminderte emotionale Modulationsfähigkeit**, die **Instabilität der Stimmungslage** mit oft schnellem Wechsel zwischen gegensätzlichen Stimmungen und die **Parathymie**, der inadäquate Affekt.

Angst ist ein fast immer anzutreffendes Symptom des schizophren Erkrankten. Die Ursache kann z. B. die Angst vor der eigenen Persönlichkeitsveränderung sein oder vor dem vermeintlichen Verfolger bei einer paranoiden Psychose. Die Angst des Patienten wird u. U. so groß, daß er entweder erstarrt und es ihm sozusagen „vor Angst die Sprache verschlägt" (Stupor und Mutismus) oder aber daß Erregung, Aggressivität und Selbst- bzw. Fremdgefährdung die Folge sind.

Als **Ambivalenz** bezeichnet man das Nebeneinander gegensätzlicher Gefühlsregungen oder widersprüchlicher Bestrebungen. E. Bleuler rechnet sie zu den Grundstörungen der Schizophrenie.

5.2.8.2 Kontaktstörungen

Bei der Schizophrenie kann sich eine Störung des emotionalen Kontaktes quantitativ (z. B. völlige Kontaktunfähigkeit des stuporösen Patienten oder Distanzlosigkeit eines Patienten mit einer hebephrenen Schizophrenie) oder qualitativ (z. B. aggressiv, oberflächlich, mißtrauisch, ängstlich) äußern.

Kontaktstörungen, wie subjektiv empfundene Gefühle des Erkaltens von mitmenschlichen Beziehungen, sind u. U. für die Diagnose der Erkrankung im Prodromalstadium von großer Bedeutung. Dies trifft v. a. zu bei Verläufen mit blandem Wesenswandel.

5.2.8.3 Antriebsstörungen

Der Antrieb kann bei schizophrenen Patienten in akuten und chronischen Stadien vermindert, gesteigert oder gar dranghaft enthemmt sein. Dann kommt es u. U. auch zu **Störungen der Impulskontrolle**, die jedoch nur selten zu Impulshandlungen mit strafbaren Delikten führen.

Eine **Antriebsminderung** findet sich typischerweise zusammen mit Störungen der Affektivität und des Denkens im Rahmen chronischer Residualzustände.

5.2.8.4 Störungen der Psychomotorik (katatone Symptomatik)

Unter **Katatonie** versteht man eine psychomotorische Spannung und Erregung, die sich in Hyperphänomenen (psychomotorische Hyperkinesen) oder Hypophänomenen (psychomotorische Hypokinesen) äußern kann. Merkkasten 5.5 gibt einen Überblick über die katatonen Symptome, die

---

Merkkasten 5.5: **Katatone Symptome**

Psychomotorische Hyperkinesen:
- Psychomotorische Erregung
- Bewegungs- und Sprachstereotypien
- Befehlsautomatie (Echopraxie, Echolalie)

Psychomotorische Hypokinesen:
- Sperrung, Stupor (Akinese) und Mutismus
- Negativismus und Ambitendenz
- Katalepsie und Haltungsstereotypien
- Flexibilitas cerea (wächserne Biegsamkeit)

infolge der heutigen intensiven Neuroleptikatherapie meist nur noch passager beobachtet werden.

Stehen sie im Vordergrund der schizophrenen Symptomatik, spricht man von einer **katatonen Schizophrenie**.

PSYCHOMOTORISCHE ERREGUNG UND STEREOTYPIEN

Die psychomotorische Erregung kann sich psychomotorisch und sprachlich äußern: Die Patienten leiden unter einem sinnlosen Bewegungsdrang, sind in ständiger Unruhe, schreien, heulen, schimpfen, sind selbst- oder fremdaggressiv. Drückt sich diese Erregung im stereotypen Wiederholen zweckloser Bewegungsabläufe oder Redensarten aus, die ohne äußeren Reiz oder situativen Auslöser spontan entstehen, spricht man von **Bewegungs-** und **Sprachstereotypien**: Die Patienten machen kontinuierlich die gleichen Bewegungen, wippen mit den Beinen, schaukeln mit dem Rumpf oder öffnen und schließen ständig ihre Hemdknöpfe. Unter Sprachstereotypien versteht man das ununterbrochene Wiederholen immer derselben Sätze oder das sinnlose Aneinanderreihen von Silben (**Verbigeration**), wobei oft neue Worte (**Neologismen**) gebildet werden.

BEFEHLSAUTOMATIE

Befehlsautomatie stellen das Gegenstück zum Negativismus dar. Bei der **Echopraxie** ahmen die Patienten ständig Bewegungen und Handlungen der Umgebung nach, z. B. die Gesten und Haltungen des Untersuchers. Bei der **Echolalie** werden gehörte Worte und Sätze vom Patienten „mechanisch" nachgesprochen.

SPERRUNG, STUPOR UND MUTISMUS

Halten Schizophrene mitten in einem Bewegungsablauf inne, spricht man von einer **Sperrung** des Antriebs. Extremform einer Sperrung ist der **Stupor (Akinese)**, währenddessen der Patient bei klarem Bewußtsein vollkommen bewegungs- und regungslos ist. Obwohl er sieht, hört und versteht, was man zu ihm sagt, kann er sich weder bewegen noch irgendwelche Aufforderungen befolgen. Ist das Sprechen des Patienten gesperrt, spricht man von **Mutismus**.

NEGATIVISMUS UND AMBITENDENZ

Darunter versteht man ein Widerstreben gegen jede äußere Einwirkung, z. B. Aufforderungen oder Befehle (sog. **äußerer Negativismus**) oder gegenüber den eigenen Intentionen (sog. **innerer Negativismus**). Die Patienten tun dann immer das Gegenteil von dem, was man ihnen aufträgt oder was sie eigentlich wollen, sie essen z. B. die Suppe mit der Gabel oder bringen einen Teller, wenn sie ein Glas holen sollen. Wenn Antrieb und

Gegenantrieb nebeneinander bestehen, spricht man von **Ambitendenz**, z. B. Hand reichen und zurückziehen.

KATALEPSIE UND HALTUNGSSTEREOTYPIEN

Von **Katalepsie** spricht man, wenn passiv gegebene, noch so unbequeme Körperhaltungen abnorm lange, d. h. für Stunden oder gar Tage beibehalten werden. Man bezeichnet dies auch als **Haltungsstereotypien**, d. h. der Patient verharrt lange in bestimmten Haltungen und setzt jedem Versuch einer Änderung energischen Widerstand entgegen.
Bsp.: Ein Patient hebt stundenlang seinen Kopf von der Unterlage ab, ohne dabei zu ermüden („psychisches Kopfkissen").

FLEXIBILITAS CEREA (WÄCHSERNE BIEGSAMKEIT)

Bei der passiven Bewegung der Gliedmaßen des Patienten verspürt der Untersucher einen zähen Widerstand, ähnlich wie beim Formen einer Wachspuppe (Differentialdiagnose: Rigor bei Neuroleptikatherapie).

5.2.9 STÖRUNGEN DES ICH-ERLEBNISSES (DER MEINHAFTIGKEIT) (s. a. 2.8.1)

Definition

Ich-Störungen oder **Störungen der Meinhaftigkeit** gehören nach K. Schneider zu den Erstrang-Symptomen und bestehen darin, daß eigene seelische Vorgänge und Zustände nicht mehr als zum eigenen Ich zugehörige, sondern als von außen und von anderen gemachte, gelenkte und beeinflußte erlebt werden.

Betreffen sie das Denken, spricht man von **Gedankeneingebung, Gedankenentzug** oder **Gedankenausbreitung**. Erlebt der Schizophrene seine Handlungen als von außen gemacht oder gelenkt, spricht man von **Willensbeeinflussung**.
Bsp.: Ein Schizophrener klagt darüber, daß er ständig hypnotisiert werde, daß er nicht so denken und fühlen könne, wie er wolle und Handlungen ausführen müsse, die er nicht wolle. Als Erklärung dafür werden typischerweise Suggestion, Hypnose oder Apparate genannt (sog. Erklärungswahn).
Dagegen haben **Depersonalisations-** und **Derealisationserlebnisse**, die auch zu den Ich-Störungen gerechnet werden, keine diagnostische Bedeutung für die Schizophrenie, da sie z. B. auch bei endogenen Depressionen, neurotischen Persönlichkeiten oder bei starker Übermüdung vorkommen.

5.2.10 AUTISMUS

Nach E. Bleuler gehört der Autismus zu den Grundsymptomen der Schizophrenie und wird zu der Gruppe der **affektiven Grundstörungen** gerechnet. Unter Autismus versteht man eine allgemeine Absonderung von der Gemeinschaft und der gemeinsamen Welt-Wirklichkeit mit Rückzug auf das subjektive „Binnen-Leben", die eigene individuelle Wirklichkeit. Gründe für autistisches Verhalten Schizophrener können sein das Befangensein im eigenen Wahnerleben oder eine Reaktion darauf, daß emotionale Beanspruchung und Kontakt mit Mitmenschen als nachteilig erfahren werden. Man spricht dann von **sekundärem Autismus**, der Folge von Bewältigungs-, Schutz- und Selbsthilfestrategien (coping behavior) ist: Die Patienten lernen, wie weit sie sich hinsichtlich sozialer Kontakte (und Arbeitsleistung) belasten dürfen und vermeiden Situationen, welche die Symptome verschlimmern können.

Davon zu unterscheiden ist der sog. **primäre Autismus**, bei dem es zuerst zu einer Abkehr von der Umwelt und zu einer Minderung des Kontaktbedürfnisses kommt. Der autistische Patient wirkt abwesend, in sich gekehrt und isoliert; er redet vor sich hin, als ob er allein wäre oder stellt eine Frage, ohne eine Antwort zu erwarten. In Extremform zeigt sich der Autismus als Mutismus oder Stupor.

5.2.11 VEGETATIVE SYMPTOME

Vegetative Symptome findet man sehr häufig und in unterschiedlichster Ausprägung. Beispiele sind: Schlafstörungen, Pulsfrequenzänderungen, Gewichtsschwankungen, Störungen der Speichel- und Schweißdrüsensekretion, Tachypnoe sowie gastrointestinale und urogenitale Symptome.

5.3 Verlauf (GK Kap. 13.3)

5.3.1 VORPOSTEN-SYNDROME, PRODROME

Vor Ausbruch einer schizophrenen Psychose beobachtet man häufig uncharakteristische Syndrome, z. B. asthenische, zönästhetische, vegetative, depressive oder pseudoneurotische. Diese bestehen entweder nur vorübergehend (im Durchschnitt etwa 5 Monate, sog. **Vorpostensyndrome**) oder gehen nach einer Dauer von 2 Monaten bis maximal 35 Jahren (im Durchschnitt nach ca. 1–3 Jahren) kontinuierlich in die Psychose über (sog. **Prodrome**).

Während dieser Vorstadien sind die Betroffenen besonders empfindsam, reizbar und weniger leistungsfähig. Sie verlieren ihr Interesse an dem, für das sie sich früher noch begeistern konnten und ziehen sich immer mehr zurück.

Die Vorstadien können schleichend über Jahre hinweg in die volle Manifestation der Schizophrenie übergehen (ca. 30% aller Verläufe), jedoch ist ein akuter oder subakuter Beginn der Psychose häufiger (ca. 70%). Dieser kann durch einen plötzlichen **Knick in der Lebenslinie** mit Leistungsabfall, Versanden der Interessen und ungewöhnlichem Verhalten angezeigt werden.
Gerade weil die Vorpostensyndrome und Prodrome meist uncharakteristische Symptome zeigen, werden sie häufig nicht erkannt, was besonders für den nicht psychiatrisch tätigen Arzt von Bedeutung ist. Wenn die Betroffenen noch jung sind, kann es sehr schwierig sein, Vorposten-Syndrome von neurotischen Entwicklungen oder Reifungskrisen zu unterscheiden. Daher sollte die Diagnose einer Schizophrenie bei Jugendlichen nur mit aller Vorsicht gestellt werden.

5.3.2 VERLAUF, AUSGANG, PROGNOSE

5.3.2.1 Verlauf

Entgegen einer früher weitverbreiteten Meinung ist die Schizophrenie keine prinzipiell unheilbare Erkrankung! Sie verläuft auch nicht überwiegend ungünstig, und wiederholte Schübe, Chronifizierung und Residualzustand sind nicht die Regel!
Nach der ersten Manifestation einer schizophrenen Psychose gibt es mehrere Möglichkeiten des Verlaufs, die im folgenden dargestellt sind.

Merkkasten 5.6:   **Verlaufsformen schizophrener Psychosen**

Der Erstmanifestation folgt:
- eine Vollremission (ca. 30%)
- wellenförmig weitere **Phasen**, während der Intervalle sind die Patienten gesund (ca. 70%).
  Der Fortgang kann dann sein:
  - folgenlose Ausheilung (ca. 30%)
  - Ausbildung eines **uncharakteristischen Residualzustandes** (ca. 40%)
  - Ausbildung eines **charakteristischen Residualzustandes** (ca. 30%)
- weitere **Schübe**, wobei schon bei der ersten Episode der Persönlichkeitsverfall beginnt, der sich von Schub zu Schub verstärkt (selten)
- ein **einfach progredienter** Verlauf zu typisch schizophrenen Persönlichkeitswandlungen (selten)

Unter einem **uncharakteristischen Residualzustand (reiner „Defekt" oder dynamisch-kognitives Defizienzsyndrom)** versteht man ein irreversibles, d.h. länger als 3 Jahre kontinuierlich persistierendes Syndrom. Dies ist gekennzeichnet durch unterschiedlichste Formen kognitiver und dynamischer Defizite, die vom Patienten selbst wahrgenommen werden

und unter denen er leidet. Man spricht auch von „dynamischer Insuffizienz" oder von einer „Reduktion des psychischen energetischen Potentials".
Die Patienten leiden unter Konzentrations- und Gedächtnisstörungen, körperlicher und geistiger Erschöpfbarkeit und Leistungsinsuffizienz, Einbuße an Spannkraft und Energie, Zönästhesien, Schlafstörungen usw. Schizophrene Erst- und Zweitrangsymptome sowie die Symptome der charakteristischen Residualzustände fehlen völlig. Im Großteil der Fälle sind diese Residualzustände nur schwach ausgeprägt, und die Patienten lernen, durch Anpassung ihres Verhaltens, die Einbußen weitgehend zu bewältigen und zu kompensieren, so daß eine **„soziale Remission"** möglich ist.

Beim **charakteristischen Residualzustand (gemischtes Residuum** oder **typisch schizophrenes Residualsyndrom**) dominieren über die Symptome der uncharakteristischen Residuen einzelne reversible schizophrene Symptome, vornehmlich die schizophrenen Ausdrucksstörungen nach K. Schneider, aber auch Erst- und Zweitrangsymptome. Kennzeichnend sind das eigentümlich Unzugängliche, die Kontakt- und Realitätsferne, Antriebsverlust und Passivität, der parathyme Affekt, die Gemütsabstumpfung, Denkzerfahrenheit, der Autismus und die fehlende Krankheitseinsicht.
Die Merkmale der reinen Defizienzsyndrome sind hier ebenso vorhanden, jedoch durch die Interferenz mit den psychotischen Symptomen nicht ohne weiteres erkennbar.

Die Residualzustände zeigen, wenn sie sich einmal ausgebildet haben, im weiteren Verlauf in der Regel keine Verschlechterung. Es kann sogar zu einer Rückbildung typisch schizophrener Züge und damit einer Umwandlung charakteristischer in uncharakteristische Residualzustände kommen.

!! Schizophrenien führen grundsätzlich nicht zur Ausbildung einer Demenz!

5.3.2.2 Prognose

Zu Beginn der Erkrankung ist eine verläßliche prognostische Einschätzung nicht möglich. Statistisch gesehen lassen sich jedoch Merkmale hervorheben, die für eine günstige oder ungünstige Prognose sprechen (s. Tab. 5.2), wobei man nur beim Zusammentreffen mehrerer Faktoren vorsichtig eine prognostische Aussage treffen darf.

Allgemein läßt sich sagen, daß sich nach Einführung der Psychopharmakotherapie die Individualprognose der Schizophrenie wesentlich verbessert hat. Vollremissionen sowie uncharakteristische und nur relativ leichte charakteristische Residuen sind häufiger geworden. Schizophrene „Katastrophenverläufe" und typische „Defektpsychosen" – den Ausdruck „Defekt" sollte man heute nicht mehr verwenden – kommen kaum noch vor.
Die **Prognose** hinsichtlich des Lebens ist fast ausschließlich beeinträchtigt durch die mit 10–15% erheblich höhere Suizidrate als in der Gesamtbevöl-

Tab. 5.2:	Merkmale für einen günstigen oder ungünstigen Verlauf	
	gute Prognose	**schlechte Prognose**
Krankheitsbeginn	spät	früh
	akut	schleichend
Auslösefaktoren	offensichtlich psychoreaktiv	keine erkennbar
prämorbide Persönlichkeitsstruktur	unkompliziert	asthenisch, sensitiv, schizoid
Familienanamnese	affektive Psychosen	Schizophrenien
Ablauf der Phasen	lange Intervalle	kurze Intervalle
Verlauf	gute Remission früherer Phasen	chronisch
Symptomatik	affektive Symptome, v. a. Depression	zurückgezogen, autistisches Verhalten
	akzessorische Symptome	Grundsymptome
	positive Symptome	negative Symptome

kerung. Etwa 50 % aller schizophrenen Patienten unternehmen mindestens einmal in ihrem Leben einen Suizidversuch. Risikofaktoren sind v. a. depressive Symptomatik, junges Alter und hoher prämorbider Status (z. B. Student).

5.3.3 SOZIALE HEILUNG

Man bezeichnet einen Patienten als dauerhaft „**sozial geheilt**" oder **sozial remittiert**, wenn er nach Ablauf der akuten Erkrankung wieder auf früherem beruflichen Niveau oder auch darunter dauerhaft tätig sein kann. In diesem Sinne sind nach Huber ca. 60 % der schizophrenen Patienten nach jahrzehntelangem Verlauf sozial geheilt, wobei ca. 40 % auf prämorbidem Niveau, 20 % unter dem früheren Niveau voll arbeitsfähig sind. Im Erwerbsleben begrenzt arbeitsfähig sind ca. 20 %, erwerbsunfähig (jedoch zuhause begrenzt arbeitsfähig) ca. 10 % und völlig arbeitsunfähig ca. 10 %.
Die soziale und die psychopathologische Langzeitprognose korrelieren hochsignifikant, d. h. fast alle Patienten mit psychopathologischen Vollremissionen sind auf früherem Niveau voll erwerbstätig. Von den Patienten mit uncharakteristischen Residuen dagegen sind nur 60 %, von denen mit charakteristischen Residuen sogar nur 25 % sozial geheilt.
Die soziale Remission ist bei Frauen im allgemeinen besser als bei Männern. Von Bedeutung für die soziale Langzeitprognose sind neben einem rezidivprophylaktischen Einsatz von Psychopharmaka besonders Arbeits- und Beschäftigungstherapie sowie milieutherapeutische Maßnahmen. Man darf jedoch nicht vergessen, daß die Patienten vielfältige individuelle Kompensationsmechanismen, Eigenaktivität und Selbstgestaltung entwickeln, auf deren therapeutische Förderung es ankommt.

5.3.4 SCHIZOPHRENE RESIDUALZUSTÄNDE UND PERSÖNLICHKEITSVERÄNDERUNGEN

s. 5.3.2

5.3.5 UNTERFORMEN

Abb. 5.4 gibt einen Überblick über die verschiedenen Unterformen der Schizophrenien, wobei diese nur nach dem klinisch im Vordergrund stehenden psychopathologischen Bild benannt werden. Natürlich gibt es diese Ausprägungen selten in reiner Form, vielmehr können die einzelnen Syndrome ineinander übergehen, sich kombinieren oder im Verlauf einer Erkrankung abwechseln.

Abb. 5.4: Unterformen der Schizophrenie und ihre Häufigkeit

5.3.5.1 Paranoid-halluzinatorisch

Im Vordergrund der psychopathologischen Symptomatik stehen wahnhafte (paranoide) und halluzinatorische Erlebnisweisen.

Diese Schizophrenieform findet sich in bis zu 75% der Fälle als initiale Form, sie beginnt jedoch in der Regel später als andere: Bei über 80% der Schizophrenien, die sich nach dem 40. Lebensjahr manifestieren (sog. **Spätschizophrenien**) finden sich initial paranoid-halluzinatorische Bilder, ca. 50% aller Schizophrenen haben mindestens einmal in ihrem Leben eine paranoid-halluzinatorische Episode.

Paranoid-halluzinatorische Formen beginnen meist uncharakteristisch schleichend, können aber auch akut einsetzen. Eine in ihrer Existenz umstrittene Form ist die sog. **Paranoia**, die allein durch wahnhafte Erlebnisweisen bei, außerhalb der wahnhaften Komplexe, intakter Persönlichkeit gekennzeichnet sein soll. Im weiteren Verlauf münden diese jedoch so gut wie immer in typische schizophrene Psychosen. Die Differentialdiagnose zu abnormen Persönlichkeitsentwicklungen kann u. U. Schwierigkeiten bereiten.

Die **Prognose** der paranoid-halluzinatorischen Formen ist als recht **günstig** anzusehen. Meist sprechen sie gut auf Neuroleptika an.

5.3.5.2 Kataton

Hier stehen katatone Symptome, wie z. B. Erregungszustände, Stupor oder Mutismus, im Vordergrund der Symptomatik. Die katatone Form beginnt oft akut, wird seltener bei Spätschizophrenien beobachtet und zeigt sich selten während der ersten psychotischen Manifestation.

Die **Prognose** ist außer bei Patienten im jugendlichen Alter als relativ **günstig** zu bezeichnen.

Eine maximale Steigerung der Katatonie ist die heute fast verschwundene akute **perniziöse** oder **febrile Katatonie**. Sie ist gekennzeichnet durch einen Wechsel an schwer ausgeprägten hypo- und hyperkinetischen katatonen Symptomen (Stupor und Bewegungssturm) sowie hohes Fieber und langandauernde Tachykardien. Seltener kommt es zu Zyanose und spontanen Hämatomen. Im Blut ist als Folge einer Muskelschädigung die Kreatinkinase erhöht, durch eine Myoglobinurie kann es zu einem akuten Nierenversagen kommen. Therapie der Wahl ist die Elektrokrampftherapie, evtl. auch die hochdosierte Infusionstherapie mit dem Butyrophenonderivat Benperidol (Glianimon®).

5.3.5.3 Hebephren (desorganisiert)

Bei der hebephrenen Form findet sich psychopathologisch die **Trias** von Affekt-, Denk- und Aktivitätsstörungen in Verbindung mit einer heiterläppischen Gestimmheit.

Diese äußert sich in einer Enthemmung mit albernem und ungeniertdistanzlosem Benehmen, in Überschwang sowie Erregungs- und Unruhezuständen, in pathetischem Ausdruck, Geziertheit und Altklugheit. Schizophrene Erst- und Zweitrangsymptome sowie katatone Störungen fehlen weitgehend.

Diese Form beginnt meistens in oder nach der Pubertät und hat besonders bei Frauen eine **ungünstige Prognose**. Wenn der hebephrenen Symptomatik im weiteren Verlauf andere Schizophreniesymptome folgen, bessert sich die Prognose.

5.3.5.4 Schizophrenia simplex

Als Schizophrenia simplex bezeichnet man einen symptomarmen Verlauf mit langsam progredientem blandem Wesenswandel (sog. **blande Psycho-**

se). Die Diagnose **einfache Schizophrenie** ist nur dann gerechtfertigt, wenn schizophrene Grundsymptome (z.B. Autismus) das Bild beherrschen und akzessorische Symptome sowie hebephrene Ausdrucksstörungen fehlen. Die Differentialdiagnose gegen Persönlichkeitsstörungen oder neurotische Entwicklungen kann oft schwierig sein.

Insgesamt ist die **Prognose schlecht**, da sie zwar anfangs leicht, jedoch chronisch progredient verläuft. Häufig kommt es zur Ausbildung ausgeprägter schizophrener Residualzustände. Eine therapeutische Beeinflussung dieser Schizophrenieform ist schwierig.

5.3.5.5 Zönästhetisch

Ganz im Vordergrund der Symptomatik stehen hier eng mit affektiven Wandlungen verbundene, zönästhetische Körpermißempfindungen. Sie sind mit vegetativen, motorischen und sensorischen Symptomen verknüpft.

Abnorme schizophrene Erlebnisweisen und Ausdrucksstörungen treten nur passager auf und fehlen über weite Strecken, so daß eine Diagnose nur während dieser kurzen psychotischen Exazerbationen möglich ist.

Diese Form beginnt meist mit langen uncharakteristischen Prodromen und verläuft im allgemeinen chronisch progredient zu reinen Residuen. Vollremissionen und charakteristische Residualzustände sind gleichermaßen eher selten. Eine therapeutische Beeinflussung gestaltet sich oft schwer.

5.3.5.6 Schizo-affektiv

Von einer schizo-affektiven Psychose spricht man, wenn neben der schizophrenen Symptomatik auch ausgeprägte affektive Störungen wie manische oder depressive Verstimmungen bestehen. Sie beherrschen über weite Strecken das Bild und ähneln in ihrer Schwere der Symptomatik endogener Depressionen oder Manien.

Man sollte dabei beachten, daß natürlich nicht jede Schizophrenie, die mit affektiven Störungen einhergeht, als eine schizo-affektive bezeichnet wird, denn affektive Grundsymptome sind bei Schizophrenien häufig. Die affektiven Störungen müssen sehr ausgeprägt sein und zumindest zeitweise das Bild beherrschen. Diesen Formen wird eine besonders **günstige Prognose** zugeschrieben.

5.3.5.7 Akute schizophrene Episode

Diese auch als **schizophrenieforme Psychosen** bezeichneten schizophrenen Episoden bestehen für Tage oder Wochen (selten Monate). Sie sind durch das Auftreten von Beziehungsideen (Gegenstände, Personen und Ereignisse bekommen für den Patienten eine besondere Bedeutung), Ratlosigkeit und emotionaler Unruhe gekennzeichnet. In der Regel bilden sie sich auch ohne jegliche Therapie bald spontan zurück.

5.3.5.8 Typ I und Typ II-Schizophrenie

T. Crow schlug 1980 eine Unterscheidung in eine Typ I- und eine Typ II-Schizophrenie vor. Typ I-Patienten haben v. a. Plussymptome (positive oder produktive Symptome, s. Tab. 5.3) und sprechen relativ gut auf die klassischen Neuroleptika an. Bei Typ II-Patienten dagegen dominieren Minussymptome (negative oder Defizienzsymptome), die relativ schlecht durch Neuroleptika beeinflußbar sind.

Tab. 5.3:	Plus- und Minussymptome bei Schizophrenie
Plussymptome (produktive oder positive Symptome)	**Minussymptome** (negative oder Defizienzsymptome)
Halluzinationen	Ausdrucksarmut
Wahn	Affektverflachung
Zerfahrenes Denken	Sprachverarmung
Erregtheit	Antriebsverlust
Bizarres Verhalten	Aktivitätslosigkeit

5.4 Diagnostik und Differentialdiagnostik (GK Kap. 13.4)

5.4.1 DIAGNOSTISCHE BEDEUTUNG DER SYMPTOME

Die Diagnose „Schizophrenie" stützt sich auf **zwei Pfeiler**:
- Den psychopathologischen Befund
- Die genaue körperliche Untersuchung (Ausschluß einer körperlichen Erkrankung)

Mit diesen diagnostischen Instrumenten verläuft der **Weg** zur Diagnose in zwei Schritten:
- Zuordnung des psychopathologischen Syndroms zu einer der drei großen Gruppen im Triadischen System: d. h. im Falle der Schizophrenien, zur Gruppe der **endogenen Psychosen**:
  - Ausschluß einer körperlich begründbaren Psychose mit Hilfe der körperlichen Untersuchung sowie der Beurteilung des Bewußtseinszustandes des Patienten.
  - Falls schizophrene Erstrangsymptome fehlen, kann der Ausschluß einer psychogenen Störung Schwierigkeiten bereiten. Dieser ist meist möglich durch das Heranziehen biographischer Daten und psychodynamischer Zusammenhänge.
- Differentialtypologische Abgrenzung der schizophrenen gegen die affektiven Psychosen anhand des psychopathologischen Befundes.

K. Schneider und E. Bleuler haben Symptome beschrieben, bei deren Vorliegen die Diagnose „Schizophrenie" gestellt werden kann, wenn der

Patient bei klarem Bewußtsein ist und eine körperliche Grunderkrankung ausgeschlossen wurde.

In diesem Sinn ist es möglich, eine Schizophrenie zu diagnostizieren, wenn:
- **ein** Erstrangsymptom nach K. Schneider vorliegt,
- **mehrere** Zweitrangsymptome oder Ausdrucksstörungen nach K. Schneider vorliegen,
- Grundsymptome der Schizophrenie nach E. Bleuler vorliegen.

5.4.2 DIFFERENTIALDIAGNOSTIK

Alle abnormen Erlebnisweisen 1. und 2. Ranges können auch bei körperlich begründbaren Psychosen vorkommen. Liegt eine solche Psychose vor, darf die Diagnose „Schizophrenie" nicht gestellt werden, auch wenn eine frühere organische Hirnschädigung nur anamnestisch festgestellt wird, z. B. bei frühkindlichem Hirnschaden. Für diese Fälle prägte man den Begriff **„symptomatische Schizophrenien"**, also körperlich begründbare Psychosen mit schizophrener Symptomatik.

Ursachen für symptomatische Schizophrenien können sein:
- Primäre Hirnkrankheiten, z. B. Schädel-Hirn-Trauma, Hirntumoren, Enzephalitiden, Epilepsien (z. B. psychomotorische Epilepsie),
- Sekundäre Hirnkrankheiten, z. B. vaskuläre Hirnerkrankungen, Endokrinopathien wie M. Cushing, M. Addison oder Hyperthyreosen, Arzneimittel-, Alkohol- oder Drogenabusus, v. a. Weckamine und Halluzinogene.

Außerdem muß die Schizophrenie gegenüber affektiven und schizoaffektiven Psychosen sowie nicht psychotischen Störungen abgegrenzt werden, wobei hier insbesondere die Verlaufsbeobachtung entscheidend ist.

5.4.3 TESTVERFAHREN UND SKALEN

Im akuten Stadium einer schizophrenen Psychose sind die Patienten kaum einer testpsychologischen Untersuchung zugänglich. Dagegen ist es möglich, während der prä- und postpsychotischen Zustände (Prodrome, Vorpostensyndrome, Basisstadien, Residualzustände), die Leistungseinbußen der Patienten testpsychologisch zu erfassen.

Zur Verfügung stehen neben dem HAWIE (Hamburg-Wechsler-Intelligenz-Test für Erwachsene) eine Reihe von Leistungstests wie der Konzentrations-Verlaufstest nach Abels, Reaktionszeit-Tests oder der Benton-Test. Deren pathologische Ergebnisse weisen auf eine allgemeine Beeinträchtigung der Aufnahme und Verarbeitung von Informationen bei Schizophrenen hin.

Basissymptome (s. 5.1.2) können mit der Bonn-Skala (**BSABS**, Bonn Scale for the Assessment of Basic Symptoms) erfaßt werden, einem Fremdbeurteilungsverfahren, das sich ausschließlich auf Selbstschilderungen der

Patienten stützt. Mit Hilfe der **SANS** (Scale for the Assessment of Negative Symptoms) können negative Symptome oder Minussymptome der Schizophrenie durch Beobachtung der Patienten erfaßt werden. Die **BPRS** (Brief Psychiatric Rating Scale) erfaßt das aktuelle psychopathologische Zustandsbild des Patienten, wobei der Schwerpunkt auf die Positivsymptomatik gelegt wird.

5.5 Therapie

Die Schizophrenie ist eine behandlungsbedürftige Erkrankung. Grundpfeiler jeder Behandlung stellt die Therapie mit Neuroleptika dar, die sowohl in der Akutphase als auch in der Langzeittherapie zum Tragen kommt. Zusätzlich zur neuroleptischen Therapie werden psycho- und soziotherapeutische Maßnahmen ergriffen, die nach Ablauf der Akutphase einsetzen und für die Rehabilitation und Rezidivprophylaxe von großer Bedeutung sind. In einzelnen Fällen kann eine Elektrokrampftherapie indiziert sein.

Merkkasten 5.7:   **Therapie der Schizophrenie**

- **Psychopharmakotherapie mit Neuroleptika:**
  - Akuttherapie
  - Medikamentöse Langzeittherapie
- **Elektrokrampftherapie (EKT)**
- **Psychotherapeutische Maßnahmen:**
  - Supportive Psychotherapie
  - Verhaltenstherapie
  - Familientherapie
  - Gruppentherapie („social skill training")
- **Angehörigengruppe**
- **Soziotherapeutische Maßnahmen:**
  - Beschäftigungs- und Arbeitstherapie (Ergotherapie)
  - Milieugestaltung
- **Rehabilitationsmaßnahmen**

Akute schizophrene Psychosen müssen in der Regel stationär behandelt werden. Die wichtigsten Indikationen für eine stationäre Aufnahme sind:
- Durchführung der Diagnostik,
- medikamentöse Ein- bzw. Neueinstellung,
- Schutz des Patienten bzw. der Umwelt bei Eigen- oder Fremdgefährdung, hier muß unter Umständen eine Unterbringung auch gegen den Willen des Patienten erfolgen,
- ausgeprägtes desorganisiertes Verhalten mit der Unfähigkeit des Patienten, für sich zu sorgen, wodurch er sich selbst in Gefahr bringt.

5.5.1 NEUROLEPTIKA (s. a. GK Klinische Pharmakologie 20.1)

5.5.1.1 Definition und Indikationen

Neuroleptika gehören zur Gruppe der psychisch vorwiegend dämpfenden Pharmaka, die über ihren sedierenden Effekt hinaus aber gleichzeitig auch eine antipsychotische Wirkung entfalten. Dadurch unterscheiden sie sich grundlegend von den Tranquilizern und Hypnotika. Die sedierende und hypnotische Wirkung nimmt mit zunehmender antipsychotischer Wirkung ab.

Definition

Es gibt verschiedene Versuche, Neuroleptika zu definieren. Eine zutreffende und umfassende Definition liefert Hippius: „Der klinisch-therapeutische Effekt der Neuroleptika beruht in ihrer dämpfenden Wirkung auf:
psychomotorische Erregtheit, aggressives Verhalten, affektive Spannungen, psychotische Sinnestäuschungen, psychotisches Wahndenken, katatone Verhaltensstörungen und schizophrene Ich-Störungen.
Wenn ein Pharmakon dieses Wirkungsprofil besitzt, sollte es unabhängig davon, ob es extrapyramidalmotorisch wirksam ist oder nicht, als Neuroleptikum bezeichnet werden".

Neuroleptika sind indiziert:
- bei psychotischen Zustandsbildern, v. a. Schizophrenie, aber auch z. B. bei wahnhaften Depressionen,
- bei psychomotorischer Erregtheit, v. a. Schizophrenie, aber auch z. B. bei organischen Psychosen und Manien,
- zur Rezidivprophylaxe schizophrener Psychosen.

Außerhalb der Psychiatrie werden Neuroleptika zur Behandlung schwerer chronischer Schmerzen in Kombination mit Analgetika – dadurch wird eine Verzögerung der Dosiserhöhung erreicht – und als Antiemetika (z. B. bei zytostatischer Therapie) eingesetzt. Wegen der Gefahr des Auftretens von extrapyramidalmotorischen Nebenwirkungen sollten zur Sedierung statt Neuroleptika die besser verträglichen Benzodiazepine eingesetzt werden.

5.5.1.2 Einteilung und Substanzen

Bei den Neuroleptika lassen sich zwei große Gruppen unterscheiden:
- klassische Neuroleptika, die hauptsächlich über eine Blockade der Dopamin-Typ II-Rezeptoren wirken und damit zu extrapyramidalmotorischen Nebenwirkungen führen,
- atypische Neuroleptika, die sich durch einen anderen Wirkungsmechanismus auszeichnen und daher nur schwache extrapyramidalmotorische Effekte zeigen.

KLASSISCHE NEUROLEPTIKA (DOPAMINREZEPTOR-ANTAGONISTEN)

Die klassischen Neuroleptika lassen sich hinsichtlich ihrer chemischen Struktur und ihrer neuroleptischen Potenz in verschiedene Gruppen einteilen.

Einteilung nach der chemischen Struktur

Ihre wichtigsten Vertreter sind:
- **Trizyklische Neuroleptika**
  - Phenothiazin-Derivate: Thioridazin, Perazin, Levomepromazin, Chlorpromazin, Perphenazin, Fluphenazin
  - Thioxanthen-Derivate: Chlorprotixen, Flupentixol
- **Butyrophenon-Derivate:** Haloperidol, Bromperidol, Benperidol, Trifluperidol
- **Diphenylbutylpiperidine:** Pimozid, Fluspirilen

Einteilung nach der neuroleptischen Potenz

Die neuroleptische Potenz der verschiedenen Neuroleptika orientiert sich an der Wirkungsintensität des Chlorpromazins, dem per definitionem die neuroleptische Potenz 1 übertragen wurde (vgl. Tab. 5.5).
Neuroleptika mit:

schwacher neuroleptischer Potenz:	Potenz <1
mittelschwacher neurolept. Potenz:	Potenz 1–10
starker neuroleptischer Potenz:	Potenz 10–50
sehr starker neurolept. Potenz:	Potenz 50–>400

Neuroleptika mit schwacher neuroleptischer Potenz zeigen eine stark sedierende, aber schwach antipsychotische Wirkung, während sehr starke Neuroleptika eine schwach sedierende, aber sehr starke antipsychotische Wirkung entfalten. Daraus ergeben sich auch die **Einsatzbereiche der Neuroleptika**:
Schwache Neuroleptika werden vornehmlich zur Sedierung und Dämpfung psychotischer Erregungszustände eingesetzt, während starke Neuroleptika bei der Therapie produktiver psychotischer Symptome wie Wahn, Denkstörungen und Sinnestäuschungen zur Anwendung kommen. Eine Kombination schwach und stark wirksamer Neuroleptika wird häufig durchgeführt.
In der folgenden Tabelle 5.4 sind die unterschiedlichen Wirkprofile nieder- und hochpotenter Neuroleptika aufgeführt:

Tab. 5.4: Wirkprofil nieder- und hochpotenter Neuroleptika

	niederpotent	hochpotent
Sedation	stark	gering
Antriebshemmung	stark	gering
antipsychotische Wirkung	gering	stark
extrapyramidalmotorische NW	gering	stark
antiemetische Wirkung	schwach	mittelstark

Tab. 5.5: Neuroleptika (zur Dosierung s. Anhang Tab. 2)

Potenz	Generikum	Handelsname	EPS
mit schwacher neuroleptischer Potenz			
1/2–2/3	Thioridazin	Melleril®	–
	Promethazin	Atosil®	–
	Perazin	Taxilan®	(+)
2/3–4/5	Chlorprothixen	Truxal®	–
	Levomepromazin	Neurocil®	–
mit mittelstarker neuroleptischer Potenz			
2–3	Clopenthixol	Ciatyl®	(+)
	Zuclopenthixol	Ciatyl-Z®	(+)
mit starker neuroleptischer Potenz			
10	Perphenazin	Decentan®	+
mit sehr starker neuroleptischer Potenz			
20–50	Fluphenazin	Lyogen®	+
	Flupentixol	Fluanxol®	+
	Haloperidol	Haldol-Jansen®	+
	Bromperidol	Impromen®	+
> 400	Benperidol	Glianimon®	++

EPS = extrapyramidalmotorische Symptome:
– gering, (+) mäßig, + stark, ++ sehr stark ausgeprägt

Pharmakokinetik

Neuroleptika werden aus dem Magen-Darm-Trakt gut resorbiert und unterliegen einem **First-pass-Effekt** in der Leber, der mit einer großen interindividuellen Variationsbreite zwischen 10 und 70% betragen kann. Dadurch können bei parenteraler Applikation geringere Dosen den gleichen Effekt zeigen. Bei oraler Gabe werden maximale Plasmaspiegel nach ca. 1–6 Stunden erreicht, nach intramuskulärer Injektion schneller; daher sind im Akutfall i.m.-Injektionen vorzuziehen! Aus intramuskulär injizierten Depot-Präparaten erfolgt die Wirkstoff-Freigabe sehr langsam.

Wirkungsmechanismus

Während die Wirkung der Antidepressiva in erster Linie durch Beeinflussung der Transmitter Noradrenalin und Serotonin sich erklären läßt, ist für das Verständnis der Wirkung der Neuroleptika das **Dopamin** besonders wichtig.

Bei der Schizophrenie nimmt man eine **dopaminerge Überfunktion** in den **mesolimbisch-mesocorticalen** Bahnen an. Diese Bahnen sind eng mit dem Limbischen System verbunden und werden mit Gedächtnis-, Lern- und affektiven Funktionen im Sinne der Emotionskontrolle in Verbindung gebracht. Hier soll der Hauptangriffspunkt für die antipsychotische Wirkung der Neuroleptika liegen.

Die antipsychotische Wirkung der klassischen Neuroleptika korreliert am engsten mit einer **Blockade** der **Dopamin-Typ-II-(D_2-) Rezeptoren**, wodurch die Bindung von Dopamin an diese Rezeptoren verhindert wird.

Die Entwicklung der atypischen Neuroleptika, die trotz schwacher Dopaminrezeptor-Blockierung gut antipsychotisch wirken, hat die Dopaminhypothese der Schizophrenie in Frage gestellt und gezeigt, daß auch andere Transmittersysteme beteiligt sind.

Die Blockade der Dopamin-Rezeptoren im **nigrostriatalen System** führt zu den parkinsonähnlichen Nebenwirkungen, die unten ausführlich beschrieben sind. Durch die Rezeptorblockade im **tuberoinfundibulären System** kommt es zu neuroendokrinologischen Nebenwirkungen wie z. B. Hyperprolaktinämie.

Dosierungen und Therapierichtlinien

Die Auswahl des speziellen Neuroleptikums richtet sich nach dem Zielsyndrom, d. h. dem psychopathologischen Zustand, der behandelt werden soll. Vereinfachend lassen sich **zwei** wichtige **Zielsyndrome** unterscheiden:

- **Hochgradige psychotische Erregung:**
  Hier kommen wegen ihrer vorwiegend sedierenden Wirkung primär niederpotente Neuroleptika in hoher Dosierung zum Einsatz: z. B. Neurocil 50–200 mg täglich i.m. oder 250–400 mg (max. 600 mg) täglich oral. Zusätzlich werden dann gleichzeitig oder nach Erreichen einer initialen Ruhigstellung hochpotente Neuroleptika wie Haldol (10–15 mg i.m., max. 40 mg oral) oder Glianimon (1–6 mg i.m., max. 60 mg oral) hinzugegeben.
- **Paranoid-halluzinatorisches Syndrom und katatoner Stupor sowie lebensbedrohliche Katatonien:**
  Hier werden primär starke Neuroleptika in hoher Dosierung, z.B. Haldol bis 40 mg oral oder Glianimon bis 60 mg oral, eingesetzt. Eventuell

kann bei Versagen der Neuroleptikatherapie im Falle einer seltenen lebensbedrohlichen Katatonie eine Elektrokrampfbehandlung lebensrettend sein.

Allgemeine Therapierichtlinien

- Vor Therapiebeginn sollten Kontraindikationen ausgeschlossen und Routineuntersuchungen durchgeführt werden, falls es die Situation zuläßt. In Notfallsituationen ist jedoch eine Gabe auch ohne vorherige körperliche und laborchemische Untersuchung aufgrund der relativ hohen Sicherheit der klassischen Neuroleptika möglich.
- Als Faustregel kann man sagen, daß bei i.m.-Applikation nur die Hälfte der oralen Dosis gegeben werden muß, um denselben Effekt zu erreichen.
- Früher wurde die Neuroleptikatherapie einschleichend begonnen. Man hat jedoch die Erfahrung gemacht, daß bei **sofortiger** Gabe der **Erhaltungsdosis** nicht mehr Nebenwirkungen als bei einschleichendem Beginn auftraten und die Dauer der Krankheitsphasen in vielen Fällen verkürzt werden konnte. Da mögliche Nebenwirkungen in der **ambulanten Therapie** weniger gut aufgefangen werden können, sollte hier die Neuroleptikatherapie weiterhin einschleichend begonnen werden.
- **Extrem hohe Neuroleptikadosen** (z.B. 50–200 mg Haldol) sollten nur in Ausnahmefällen bei therapieresistenten schizophrenen Patienten über einen begrenzten Zeitraum eingesetzt werden, da noch keine Erfahrungen über eventuell später auftretende Nebenwirkungen vorliegen. Grundsätzlich muß bemerkt werden, daß dem Patienten kein Schaden entsteht, wenn kurzfristig höhere Dosen verordnet werden, was in der klinischen Praxis gang und gäbe ist. In den meisten Fällen sind die mittleren Tagesdosen jedoch ausreichend. Keineswegs sollte allerdings zu niedrig dosiert werden, da sonst die Behandlung unnötig verzögert wird.
- Grundsätzlich kommt es bei sog. positiven Symptomen zu einem besseren und schnelleren Wirkungseintritt als bei negativen Symptomen.
- **Therapieresistenz:** Tritt nach 4–6 Wochen ausreichend hochdosierter Therapie keine Besserung ein, sollte auf ein stärkeres oder auf ein Neuroleptikum aus einer anderen chemischen Gruppe umgesetzt werden. Zu schnelles und zu häufiges Verändern der Dosis oder Umsetzen ist zu vermeiden! Die zusätzliche Gabe von Lithium oder Carbamazepin kann u.U. den gewünschten Erfolg bringen. In einzelnen Fällen kommt es erst nach 6 Monaten zu einem Therapieerfolg.
- Häufige Blutspiegelkontrollen bei der Einstellung werden nicht empfohlen, da bisher keine eindeutige Korrelation zwischen Plasmaspiegel und therapeutischer Wirkung gefunden wurde.
- **Antiparkinsonmittel** wie z.B. Biperiden (Akineton®) sollten nicht prophylaktisch eingesetzt werden, sondern erst beim Auftreten extrapyramidalmotorischer Nebenwirkungen.

- Bei **Schlafstörungen** sollte zunächst die abendliche Neuroleptikadosis erhöht werden. Falls das nicht ausreicht, können zusätzlich niederpotente Neuroleptika gegeben werden.
- Die Kombination mit einer **Elektrokrampftherapie** oder sog. „**Drugholidays**" (Aussetzen der Dosis alle 3 Tage oder am Wochenende) kann eventuell den gewünschten Erfolg bringen.

Kombinationstherapie

Da eine Kombinationstherapie den Patienten stärker belastet als Monotherapien, ist diese nur bei Vorliegen bestimmter Indikationen durchzuführen:
- Hochpotente Neuroleptika sollten mit niederpotenten Neuroleptika oder Benzodiazipinen nur in Fällen **ausgeprägter Erregung** oder **Angst,** wie sie in der Klinik häufig anzutreffen sind, kombiniert werden. Oft ist jedoch eine Therapie mit einem hochpotenten Neuroleptikum allein ausreichend.
- Treten **depressive Symptome** auf, so sind diese meist Teil der Erkrankung und können dann zusätzlich mit Antidepressiva behandelt werden. In selteneren Fällen sind sie pharmakogen bedingt und machen dann eine Dosisreduktion erforderlich.

Nebenwirkungen

Unerwünschte Wirkungen der klassischen Neuroleptika treten in folgenden Bereichen auf:
- Extrapyramidal-motorisch
- Vegetativ
- Somatisch
- Psychisch.

Extrapyramidal-motorische Nebenwirkungen

Die wichtigsten Nebenwirkungen der Neuroleptika stellen die extrapyramidalmotorischen Nebenwirkungen dar. Man unterscheidet:
1. Frühdyskinesien
2. Parkinsonoid
3. Akathisie und Tasikinesie
4. Spätdyskinesien
5. Malignes neuroleptisches Syndrom.

1. Frühdyskinesien:

Zu den Frühdyskinesien, die v. a. bei der Gabe hochpotenter Neuroleptika bei ca. 10% der Patienten vorübergehend auftreten, werden folgende Symptome gerechnet:
Zungen-, Schlund- und Blickkrämpfe (am häufigsten), unwillkürliche Bewegungen der Gesichtsmuskulatur, Verkrampfungen der Kiefermuskulatur

(Trismus), torticollisartige, choreatische, athetoide und auch torsionsdystone Bewegungsabläufe in der Muskulatur des Halses und der oberen Extremitäten.

Die Frühdyskinesien manifestieren sich fast ausschließlich zu **Behandlungsbeginn** (meist in der 1. Behandlungswoche) und korrelieren deutlich mit der Geschwindigkeit der Dosissteigerung. Später treten sie dann nur noch auf, wenn die Dosis plötzlich erhöht oder abgesetzt wird.

Prophylaxe:
– Langsames Ein- und Ausschleichen der Neuroleptika
– Antiparkinsonmittel können zwar prophylaktisch gegeben werden, sollten aber nur zum Einsatz kommen, wenn Nebenwirkungen auftreten.

Behandlung:
– Beruhigung und Aufklärung des Patienten über diese in der Regel harmlose Nebenwirkung
– Dosisreduktion, falls vom Krankheitsbild her vertretbar
– Gabe von Anticholinergika oral oder i.v.

Bei der Verordnung von **Anticholinergika (Antiparkinsonmitteln)** muß folgendes beachtet werden:
- Von den Antiparkinsonmitteln sind die Anticholinergika **Biperiden (Akineton®)** und **Trihexyphenidyl (Artane®)** geeignet, während L-DOPA und Bromocriptin nicht wirken.
- Antiparkinsonmittel wirken den Neuroleptika entgegengesetzt und können somit die neuroleptische Potenz der Neuroleptika verringern oder sogar neutralisieren.
- V.a. bei der Gabe von Biperiden (Akineton®) besteht aufgrund dessen euphorisierender Wirkung **Suchtgefahr** und die Gefahr des Auftretens **deliranter Syndrome**.
- Frühdyskinesien werden gelegentlich für Manifestationen der Psychose gehalten, so daß sich der Einsatz von Anticholinergika verzögert.
- Das Auftreten einer Frühdyskinesie und eine inadäquate Behandlung ist eine häufige Ursache für **spätere Noncompliance** des Patienten.

2. Parkinsonoid oder **medikamentöses Parkinson-Syndrom:**
Symptome des medikamentösen Parkinson-Syndroms, das v.a. bei der Verwendung hochpotenter Neuroleptika in hohen Dosierungen bei ca. 15% der Patienten auftritt, gleichen denen des Parkinson-Syndroms:
Einschränkung zunächst der Feinmotorik, dann der allgemeinen Beweglichkeit (Bewegungsarmut = Akinese), Erhöhung des Muskeltonus (Rigor), kleinschrittiger Gang, Hypo- bis Amimie und Salbengesicht sowie Tremor.
Das Parkinsonoid manifestiert sich **frühestens nach 1–2 wöchiger Therapie** und wird häufig als Zeichen des negativen Symptombildes der Schizophrenie fehlgedeutet.

Behandlung: – Dosisreduktion
– Ab- bzw. Umsetzen des Neuroleptikums
– Gabe von Anticholinergika, jedoch meist unbefriedigender therapeutischer Effekt

Nach Absetzen des Neuroleptikums bildet sich das Parkinsonoid wieder vollständig zurück, ohne Dauerschäden zu hinterlassen.

3. Akathisie und **Tasikinesie:**
Besonders bei der Verwendung hochpotenter Neuroleptika kommt es bei einem Teil der Patienten zu einer **motorischen Unruhe**, die sich als Unfähigkeit, sitzen bleiben zu können (**Akathisie**) oder als Drang zu ständiger Bewegung (**Tasikinesie**) äußern kann.

Diese motorische Unruhe kann sich zu jeder Zeit der Behandlung zeigen, meist jedoch erst nach einigen Wochen und nach der Manifestation eines Parkinsonoids. Wichtig ist auch hier die Unterscheidung der Nebenwirkung von der inneren Unruhe als Zeichen der Psychose, um eine Dosiserhöhung der Neuroleptika und damit Zunahme der motorischen Unruhe zu verhindern.

Behandlung: – Dosisreduktion, Ab- bzw. Umsetzen des Neuroleptikums
– β-Rezeptorenblocker (z. B. Propranolol)
– Benzodiazepine oder schwach potente Neuroleptika

Antiparkinsonmittel helfen praktisch nicht!

4. Spätdyskinesien oder **tardive Dyskinesien:**
Bei den Spätdyskinesien handelt es sich um abnorme, unwillkürliche Bewegungen hauptsächlich der Muskeln des Kopfes und der Extremitäten. Am häufigsten sind Bewegungen im Bereich des Mundes wie Herausstrecken der Zunge, Schmatzbewegungen, Seitwärtsbewegungen des Unterkiefers, rhythmischer Lippentremor (Rabbit-Syndrom, rabbit = Kaninchen) und Grimassieren.

Ebenso oft kommt es zu unwillkürlichen Bewegungen der Finger und der Hände, z. B. Fäuste ballen. In schwereren Fällen treten vereinzelt Schleuderbewegungen (Ballismus), Torti- und Retrocollis sowie das Pisa-Syndrom (Schiefhaltung von Kopf, Hals und Schultern) auf. Die Symptome, welche die Patienten von allen Nebenwirkungen subjektiv am wenigsten belasten, werden durch Streß verstärkt, während des Schlafs verschwinden sie.

Spätdyskinesien entwickeln sich meist innerhalb 3 Jahren einer Therapie mit v.a. hochpotenten Neuroleptika und sind umso wahrscheinlicher, je länger der Patient mit Neuroleptika behandelt wurde. Etwa 20–50% aller chronisch mit Neuroleptika behandelten Patienten haben Spätdyskinesien, wobei diese glücklicherweise nur in ca. 1% der Fälle schwer ausgeprägt und irreversibel sind. Besonders betroffen sind Patienten über 50 Jahren mit zerebralen Vorschädigungen. Als **Ursache** der Spätdyskinesien vermutete man bisher immer eine Überempfindlichkeit postsynaptischer Dopamin-Rezeptoren in den Basal-Ganglien. In neuester Zeit geht man jedoch aus von einem neuroleptikabedingten Schwund GABA-erger Neurone im Striatum kombiniert mit einer Aktivitätsverminderung des GABA-synthetisierenden Enzyms Glutaminsäure-Decarboxylase (GAD).

Es ist besonders wichtig, Frühzeichen zu erkennen. Da sich die ersten spätdyskinetischen Symptome im lingualen oder digitalen Bereich zeigen, läßt man den Patienten z. B. die Zunge herausstrecken oder die Hand vorstrecken und achtet auf feine dyskinetische Bewegungen.

Prävention:
– Überprüfung, ob Neuroleptika indiziert sind,
– Wahl der niedrigsten noch wirksamen Neuroleptikadosis,
– **kein** abruptes Absetzen der Neuroleptika.

Behandlung:
– langsames Absetzen der Neuroleptika über Monate,
– Umsetzen auf z.B. Clozapin oder Sulpirid,
– Gabe schwach wirksamer Neuroleptika in niedriger Dosis; evtl. Benzodiazepine,
– evtl. Gabe von Tiaprid (Tiapridex®),
– Antiparkinsonmittel helfen nicht, sie können sogar u. U. das Auftreten von Spätdyskinesien begünstigen.

5. Malignes neuroleptisches Syndrom:
Ein lebensbedrohliches malignes neuroleptisches Syndrom tritt bei bis zu 1% der mit Neuroleptika behandelten Patienten auf und verläuft in 5–20% der Fälle tödlich. Es ist gekennzeichnet durch folgende **Leitsymptome**, die sich innerhalb von 1–3 Tagen entwickeln:

- Extrapyramidale Störungen, v. a. **Rigor**, aber auch Tremor, Dyskinesien und Akinese
- Vegetative Störungen, v. a. **hohes Fieber**, aber auch Tachykardien, Blutdruckveränderungen, vermehrtes Schwitzen und Exsikkose
- Bewußtseinsveränderungen bis hin zum **Koma**.

Im Labor findet sich sehr häufig eine Erhöhung der Kreatinkinase (CK), weniger oft eine Leukozytose, eine BSG-Erhöhung und ein Anstieg der Leberenzyme. Eine Myoglobinurie kann zu renalen Komplikationen führen.

Therapeutische Maßnahmen sind:
- sofortiges Absetzen der Neuroleptika,
- Sicherung der Vitalfunktionen und intensivmedizinische Überwachung,
- Gabe des Hydantoinderivates Dantrolen (Dantamacrin®), evtl. in Kombination mit dem Dopaminagonisten Bromocriptin (Pravidel®),
- Heparinisierung wegen der erhöhten Gefahr von Lungenembolien.

Differentialdiagnostisch kann eine perniziöse, febrile Katatonie schwer abgrenzbar sein, was zu einem therapeutischen Dilemma führt, da bei dieser die Neuroleptika höher dosiert, während sie beim malignen neuroleptischen Syndrom unbedingt abgesetzt werden müssen. Vom klinischen Bild ähnelt das maligne neuroleptische Syndrom auch einer malignen Hyperthermie, die aber nur bei Narkosen auftritt.

Vegetative Nebenwirkungen

Vegetative Nebenwirkungen werden häufiger bei niederpotenten Neuroleptika beobachtet, da bei diesen die anticholinerge Wirkkomponente stärker ausgeprägt ist als bei den hochpotenten. Die vegetativen Nebenwirkungen gleichen denen der Antidepressiva, sind aber meist geringer ausgeprägt.

Klinisch im Vordergrund stehen:
- Hypotonie und orthostatische Dysregulation (Therapie mit Dihydroergotamin)
- Herzfrequenzzunahme
- Mundtockenheit oder vermehrter Speichelfluß (z. B. bei Clozapin).

Seltener treten auf:
- Akkommodationsstörungen (cave Glaukom)
- Miktionsstörungen, selten Harnverhalt (cave Prostatahyperplasie)
- Störung der Temperaturregulation (Senkung oder Steigerung der Temperatur).

Psychische Nebenwirkungen

Zu den psychischen Nebenwirkungen gehören:
- Müdigkeit und Einschränkung der Konzentrationsfähigkeit v.a. zu Therapiebeginn (cave Verkehrstüchtigkeit),
- selten depressive Syndrome (sog. **pharmakogene Depression**); deren alleinige Zurückführung auf die Neuroleptika ist umstritten, da depressive Syndrome im Rahmen schizophrener Psychosen auch ohne Neuroleptikatherapie auftreten. Therapie durch Dosisreduktion.

Neuroleptika führen wie auch Antidepressiva weder zu einer psychischen, noch zu einer physischen Abhängigkeit!

Intoxikationen

Eine Überdosierung mit Neuroleptika ist in seltenen Fällen lebensbedrohlich, außer es wurden gleichzeitig andere zentral dämpfende Psychopharmaka wie Alkohol oder Hypnotika in hoher Dosis eingenommen.
Symptome sind Schläfrigkeit bis hin zum Koma, Delirien, Dystonien und Krampfanfälle. Die Pupillen sind weit, der Blutdruck sinkt, die Herzfrequenz

Abb. 5.5: Somatische Nebenwirkungen von Neuroleptika

steigt. Möglicherweise kommt es zu einer Störung der Überleitung am Herzen, die zu Kammerflimmern führen kann.

Wechselwirkungen

Die wichtigste Wechselwirkung ist die **Verstärkung** der **zentral dämpfenden Wirkung** von Neuroleptika. Dies tritt insbesondere auf bei der Kombination mit Alkohol, Hypnotika, Tranquilizern, starken Analgetika und zentral wirkenden Antihypertensiva, z.B. Clonidin. Durch eine Kombination mit Antidepressiva können die anticholinergen Nebenwirkungen verstärkt werden.

Kontraindikationen

Hinsichtlich der anticholinergen Wirkkomponente der Neuroleptika bestehen dieselben Kontraindikationen wie bei den Antidepressiva, jedoch wegen der geringeren Ausprägung keine absoluten, sondern relative: Glaukom, Pylorusstenose, Prostatahyperplasie und Harnverhalt.
Trizyklische Neuroleptika können Veränderungen des weißen Blutbildes (bes. Leukopenie, Agranulozytose) bewirken und sollten deshalb nicht Patienten mit entsprechender Anamnese verabreicht werden. Ein schwerer Leberschaden stellt eine relative Kontraindikation dar: Die Neuroleptika können kumulieren, und es kann so zu einer Überdosierung kommen.
Vorsicht ist geboten bei Patienten mit vorgeschädigtem Gehirn, Neigung zu Krampfanfällen oder kardiovaskulären Komplikationen. Bei akuten Intoxikationen mit zentral wirksamen Substanzen sollten Neuroleptika nicht zur Anwendung kommen.

Neuroleptika in Schwangerschaft und Stillzeit
Obwohl das teratogene Potential von Neuroleptika umstritten ist – in Einzelfällen soll es zu Organmißbildungen gekommen sein –, ist v. a. im 1. Trimenon auf die Gabe von Neuroleptika möglichst zu verzichten. Zumindest müssen sie 1–2 Wochen vor der Geburt abgesetzt werden, um extrapyramidalmotorische Nebenwirkungen beim Neugeborenen zu verhindern. Mütter, die mit Neuroleptika behandelt werden, sollten nicht stillen.

ATYPISCHE NEUROLEPTIKA

Im Gegensatz zu den klassischen Neuroleptika zeichnen sich die atypischen Neuroleptika durch eine geringe oder fehlende Auslösung extrapyramidalmotorischer Nebenwirkungen bei guter antipsychotischer Wirkung aus. Auf pharmakologischer Ebene werden folgende Unterscheidungskriterien zu den klassischen Neuroleptika diskutiert:
- starke Blockierung von Serotonin-Typ-II-Rezeptoren bei geringerer Dopamin-Typ-II-Rezeptorblockade,
- bevorzugte Blockade mesolimbischer bei vergleichsweise geringer Blockierung nigrostriataler Dopamin-Typ II-Rezeptoren,
- verstärkte Blockade von Dopamin-Typ I-Rezeptoren.

Zu den wichtigsten atypischen Neuroleptika zählt man:
- Clozapin (Dibenzodiazepinderivat),
- Risperidon (Benzisoxazolderivat),
- Sulpirid (Benzamidderivat),
- Melperon (Butyrophenonderivat).

Dosierung s. Tabelle 3 im Anhang.

Clozapin (Leponex®)
Clozapin stellt ein sehr effektives Neuroleptikum dar, dessen Einsatz jedoch limitiert ist durch Agranulozytosen mit einer recht hohe Inzidenz von 1–2%. Aus diesem Grund wird das Medikament von der Firma Wander nur kontrolliert abgegeben, und es sind regelmäßige Kontrollen des Differentialblutbildes notwendig, in den ersten 18 Wochen wöchentlich, danach monatlich. Clozapin ist indiziert bei therapieresistenten Psychosen, d.h. Psychosen, die auf zwei 4–6 wöchige Versuche mit klassischen Neuroleptika nicht ansprechen, und wenn im Vordergrund Negativsymptomatik steht. Da unter Leponex bisher keine Spätdyskinesien beobachtet wurden, kann es auch bei Patienten, die darunter leiden, eingesetzt werden. Besonders zu Beginn der Therapie treten Nebenwirkungen wie Sedierung, orthostatische Dysregulationen, Hypotonie, Tachykardie, vermehrte (!) Speichelbildung und Temperaturerhöhungen auf. Clozapin senkt deutlicher als andere Neuroleptika die Krampfschwelle (erhöhtes Risiko für Krampfanfälle).

Risperidon (Risperdal®)
Risperidon ist insbesondere bei chronischen schizophrenen Psychosen mit positiver und negativer Symptomatik indiziert. Die beste Wirkung erreicht man bei einer Gabe von 6 mg täglich. Es kann auch bei akuten Psychosen gegeben werden, wobei jedoch beachtet werden muß, daß bei einer Dosis von 6 mg kein sedierender oder psychomotorisch dämpfender Effekt zu beobachten ist. Zu Beginn kommt es aufgrund der α_1-adrenolytischen Eigenschaften oft zu orthostatischer Hypotonie. Da es keine anticholinergen Wirkungen besitzt, sind weitere vegetativen Nebenwirkungen nicht zu erwarten.

Sulpirid (Dogmatil®, Meresa®)
Sulpirid hat in niedriger Dosis eine antidepressive Wirkung, die schizophrene Positivsymptomatik wird erst ab einer Dosis von 300–600 mg beeinflußt. Indiziert ist es v. a. bei wahnhaften Psychosen, aber auch bei chronischen schizophrenen Psychosen mit Antriebsminderung. Es kann ebenso bei therapieresistenten Depressionen eingesetzt werden.

Melperon (Eunerpan®)
Melperon wirkt v.a. sedierend und schlafanstoßend. Aufgrund der fehlenden anticholinergen Wirkungen wird es häufig in der Geriatrie zur Behandlung von psychomotorischen Erregungszuständen und Schlafstörungen eingesetzt. Angeblich soll es die Krampfschwelle nicht, oder sogar günstig beeinflussen.

5.5.2 MEDIKAMENTÖSE LANGZEITTHERAPIE

Nach Ablauf einer akuten schizophrenen Erkrankung stellt sich die Frage, wie lange und in welcher Form eine weitere Therapie erfolgen soll. Hier einige **Leitlinien**:

- Therapie nach schizophrener Ersterkrankung und vollständiger Remission:
Niedrige bis mittlere Erhaltungsdosis für mind. 3 Monate (besser 1–2 Jahre) und langsames Absetzen über Wochen bis Monate
- Therapie nach einem ersten Rezidiv und vollständiger Remission: Langzeitmedikation über mindestens 5 Jahre und langsames Absetzen
- Therapie bei chronischen Schizophrenien: Lebenslange Medikation

Tab. 5.6: Depot- und Langzeitneuroleptika (zur Dosierung s. Anhang Tab. 4)		
Generikum	**Handelsname**	**Applikationsintervall**
Zuclopenthixol-Decanoat	Ciatyl-Z Depot®	2–3 Wochen i.m.
Zuclopenthixol-Azetat kurzwirksam, Initialbehandlung akuter Psychosen, 1–2 mal wiederholbar	Ciatyl-Z Acuphase®	2–3 Tage i.m.
Flupentixol-Decanoat	Fluanxol-Depot®	2–3 Wochen i.m.
Fluphenazin-Decanoat	Lyogen-Depot®, Dapotum D®	2–4 Wochen i.m.
Haloperidol-Decanoat	Haldol-Decanoat®	4 Wochen i.m.
Perphenazin-Önanthat	Decentan-Depot®	2–4 Wochen i.m.
Fluspirilen	Imap®	1 Woche i.m.
Pimozid	Orap®	1 x täglich oral

Vorteile einer Langzeitmedikation

- Herabsetzung der Rezidivhäufigkeit auf ca. 30% und damit Senkung der Anzahl stationärer Klinikaufenthalte,
- Verzögerung oder Verhinderung der Ausbildung von Residualzuständen.

Grundsätzlich läßt sich eine Langzeittherapie auch oral durchführen, aus folgenden Gründen wird jedoch meist auf eine Therapie mit intramuskulär injizierbaren Depotneuroleptika, die eine Wirkungsdauer von 1–4 Wochen haben, zurückgegriffen:
- Wesentliche Verbesserung der „Compliance" des Patienten
- Günstige Pharmakokinetik:
  - Umgehung des „first-pass-Effekts"
  - Geringe Schwankungen der Plasmakonzentration
  - Geringe Wirkstoffbelastung des Organismus durch geringere Dosen pro Tag als bei täglicher oraler Applikation.

Es ist prinzipiell sinnvoll, zur Dauertherapie dasselbe Präparat in Depot-Form und in reduzierter Dosis anzuwenden, auf das der Patient während der akuten Krankheitsphase in oraler Form gut angesprochen hat. Bei der

Dauertherapie werden **starke Neuroleptika** bevorzugt, da sie einen geringeren sedierenden Effekt und weniger vegetative Nebenwirkungen zeigen. Je nach Bedarf muß die Dosis vom Psychiater geändert, das Spritzenintervall verkürzt oder verlängert oder auf ein anderes Depot-Neuroleptikum übergegangen werden.

Ein erster **Absetzversuch** darf immer nur als langsames Ausschleichen, **nie abrupt**, erfolgen. Er kann frühestens nach einem 6-monatigen symptomlosen Intervall durchgeführt werden, jedoch umso später, je mehr Rezidive vorher aufgetreten sind. Die wichtigsten Gründe für zahlreiche Rezidive sind unregelmäßige Medikamenteneinnahme bzw. abruptes Absetzen der Therapie.

Ohne neuroleptische Rezidivprophylaxe liegt neuesten Studien zufolge nach einer schizophrenen Ersterkrankung die Rückfallrate im 1. Jahr bei 60% und im 2. Jahr bei 80%. Nach der 2. Phase der Erkrankung liegt die Rückfallrate sogar noch höher: im 1. Jahr bei 75%, im 2. Jahr zwischen 80 und 90%.

Bei den uncharakteristischen **Residualsyndromen** können mit beschränktem Erfolg je nach Zielsyndrom aktivierende Antidepressiva vom Typ des Desipramin oder mehr dämpfende Antidepressiva vom Typ des Amitriptylins eingesetzt werden. Dabei ist es manchmal möglich, daß eine Remanifestation der Psychose erfolgt (sog. **Symptomprovokation**).

Aber auch niederpotente Neuroleptika mit zusätzlich antidepressiver Wirkung oder hochpotente Neuroleptika in niedriger Dosierung kommen bei Residualzuständen zur Anhebung der Vital- und Antriebsschwäche und Anhebung des „energetischen Niveaus" zum Einsatz.

5.5.3 ELEKTROKRAMPFBEHANDLUNG (ELEKTROKRAMPFTHERAPIE, EKT) (s. a. 4.5.3)

Eine primäre Indikation für die EKT stellt heute nur noch die seltene **lebensbedrohliche (perniziöse) Katatonie** dar. Ansonsten kann die EKT mit 6–10 oder mehr Heilkrämpfen zur Anwendung kommen, wenn die Psychopharmakotherapie versagt. Dann wird sie simultan oder alternierend zur Neuroleptikatherapie eingesetzt.

Einige EKT-Verfahren verbessern möglicherweise das Ansprechen auf Neuroleptika. Insgesamt ist die EKT bei der Behandlung Schizophrener nur in 15–20% der Fälle erfolgreich. Besonders gut sollen Patienten mit akuten, katatonen oder affektiven Symptomen ansprechen.

5.5.4 PSYCHOTHERAPIE

Obwohl die Neuroleptikatherapie den Grundpfeiler jeder Therapie schizophrener Psychosen darstellt, hat sich gezeigt, daß **zusätzlich** eingesetzte psycho- und soziotherapeutische Maßnahmen in ca. 30–50% den Zustand des Patienten weiter verbessern. Bei längerer Anwendung sind sie auch für die Verhinderung von Rezidiven bedeutsam, z.B. durch die Behandlung situativer Schwierigkeiten und Konflikte, die sonst zu einer Dekompensation führen würden. All diese psychosozialen Therapieformen haben zum Ziel, dem Patienten eine Wiedereingliederung in sein soziales Umfeld (Familie und Beruf) zu erleichtern und ihn zu befähigen, tragfähige soziale Bindungen aufzubauen und aufrechtzuerhalten.

Unter den individuellen psychotherapeutischen Maßnahmen haben die sog. **supportive (führende** und **stützende) Therapie** und die **Verhaltenstherapie** die größte Bedeutung.
Die supportive Therapie beruht auf einer tragfähigen Arzt-Patient-Beziehung und soll den Patienten „führen, stützen, beruhigen, ermutigen, beraten und ermahnen" (G. Huber). Bei den verhaltenstherapeutischen Verfahren unterscheidet man drei Ansätze: **Operante Verfahren**, welche die Häufigkeit des Auftretens von Symptomen durch Verstärkung oder Bestrafung verändern sollen, spielen heute nur noch eine untergeordnete Rolle. In der Anwendung von **Selbstkontroll-Verfahren** lernen die Patienten, durch den Einsatz geeigneter Bewältigungsstrategien ihre Symptome selbst zu kontrollieren. **Kognitive Verfahren** basieren auf der Veränderung der kognitiven Prozesse, die zwischen Wahrnehmen/Erleben und Verhalten vermitteln.
Im Mittelpunkt des sog. **„Integrierten psychologischen Therapieprogramms für schizophrene Patienten"** steht die Modifikation kognitiver Störungen. Es beinhaltet die Einübung basaler kognitiver Fertigkeiten, Übungen zur sozialen Wahrnehmung und verbalen Kommunikation sowie das Training von Fähigkeiten zur Lösung sozialer und interpersoneller Probleme.
Psychoeducative Maßnahmen schließen die Erarbeitung eines Krankheitskonzepts ein und stärken die Selbsthilfe- und Bewältigungskompetenzen der Patienten im Umgang mit ihrer Vulnerabilität.
In der **Familien- und Gruppentherapie** werden Störungen zwischenmenschlicher Beziehungen und des sozialen Verhaltens bearbeitet und korrigiert. Eine hochstrukturierte Form der Gruppentherapie stellt das **„social skill training"** dar. Dabei können mit Hilfe verschiedener psychotherapeutischer Instrumente wie Rollenspiele, soziale Verstärkung oder Feedback soziale Verhaltensweisen des Patienten analysiert und wenn nötig korrigiert werden.
Im Zentrum der **Arbeit mit Angehörigen** steht einerseits die Vermittlung von Wissen über und den Umgang mit der Erkrankung. Andererseits bietet die Möglichkeit des gegenseitigen Erfahrungsaustauschs der Angehörigen untereinander.

5.5.5 SOZIOTHERAPIE UND REHABILITATION

5.5.5.1 Ergotherapie und Milieugestaltung

Ergotherapeutische Maßnahmen (Beschäftigungs- und Arbeitstherapie) machen die Arbeit zum Mittel der Therapie und sind ein Grundpfeiler der gerade für Schizophrene besonders wichtigen Strukturierung des Tagesablaufes. In der **Beschäftigungstherapie** soll durch eine sinnvolle Aufgabe die Kreativität und Phantasie des Patienten angeregt sowie Eigeninitiative und Selbstbewußtsein gestärkt werden. Der Patient darf nicht das Gefühl haben, mit seinem Tun werde die Zeit des Klinikaufenthaltes ausgefüllt. Die **Arbeitstherapie** ist zusätzlich produktzentriert, d. h. in Vorbereitung auf den zukünftigen Arbeitsprozeß – nach der Entlassung aus der stationären Behandlung – sollen Selbständigkeit und Eigenverantwortung in der Herstellung nützlicher Produkte gefördert werden.

Milieugestaltung hat zum Ziel, im Krankenhaus für den Patienten eine Atmosphäre zu schaffen, die den normalen Lebensbedingungen möglichst nahe kommt.

5.5.5.2 Rehabilitationsmaßnahmen

Die Rehabilitation des schizophrenen Patienten beginnt mit den therapeutischen Maßnahmen, die in Form der Pharmakotherapie, Psychotherapie und Soziotherapie bereits im psychiatrischen Krankenhaus durchgeführt werden. Sie soll aber auch nach der Entlassung des Patienten aus der Klinik fortgeführt werden, um ihn wieder in das Zusammenleben und -arbeiten mit anderen Menschen in der Gesellschaft zu integrieren und ihm ein weitgehend selbständiges und menschenwürdiges Leben zu ermöglichen.

Im Rahmen der Rehabilitation besonders schwer erkrankter Patienten sind für eine gewisse Zeit zwischen stationärer und ambulanter Behandlung **Übergangseinrichtungen** erforderlich. Darin werden vor der vollständigen Reintegration die Anforderungen an den Patienten allmählich gesteigert. Die Art der gewählten Übergangseinrichtung hat sich nach den speziellen Beeinträchtigungen des Patienten zu richten.

Die **Stufenrehabilitation** betrifft den Bereich des Wohnens, der Arbeit und der Erkrankung selbst, wobei eine exakte Trennung der drei Bereiche natürlich niemals möglich ist (s. Abb. 5.6).

5.5.6 ARTEN VON BEHINDERUNGEN

Nach Wing lassen sich drei Arten der Behinderung unterscheiden, die auch für den Schizophrenen zutreffen (s. a. 12.2.2):
- Äußere (prämorbide) Behinderung
- Innere (primäre, morbogene, krankheitsbedingte) Behinderung
- Sekundäre (soziale) Behinderung.

Abb. 5.6: Einrichtungen der Stufenrehabilitation

* Wenn zu erwarten ist, daß der Patient nicht regelmäßig den Nervenarzt aufsucht, wird der Patient regelmäßig vom Gesundheitsamt zur Nachsorgeuntersuchung durch einen Psychiater vorgeladen.

Rehabilitationsmaßnahmen müssen dementsprechend immer allen drei Arten der Behinderung gerecht werden.

5.5.6.1 Rehabilitation der äußeren (prämorbiden) Behinderung

Prämorbide Persönlichkeitsstruktur und Intelligenzniveau beeinflussen den Verlauf der Erkrankung und damit auch die Rehabilitationschancen. Die wichtigste prämorbide Behinderung ist wohl die **Störung der Kommunikationsfähigkeit**. Sie wird heute mit Verhaltenstherapie und speziellen Übungsprogrammen angegangen.

5.5.6.2 Rehabilitation der inneren Behinderung

Die Rehabilitation der krankheitsbedingten Behinderung stützt sich u. a. auf folgende Maßnahmen:
- medikamentöse Langzeittherapie,
- langfristig begleitende, führende und stützende Psychotherapie,
- Vermeidung von Streßfaktoren, die ein psychotisches Rezidiv auslösen können,

- Ausbalancierung zwischen sozialer und berufsmäßiger Über- und Unterstimulation:
  - Verhinderung von **Unterstimulation** und verstärkte soziale Stimulation bei Vorherrschen von Minussymptomen
  - Verhinderung von **Überstimulation** bei Vorherrschen von Plussymptomen.

5.5.6.3 Fahrtauglichkeit schizophren erkrankter Patienten

Die Fahrtauglichkeit ist nur während der floriden Psychose aufgehoben. Krankheitsbedingt und unter neuroleptischer Therapie muß man jedoch mit Störungen der Konzentrationsfähigkeit und Aufmerksamkeit im Straßenverkehr rechnen. Es besteht die Verpflichtung auf diesen Umstand hinzuweisen, da sich daraus versicherungsrechtliche Folgen ergeben können. Ein Führerscheinentzug sollte möglichst vermieden werden.

5.5.6.4 Exkurs: Die Borderline-Störung

Das Borderline-Syndrom oder die Borderline-Störung (von „borderline" = „Grenzlinie") kennzeichnet psychische Krankheiten, die im Grenzgebiet zwischen den endogenen Psychosen und den neurotischen und psychopathischen Persönlichkeitsstörungen liegen. Ursprünglich wurde die Diagnose einer Borderline-Störung für die Krankheitsbilder verwendet, die sich nicht in die üblichen Krankheitskategorien einordnen ließen. Heute ist die Diagnose einer Borderline-Störung umstritten. Manche Autoren halten sie für entbehrlich, andere jedoch verstehen darunter ein eigenständiges Syndrom, wie es am besten im DSM-III-R wie folgt beschrieben wird:

Die Borderline-Persönlichkeitsstörung ist gekennzeichnet durch ein „durchgängiges Muster von Instabilität im Bereich des Selbstbildes, der zwischenmenschlichen Beziehungen und der Stimmung. Der Beginn liegt im frühen Erwachsenenalter, und die Störung manifestiert sich in den verschiedensten Lebensbereichen".

Mindestens 5 der folgenden 8 typischen Symptome müssen erfüllt sein, um die Diagnose stellen zu können:
- Ausgeprägte und andauernde Identitätsstörung, z. B. im Selbstbild, in der sexuellen Orientierung, der Zukunftsplanung, in den persönlichen Wertvorstellungen und in der Art der Freunde und Partner,
- Instabile zwischenmenschliche Beziehungen mit typischem Wechsel zwischen Überidealisierung und Abwertung,
- Instabilität im affektiven Bereich (ausgeprägte Stimmungsschwankungen),
- Chronisches Gefühl der Langeweile oder Leere,
- Verzweifeltes Bemühen, ein echtes oder imaginäres Alleinsein zu verhindern,

- Impulsivität mit potentiell selbstschädigenden Handlungen: z. B. Substanzmißbrauch, Geldausgeben, Ladendiebstahl, Feuerlegen usw.,
- Wiederholte Suizidandrohungen, -andeutungen oder -versuche oder selbstverstümmelnde Verhaltensweisen (z. B. Anritzen der Unterarmschlagadern),
- Übermäßige, starke Wut oder Unfähigkeit, die Wut zu kontrollieren.

Fallbeispiel

Ein 25jähriger junger Mann kommt in Begleitung der Mutter und eines Freundes zu stationären Aufnahme. Der Patient hatte nach erfolgreich bestandenem Abitur eine Lehre zum Bankkaufmann begonnen, diese dann abgebrochen, anschließend ein Sozialpädagogikstudium angefangen, wobei er bisher keine ausreichenden Studienleistungen erbringen konnte. Vor ca. 8 Wochen hatte er erstmals das Gefühl, daß die Mitstudenten sich über ihn lustig machten. Jedesmal, wenn er zu einer Gruppe von Studenten dazukam, lachten sie auf oder wechselten schnell das Thema. Auch bemerkte er, daß sie über ihn sprachen und ihn mit verstärkter Aufmerksamkeit betrachteten. Einige Wochen später erhielt er erstmals geheime Botschaften von Kommilitonen, die ihm zeigten, daß er in Gefahr sei, daß eine Verschwörung gegen ihn im Gange sei, daß man ihm nach dem Leben trachtete. Er zog sich daraufhin immer mehr in sein Zimmer zurück und traute sich aus Angst kaum noch auf die Straße. Damals hörte er auch erstmals Stimmen, die ihn beschimpften und jede seiner Handlungen mit Kommentaren begleiteten. Er glaubte, in seinem Zimer seien Wanzen und Kameras versteckt, womit er kontrolliert und sein Handeln gesteuert werde. Wenn er fernsah, wurden bald viele seiner Tätigkeiten vom Ansager kommentiert. Dies steigerte sich so, daß er nicht mehr in der Lage war, das Zimmer zu verlassen und schließlich daran dachte, sich lieber umzubringen als diesen Zustand weiter aushalten zu müssen. Da er zu einem verabredeten Termin mit seinem Freund nicht erschienen war, suchte dieser ihn auf und brachte ihn in die Klinik.

Die Behandlung erfolgte wegen der bestehenden Suizidalität auf einer geschlossenen Station. Der Patient erhielt hochpotente Neuroleptika zur Behandlung der psychotischen Symptomatik (akustische Halluzinationen und Wahn) und niederpotente Neuroleptika zur Dämpfung der psychomotorischen Unruhe. Nach ca. drei Wochen war die Produktivsymptomatik verschwunden und der Patient wurde auf eine offene Station zur weiteren Rehabilitation verlegt.

Diagnose: paranoid-halluzinatorische Schizophrenie.

6. Abhängigkeit von Alkohol, Arzneimitteln und illegalen Drogen

(GK Kap. 14)

6.1 Allgemeines über Abhängigkeit (Sucht) (GK Kap. 14.1)

6.1.1 BEGRIFFSBESTIMMUNG

Sucht kann sich ganz verschieden äußern, als Medikamenten- oder Alkoholsucht, aber auch als Sucht nach Arbeit oder Sexualität. Bis 1964 grenzte die WHO gegen den Begriff der **Sucht**, deren entscheidendes Merkmal die **psychische Abhängigkeit** ist, den Begriff der **Gewöhnung** ab, mit dem die **körperliche Abhängigkeit** gekennzeichnet wurde. Da aber psychische und körperliche Abhängigkeit bei beiden Formen nie scharf trennbar waren, verzichtete man auf diese Unterscheidung und führte den Begriff der **Abhängigkeit** ein, die körperlicher und/oder psychischer Art sein kann.

Wir werden uns im folgenden weniger mit nicht stoffgebundenen Abhängigkeiten wie z. B. der Spielleidenschaft beschäftigen, sondern vielmehr mit den **stoffgebundenen** Abhängigkeiten, die auch als **Drogenabhängigkeit** oder **Toxikomanie** (Giftsucht) bezeichnet werden. Hierbei kommen neben den psychologischen und sozialen Faktoren der Entwicklung der Abhängigkeit noch die schädigenden Wirkungen des Suchtmittels auf den Organismus, v. a. auf das ZNS, hinzu.

Zunächst einige **Begriffserklärungen**:
- **Mißbrauch (Abusus)**: Damit bezeichnet man die Verwendung von Medikamenten oder Genußmitteln ohne medizinische Indikation und/oder in übermäßiger Dosierung. Der Abusus, bei dem der Betroffene

Abb. 6.1: Relative Häufigkeit der Abhängigkeiten

noch **aus eigener Kraft aufhören** kann, ist oft eine Vorstufe der Abhängigkeit.
- **Drogen**: Unter Drogen verstand man früher zunächst pflanzliche Arzneistoffe, später auch alle Arten von synthetischen Medikamenten. Heute nennt man Drogen **Stoffe,** die eine **Wirkung auf das ZNS** haben, also psychotrop sind, und daher **Abhängigkeit erzeugen können**.
- **Drogenabhängigkeit:** Damit bezeichnet man nach der Definition der WHO die chronische oder periodische Einnahme einer psychotropen Substanz, durch die der Abhängige selbst und/oder die Gemeinschaft geschädigt werden.
- **Psychische Abhängigkeit**: Darunter versteht man ein Verhaltensmuster von ständigem, zwanghaftem Beschäftigtsein mit dem Drogengebrauch, der Sicherung der Versorgung mit der Droge sowie ein hohes Rückfallrisiko nach durchgeführtem Entzug.
- **Körperliche Abhängigkeit:** Diese ist gekennzeichnet durch einen Zustand des Organismus, in dem gegen die Droge eine Toleranz eingetreten ist und infolgedessen die Droge ständig zugeführt werden muß, um das Auftreten eines Entzugssyndroms zu verhindern.
- **Toleranzsteigerung**: Darunter versteht man die Tatsache, daß sich der Körper an die Zufuhr von Drogen gewöhnt. Dies geschieht z. B. durch beschleunigten enzymatischen Abbau in der Leber, Absinken der Empfindlichkeit zellulärer Rezeptoren an den Wirkorten, verzögerte Resorption aus dem Darm oder verzögerte Aufnahme ins Gewebe. Gleichzeitig muß die Menge an zugeführter Droge erhöht werden, um denselben Effekt wie vor der Toleranzbildung zu erzielen. Daraus ergibt sich für den Drogenkonsumenten der **Zwang zur Dosiserhöhung** (Erhöhung der Einzeldosis oder der Einnahmefrequenz). Beim plötzlichen Absetzen der Droge kommt es zu einem **Abstinenzsyndrom**, das sich in körperlichen Entzugserscheinungen wie Schweißausbrüchen, Durchfällen, krampfartigen Leibschmerzen und Krampfanfällen äußert. Außerdem entwickeln sich psychische Entziehungserscheinungen, z. B. Angst, Unruhe, Schlafstörungen, delirante Psychosen, die zusammen mit den körperlichen Symptomen den Drogenkonsumenten zur weiteren Drogeneinnahme zwingen.
- **Suchtpotential:** Damit bezeichnet man das Ausmaß der Fähigkeit einer Substanz, bei einem Menschen Abhängigkeit zu erzeugen. Das Suchtpotential einer Substanz ist umso höher, je mehr Menschen davon abhängig werden und je schneller die Abhängigkeitsentwicklung erfolgt. Ein Beispiel für eine Substanz mit sehr hohem Suchtpotential ist das Heroin (Abhängigkeitsentwicklung bei praktisch allen Menschen in sehr kurzer Zeit), eine mit niedrigem Suchtpotential der Alkohol (eine Abhängigkeit entwickelt sich im Laufe von Jahren bei ca. 5% aller Menschen, die Alkohol trinken).

Die WHO unterscheidet **7 Formen der Abhängigkeit** von psychotropen Substanzen:

> **Merkkasten 6.1:** Abhängigkeitsformen
> - Morphintyp
> - Barbiturat-Alkohol-Typ
> - Kokaintyp
> - Cannabistyp
> - Amphetamintyp
> - Khattyp
> - Halluzinogentyp

Diese Einteilung bietet den Vorteil, daß innerhalb einer Gruppe die Vergiftungs- und Entzugserscheinungen ähnlich, damit vorhersehbar und folglich leichter zu behandeln sind. Zwischen den Substanzen einer Gruppe besteht meist eine **Kreuztoleranz**. Dies bedeutet:
- Eine Abhängigkeit von z. B. Alkohol führt gleichzeitig zu einer Barbituratabhängigkeit und umgekehrt.
- Die Entwicklung einer Toleranz kann durch den abwechselnden Gebrauch von Substanzen einer Gruppe nicht verzögert werden (bes. wichtig für Substanzen des Morphin- und Barbiturattyps).

6.1.2 POLYTOXIKOMANIE

Definition
Der Begriff **Polytoxikomanie** bezeichnet eine Mehrfachabhängigkeit, die folgendermaßen definiert ist: Die Betroffenen haben über einen Zeitraum von mindestens 6 Monaten wiederholt psychotrope Substanzen aus mindestens 3 der in Merkkasten 6.1 genannten Kategorien konsumiert, wobei keine psychotrope Substanz für sich alleine dominierte.

Die Entwicklung einer Polytoxikomanie kann verschiedene Ursachen haben: Zum einen beruht sie möglicherweise auf der wechselnden Verfügbarkeit der Mittel, zum anderen darauf, daß ein Mittel gegen Nebenwirkungen oder Entzugserscheinungen eines anderen Stoffes eingesetzt wird. So führt z. B. der Mißbrauch von Psychostimulantien zu Schlafstörungen, die dann wiederum mit Hypnotika bekämpft werden, Benzodiazepine sollen die Entzugserscheinungen von Opiaten erträglich machen usw. In diesem Sinne kann auch die Verschreibungspraxis von Ärzten die Entwicklung einer Polytoxikomanie fördern. Das geschieht z. B. wenn bei Alkoholentzugssymptomen ambulant Distraneurin verordnet wird, was seinerseits ein Abhängigkeitspotential besitzt, oder wenn von einem Arzt mehrere abhängigkeitserzeugende Medikamente gleichzeitig und über lange Zeit verschrieben werden.

Hinsichtlich Diagnostik und Therapie kann die Mehrfachabhängigkeit Schwierigkeiten bereiten. Denn aus dem meist uncharakteristischen Zustandsbild der akuten Intoxikation kann oft nicht geschlossen werden, welche Droge konsumiert wurde und welche Therapie demnach zum Zuge kommen muß.

6.1.3 ENTSTEHUNG UND ENTWICKLUNG VON ABHÄNGIGKEIT

Beim Entstehen von Abhängigkeit spielen unterschiedliche Faktoren eine Rolle, die nie für sich allein genommen Abhängigkeit verursachen können, sondern im Sinne einer **multifaktoriellen Genese** zusammenwirken:
- **Persönlichkeitsstruktur und psychiatrische Komorbidität**
  - Eine typische Persönlichkeitsstruktur gibt es nicht. Allerdings sollen Suchtpatienten häufig asthenisch-empfindsame, ängstlich-verschlossene, sensitive, stimmungslabile und passiv-bequeme, willenlose Persönlichkeiten sein.
  - Bei ca. 50 % der Suchtpatienten findet sich eine andere psychiatrische Erkrankung, wobei Persönlichkeitsstörungen, depressive Störungen und Angststörungen besonders häufig sind. In vielen Fällen beginnt die Sucht damit, die bereits vorliegende psychische Erkrankung selbst zu „behandeln".
- **Soziale Faktoren**
  - Abhängige stammen überwiegend aus Familien, in denen unter den Vorfahren gehäuft Alkohol- und Drogensucht, psychopathische Persönlichkeiten sowie Suizidversuche vorkommen.
  - Gestörte Familienverhältnisse und familiäre Belastung („broken home") finden sich häufig.
  - Süchtige verkehren fast nur untereinander und sind daher sozial isoliert.
  - **Drogenangebot** („Griffnähe"): Legale und illegale Drogen sind heute weltweit verbreitet und überall leicht beschaffbar. Das gilt v. a. auch für medizinisches Personal.
- **Konsumgewohnheiten in der Gesamtbevölkerung**
- **Aktuelle sozio-kulturelle Belastungen**
  - In der Vorgeschichte finden sich häufig Überforderungssituationen, Streßbelastung und Leistungsdruck, chronische Schlafstörungen und Schmerzzustände. Das Suchtmittel soll in diesen Situationen Erleichterung schaffen.
  Es wird z. B. benutzt, um Spannungs- und Schmerzzustände zu lösen, Leistung und Selbstvertrauen zu steigern, existentielle Sinnkrisen mit Schaffung eines euphorischen Zustands zu betäuben, und soll zur Flucht aus Realität und Verantwortung verhelfen oder das Konflikterleben ausschalten.
- **Eigenwirkungen der Substanzen**
  - Bei der gewohnheitsmäßigen Einnahme von Suchtstoffen entwickelt

sich u. U. neben der psychischen Abhängigkeit vom Suchtstoff eine physische Abhängigkeit. Diese zeigt sich typischerweise in einer Toleranzsteigerung gegenüber dem Suchtstoff mit nachfolgendem Zwang zur Dosiserhöhung und Abstinenzerscheinungen bei Absetzen der Droge.
- **Erbliche Faktoren**
  - Neuerdings diskutiert man, daß die Bereitschaft, süchtig zu entgleisen, genetisch weitergegeben wird.

6.1.4 PRÄVENTIVE MASSNAHMEN

Zweifellos kommt den präventiven Maßnahmen zur Verhinderung und Eindämmung der, v. a. unter Jugendlichen, zunehmenden Drogenabhängigkeit eine besondere Bedeutung zu. Grundsätzlich sollten diese im familiären Bereich sowie in der Schule bei der Erziehung der Kinder und Jugendlichen ansetzen (Bedeutung positiver Vorbilder!). Darüber hinaus kommen auch folgende Maßnahmen in Betracht:
- Erschweren der sog. **„Griffnähe"**, z. B. kein Ausschank von Alkohol an Jugendliche oder Abschaffung von Zigarettenautomaten,
- Gesundheitserzieherische Maßnahmen, z. B. Anleitung zur Überwindung von Unannehmlichkeiten ohne „chemische Krücke",
- Aufklärungsarbeit,
- Eindämmung der Reklame,
- Gesetzgebung, z. B. höhere **Steuern** für Alkohol und Nikotin,
- Zurückhaltung der Ärzte bei der Verordnung potentiell suchterzeugender Stoffe.

6.1.5 AUSWIRKUNGEN

Abhängigkeit kann weitreichende psychische, physische und soziale Auswirkungen haben, die im folgenden aufgeführt werden.

6.1.5.1 Psychisch

Die durch eine Sucht bedingten psychischen Veränderungen sind Folge der
- **hirnschädigenden** Wirkungen der konsumierten Substanzen,
- **psychoreaktiven** Persönlichkeitsveränderungen, die durch das Erlebnis der Abhängigkeit, des sozialen Abstiegs, des schlechten Gewissens sowie durch die Vorwürfe der Umgebung bedingt sind.

Die wichtigsten psychopathologischen Symptome sind:
- Interessenverlust und Gleichgültigkeit gegenüber der Umwelt,
- Einbuße kognitiver Fähigkeiten,
- Verfall individueller Differenziertheit und charakterlicher Ausformung,
- Störung des Kritikvermögens und Neigung zur Unaufrichtigkeit,
- Selbstunsicherheit und Neigung zu Selbstentschuldigungen.

Bei ausgeprägter Drogenabhängigkeit kommt es zur **Depravation**:

Definition
Unter **Depravation** versteht man den Verfall der sittlichen und moralischen Verhaltensnormen der früheren Persönlichkeit bis hin zu einem Endzustand. Dieser führt zu einem „Vegetieren bar aller ursprünglichen Potenzen, vergleichbar einem im Wasser treibenden steuerlosen Wrack" (Schrappe).

6.1.5.2 Körperlich

Im Vordergrund der sehr vielfältigen Störungen durch Drogen stehen Schädigungen folgender Organsysteme:
- Gehirn: Entwicklung irreversibler organischer Psychosyndrome
- Nervensystem: Polyneuropathien und neurologische Ausfälle
- Leber: Hepatitis, Zirrhose
- Vegetativum: Gewichtsverlust, Schlafstörungen
- Immunsystem: Erhöhte Infektanfälligkeit
- Intravenös weitergegebene Infektionskrankheiten, v. a. Hepatitis B und AIDS

6.1.5.3 Sozial

Die sozialen Auswirkungen der Abhängigkeit können in besonderer Weise zu einem Teufelskreis werden (s. Abb. 6.2), da sie eine zunehmende Isola-

Abb. 6.2: Soziale Konsequenzen der Abhängigkeit

tion des Süchtigen herbeiführen, die wiederum das Suchtverhalten negativ beeinflußt.

6.1.6 BEHANDLUNG

Der **zeitliche Ablauf** einer Therapie Alkohol- und Drogenabhängiger verläuft in **vier Stufen**:
- Kontaktphase: Ambulanz, Praxis, Beratungsstelle o. ä.
- Entgiftungsphase: psychiatrisches oder internistisches Krankenhaus
- Entwöhnungsphase: hpts. in speziellen Kliniken für Suchtkranke
- Nachsorgephase: niedergelassener Arzt, Selbsthilfegruppen, therapeutische Wohngruppen o. ä.

6.1.6.1 Kontakt- oder Motivationsphase

Das Ziel der Kontaktphase, die weitestgehend durch die ambulanten Drogenberatungsstellen getragen wird, ist die **Motivation** des Betroffenen zu einer Therapie. Diese Motivation beruht auf seiner Überzeugung, daß er eine Therapie benötigt, um aus der Sucht herauszufinden.

In dieser Phase wird auch ein **Therapieplan** entworfen und die Frage nach der Kostenübernahme der Behandlung und die Notwendigkeit einer Entgiftungsbehandlung geklärt.

6.1.6.2 Entgiftungs- (Entzugs-)phase

Während der Entgiftungsphase soll der Zustand chronischer Intoxikation, in dem sich der Patient befindet, beendet und eine **komplette Abstinenz** erreicht werden. Diese Phase erfolgt am besten auf einer geschlossenen Abteilung eines psychiatrischen Krankenhauses, um den vielfältigen Ausweichmanövern der Süchtigen wirkungsvoll entgegnen zu können.

Mit Ausnahme des Entzugs von barbiturathaltigen Medikamenten und Benzodiazepinen, der fraktioniert erfolgen muß, ist immer ein plötzliches und komplettes Absetzen der Droge möglich. Auf die Phase des akuten Entzugs folgt eine längere Phase der körperlichen Erholung mit einem langsamen Abklingen der vegetativen Fehlregulation.

Pharmaka zur Erleichterung der Entzugssymptomatik (Abstinenzsyndrom) sind meist nur in den ersten 6–8 Behandlungstagen notwendig. Bewährt haben sich:
- Clomethiazol (Distraneurin®): Oral bis zu 20 Kps./Tag oder Infusionstherapie; wegen des hohen Mißbrauchpotentials sollte es nur max. 10 Tage eingesetzt werden,
- Clonidin (Paracefan®): Ein Alpha-II-Rezeptorantagonist, der den „Noradrenalinansturm" im Gehirn, der für die Entzugserscheinungen verantwortlich gemacht wird, verhindern soll (Infusion von bis zu 4 mg/Tag),
- Doxepin (Aponal®): Bis zu 4×100 mg/Tag, ab dem 3.–4. Tag Ausschleichen bis zum 6.–8. Tag,

- Niederpotente Neuroleptika (z. B. Thioridazin, Levomepromazin) zur Behandlung von Verstimmungen, innerer Unruhe und Schlafstörungen.

An die Entgiftungsphase, die etwa 3–6 Wochen dauert, sollte sich möglichst nahtlos die Entwöhnungsphase anschließen.

6.1.6.3 Entwöhnungsphase

Die Entwöhnungsphase ist der eigentliche **Kern** der Therapie mit dem Ziel, daß die Patienten folgende Fähigkeiten erlernen oder wiedererlernen, um eine dauerhafte **psychosoziale Stabilisierung** zu erreichen:
- Ohne Drogen leben.
- Sich selbst und die Realität kritisch einschätzen.
- Mit eigenen und fremden Dingen verantwortlich umgehen.
- Die Kluft zwischen eigenem Anspruch und tatsächlichen Fähigkeiten überwinden.

Diese Ziele sollen in mindestens 6-monatiger psycho- und soziotherapeutischer Arbeit mit dem Betroffenen in einer Spezialklinik erarbeitet werden. Neben psychotherapeutischen Gesprächen sind natürlich auch Aktivitäten wie Arbeit, Hobbies, Sport, künstlerische Tätigkeit usw. von großer Wichtigkeit. Dadurch vermittelt man dem Betroffenen einen anderen Lebensinhalt als Drogen und bereitet ihn auf ein selbständiges Leben in der Gesellschaft vor. Meist ist eine Einbeziehung von Partner, Familie und sozialem Umfeld nützlich.

Am Ende der Entwöhnungsphase muß geklärt sein,
- wo der Betroffene wohnt und arbeitet,
- welchem Bekanntenkreis er sich jetzt anschließt,
- wie er seine Freizeit gestaltet,
- in welcher Form die Nachsorgephase gestaltet wird.

Eine umstrittene und heute kaum noch eingesetzte medikamentöse Therapie zur Entwöhnung vom Alkohol stellt die Gabe von **Antabus (Disulfiram®)** dar. Hierdurch kommt es bei gleichzeitigem Alkoholgenuß zu vegetativen Störungen wie z. B. Übelkeit, Erbrechen oder Kopfschmerzen.
Da auch ohne Alkoholeinnahme z. T. erhebliche Nebenwirkungen (Krampfanfälle, Polyneuropathien, symptomatische Psychosen) auftreten können, ist der Indikationsbereich begrenzt.

6.1.6.4 Nachsorgephase

Das Ziel der Nachsorgephase ist die **Stabilisierung** des Zustandes, der während der ersten 3 Stufen der Therapie erreicht wurde. Neben Ärzten, Beratungsstellen, Sozialamt, Arbeitsamt und Arbeitgeber kommt **Selbsthilfegruppen** eine besondere Bedeutung zu.

Die wichtigsten Gruppen sind: Anonyme Alkoholiker (AA), Blaues Kreuz, Guttempler, Kreuzbund.
Einzige Voraussetzung für die Aufnahme in die **AA** ist der vom Betroffenen geäußerte Wunsch, mit dem Trinken aufhören zu wollen. Der Einzelne soll sich seiner Schwäche und Machtlosigkeit der Droge gegenüber bewußt werden, um dann die Hauptstütze in seinem lebenslangen Kampf gegen die Sucht („einmal Alki, immer Alki") in der Solidarität der Gruppengemeinschaft zu sehen, die auch Rückfälle auffangen kann. Außerdem soll in der besonderen Gruppendynamik das Verantwortungsgefühl für sich und die anderen gestärkt werden. Um sich selbst nicht zu überfordern, werden die Abstinenzversprechen nur für einen kurzen Zeitraum gegeben. Ein weiteres wichtiges Element bildet der Grundsatz, daß die Botschaften der AA an andere Alkoholiker weitergegeben werden.
Ist ein selbständiges Leben des Betroffenen nicht möglich, bietet sich auch die Möglichkeit des Lebens in einer therapeutischen Wohngemeinschaft oder einer betreuten Wohngruppe.

Auch wenn sämtliche therapeutischen und rehabilitativen Maßnahmen durchgeführt werden, ist die **Prognose** nicht günstig. Die Rezidivquote nach 5 Jahren beträgt für Alkoholiker leider immer noch 50–80 %, für Heroinabhängige 80–90 %. Grundsätzlich haben drogenfreie Langzeitprogramme und das vollständige Durchlaufen von Programmen die größten Erfolgsaussichten.

6.2 Alkoholabhängigkeit (GK Kap. 14.2)

6.2.1 DEFINITION

Definition
Nach der Definition der WHO sind Alkoholiker „exzessive Trinker, deren Abhängigkeit vom Alkohol einen solchen Grad erreicht hat, daß sie deutliche geistige Störungen oder Konflikte in ihrer körperlichen und geistigen Gesundheit, ihren mitmenschlichen Beziehungen und ihren sozialen und wirtschaftlichen Funktionen aufweisen; oder sie zeigen Prodrome einer solchen Entwicklung; daher brauchen sie Behandlung".
Eine andere Definition von Alkoholismus liefert Jellinek: „Unter Alkoholismus versteht man jeglichen Gebrauch von alkoholischen Getränken, der einem Individuum oder einer Gesellschaft oder beiden Schaden zufügt".

Das wesentliche Merkmal des Alkoholismus, der 1968 als Krankheit anerkannt wurde, ist die körperliche und/oder psychische Abhängigkeit vom Alkohol. Diese Abhängigkeit äußert sich vornehmlich in:
- **Kontrollverlust**: Der Alkoholkranke ist bereits nach einer geringen Menge Alkohol nicht mehr in der Lage, mit dem Trinken aufzuhören. Erst der Rausch erzwingt das Trinkende.

- **Zentrierung des Denkens auf Alkoholkonsum**
- **Unfähigkeit zur Abstinenz**
- Entwicklung von **Toleranz** und **Entzugszuständen**.

6.2.2 VERBREITUNG

Der folgende Merkkasten 6.2 gibt die wichtigsten epidemiologischen Daten zum Alkoholismus an:

Merkkasten 6.2:	Epidemiologische Daten zum Alkoholismus
• Life-time-Risiko, alkoholabhängig zu werden:	ca. 5%
• Prävalenz (Anteil behandlungsbedürftiger Alkoholiker):	ca. 1%
davon Frauen:	ca. 20%
• Anteil alkoholismusgefährdeter Erwachsener:	ca. 4%
• Anteil alkoholismusgefährdeter Jugendlicher:	ca. 5–6%
• Anteil der Alkoholiker unter Patienten in	
Allgemeinkrankenhäusern:	ca. 10–15%
Psychiatrischen Kliniken:	ca. 20–35%
• Höchste Rate der Alkoholiker bei Männern: Selbständige, Freiberufliche und ungelernte bzw. angelernte Arbeiter	
• Höchste Rate der Alkoholiker unter Frauen: Frauen aus den oberen sozialen Schichten	
• Bundesdurchschnitt an Bierkonsum:	ca. 150 Liter/Jahr pro Kopf
• Ausgaben für Alkoholika im Jahr:	ca. 60 Mrd. DM
• Volkswirtschaftliche Schäden pro Jahr:	ca. 55–60 Mrd. DM

Im Trinkverhalten der Bevölkerung ist ein Trend erkennbar, nämlich häufiger, mehr und allein zu trinken. Außerdem nimmt der Anteil alkoholabhängiger Frauen und Jugendlicher ständig zu. Frauen trinken häufiger allein als Männer.

6.2.3 ENTWICKLUNGSSTADIEN DER ALKOHOLABHÄNGIGKEIT

Bei der Entwicklung der schweren Alkoholabhängigkeit lassen sich nach Jellinek vier Stadien differenzieren (s. Abb. 6.3), die oft beim Gamma-Typ (s. u.) in charakteristischer Weise ausgeprägt sind. Die Dauer für das Durchlaufen dieser Stadien beträgt im Durchschnitt 6–12 Jahre, kann sich aber gerade bei Jugendlichen auf 2–3 Jahre reduzieren.

Die einzelnen Phasen sind durch folgende Merkmale gekennzeichnet:

präalkoholische Phase
- Trinken mäßiger Alkoholmengen bei bestimmten Gelegenheiten, um Spannungen zu beseitigen

Abb. 6.3: Entwicklungsstadien der Alkoholabhängigkeit

- Eine leichte **Erhöhung der Alkoholtoleranz** führt hin zu einem beinahe täglichen Alkoholkonsum

Prodromalphase
- Alkoholkonsum und **Toleranzentwicklung** nehmen weiter zu
- Ständiges Denken an Alkohol, Anlegen von Alkoholvorräten
- **Heimliches Trinken** und Schuldgefühle
- Verniedlichung des Alkoholkonsums
- Erste **amnestische Lücken** für die Ereignisse während des Alkoholkonsums

kritische Phase
- Entwicklung einer **starken psychischen Abhängigkeit**
- **Kontrollverlust**
- Morgendliches Trinken und nur noch kurze Abstinenzphasen
- Dissimulation und Bagatellisierung des Alkoholkonsums
- Ablehnen jeglicher Hilfe
- Zunehmende familiäre und berufliche Schwierigkeiten
- Beginnende Wesensveränderung mit Nivellierung, Affektlabilität, Reizbarkeit und Interessenverlust

chronische Phase
- Immer häufiger **prolongierte** tagelange **Räusche**, die situationsunabhängig sind
- **Morgendliche Abstinenzerscheinungen**, die auf Alkoholkonsum verschwinden
- Somatische Komplikationen und dementieller Abbau
- Minderung der bisher erhöhten Alkoholtoleranz bis zur **Alkoholintoleranz**
- Prädelirien, Delirien und Alkoholpsychosen
- Evtl. pathologische Räusche

6.2.4 FÜNF PRÄGNANZTYPEN DER ALKOHOLABHÄNGIGKEIT NACH JELLINEK

Mit Jellinek lassen sich verschiedene Typen der Alkoholabhängigkeit unterscheiden. Diese Einteilung, die sich klinisch bewährt hat, ist in Tabelle 6.1 aufgeführt.

Tab. 6.1:			Alkoholikertypen nach Jellinek
Art	**Typisierung**	**Abhängigkeit**	**Suchtkennzeichen**
Alpha	Konflikttrinker	zeitweilig psychisch	kein Kontrollverlust, Fähigkeit zur Abstinenz
Beta	Gelegenheitstrinker „Wochenendtrinker"	keine	kein Kontrollverlust, Fähigkeit zur Abstinenz
Gamma	süchtiger Trinker	zuerst psychisch, dann physisch	Kontrollverlust, zeitweilige Fähigkeit zur Abstinenz
Delta	Gewohnheitstrinker	physisch	kein Kontrollverlust, Unfähigkeit zur Abstinenz
Epsilon	episodischer Trinker **(Dipsomanie)**	psychisch	Kontrollverlust, Fähigkeit zur Abstinenz

Als Alkoholismus im engeren Sinn wird der Gamma- und der Delta-Typ bezeichnet. Alpha-, Beta- und Epsilon-Typ stellen häufig Vorformen der erstgenannten Typen dar, können aber auch für sich bestehen bleiben.

6.2.5 ALKOHOLTOLERANZ

Die Alkoholtoleranz ist individuell unterschiedlich ausgeprägt und hängt im besonderen von folgenden Faktoren ab:
- Körperliche Konstitution, z. B. Alter, Blutvolumen, Körpergewicht, Aktivität der Alkoholdehydrogenase
- Momentane körperliche Verfassung, z. B. Krankheit, Medikamenteneinnahme, Leberschaden

Die Alkoholtoleranz ist **herabgesetzt** bei:
- Lebererkrankungen, hirnorganischen Schäden und Epilepsien,
- Einnahme von Psychopharmaka, z. B. Tranquilizer, Neuroleptika, und Analgetika,
- Schwächung des Organismus, z. B. durch Überanstrengung, Infektionen, Kälte, Hitze oder Ermüdung.

Die in der kritischen Phase des Alkoholismus gesteigerte Alkoholtoleranz kann sich v. a. in der chronischen Phase aufgrund einer sich entwickelnden Leberinsuffizienz in eine **Alkoholintoleranz** verwandeln.

Psychische und soziale Folgen: s. 6.1.5

6.2.6 KÖRPERLICHE FOLGEN DES ALKOHOLISMUS

Sie betreffen unterschiedliche Organsysteme (s. Abb. 6.4):

Alkoholiker konsultieren den Arzt schon sehr früh wegen Magen- und Kreislaufbeschwerden, vegetativer Störungen usw. Gerade in diesem noch frühen Stadium sollte der Alkoholismus erkannt werden, um noch vor der Entwicklung oben genannter Folgeschäden präventiv und therapeutisch intervenieren zu können. Die Gefahr der Entwicklung einer Leberzirrhose besteht schon bei einem täglichen Alkoholkonsum von 60 g bei Männern und 20 g bei Frauen.

6.2.7 ALKOHOLRAUSCH

6.2.7.1 Einfacher Rausch

Der einfache Alkoholrausch stellt im Prinzip eine **reversible körperlich begründbare Psychose** dar und ist durch folgende Symptome gekennzeichnet:

Merkkasten 6.3:	Symptomatik des einfachen Alkoholrausches
• Psychopathologische Symptome:	– Bewußtseinstrübung
	– Durchgangssyndrom
	– Denk- und Konzentrationsstörungen
	– Euphorie und Enthemmung
	– Nicht selten depressive Verstimmung und
	– Suizidgefahr
• Vegetative Symptome:	– Gesichtsrötung, Augentränen
	– Tachykardie, Schwitzen, Übelkeit
• Neurologische Symptome:	– Zerebelläre Ataxie
	– Dysarthrie

Abb. 6.4: Körperliche Störungen beim Alkoholismus

Die Symptome korrelieren intraindividuell, jedoch nicht interindividuell mit dem Alkoholgehalt im Blut. Dennoch lassen sich einige orientierende Angaben zur Schwere des Rausches und Blutalkoholgehalt (in Promille) machen:

0,5 bis 1,5: Leichter Alkoholrausch
1,5 bis 2,5: Mittelgradiger Alkoholrausch
2,5 bis 3,5: Schwerer Alkoholrausch
   > 3,5: Lebensgefahr

Indikationen für eine **stationäre Beobachtung** oder **Behandlung** können sich ergeben, wenn der Patient z.B. gestürzt ist (V.a. Schädel-Hirn-Trauma), wenn er während eines Alkoholrausches in einen Erregungszustand gerät, einen Krampfanfall erleidet oder wenn die Alkoholintoxikation lebensgefährlich ist. Diese Situationen sollte man immer nutzen, mit dem Patienten die Möglichkeiten einer Alkoholentzugstherapie zu besprechen.

6.2.7.2 Komplizierter Rausch

Vom einfachen Rausch unterscheidet sich der komplizierte Rausch nur quantitativ, wobei v. a. Erregung und Bewußtseinsstörung intensiver ausgeprägt sind. Komplizierte Rauschzustände, die forensisch eine wesentlich größere Rolle spielen als die selteneren pathologischen Rauschzustände treten v.a. bei hirnorganisch Kranken, abnormen Persönlichkeiten und Schwachsinnigen auf.

6.2.7.3 Pathologischer Rausch

Vom einfachen Rausch unterscheidet sich der pathologische Rausch hinsichtlich:
- Entstehungsgrundlage,
- Auslösung durch schon kleine Alkoholmengen,
- oft nur kurze Dauer,
- komplette Amnesie für den Zustand,
- psychotische und persönlichkeitsfremde Symptomatik,
- relativ seltenes Auftreten.

Ein pathologischer Rausch kann auftreten, wenn es infolge einer organischen Hirnschädigung zu einer herabgesetzten Alkoholtoleranz kommt. Am häufigsten ist dies der Fall im chronischen Stadium der Alkoholabhängigkeit, aber auch bei anderen organischen Hirnschäden wie Schädel-Hirn-Trauma oder Epilepsie oder Hepatopathien, die nicht alkoholtoxisch bedingt sein müssen. Daraus wird verständlich, daß ein pathologischer Rausch auch schon durch kleine Alkoholmengen ausgelöst werden kann. Er ist oft nur von kurzer Dauer (einige Minuten bis zu einer Viertelstunde), und es besteht eine komplette Amnesie für diesen Zustand. Gekennzeichnet ist er sowohl durch psychotische, z. B. Desorientiertheit, Halluzinationen, Personen- und Situationsverkennung, als auch persönlichkeitsfremde Symptome und Handlungen, z. B. **Dämmerzustand,** psychomotorische Erregung u.U. mit Gewalttätigkeit, und endet meist mit einem Terminalschlaf. Der pathologische Rausch tritt relativ selten auf, kann aber von forensischer Bedeutung sein.

6.2.8 FORENSISCHE BEDEUTUNG VON EINFACHEM, KOMPLIZIERTEM UND PATHOLOGISCHEM RAUSCH

Bei Straftaten im Rahmen eines recht seltenen pathologischen Rausches ist im Gegensatz zum einfachen Alkoholrausch Schuldunfähigkeit nach § 20 StGB anzunehmen.

Kommt es während eines komplizierten Rausches zu einer kurzschlußartigen Gewalttat, kann die Schuldfähigkeit aufgehoben oder vermindert sein (§ 21 StGB).

Wird ein Patient nach § 20 StGB exkulpiert, kann er nach § 323a StGB bestraft werden, wenn er „sich vorsätzlich oder fahrlässig durch den Genuß geistiger Getränke oder durch berauschende Mittel in einen die Zurechnungsfähigkeit ausschließenden Rausch versetzt hat".

Unabhängig von der Schuldfrage kann das Gericht die Unterbringung in einem psychiatrischen Krankenhaus anordnen (§ 63 StGB).

6.3 Mißbrauch und Abhängigkeit von Arzneimitteln
(GK Kap. 14.3)

6.3.1 EPIDEMIOLOGIE UND ENTSTEHUNGSBEDINGUNGEN

Für lange Zeit waren Morphin und Morphinderivate, später auch Barbiturate die von Abhängigen bevorzugten Pharmaka. Heute läßt sich als allgemeiner Trend eine Zunahme des Mißbrauchs von Analgetika, Tranquilizern, Hypnotika und Stimulantien sowie eine Ausweitung des Mißbrauchs auch rezeptfrei erhältlicher Analgetika und Schlafmittel beobachten. Man rechnet in Deutschland zur Zeit mit mindestens 500 000 Medikamentenabhängigen (hohe Dunkelziffer!). 1983 wurden 84,5 Millionen Rezepte über Analgetika bzw. Antirheumatika ausgestellt, wodurch ein Umsatz von 1,4 Mrd. DM erzielt wurde. Analgetika/Antirheumatika wurden damit zu den am häufigsten verschriebenen Medikamenten. Psychopharmaka wurden etwa 40 Millionen mal verordnet (Umsatz ca. 950 Millionen DM).

Diese Zahlen machen die **Bedeutung der ärztlichen Verschreibung** für die Entwicklung von Abhängigkeit deutlich. Niemals dürfen Analgetika oder Psychopharmaka z. B. bei vegetativen Störungen, Schmerzsyndromen oder Angsterkrankungen leichtfertig verschrieben werden. Damit schafft sich der Arzt ein Alibi, sich nicht intensiver um die dahinterliegenden Ursachen und andere therapeutische Ansätze bemühen zu müssen.

Um einer Abhängigkeitsentwicklung vorzubeugen, sollten daher folgende **therapeutische Richtlinien** beachtet werden:

Merkkasten 6.4:	Therapeutische Grundsätze bei Verordnung von Medikamenten mit Abhängigkeitspotential

- Strenge Indikationsstellung und regelmäßige Überprüfung der Indikation
- Einsatz nicht-medikamentöser Therapieverfahren, z. B. Gesprächsangebote, autogenes Training, wo immer es möglich ist
- Verordnung in der Regel nicht länger als 3–4 Wochen
- Verordnung kurzwirksamer Substanzen in kleinen Packungen und Verwendung der niedrigst möglichen Dosierung
- Keine Medikamente mit Suchtpotential an abhängigkeitsgefährdete Patienten, d.h. an Patienten, die entweder alkohol- oder drogenabhängig sind oder es früher einmal waren

6.3.2 SUBSTANZEN

Folgende Medikamentengruppen besitzen ein unterschiedlich stark ausgeprägtes **Abhängigkeitspotential**. Medikamente vom:
- **Morphin-Typ** der Drogenabhängigkeit,
- **Barbiturat-Alkoholtyp** der Drogenabhängigkeit:
  - Antipyretische Analgetika (Pyrazolone und Salizylate)
  - Tranquilizer (v. a. Benzodiazepine)
  - Hypnotika (Benzodiazepinhypnotika, Barbiturate, z. B. Phenobarbital, barbituratfreie Hypnotika, z. B. Aldehyde wie Chloralhydrat, und Bromharnstoffe, z. B. Bromural)
  - Clomethiazol (Distraneurin®)
  - (Alkohol),
- **Amphetamin-Typ** der Drogenabhängigkeit, sog. Psychostimulantien.

Wirkstoffe aus den ersten beiden Gruppen führen zu psychischer und körperlicher Abhängigkeit, Amphetamine „nur" zu einer psychischen Abhängigkeit. Während sich die Abhängigkeit bei den Morphinen und seinen Derivaten oft sehr schnell entwickelt, entsteht sie bei den Substanzen des Barbiturat-Alkohol-Typs meist langsam im Verlauf von Monaten bis Jahren.

Im folgenden soll auf folgende Substanzgruppen näher eingegangen werden:
- Analgetika
- Tranquilizer
  - Benzodiazepine
  - β-Blocker
  - Buspiron (ein Azapiron-Derivat)
  - Hydroxyzin (ein Diphenylmethan-Derivat)
  - Pflanzliche Präparate
- Hypnotika
  - Benzodiazepinhypnotika

- Barbiturate
- Andere Hypnotika
- Psychostimulantien
  - Weckamine
  - Sympathikomimetika
  - Purinderivate

6.3.2.1 Analgetika

Nicht nur die unter das Betäubungsmittel-Gesetz fallenden Analgetika (Morphin und Morphinderivate) können zu Abhängigkeiten führen, sondern auch „einfache" und sogar rezeptfrei erhältliche Schmerzmittel, v. a. die antipyretischen Analgetika wie Pyrazolon-Derivate und Salizylate.

Besonders problematisch sind dabei die häufig verordneten Mischpräparate: z. B. Analgetika mit zugesetztem Coffein (Thomapyrin®, Spalt®, Vivimed®), bei denen die stimulierende Wirkung des Coffeins die Abhängigkeitsentwicklung fördert. Ebenso kritisch sind Kombinationspräparate mit Barbituraten oder Tranquilizern zu sehen, die den euphorisierenden Effekt der analgetischen Wirkung noch verstärken können.

Werden Analgetika nach langem und regelmäßigem Gebrauch abgesetzt, können **Entzugserscheinungen** auftreten wie:
- Kopfschmerzen und Schlafstörungen,
- Verstimmungszustände und ängstliche Unruhe,
- Durchfälle oder Tremor,
- in seltenen Fällen sogar Krampfanfälle, Delirien oder Dämmerzustände.

Neben der Gefahr der Abhängigkeitsentwicklung besteht bei Phenacetin die Gefahr der Entstehung von Nierenschäden (Phenacetin-Niere), weshalb es vom Markt genommen wurde, bei Pyrazolonderivaten wie Propyphenazon Agranulozytosegefahr.

6.3.2.2 Tranquilizer

Definition

Die sog. Tranquilizer gehören zur Gruppe der psychisch vorwiegend dämpfenden Pharmaka mit folgendem Wirkungsprofil: Tranquilizer wirken beruhigend, angstlösend, sedierend (schlafanstoßend) und affektiv-entspannend.

Mit diesem Wirkungsprofil ähneln sie den Neuroleptika und den Hypnotika, die auch zur Gruppe der vorwiegend dämpfenden Psychopharmaka gerechnet werden. Von den Neuroleptika unterscheiden sich die Tranquilizer jedoch dadurch, daß sie bei Psychosen therapeutisch nicht oder kaum wirksam sind.

Tranquilizer lassen sich in folgende Hauptgruppen einteilen:
- Benzodiazepine
- β-Blocker
- Buspiron (ein Azapiron-Derivat)
- Hydroxyzin (ein Diphenylmethan-Derivat)
- Pflanzliche Präparate

Die **Benzodiazepine** haben heute zweifelsohne die größte Bedeutung unter den Tranquilizern und werden deshalb weiter unten ausführlich besprochen.

β-Rezeptorenblocker kommen vorwiegend bei der Behandlung von Ängsten zur Anwendung, die mit ausgeprägten körperlichen Symptomen einhergehen oder die situationsabhängig sind, z. B. Examensangst. Durch die Verminderung somatischer Angstsymptome in der Peripherie sollen hier sekundär auch psychische Angstsymptome reduziert werden. Dosierung: z. B. 40–120 mg Propranolol (Dociton®). Die β-Rezeptorenblocker führen nicht zu einer Abhängigkeitsentwicklung.

Buspiron (Bespar®) wirkt gut anxiolytisch, ohne gleichzeitig zu sedieren oder eine muskelrelaxierende Wirkung zu entfalten. Es soll kein Abhängigkeitspotential besitzen. Aufgrund der langen Wirklatenz (14 Tage) ist es für die Akutbehandlung von Angstzuständen nicht geeignet. Indiziert ist es bei der Behandlung generalisierter Angststörungen. Dosierung: Einschleichend auf eine Erhaltungsdosis von 15–30 mg/Tag, Höchstdosis 60 mg, Dosisverteilung auf 3–4 Einzelgaben.

Hydroxyzin (Atarax®) ist ein antihistaminerg wirkender Tranquilizer, der häufig in der Inneren Medizin eingesetzt wird.

Pflanzliche Präparate wie Baldrian, Hopfen oder Kavain haben auch eine sedative oder anxiolytische Wirkung. Diese ist aber nicht stark genug ausgeprägt, so daß sie für eine klinische Standardanwendung nicht empfohlen werden können.

BENZODIAZEPINE

Die wichtigste Gruppe der Tranquilizer stellen die Benzodiazepine dar.

Pharmakologische Wirkungen und therapeutische Anwendung

Merkkasten 6.5: Wirkung der Benzodiazepine
- Anxiolytisch und affektiv entspannend
- Sedierend und schlafanbahnend (hypnotisch)
- Muskelrelaxierend
- Antikonvulsiv

Aus diesen Eigenschaften ergeben sich auch die **therapeutischen Einsatzbereiche:**
- **Psychiatrie und Psychosomatik**
  - Benzodiazepine sind zur **Akutbehandlung** von **Angst-** und **Unruhezuständen** indiziert. Weitere Anwendungsbereiche bestehen in motorischen Spannungszuständen und Hypervigilanz, insbesondere wenn gleichzeitig Gereiztheit, vegetative Übererregbarkeit und Schlafstörungen vorliegen. Beispiele:
    Kupierung akuter Panikattacken,
    Zusatzmedikation zur antidepressiven Therapie bei schwer ängstlich-agitierten oder suizidalen depressiven Patienten,
    schwere Angst- oder Erregungszuständen im Rahmen einer Schizophrenie oder Manie,
    kurzfristige Stupor- und Mutismuslösung (2 mg Lorazepam oral),
    Schlafstörungen (s. Benzodiazepinhypnotika).
- **Neurologie**
  - Antiepileptikum (v. a. Clonazepam, Diazepam und Nitrazepam),
  - Muskelrelaxation (Temazepam).
- **Anästhesie**
  - Sedation in der Notfallsituation,
  - Prämedikation und Narkoseeinleitung (v. a. Diazepam, Flunitrazepam und Lormetazepam).
- **Innere Medizin, Gynäkologie, Pädiatrie usw.**

Gerade in den letztgenannten Bereichen werden Benzodiazepine oft leichtfertig verordnet, weshalb die Tranquilizer sehr in Verruf gekommen sind. Jedoch sollte man nicht prinzipiell gegen Tranquilizer argumentieren, sondern die Indikationsbereiche eindeutig beschreiben und eingrenzen, in denen Tranquilizer von Nutzen sind.

Grundsätzlich müssen besonders bei leichten Ängsten und Schlafstörungen psychotherapeutische Maßnahmen im Vordergrund der Therapie stehen. Dazu gehören Entspannungsverfahren und die Ausschaltung von Umweltfaktoren und -stressoren, die Angst und Schlaflosigkeit auslösen können. In der Praxis ist das jedoch oft nicht möglich, so daß Benzodiazepine allein zum Einsatz kommen. Die Medikation darf dann allerdings nicht zum Alibi für den Arzt werden. Um eine Abhängigkeitsentwicklung zu verhindern, muß die Einnahme immer zeitlich begrenzt und ärztlich streng überwacht werden.

Einteilung

Im Prinzip wirken alle Benzodiazepine gleich, insbesondere dann, wenn äquipotente Dosen verordnet werden. Trotzdem unterscheiden sie sich in ihrem Wirkprofil, d. h. ob sie eher anxiolytisch, hypnotisch, antikonvulsiv oder muskelrelaxierend wirken (vgl. Abb. 6.5). Dementsprechend ist auch das Anwendungsgebiet unterschiedlich: Tranxilium wird z. B. vornehmlich

Abb. 6.5: Wirkprofil verschiedener Benzodiazepine

- anxiolytisch
- antikonvulsiv
- sedativ/hypnotisch
- muskelrelaxierend

Tab. 6.2: Benzodiazepine (zur Dosierung s. Anhang Tab. 5)

Generikum	Handelsname (Beispiele)	Einsatz *
mit lang wirksamen Metaboliten (v. a. Nordiazepam und Oxazepam) und damit langer Halbwertszeit		
Chlordiazepoxid	Librium® (in Komb. mit Amitriptylin nicht empfehlenswert)	A, M
Clobazam	Frisium®	A
Diazepam	Diazepam®, Diazemuls®, Valium®	A, S, M, AK
Dikaliumclorazepat	Tranxilium® (1)	A
Metaclazepam	Talis®	A
Prazepam (1)	Demetrin®	A
Benzodiazepine mit mittlerer bis kurzer Halbwertszeit und verschiedenen aktiven Metaboliten		
Alprazolam	Tafil®	A
Bromazepam	Lexotanil®	A
Clotiazepam	Trecalmo®	A
mit kurzer Halbwertszeit ohne aktive Metaboliten		
Lorazepam	Tavor®, Pro Dorm®	A
Oxazepam	Adumbran®, Praxiten®	A

(1) = Prodrug (eigentliche Wirksubstanz: Nordiazepam bzw. Oxazepam)
* Einsatzbereiche: A = Anxiolyse, S = Schlafinduktion, M = Muskelrelaxation, AK = Antikonvulsion

zur Anxiolyse, Tetrazepam zur Muskelrelaxation und Clonazepam vorwiegend als Antikonvulsivum eingesetzt.

Darüber hinaus unterscheiden sich die Benzodiazepine hinsichtlich pharmakokinetischer Gesichtspunkte. Diese betreffen u. a.:
- Halbwertszeit (s. Tab. 6.2),
- Latenz bis zum Wirkungseintritt.

Sehr schnell wirken z. B. Diazepam und Dikaliumclorazepat, relativ schnell z. B. Lorazepam und verhältnismäßig langsam z. B. Oxazepam.

Wirkungsmechanismus

Benzodiazepine verstärken die hemmende Funktion **GABA-erger Neurone** durch Interaktion mit spezifischen Benzodiazepinrezeptoren auf der neuronalen Zellmembran. Durch Bindung an den Rezeptor wird die Bindungsfähigkeit von GABA an GABA-Rezeptoren erhöht, wodurch es infolge eines vermehrten Chloridioneneinstroms zu einer Hyperpolarisation und damit Mindererregbarkeit der Nervenzellen kommt.

Die höchste Dichte von Benzodiazepinrezeptoren finden sich im Großhirncortex, im limbischen System und im Kleinhirn.

Warum Benzodiazepine im Gegensatz zu Barbituraten auch in hohen Dosen relativ ungefährlich und daher zum Suizid nicht geeignet sind, läßt sich auf molekularer Ebene erklären: Benzodiazepine können die Kopplung zwischen GABA-Rezeptor und Chloridionenkanal nur bis zu einem bestimmten Grenzwert steigern. Dagegen führen Barbiturate, die durch direkten Angriff am Chloridionenkanal (also GABA-unabhängig) die GABA-erge Hemmwirkung verstärken, dosisabhängig zu einer praktisch unbegrenzten Zunahme der Chloridionenleitfähigkeit.

Pharmakokinetik

Wegen ihrer stark lipophilen Struktur werden Benzodiazepine nach oraler Gabe **gut resorbiert**. Am schnellsten kommt es zur Resorption von Diazepam und Dikaliumclorazepat, von Oxazepam dagegen relativ langsam. Die meisten Benzodiazepine werden nach intramuskulärer Gabe nur langsam und zum Teil unzuverlässig resorbiert, so daß die orale Gabe vorgezogen werden sollte.

Falls ein sehr schneller Wirkungseintritt erwünscht ist, kann Diazepam auch langsam i.v. appliziert werden (cave Atemdepression!).

In der Leber läuft die **Metabolisierung** in zwei Schritten ab:
- Oxidative Demethylierung bzw. Dealkylierung und Hydroxylierung
- Konjugation mit Glucuronsäure.

Die metabolisierten Substanzen werden dann über die **Nieren ausgeschieden**. Man muß beachten, daß die Schritte der Demethylierung und Hydroxylierung langsam ablaufen und meist zur Bildung **pharmakologisch wirksamer Metaboliten** führen, die ihrerseits wieder eine lange Halbwertszeit besitzen und für Kumulationseffekte verantwortlich sein können. Diazepam wird z. B. erst zu Nordiazepam dealkyliert, dann zu Oxazepam hydroxyliert und anschließend erst nach der Konjugation ausgeschieden. Im Gegensatz dazu können alle Benzodiazepine, die bereits eine OH-Gruppe besitzen, z.B. Lorazepam, Lormetazepam und Oxazepam, direkt glukuronidiert und damit schnell ausgeschieden werden. Für viele Medikamente (sog. **Prodrugs**) stellt der Metabolit **Nordiazepam** die eigentliche Wirksubstanz dar (s. Tab. 6.2).

Die Prozesse der Demethylierung und Hydroxylierung in der Leber zeigen im Gegensatz zur Glucuronidierung eine deutliche Abhängigkeit von der Leberfunktion und dem Alter. Daher kann bei alten Patienten und Patienten mit **Leberfunktionsstörungen** die Halbwertszeit von Diazepam deutlich verlängert und somit die Kumulationsgefahr erhöht sein, während die Verstoffwechslung von Lorazepam, Lormetazepam und Oxazepam nicht beeinflußt wird. Eine **renale Insuffizienz** hat normalerweise keinen Einfluß auf die Pharmakokinetik der Benzodiazepine.

Die **einmalige Verabreichung** hat gegenüber der **Daueranwendung** einen wichtigen pharmakologischen Unterschied: Bei einmaliger Gabe wird die Dauer der Wirkung nicht durch die Halbwertszeit, sondern durch das Ausmaß der Verteilung im Organismus bestimmt. Daher hat Diazepam trotz langer HWZ wegen seiner ausgeprägten Verteilung in lipidhaltigen peripheren Geweben bei einmaliger Gabe nur eine kurze Wirkdauer, während Lorazepam und Oxazepam trotz kurzer HWZ, aber schlechter Verteilung relativ lange wirken. Nach Aufdosieren und Erreichen von Steady state-Bedingungen (nach 4 HWZ) stellt die Halbwertszeit ein geeignetes Maß für die Dauer bis zum Abklingen der Wirkung dar.

Wechselwirkungen

Durch Hemmung des oxidativen Abbaus der Benzodiazepine in der Leber kann ihre HWZ verlängert werden. Folgende Pharmaka kommen in Betracht: Cimetidin, Propranolol, Östrogene, Isoniazid u. a.

Andere zentral dämpfende Substanzen (Alkohol, Neuroleptika, Barbiturate, Antihistaminika usw.) verstärken die Benzodiazepinwirkung.

Kontraindikationen

Benzodiazepine sind kontraindiziert bei bekannter Benzodiazepinüberempfindlichkeit, bei Myasthenia gravis (muskelrelaxierende Wirkung), beim akuten Engwinkelglaukom und bei einer akuten Vergiftung durch Alkohol, Opiate, Schlafmittel oder Psychopharmaka.

Nebenwirkungen

Benzodiazepine zeichnen sich aus durch sehr gute Verträglichkeit und eine sehr große therapeutische Breite, so daß es auch bei sehr hohen Dosen nicht zu einer Lebensbedrohung kommt. (Bei Überdosierung kann die zentraldämpfende Wirkung der Benzodiazepine mit **Flumazenil (Anexate®)** antagonisiert werden). Aus diesem Grund sind vor und während der Therapie keine routinemäßigen Labor-, EEG- oder EKG-Untersuchungen notwendig.

An unerwünschten Nebenwirkungen treten besonders zu **Beginn** Müdigkeit, selten Mundtrockenheit, Einschränkung der Konzentrationsfähigkeit und Aufmerksamkeit sowie eine Verlangsamung der Reaktionszeit ein, wodurch die **Fahrtüchtigkeit herabgesetzt** ist. In **höherer Dosierung** kann es zu Dysphorie, Dysarthrie, Ataxie und einer anterograden Amnesie kommen. Die muskelrelaxierende Wirkung stellt oft die unangenehmste Nebenwirkung dar. Auch Appetitzunahme, Menstruationsbeschwerden und Abnahme der sexuellen Potenz wurden beobachtet. Bei hohen Dosen können v.a. bei älteren Menschen **Paradoxphänomene** auftreten, die sich in Agitiertheit, Erregungszuständen, Schlaflosigkeit und Euphorie äußern.

Bei sehr **schneller i.v. Applikation** kann es zu Blutdruckabfall und Atemdepression, in seltenen Fällen sogar zum Kreislaufstillstand kommen. Außerdem kann i.v. Applikation zu lokalen Gefäßirritationen bis hin zu Thrombophlebitiden führen.

Abhängigkeit und Sucht

Die Entwicklung einer psychischen und körperlichen Abhängigkeit stellt die größte Gefahr der Benzodiazepine dar.

Um einer Abhängigkeitsentwicklung vorzubeugen, sollten folgende **therapeutische Richtlinien** beachtet werden:
- strenge Indikationsstellung und regelmäßige Überprüfung der Indikation,
- Verordnung in der Regel nicht länger als 3–4 Wochen,
- Verwendung der niedrigst möglichen Dosierung – die anxiolytische Wirkung tritt in der Regel bei niedrigeren Dosen ein als die sedative,
- **keine** Benzodiazepine bei abhängigkeitsgefährdeten Patienten (Alkoholiker, Polytoxikomane usw.); hier sollten niederpotente Neuroleptika oder Antidepressiva verordnet werden, die keine Abhängigkeit erzeugen,
- **Toleranzentwicklung** gegen den sedierenden, nicht jedoch gegen den anxiolytischen Effekt; eine Toleranz stellt sich auch gegenüber der muskelrelaxierenden und antikonvulsiven Wirkung ein.

Werden diese Regeln mißachtet, besteht die Gefahr, daß es nach längerer Einnahme von Benzodiazepinen zu einer zunächst psychischen, dann aber auch körperlichen Abhängigkeit kommt, bei der bei plötzlichem Absetzen **Entzugssymptome** auftreten können. Genauere Angaben über die Häufigkeit von Abhängigkeitsentwicklungen liegen bisher nicht vor. Grundsätzlich kann man sagen, daß das Abhängigkeitsrisiko mit zunehmender Dauer der Verordnung und Höhe der Dosierung zunimmt.

Nach längerer Behandlung mit Benzodiazepinen muß bei plötzlichem Absetzen mit Entzugssymptomen gerechnet werden, die je nach HWZ der Substanz **2–10 Tage nach Absetzen** der Medikation auftreten und gewöhnlich für 1–2 Wochen bestehen.

Entzugssymptome sind unterschiedlich stark ausgeprägt:
- meist leicht:
  - innere Unruhe, Schlaflosigkeit und Angst,
  - Dysphorie und erhöhte Irritabilität,
  - Tremor, Tachykardie, Schwitzen, Übelkeit, Erbrechen.
- schwer, in 20% der Fälle:
  - paranoid-halluzinatorische Syndrome, Verwirrtheitszustände und Delirien,
  - Krampfanfälle,
  - einfache Wahrnehmungsveränderungen (relativ typisch).

Benzodiazepinentzugssyndrome lassen sich durch eine **schrittweise Dosisreduktion** über einen Zeitraum von mindestens 4 Wochen vermeiden. Jede Woche ist die Dosis um maximal ein Viertel der vorherigen Dosis zu reduzieren. In den letzten Wochen der Dosisreduktion sollte sie besonders vorsichtig und in kleinen Schritten erfolgen (**fraktionierter Entzug**).

Nach Entzug sind erneut auftretende Angstsymptome oft nicht von Entzugserscheinungen zu unterscheiden. Dies gilt v. a. für die sog. **„low dose dependency"**. Hierbei braucht der Patient die Dosis zwar nicht zu steigern, er kann jedoch auf eine bestimmte niedrige Dosis nicht verzichten. Bei Absetzen dieser üblichen, therapeutisch verordneten Dosen, die über einen langen Zeitraum eingenommen wurden, kommt es zu Entzugssymptomen. Sie nehmen dann nach Absetzen kontinuierlich zu und können über viele Wochen fluktuieren, so daß sie von primär wiederauftretenden Angstsymptomen nicht sicher zu unterscheiden sind.

Benzodiazepine in der Schwangerschaft

Bei Einnahme während der Schwangerschaft soll es häufiger zu Embryopathien wie Gesichtsfehlbildungen, Spaltbildungen, Strabismus, kongenitalen Vitien, Inguinalhernien und Pylorusstenosen kommen, was jedoch umstritten ist. Bei Einnahme kurz vor oder während der Geburt kann beim Kind ein sog. **floppy infant-Syndrom** mit Muskelhypotonie, Lethargie und gestörten Saugreflexen auftreten. Möglicherweise zeigt sich auch ein **Benzodiazepinentzugssyndrom** mit Tremor, Irritierbarkeit, Muskeltonuserhöhung, verstärkten Saugreflexen, Durchfall und Erbrechen.

6.3.2.3 Hypnotika (Schlafmittel)

Definition

Als Hypnotika (Schlafmittel) bezeichnet man alle Pharmaka, die Schlaf erzeugen. In diesem Sinne ist die Gruppe der Hypnotika von der Gruppe der Tranquilizer nicht deutlich abgrenzbar, da diese in höherer Dosierung nicht nur sedierend, sondern auch hypnotisch und narkotisch wirken können. Als Hypnotika sollte man aber nur die Medikamente bezeichnen, die vornehmlich zur Therapie von Schlafstörungen oder in der Anästhesie zur Prämedikation bzw. Narkoseeinleitung verwendet werden.

Zu den Hypnotika rechnet man insbesondere folgende **Substanzgruppen**:
- Benzodiazepinhypnotika,
- „Non-Benzodiazepinhypnotika",
- Barbiturate
- andere Hypnotika (Chloralhydrat, Antihistaminika, Antidepressiva und Neuroleptika sowie pflanzliche Präparate).

Die **Ursachen von Schlafstörungen** sind sehr vielfältig. Daher darf sich kein Arzt mit der leichtfertigen Verschreibung von Hypnotika zufrieden geben. In jedem Fall muß zuerst geprüft werden, welche Ursache der Schlafstörung zugrunde liegt und wie sie kausal angegangen werden könnte. Das gilt besonders für umweltbedingte Schlafstörungen (z. B. Schichtarbeit, Lärm), Schlafstörungen bei Körpererkrankungen (z. B. Herzinsuffizienz, Schmerzsyndrome), psychischen Erkrankungen (z. B. Angst) und medikamentös induzierte Schlafstörungen (z. B. durch Cortison, Schilddrüsenhormone, β-Blocker oder Kontrazeptiva). Erst wenn die Behandlung dieser Ursachen ausgeschöpft ist, sollte man Hypnotika einsetzen.

BENZODIAZEPINHYPNOTIKA

Bei **Schlafstörungen**, die medikamentös behandelt werden müssen, stellen die Benzodiazepinhypnotika das **Mittel der Wahl** dar. Für sie gilt prinzipiell alles, was oben bereits über die Benzodiazepine im allgemeinen ausgeführt wurde.
Benzodiazepinhypnotika verändern die Schlafarchitektur, indem sie das Tiefschlafstadium zugunsten des leichteren Schlafes verkürzen. Bei abruptem Absetzen kann neben den bereits beschriebenen Entzugssyndromen eine **Reboundinsomnie** (vermehrte Schlaflosigkeit) auftreten. Besonders bei der Verwendung von Benzodiazepinhypnotika mit langer und mittellanger HWZ kommt es u. U. am Tag nach der abendlichen Einnahme zu **Hangover-Effekten** mit verstärkter Tagesmüdigkeit, Einschränkung der kognitiven Leistungsfähigkeit und damit auch der Verkehrstauglichkeit. Außerdem können diese Substanzen auch kumulieren. Bei sehr kurz wirkenden Benzodiazepinhypnotika wie Triazolam besteht die Gefahr, daß tagsüber Entzugssymptome (Rebound-Symptomatik) mit

Angst und innerer Unruhe auftreten. Sie sollten daher nicht eingesetzt werden.

Am geeignetsten sind Benzodiazepinhypnotika mit kurzer HWZ, da sie eine für die Behandlung von Ein- und Durchschlafstörungen ausreichend lange hypnotische Wirkung garantieren und auch bei wiederholter Anwendung nicht kumulieren. Die Hangover-Effekte sind gering und eine Rebound-Symptomatik tritt nicht auf.

Beispiele für Benzodiazepinhypnotika mit unterschiedlichen Halbwertzeiten sind (zur Dosierung s. Anhang Tab. 6):
- lange HWZ:
  Flurazepam (Dalmadorm®)
- mittellange HWZ:
  Flunitrazepam (Rohypnol®), Nitrazepam (Mogadan®)
- kurze bis ultrakurze HWZ:
  Lormetazepam (Noctamid®), Temazepam (Remestan®), Brotizolam (Lendormin®), Loprazolam (Sonin®), Triazolam (Halcion®)

„NON-BENZODIAZEPINHYPNOTIKA"

Zu dieser Gruppe, die sich strukturell von den Benzodiazepinen unterscheidet, aber ähnlich wirkt, gehören das Zyklopyrrolon-Derivat **Zopiclon** (Ximovan®) und das Imidazolpyridin-Derivat **Zolpidem** (Bikalm®, Stilnox®). Diese erst kürzlich eingeführten Substanzen sollen im Vergleich zu Benzodiazepinen seltener zu Hangover-Effekten führen und beim Absetzen weniger Reboundphänomene verursachen. Aus letzterem wurde auf ein geringeres Abhängigkeitspotential geschlossen, wobei hierzu noch zu wenige Studien vorliegen. Über Einzelfälle von Toleranzentwicklungen und Entzugssyndromen ist bereits berichtet worden. Zopiclon hat eine kurze HWZ und ist bei Ein- und Durchschlafstörungen indiziert, Zolpidem aufgrund seiner sehr kurzen HWZ nur bei Einschlafstörungen.

Zur Dosierung der „Non-Benzodiazepinhypnotika" s. Anhang Tab. 7.

BARBITURATE

Barbiturate dürfen zur Behandlung von Schlafstörungen nicht mehr eingesetzt werden.

Barbiturate sind heute nur noch indiziert zur:
- Behandlung der Epilepsie, v. a. Phenobarbital (Luminal®)
- Narkoseeinleitung in der Anästhesie.

Im folgenden die wichtigsten **Eigenschaften** der Barbiturate:
Barbiturate wirken dosisabhängig zunächst sedierend, dann hypnotisch und schließlich narkotisch. Sie sind sicher wirkende, d. h. den Schlaf erzwingende Pharmaka. Stärker als die Benzodiazepine verändern Barbiturate die **Schlafarchitektur**, indem sie den Tiefschlaf sowie die REM-

Phasen verkürzen. Bei plötzlichem Absetzen kann es zu einem sog. **REM-Rebound** kommen mit Auftreten von Alpträumen. Der Wirkungsmechanismus der Barbiturate wurde schon weiter oben beschrieben. Zusätzlich soll es zu einer Interaktion mit Adenosinrezeptoren im ZNS kommen.

Man unterscheidet Barbiturate mit:
- kurzer HWZ, z. B. Hexobarbital, das als Einschlafmittel verwendet wurde,
- mittellanger HWZ, z. B. Pentobarbital (Neodorm®) oder Cyclobarbital (Somnupan®), die bei Ein- und Durchschlafstörungen verwendet wurden,
- langer HWZ, z. B. Phenobarbital (Luminal®), das heute als Antiepileptikum zum Einsatz kommt.

Barbiturate werden nach oraler Gabe schnell und fast vollständig resorbiert. Sie sind in beträchtlichem Maße an Plasmaalbumine gebunden. In der Leber **induzieren** sie mischfunktionelle Oxygenasen, wodurch der eigene Abbau, aber auch der Abbau anderer Pharmaka beschleunigt wird. Dadurch kommt es meist schon nach 10 Tagen zu einer zunehmenden **Toleranzentwicklung**, die zur Dosiserhöhung zwingt, um den hypnotischen Effekt aufrechtzuerhalten. Deshalb besteht eine große **Gefahr der Gewöhnung** und **Abhängigkeitsentwicklung** (Abhängigkeit vom Barbiturat-Alkohol-Typ).

Bei lang-, aber auch bei kurzwirksamen Barbituraten in hoher Dosierung kann es zu Kumulation und **Hang-over-Effekten** mit verstärkter Müdigkeit und Konzentrationsschwäche am Tag kommen. **Überdosierung** z. B. in suizidaler Absicht kann letztendlich durch Atemdepression zum Tode führen. Aufgrund der Magen-Darm-Atonie kann es zu einer erheblichen Resorptionsverzögerung kommen, so daß eine Magenspülung auch noch nach 12–24 Stunden sinnvoll ist.

Der **Entzug** von Barbituraten muß fraktioniert über 3–4 Wochen erfolgen, da sonst Unruhezustände, delirante Syndrome oder Anfälle auftreten können.

Barbiturate werden häufig von Drogenabhängigen als Ersatzstoffe mißbraucht (Polytoxikomanie).

ANDERE ALS HYPNOTIKA VERWENDETE SUBSTANZEN

In der täglichen Praxis gelingt es häufig, gerade bei leicht ausgeprägten Schlafstörungen mit **pflanzlichen Präparaten** (Hopfen- und Baldrianpräparate) auszukommen. Zu den frei im Handel erhältlichen Hypnotika gehören auch bestimmte **Antihistaminika** wie z. B. Diphenhydramin (Dolestan®) oder Doxylamin (Gittalun®). Deren schlafinduzierende Wirkung ist gegenüber den eigentlichen Hypnotika relativ gering und sie sind deshalb bei leichten Schlafstörungen indiziert. Hier muß mit anticholinergen Nebenwirkungen gerechnet werden.

Als Einschlafmittel kann auch das gegenüber den Barbituraten weniger gefährliche **Chloralhydrat (Chloraldurat®)** empfohlen werden. Es handelt sich um ein Alkohol-Aldehyd-Derivat, dessen hypnotische Wirkung bei einer Dosis von 0,5–2 g einsetzt und etwa 5 Stunden anhält. Aufgrund einer Enzyminduktion tritt nach regelmäßiger Einnahme bald ein Wirkungsverlust auf. Die therapeutische Breite ist gering, die letale Dosis liegt bei 6–10 g. Patienten mit Erkrankungen von Magen/Darm, Leber oder Herz dürfen Chloralhydrat nicht einnehmen. Sucht und Gewöhnung können auftreten.

Für andere **sedierend wirkende Psychopharmaka** gibt es bestimmte Indikationsbereiche:
- Schlafstörungen im Rahmen einer Depression oder Schizophrenie: Erhöhung der abendlichen Dosis sedierend wirkender Antidepressiva bzw. initial dämpfender niederpotenter Neuroleptika oder Verschiebung der Tagesmedikation zum Teil oder ganz auf den Abend
- Abhängigkeitsgefährdete Patienten: Niederpotente Neuroleptika (z.B. Promethazin, Melperon, Pipamperon) oder Antidepressiva, die keine Abhängigkeit erzeugen. Manche Autoren empfehlen wegen des fehlenden Abhängigkeitspotentials bei Schlafstörungen generell den Einsatz sedierender Antidepressiva wie z. B. Doxepin (Aponal®).
- Sedierung während eines deliranten Zustandes mit **Clomethiazol (Distraneurin®)**

Neben den Barbituraten sind heute folgende Pharmaka bei der Therapie von Schlafstörungen **obsolet**:
- **Bromharnstoffderivate** wie z.B. Bromisoval oder Carbromal wegen der Gefahr der Abhängigkeitsentwicklung und des Bromismus,
- **Chinazolinonderivate** wie Methaqualon (Normi-Nox®), das wegen seiner erregenden Komponente häufig mißbraucht wurde und heute der Btm-Verordnung unterliegt,
- **Piperidinderivate** wie Methyprylon (Nodular®), das vom Markt genommen wurde,
- **Aminpräkursoren** wie L-Tryptophan (Kalma®), das wegen Unverträglichkeitserscheinungen infolge des Herstellungsverfahrens aus dem Handel genommen wurde.

6.3.2.4 Psychostimulantien

Psychostimulantien sind unter dem **Amphetamin-Typ** der Drogenabhängigkeit zusammengefaßt.
Als Psychostimulantien werden folgende **Substanzen** verwendet:
- Weckamine, z.B. **Amphetamin**, Methamphetamin (sog. „Speed"), Methylen-dioxy-met-Amphetamin (MDMA, „Ecstasy"), **Methylphenidat** und Amfetaminil
- Zentral anregende Sympathomimetika, z. B. Fenetyllin, Ephedrin
- Purinderivate, z. B. Coffein, Theobromin.

Die Wirkung liegt in einer Steigerung von Antrieb und subjektivem Kraftgefühl bei gleichzeitiger Minderung von Ermüdungsgefühl und Schlafbedürfnis. Außerdem kommt es zu einer Anregung und Enthemmung des Denkablaufs sowie zur Appetitzügelung. Eine Stimmungsverbesserung oder ein Rausch tritt primär nicht auf.

Indiziert sind Amphetamine heute nur noch bei Narkolepsie und bei **hyper**kinetischen Syndromen im Kindesalter.

Zur Abhängigkeitsentwicklung **disponiert** sind Personen in chronischen Überforderungssituationen, Personen mit Leistungsstörungen, Schlafdefizit und Examensängsten sowie adipöse Menschen. Metamphetamin („Speed") hat wegen seiner aufpeitschenden und auch euphorisierenden Wirkung als Designerdroge Bedeutung erlangt.

Während sich eine psychische **Abhängigkeit** schnell entwickelt, kommt es kaum zu einer körperlichen Abhängigkeit. Bei wiederholtem Gebrauch nimmt die Wirkung rasch ab, so daß die Dosis erhöht werden muß. Die auftretenden Schlafstörungen können Schrittmacher einer Polytoxikomanie sein mit zusätzlicher Einnahme von Hypnotika.

Das **Entzugssyndrom** geht einher mit depressiver Verstimmung, Erschöpfung, Schlafstörungen, Angst- und Erregungszuständen sowie Hyperphagie. Es kann mehrere Wochen, manchmal Monate andauern.

Eine **Intoxikation** mit Stimulantien führt zu starken vegetativen Symptomen wie Tachykardie, Hypertonie, Herzrhythmusstörungen, Schwitzen und hohem Fieber. Auch zerebrale Krampfanfälle können auftreten. Zusätzlich werden u. U. durch die zentrale dopaminerge Stimulation psychotische Zustandsbilder ausgelöst mit v. a. optischen Halluzinationen, Beziehungs- und Beeinträchtigungserleben und Verfolgungswahn, selten auch einem Dermatozoenwahn, sog. **Weckaminpsychosen**. Diese Psychosen sprechen sehr gut auf Neuroleptika an.

6.4 Abhängigkeit von illegalen Drogen (GK Kap. 14.4)

6.4.1 VERBREITUNG, VERLAUF, BESONDERHEITEN

Bis zu den sechziger Jahren waren Drogenabusus und Drogenabhängigkeit in Europa weitgehend unproblematisch. Die Drogenabhängigen, die oft aus medizinischen Berufen stammten, mißbrauchten v. a. Morphin und Morphinersatzpräparate wie z. B. Dolantin, Fortral und Tilidin. Drogenabhängigkeit bei Jugendlichen spielte praktisch keine Rolle, und Kokain oder Cannabis wurden kaum konsumiert. Ende der sechziger Jahre griff die sog. Teenager-Drogenepidemie von den USA auf Europa über, die eine grundlegende Veränderung der Situation in Europa mit sich brachte. Generell läßt sich seit Ende der sechziger Jahre folgender allgemeiner **Trend** erkennen:

- Übergreifen der Drogenabhängigkeit auf Jugendliche (heute sind die meisten Drogenabhängigen unter 20 Jahre alt),
- Zunahme des Mißbrauchs stark suchterzeugender Stoffe wie Heroin (1988: 660 Herointote in der BRD),
- Anstieg der Polytoxikomanie,
- Zunahme der Drogenabhängigkeit in den unteren sozialen Schichten und auf dem Land,
- Beginn der „Drogenkarriere" zunächst mit „weichen" Drogen (v. a. Haschisch), dann Umsteigen auf „harte" Drogen.

Es läßt sich zwar keine typische **Drogensequenz** angeben, häufig sind jedoch: Haschisch-Morphin, Haschisch-LSD, Haschisch-LSD-Morphin, Haschisch-LSD-Morphin-Kokain, Haschisch-LSD-Weckamine-Morphin, Tranquilizer-Morphin, Barbiturate-Morphin. Fast immer wird gleichzeitig auch **Alkohol** mißbraucht.

Bis zu 95 % der Drogenabhängigen beginnen mutmaßlich den Drogenkonsum mit sog. „weichen" Drogen, wobei Haschisch an erster Stelle steht (Bedeutung als Einstiegsdroge). Von diesen gehen etwa 15 % auf den Dauerkonsum harter Drogen über.

Allgemein läßt sich sagen, daß sich eine Abhängigkeit von einer Rauschdroge umso schneller einstellt, je stärker euphorisierend sie wirkt. Entsprechend ist dann auch das Stadium des Mißbrauchs kürzer.

So läßt sich z. B. beim Heroin sehr selten ein Mißbrauchsstadium beobachten, während LSD fast immer nur mißbraucht wird, eine körperliche Abhängigkeit hier dagegen nur selten eintritt.

Abb. 6.6: Epidemiologische Daten der Jahre 1991–1995
Drogentote 1991 bis 1995

Abb. 6.6: Fortsetzung

Erstkonsumenten harter Drogen 1995 erstmals polizeilich erfaßt

6.4.2 SUBSTANZEN

Die wichtigsten illegalen Drogen sind:

Merkkasten 6.6: Illegale Drogen

- **Morphinderivate** (Morphin-Typ der Drogenabhängigkeit)
- **Cannabis-Derivate** wie Haschisch und Marihuana (Cannabis-Typ der Drogenabhängigkeit)
- **Kokain** (Kokain-Typ der Drogenabhängigkeit)
- **Halluzinogene** (Halluzinogen-Typ der Drogenabhängigkeit)
- **Khat** (Khat-Typ der Drogenabhängigkeit)
- **Amphetamine** (Amphetamin-Typder Drogenabhängigkeit)

6.4.2.1 Morphintyp

Die wichtigsten Substanzen sind Morphin, **Heroin** (Diacetylmorphin) und Codein (Methylmorphin; Paracodin®, Remedacen®), das z. B. in verschiedenen Husten- und Schmerzmitteln enthalten ist.

Wichtige Morphinderivate sind z.B. Hydromorphon (Dilaudid®), L-Methadon (L-Polamidon®), Tramadol (Tramal®), Pethidin (Dolantin®), Piritramid (Dipidolor®), Buprenorphin (Temgesic®), Pentazocin (Fortral®) und Dextropropoxyphen (Develin retard®), die heute in der Klinik z.T. als starke Schmerzmittel eingesetzt werden. Diese Stoffe unterliegen fast alle dem Betäubungsmittelgesetz.

Opiate wie Heroin und Morphin entfalten ihre euphorisierende Wirkung durch Bindung an sog. μ-Rezeptoren. Dadurch kommt es auch zu einer Hemmung der Spontanaktivität von Neuronen v.a. im Locus coeruleus, dem Ursprungsgebiet des noradrenergen Systems (Sympathikus). Daraus läßt sich eine Vielzahl der Symptome der Opiatintoxikation, z.B. Bradykardie und Atemdepression, und des Opiatentzugsyndroms erklären. Während sich sehr schnell eine Toleranz gegen die euphorisierende Wirkung einstellt, entwickelt sich gegen die ausgelöste Miosis und Obstipation praktisch keine Toleranz.

Opiate führen bei Mißbrauch zu einer **starken psychischen** und **körperlichen Abhängigkeit**, die sich besonders beim Heroin, der Substanz mit dem größten Suchtpotential, sehr schnell entwickeln kann: Schon 2–3 Injektionen können abhängig machen.

Drogen vom Morphintyp werden ganz überwiegend **intravenös** injiziert, wobei nicht selten auch zur Injektion ungeeignete Zubereitungen wie Tabletten, Rohopium und „gestrecktes" Material verwendet werden.
Dies birgt nicht nur die Gefahr der Infektion mit Hepatitis- oder HI-Viren bei Gebrauch derselben Nadel durch mehrere Drogenabhängige, sondern auch von Intoxikationen, die nicht selten tödlich ausgehen.

OPIATRAUSCH UND OPIATINTOXIKATION

Heroin führt innerhalb von ca. 15 Minuten zu einem Rauschzustand mit starker Euphorie, dem Gefühl des Losgelöstseins und einem gesteigerten Selbstbewußtsein.

Die Opiatintoxikation ist durch ein Überwiegen des Parasympathikus gegenüber dem Sympathikus gekennzeichnet. Zunächst treten eine Rötung des Gesichts, Hautjucken, **Miosis** und Benommenheit auf. Dann kommen Hypotonie, Bradykardie und Hypothermie, Blasensphinkterspasmen und evtl. auch Krampfanfälle hinzu. Gefährlichste Komplikation ist die **Atemdepression** und **Bewußtlosigkeit**. Die Therapie besteht in der i.v. Gabe des reinen Opiatantagonisten Naloxon (Narcanti®).

OPIATENTZUGSSYNDROM

Bei Abstinenz entwickeln sich ca. 8 h nach der letzten Opiatdosis **Abstinenzsymptome**, die sich von Stunde zu Stunde steigern, ihr Maximum nach 1–2 Tagen erreichen und sich über 1–2 Wochen hinziehen können (s. Abb. 6.7).

Die Behandlung des Entzugssyndroms besteht in der Hemmung der zentralen noradrenergen Überaktivität durch i.v.-Gabe von Clonidin (Paracefan®). Auch Doxepin (Aponal®) kann eingesetzt werden. Erregungszustände werden mit Neuroleptika behandelt.

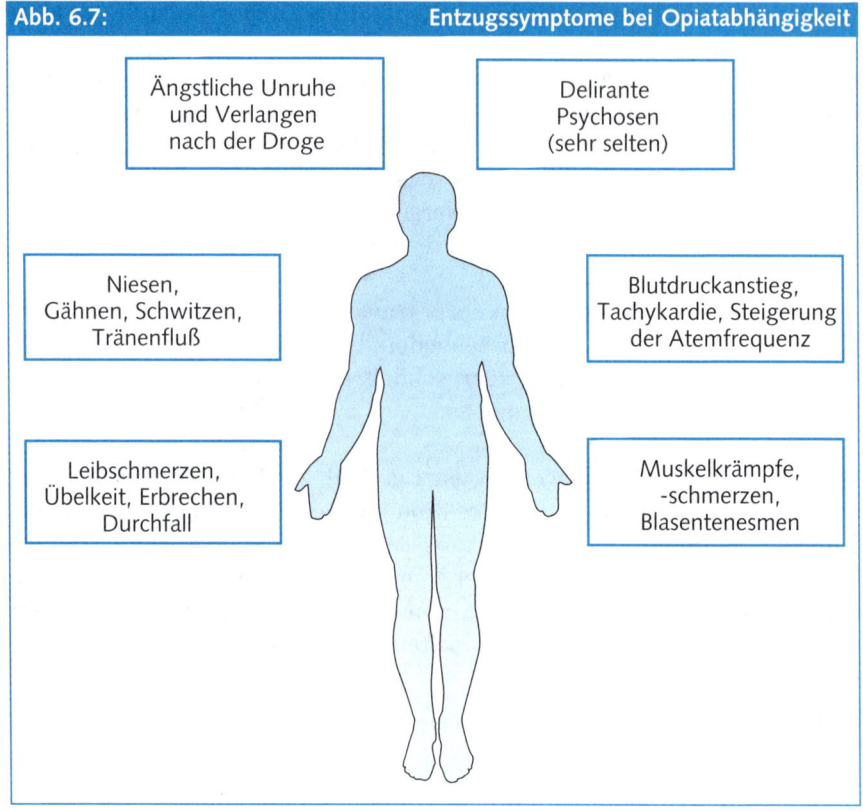

Abb. 6.7: Entzugssymptome bei Opiatabhängigkeit

REZIDIVPROPHYLAXE

Da der Erfolg reiner psychotherapeutischer und psychosozialer Behandlungsmethoden bei der Rezidivprophylaxe der Opiatabhängigkeit eher unbefriedigend ist, wurden komplementäre medikamentöse Behandlungsverfahren entwickelt.

- **Methadonsubstitutionstherapie:**
  Hier werden i.v.-Opiatabhängige langfristig mit dem langwirksamen (mit 5–7 Stunden doppelt so lang wie Morphin) und oral einzunehmenden Morphinderivat Methadon substituiert, um so deren psychosoziale Rehabilitation zu ermöglichen.
  Primäre Ziele der Substitutionstherapie sind also die Entkriminalisierung des Abhängigen durch Minderung der Beschaffungskriminalität, die Distanzierung von der Drogenszene, die Verbesserung der psychischen und körperlichen Gesundheit (einschließlich Senkung des HIV-Infektionsrisikos) und die Reintegration in den Arbeitsprozeß. Im Idealfall wird versucht, nach erfolgter Stabilisierung über eine langsame Dosisreduktion die vollständige Abstinenz zu erreichen.
  Der Wert der Methadon-Behandlung Heroinabhängiger ist umstritten, da Methadon selbst ein Opiat ist und seinerseits zu einer Abhängigkeit führt.

- **„Nüchternheitshilfe" mit Naltrexon:**
  Bei dieser noch in der Anfangsphase stehenden Therapie wird die psychotherapeutische Entwöhnungsbehandlung durch Gabe des langwirksamen (72 h) partiellen Opiatantagonisten Naltrexon (Nemexin®) unterstützt. Durch die Blockade der Opiatrezeptoren kann Heroin keine euphorisierende Wirkung mehr entfalten und verliert so seinen „positiven" Verstärkereffekt. Naltrexon führt nicht zu einer Abhängigkeit.

6.4.2.2 Cannabistyp

Cannabis ist eine der ältesten von Menschen benutzten psychotropen Drogen mit dem Hauptwirkstoff **Tetrahydrocannabinol**. Man muß zwei wichtige Formen unterscheiden, die beide aus dem indischen Hanf (Cannabis indica) hergestellt werden: Das wirksamere **Haschisch** (Harz der weiblichen Blütenstauden) und das **Marihuana** (tabakartiges Gemisch aus getrockneten Blüten und Blättern). Amerikanische Bezeichnungen für Haschisch sind dope, grass, pot, shit oder tea.

Haschisch wird meist geraucht („kiffen") oder gegessen. Der **Rauscheffekt** ist individuell sehr unterschiedlich ausgeprägt und hängt wahrscheinlich auch von der momentanen Stimmungslage und Erwartung ab. Wichtigste Symptome des **einfachen Rausches** sind:
- Angenehme Indifferenz und heitere Euphorie,
- Veränderung von Raum- und Zeiterleben,
- Intensitätssteigerung optischer und akustischer Wahrnehmungen,
- Denkstörungen (vermindertes Abstraktionsvermögen, Ideenflucht, Denken in Bruchstücken).

An körperlichen Symptomen finden sich adrenerge und anticholinerge Symptome wie z. B. Tachykardie, Mydriasis oder trockener Mund.

Cannabis führt zu einer psychischen, nicht aber zu einer körperlichen Abhängigkeit. Bei häufigerem Drogenkonsum und chronischer Einnahme kann es auch infolge von Kumulationseffekten (lange HWZ) zu **prothahierten Räuschen** mit verstärkter Symptomatik kommen. Dabei entwickeln sich dann u. U. mißtrauisch-dysphorische Verstimmung in Form affektiv-aspontaner Durchgangssyndrome (Tage bis Wochen anhaltend), **schizophrenieartige Psychosen** paranoid-halluzinatorischer Art sowie ein sog. **amotivationales Syndrom**.

Dieses ist gekennzeichnet durch das gleichzeitige Bestehen von Konzentrations- und Gedächtnisstörungen, Apathie und Planlosigkeit, die den weiteren Drogenkonsum und das Umsteigen auf „harte Drogen" begünstigen sollen.

Die Gefährlichkeit des Haschisch liegt womöglich weniger in seiner direkten Schädlichkeit – ein bis zwei Joints täglich sind wahrscheinlich unschädlich bzw. nicht schädlicher als 20 Zigaretten pro Tag –, als vielmehr in seiner Funktion als **Einstiegsdroge**.

Echopsychosen (flash-back) noch mehrere Wochen nach dem letzten Drogenkonsum sind möglich, jedoch seltener als beim Mißbrauch von Halluzinogenen.

6.4.2.3 Kokaintyp

Kokain gewinnt man aus den Blättern des Kokastrauches. Es wird meistens geschnupft, in den Heimatländern des Kokastrauches (z. B. Peru) auch gekaut. Das einfach und billig herzustellende Kokain-Derivat **Crack** wird geraucht. Es wirkt schneller und intensiver und ist auch hinsichtlich Komplikationen und Suchtentwicklung gefährlicher als Kokain.
Kokain wird heute meist von Polytoxikomanen konsumiert (auch i.v.). Zur Zeit nimmt der Konsum in Deutschland wieder zu.

Kokain bewirkt eine Unterdrückung von Hunger und Ermüdungsgefühl, eine Leistungs- und Antriebssteigerung, Reizabschirmung und eine Verstärkung des sexuellen Erlebens. Der **Rausch** ist durch eine euphorische Erlebnisveränderung mit nachfolgend depressiver Verstimmung gekennzeichnet. Letztere ist auch der Grund für die rasche Abhängigkeitsentwicklung: Kokain führt zu starker psychischer, nicht aber körperlicher Abhängigkeit.
Obwohl sich keine körperliche Abhängigkeit und damit auch keine Entzugserscheinungen beim Absetzen entwickeln, kommt es beim Kokainkonsum oft noch schneller zu körperlichem Verfall (starke Abmagerung) als beim Opiatmißbrauch.
Symptomatische Psychosen in Form apathisch-antriebsarmer Syndrome oder deliranter Art, z. T. mit taktilen, akustischen und szenischen Halluzinationen oder Verfolgungswahn können bei chronischem Mißbrauch auftreten.

Tab. 6.3: Psychische und körperliche Abhängigkeit bei Drogen

Substanz	Abhängigkeit	
	psychisch	körperlich
Morphinderivate	+++	+++
Cannabis	+	−
Kokain	++	−
Halluzinogene	++	−
Khat	++	+
Amphetamine	++	+

− = keine, + = schwache, ++ = starke, +++ = sehr starke

6.4.2.4 Halluzinogentyp

Die wichtigsten **Substanzen** sind das synthetische Muterkornalkaloid-Derivat LSD 25 (Lysergsäurediäthylamid), **Mescalin** (aus dem Peyote-Kaktus) und **Psilocybin** (ein Tryptaminderivat).
Neben initial auftretenden vegetativen Reizerscheinungen wie Schwindel, Tachykardie und Übelkeit sowie innerer Unruhe treten in der Rauschphase sog. **psychedelische Wirkungen** auf. Dabei handelt es sich um Pseudohalluzinationen v.a. auf optischem Gebiet mit szenenhaften Erlebnissen, Farb- und Formhalluzinationen, illusionäre Verkennungen und Intensivierung der Wahrnehmungsinhalte. Ein „**Trip**" dauert ca. 6–8 Stunden und kann in seiner Endphase („Herunterkommen") zu starken Depressionen führen, weshalb oft ein Trip „nachgeworfen" wird. Auf dem Höhepunkt eines Rausches kann es besonders bei Unerfahrenen zu einem sog. „**Horrortrip**" mit panischer paranoider Angst, intensiv erlebter Depersonalisation und extremen Wahrnehmungsstörungen kommen, die Grund für suizidale und fremdaggressive Handlungen sein können.

Flash-back-Erlebnisse (Echo-Phänomene, Nachhall-Phänomene) sind auch nach Tagen und Wochen möglich. Die Ursache dafür ist nicht ein psychologischer Effekt, sondern ein pharmakologisches Phänomen: Da die stark fettlöslichen Substanzen im Fettgewebe gespeichert werden, können sie später irgendwann wieder freigesetzt werden und zu einem erneuten Rauschzustand führen.
Halluzinogene führen zu einer psychischen, aber keiner körperlichen Abhängigkeit. Gegen die LSD-Wirkungen entwickelt sich sehr schnell eine Toleranz; nach Absetzen wird kein Entzugssyndrom beobachtet.
In der Psychiatrie haben Halluzinogene Bedeutung für die Erzeugung sog. **Modellpsychosen** erlangt.

6.4.2.5 Khattyp

Als **Khat** bezeichnet man die Blätter eines in Westafrika und im Jemen wachsenden wilden Strauches, dessen wichtigster Bestandteil das **Cathin** ist, welches mit dem synthetischen Appetitzügler D-Norpseudoephedrin identisch ist. Wirkungen, Abhängigkeit und Gefahr sind ähnlich wie bei den Amphetaminen.

6.4.2.6 Designerdrogen

Designerdrogen sind für den illegalen Drogenmarkt hergestellte, billige Abwandlungsprodukte von bekannten Suchtstoffen wie Amphetaminen, Fentanyl oder Phencyclidin, welche die Muttersubstanzen oft an Wirkung übertreffen. Die Stoffe besitzen die gleichen suchterzeugenden Eigenschaften wie die Muttersubstanzen und haben eine oft unberechenbare Wirkung, so daß tödliche Intoxikationen nicht selten sind. Wegen ihrer Neuartigkeit

unterliegen sie nicht dem Betäubungsmittelgesetz. **Designerdrogen können in verschiedene Gruppen eingeteilt werden:**
- **Halluzinogene:** LSD (s.o.),
- **Arylhexylamine**: v.a. Phencyclidin (PCP, „Angel dust") und Ketamin. Die Wirkung von PCP ist dosisabhängig: In niedriger Dosis (< 5 mg) kommt es u.a. zu **Euphorie**, gesteigerten Denkabläufen und Wärmegefühl. An neurologischen Symptomen treten oft Rigor, Dysarthrie, Ataxie, Nystagmus und verminderte Schmerzwahrnehmung auf. Hohe Dosen (> 10 mg) können u.a. psychotische Bilder mit Halluzinationen, Verfolgungswahn und starker Angst verursachen. Sehr hohe Dosen (20 mg) führen zu Krampfanfällen, Koma und Tod. An den Rausch (3–6 h) schließt sich oft ein depressiver Zustand an, der einige Tage anhalten kann. PCP führt zu psychischer, nicht aber körperlicher Abhängigkeit,
- **Amphetamine**: Amphetamin, Methamphetamin („Speed") und Methylen-dioxy-met-Amphetamin („Ecstasy") (s.o.),
- **Opiatabkömmlinge**: v.a. Fentanyl und Fentanylderivate mit morphinähnlicher Wirkung, aber nur kurzer Wirkdauer,
- **Kokainderivate**: z.B. Crack, eine Mischung aus Kokain und Natriumbikarbonat (s.o.).

6.4.2.7 Lösungsmittelmißbrauch („Schnüffeln", „Thinner-Sucht")

Bei dieser Suchtform werden unterschiedliche Mittel, v.a. Lösungs- und Reinigungsmittel, wie z.B. Benzin, Äther, Chloroform, Lacke oder Klebstoffe zur Erzeugung eines Rausches eingeatmet. Neben einer euphorisierenden Wirkung kann es zu einem Durchgangssyndrom kommen mit dem Auftreten von Halluzinationen und neurologischen Symptomen wie Dysarthrie, Gangataxie, Tremor und schließlich Bewußtlosigkeit.
Chronischer Abusus führt zu Schäden des ZNS (**organische Wesensänderung, Polyneuropathien**, motorische und sensible Ausfälle, Krampfanfälle und Atemdepression), Leber- und Niereninsuffizienz, Knochenmarksdepression und **kardialen Rhythmusstörungen**.
Auch beim Schnüffeln kann sich eine Toleranzentwicklung mit starker psychischer, aber selten körperlicher Abhängigkeit entwickeln.

6.5 Folgen und Komplikationen der Abhängigkeit von Alkohol, Arzneimitteln und illegalen Drogen
(GK Kap. 14.5)

Grundsätzlich können die unten besprochenen Komplikationen und Folgezustände bei Mißbrauch der verschiedensten Arzneimittel und Drogen auftreten. Am häufigsten jedoch werden sie im Rahmen einer chronischen Alkoholabhängigkeit beobachtet, wobei sie unter dem Namen der **met-**

alkoholischen Psychosen zusammengefaßt werden: Das Prädelir und das Delirium tremens, die Wahnbildungen und drogeninduzierten Psychosen, z.B. die Alkoholhalluzinose, sowie das amnestische Syndrom (Korsakow-Syndrom) und die Wernicke-Enzephalopathie. Letztendlich kann die Abhängigkeit in irreversible psychiatrische oder neurologische Folgezustände einmünden.

6.5.1 DELIR

Ein Alkoholdelir **(Delirium tremens)** tritt bei ca. 5–15% der Alkoholabhängigen auf. Man unterscheidet **zwei Formen**:
- das Kontinuitätsdelir, das aus der Kontinuität des Trinkens heraus entsteht, (seltener),
- das Alkoholentzugsdelir, das sich etwa 1–3 Tage nach dem Alkoholentzug entwickelt, (häufiger).

Als Auslöser kommen in beiden Fällen meist Gelegenheitsursachen wie Infekte oder Unfälle in Betracht, die den Organismus schwächen bzw. das Fortsetzen des Alkoholkonsums nicht zulassen. Wird es nicht behandelt, liegt die Letalität bei ca. 20%.

Das Alkoholdelir, dessen Pathogenese noch wenig geklärt ist, dauert in der Regel 3–5 Tage (max. 20 Tage) und ist durch folgende Symptomatik gekennzeichnet, die interindividuell wechseln kann:

Merkkasten 6.7:   **Symptomatik des Delirs**

- Hauptsymptome:
    - Bewußtseinstrübung
    - Desorientiertheit
    - Optische szenenhafte Halluzinationen
    - Hypermotorik (Nesteln, Herumsuchen)
    - Vegetative Reaktionslage (Schwitzen, Gesichtsrötung, Tremor)
- Weitere Symptome:
    - Situations- und Personenverkennung
    - Erhöhte Suggestibilität
    - Ausgeprägte Angst und Schreckhaftigkeit
    - Beschäftigungsdrang
    - Akoasmen

Die **optischen Halluzinationen** können sich zu phantastisch-traumhaften Szenen zusammenbauen, wie z.B. einer mitten in der Nacht vor dem Klinikfenster auftretenden Tanzgruppe.

Die erhöhte **Suggestibilität** kann man beeindruckend zeigen, indem man den Patienten z.B. von einem leeren Blatt Papier vorlesen oder den vermeintlichen Faden von der Bettdecke nehmen läßt.

Das Alkoholdelir beginnt meist sehr plötzlich, es kann jedoch ein längeres (Tage bis Wochen dauerndes) Vorstadium vorausgehen, das man als **Prädelir** bezeichnet und welches folgende Symptome zeigt:
- **keine** Bewußtseinstrübung,
- Schlaflosigkeit und Unruhe,
- Angst und Schreckhaftigkeit, Angstträume,
- Konzentrationsstörung und leichte Ablenkbarkeit,
- Gesteigerte Empfindlichkeit für optische und akustische Reize sowie flüchtige Halluzinationen v. a. auf optischem Gebiet und illusionäre Verkennungen,
- ausgeprägte vegetative Symptome wie Schwitzen, Tremor, Muskelbeben.

Wird der Alkoholkonsum nach dem Delir fortgesetzt, können sich Delirien wiederholen. Ein Delir kann schließlich in ein Korsakow-Syndrom, eine Demenz oder eine Wernicke-Enzephalopathie übergehen.

Delirante Syndrome treten wie gesagt **nicht nur beim Alkoholismus** auf, sondern auch beim Konsum verschiedener anderer zentral wirkender Substanzen, wie z. B. Hypnotika, Antidepressiva oder Anticholinergika (Biperiden) und verschiedenen Drogen. Auch bei zerebralen Gefäßprozessen oder Traumen können delirante Psychosen auftreten.

6.5.1.1 Therapie des Delirs und des Prädelirs

Die Behandlung prädeliranter und deliranter Zustände erfolgt durch sedierende Pharmaka. **Clomethiazol (Distraneurin®)** ist hier das Mittel der 1. Wahl. In den USA, wo Clomethiazol nicht zugelassen ist, erfolgt die Behandlung v. a. durch Diazepam und Chlordiazepoxid. Bei halluzinatorischen Symptomen werden zusätzlich auch Neuroleptika eingesetzt, v. a. Butyrophenonderivate wie Haloperidol, bei denen das Risiko der Auslösung von Krampfanfällen vergleichsweise gering ist. Zur Anfallsprophylaxe kann Carbamazepin gegeben werden.

Leichte Entzugssyndrome werden auch mit hohen Dosen von **Doxepin** (Aponal®, bis 300 mg/Tag) behandelt. Zur Therapie der noradrenergen Hyperaktivität während des akuten Alkoholentzugssyndroms eignet sich die i.v.-Gabe des zentralen α_2-Antagonisten **Clonidin (Paracefan®)**. Clonidin ist jedoch wie Doxepin aufgrund der fehlenden antikonvulsiven und delirverhütenden Wirkung dem Clomethiazol unterlegen.

Um der Entwicklung eines Korsakow-Syndroms bzw. einer Wernicke-Enzephalopathie vorzubeugen, sollte Vit. B_1 (Thiamin) in hohen Dosen gegeben werden (100 mg/Tag i.m.).

CLOMETHIAZOL (DISTRANEURIN®)

Clomethiazol wirkt sedierend, hypnotisch sowie antikonvulsiv und ist in der Lage, die Entwicklung eines Delirs zu verhindern. Durch diese Eigenschaften ist es hervorragend geeignet zur Behandlung folgender Zustände:
- des Prädelirs und des Delirs,
- zur Verhinderung der Entwicklung eines Delirs beim klinischen Entzug (abruptem Absetzen von Alkohol).

Pharmakokinetik: Maximale Serumspiegel werden bei Gabe einer Kapsel nach 30 Min. erreicht. Die Metabolisierung erfolgt durch die Leber, die Ausscheidung über die Nieren. Mit 3 h ist die HWZ kurz, weshalb es auch bei oraler Gabe gut steuerbar ist. Sie verlängert sich jedoch bei Vorliegen eines Leberschadens auf bis zu 8 h.

Therapierichtlinien: Beginn mit 2–4 Kapseln. Falls keine Sedierung innerhalb von 30 Min. eintritt, kann die Dosis schrittweise bis auf eine Maximaldosis von 20 Kapseln/Tag erhöht werden. Oft reichen 3×2 Kps. am Tag und 2×2 Kps. nur Nacht aus. Die i.v.-Infusion einer 0,8%igen Lösung sollte aufgrund der höheren Nebenwirkungsrate nur in dafür eingerichteten Kliniken (Möglichkeit zur künstlichen Beatmung) durchgeführt werden. Weitere Richtlinien sind:
- **nur stationäre Therapie**, ambulante Distraneurin®-Gabe ist aufgrund der Suchtentwicklung ein Kunstfehler,
- Überwachen von Bewußtseinslage, Atemfunktion und Blutdruck,
- Höchstdauer der Therapie 2–3 Wochen,
- ausschleichendes Absetzen.

Nebenwirkungen und Kontraindikationen
Bei hochdosierter Infusionstherapie kann die Bronchialsekretion zunehmen, die Pneumoniegefahr steigt. Außerdem kann es zu Bewußtlosigkeit, Atemdepression und massivem Blutdruckabfall kommen. Diese lebensbedrohlichen Komplikationen werden unter oraler Therapie nur sehr selten beobachtet. Bei akuten Alkoholintoxikationen ist Clomethiazol kontraindiziert, Vorsicht ist bei schweren obstruktiven Lungenerkrankungen geboten. Wegen der großen **Gefahr der** Entwicklung einer **psychischen und körperlichen Abhängigkeit** (Abhängigkeit vom Barbiturat-Alkohol-Typ) darf Clomethiazol nicht als Schlafmittel eingesetzt werden. Eine Ausnahme bilden geriatrische Patienten, wenn vorausgegangene Versuche mit anderen Hypnotika erfolglos waren.

6.5.2 WAHNBILDUNGEN

Bei Alkoholikern können isoliert Wahnbildungen auftreten, wobei der **Eifersuchtswahn** neben dem Verfolgungswahn mit paranoid-ängstlicher Gestimmtheit am häufigsten sein soll.

Bei der Entwicklung des Eifersuchtswahns, der sich überwiegend bei Männern zeigt, greifen mehrere Ursachen ineinander. Psychoreaktive Faktoren, z. B. alkoholbedingte Impotenz oder Eheschwierigkeiten, hirnorganische Faktoren, z. B. Hirnatrophie und Disposition zur Schizophrenie, und die Projektion eigener Schuldgefühle auf die Partnerin.

Der psychotisch-wahnhafte Charakter wird deutlich, wenn z. B. zufällige Beobachtungen kritiklos als sichere Beweise der Untreue der Partnerin angesehen werden. Die Behandlung erfolgt durch Neuroleptika.

6.5.3 DROGENINDUZIERTE PSYCHOSEN

Grundsätzlich ist es bei jeder Form des Medikamenten- oder Drogenmißbrauchs bei Intoxikationen oder bei abruptem Entzug möglich, daß **symptomatische, meist reversible Psychosen** auftreten. Die Ausprägungsformen wurden bei den einzelnen Substanzen beschrieben.

Auf der anderen Seite können durch den Konsum von Drogen auch endogene Psychosen, für die bereits eine Disposition bestand (!), ausgelöst werden.

Eine **Sonderform** drogeninduzierter Psychosen stellen die **Halluzinosen** dar.

Definition

Von einer Halluzinose spricht man, wenn Halluzinationen auf einem einzelnen Sinnesgebiet ganz im Vordergrund des psychopathologischen Bildes stehen. Die Halluzinationen werden dann entsprechend als akustische Halluzinose, optische Halluzinose usw. benannt.

Halluzinosen treten typischerweise beim Mißbrauch von Halluzinogenen und Amphetaminen sowie bei der Alkoholabhängigkeit auf.

Bei der sog. **Alkoholhalluzinose**, die viel seltener als das Alkoholdelir beobachtet wird, handelt es sich um eine **akustische** Halluzinose, die im Rahmen des chronischen Alkoholismus auftreten und Tage bis Monate anhalten kann. Sie ist gekennzeichnet durch:
- fehlende Bewußtseinstrübung
- Wissen der Patienten, daß sie halluzinieren. Die Halluzinationen empfinden sie als störend und führen sie nicht wie bei der Schizophrenie auf eine Fremdbeeinflussung zurück,
- paranoid-ängstliche Gestimmheit.

Die Alkoholhalluzinose verschwindet bei Abstinenz und Therapie mit Neuroleptika oft innerhalb von Tagen bis Wochen. Bei Fortsetzen des Alkoholkonsums kann sie aber auch in eine chronische halluzinatorische Psychose übergehen.

6.5.4 KORSAKOW-SYNDROM (s.a. 2.3.2)

Das **amnestische Durchgangssyndrom**, das auch als Korsakow-Syndrom bezeichnet wird, kann bei Hirnschädigungen verschiedenster Art auftreten, am häufigsten bei alkoholtoxischen Hirnschäden, jedoch auch bei Hirnverletzungen, CO-Vergiftungen, Infektionen usw.

Es ist gekennzeichnet durch folgende **Trias**:
- Desorientiertheit zu Zeit, Ort und evtl. eigener Person
- Merkfähigkeitsstörung (bes. Kurzzeitgedächtnis)
- Konfabulationen.

Von **Konfabulationen** spricht man, wenn Patienten auf Fragen, die sie aufgrund ihrer amnestischen Lücken nicht beantworten können, mit erfundenen Aussagen antworten.

Das alkoholbedingte Korsakow-Syndrom entwickelt sich seltener langsam-allmählich, öfter jedoch im Anschluß an ein Alkoholdelir. Es ist in gewissem Maße rückbildungsfähig (akutes Korsakow-Syndrom), häufig kommt es aber zu irreversiblen Verläufen (chronisches Korsakow-Syndrom).

6.5.5 WERNICKE-ENZEPHALOPATHIE

Definition
Die Wernicke-Enzephalopathie stellt die **schwerste Alkoholfolgeerkrankung** dar. Neben einem **organischen Psychosyndrom** mit Bewußtseinstrübung und amnestischem Syndrom bestehen hier noch zusätzlich unterschiedliche **neurologische Symptome**, denen ursächlich ein Mangel an Vitamin B_1 (Thiamin) zugrunde liegt:
- Pathologischer Nystagmus
- Augenmuskellähmungen, bes. Abduzensparese
- Pupillenstörungen
- Ataxie

Pathologisch findet man einen spongiösen Gewebszerfall v.a. im Bereich um den Aquädukt und im Höhlengrau des III. und IV. Ventrikels mit Kapillardilatation und petechialen Blutungen. Typischerweise sind die **Corpora mamillaria** betroffen, die verkleinert und rostbraun verfärbt sind.

Die **Therapie** der Wahl besteht in der hochdosierten Gabe von Vitamin B_1 (Thiamin, z. B. Betabion®; 100 mg/Tag i.m.).
Wenn der Patient dieses lebensbedrohliche, sich akut bis subakut entwickelnde Krankheitsbild überlebt, findet sich als Residualzustand oft ein Korsakow-Syndrom.

6.5.6 CHRONISCHE FOLGEZUSTÄNDE

Die möglichen physischen, psychischen und sozialen Folgen der Alkohol-, Medikamenten- und Drogenabhängigkeit wurden in 6.1.5 besprochen.

6.5.7 NEUROLOGISCHE FOLGEZUSTÄNDE

s. GK Neurologie

Zentrale pontine Myelinolyse
Bei dieser seltenen Erkrankung, deren Prognose bei hoher Letalität sehr schlecht ist, besteht in der Vorgeschichte meist ein chronischer Alkoholismus. Die Symptomatik, die sich z. B. im Anschluß an ein Delirium tremens oder in Kombination mit einer Wernicke-Enzephalopathie entwickelt, besteht in Pyramidenbahnzeichen, Tetraparesen, Dysphagien, Dysarthrien und Augenmotilitätsstörungen. Im schlimmsten Fall kann sich ein „Locked-in-Syndrom" entwickeln, bei dem der Patient bei vollem Bewußtsein völlig gelähmt ist. In der Kernspintomographie lassen sich Entmarkungsherde im Bereich der Brücke nachweisen. Es wird diskutiert, daß eine zu rasche Korrektur einer vorher bestehenden Hyponatriämie für dieses Krankheitsbild verantwortlich ist.

Fallbeispiel

Ein 55jähriger Mann, der seit zehn Jahren alkoholkrank ist und täglich ca. 2 Liter Wein trinkt, wird nach einer Fraktur des Sprunggelenks in die chirurgische Notaufnahme eingeliefert; der Blutalkoholspiegel beträgt 2,8‰. Drei Tage nach der Operation wird der Patient zunächst vermehrt unruhig, schreckhaft, er schwitzt und zittert. Der Blutdruck steigt auf 170/100 mmHg, der Puls auf 120/min. Der Patient kennt nicht mehr seinen Aufenthaltsort und den Wochentag. Er weiß nicht mehr den Namen seines behandelnden Arztes, den er für seinen verstorbenen Vater hält. Insbesondere nachts zupft er ständig an seiner Bettdecke herum und sucht nach vermeintlich im Bett verlorenen Gegenständen. Von der Decke sieht er Fäden herunterhängen, im Zimmer weiße Mäuse umherrennen.
Die Behandlung erfolgt unter kontinuierlicher Überwachung von Bewußtseinslage, Atmung und Herz-Kreislauffunktion auf einer Wachstation. Medikamentös erhält der Patient zunächst oral, später auch i.v. Clomethiazol in steigender Dosierung bis eine Sedierung eintritt. Nach sechs Tagen ist die Symptomatik abgeklungen und Clomethiazol wird bis zur Entlassung langsam ausgeschlichen. Vor der Entlassung wird der Patient mit der Frage einer anschließenden Entwöhnungstherapie konsiliarisch einem Psychiater vorgestellt.
Diagnose: Alkoholentzugsdelir.

Eine 22jährige Patientin wird vom Notarzt in die Notaufnahme einer Akutklinik gebracht, nachdem sie von Passanten bewußtlos unter einer Brücke liegend gefunden worden war. Die Patientin war sehr ungepflegt, abgemagert, atmete nur noch schnappend, die Haut war livide verfärbt, Arme und Hände von Nadeleinstichen übersät, die Pupillen stecknadelkopfgroß. Sie wurde vom Notarzt unverzüglich intubiert, beatmet und erhielt eine Injektion mit einem Opiatantagonisten, woraufhin die Spontanatmung einsetzte und die Patientin das Bewußtsein wiedererlangte.

In der Klinik war von ihr zu erfahren, daß sie sich eigentlich den „goldenen Schuß" setzen wollte und es ihr nicht recht sei, daß sie gerettet wurde. Aufgrund dieser suizidalen Äußerungen wurde ein Psychiater hinzugezogen, der die Verlegung in die Psychiatrische Klinik empfahl. Dort war sie schon von zwei vorherigen Aufnahmen nach ähnlichen Anlässen bekannt.

Am Abend klagte die Patientin über zunehmende Ängste, innere Unruhe, Leibschmerzen, Übelkeit, Tränenfluß und Schweißausbrüche. Der Puls war auf 120/min. beschleunigt, der Blutdruck auf 150/90 erhöht, die Pupillen waren weit. Durch die Gabe von Promethazin kam es zu einer vorübergehenden Besserung der Symptomatik, die aber noch ca. eine Woche andauerte.

Diagnose: Heroinabhängigkeit, Opiatintoxikation in suizidaler Absicht, Opiatentzugssyndrom.

7. Neurosen, Persönlichkeitsstörungen, Erlebnisreaktionen

(GK Kap. 16)

Die Ätiologie der hier behandelten Störungen ist weitgehend psychogen bzw. psychoreaktiv, obwohl auch endogene und organische Faktoren eine Rolle spielen (s. Abb. 7.1).

Der **Begriff „psychoreaktiv"** stammt von K. Jaspers und umfaßt **zwei Komponenten**:
- Für das Entstehen der Krankheit muß zwingend ein Auslöser vorausgegangen sein (formal-kausaler Zusammenhang).
- Der Auslöser muß im weitesten in einem inhaltlichen Zusammenhang mit dem Krankheitsbild stehen.

Im wesentlichen unterscheidet man **drei Varianten psychogener Störungen**:
- Bei den **abnormen Erlebnisreaktionen** handelt es sich um inadäquate Verhaltens- und Erlebnismuster als Reaktion auf äußere Ereignisse und Belastungen.
- Bei den **abnormen seelischen Entwicklungen (Neurosen)** werden der Verlauf, frühkindliche und lebensgeschichtliche Traumatisierungen und der entwicklungspsychologische Aspekt besonders betont.
- Bei den **Persönlichkeitsstörungen** steht die Charakterpathologie und ihre Abweichungen von der Norm im Vordergrund. Unter psychodynamischer Sicht spricht man auch von Charakterneurosen.

Abb. 7.1: Triadisches System der Psychiatrie

7.1 Erlebnisreaktionen (GK Kap. 15.1)

7.1.1 ENTSTEHUNGSBEDINGUNGEN

Im Hinblick auf die **Entstehungsbedingungen** abnormer Erlebnisreaktionen haben äußere Belastungen, charakterliche Dispositionen sowie intrapsychische Konflikte eine besondere Bedeutung. Pathogenetisch spielen äußere Belastungssituationen die entscheidende Rolle. Für die Ausformung (Pathoplastik) des konkreten Krankheitsbildes können dann charakterliche Disposition sowie auch die bestehende intrapsychische Konfliktbereitschaft wichtig werden.

Unter Extrembelastungen (KZ, Katastrophen, Kriege) reagieren fast alle Menschen mit von der Norm abweichenden Verhaltens- und Erlebnismustern. Der statistische oder normalpsychologische Normbegriff ist hier sicherlich problematisch.

Die Erlebnisreaktion beschreibt eine unmittelbare affektiv getragene Antwort auf ein Erlebnis. Dabei unterscheidet man zwischen überindividuellen (Primitiv-) und individuellen (Persönlichkeits-) Reaktionen (s. Abb. 7.2). Beide stellen gleichsam zwei (theoretische) Maximalvarianten bei der Entstehung und Erklärung seelischer Reaktionen dar.

Bei den **Persönlichkeitsreaktionen** wird der individuelle Anteil betont (z. B. depressiv, paranoid, hysterisch oder hypochondrisch). Sie sind also durch die eigene Lebensgeschichte, Erziehung, persönliche Erfahrung, Wertsystem und Wertanschauung geprägt. Hierzu zählen Eifersuchtsideen,

Abb. 7.2: Primitiv- und Persönlichkeitsreaktionen

Wut, Mißtrauen oder Kränkungserlebnisse. Damit solche Erlebnisse zu einer abnormen Reaktion führen, müssen individuelle Persönlichkeitsanteile vorliegen.

Bei den **Primitivreaktionen** handelt es sich um allgemeinere, über-individuelle Reaktionsformen, z. B. Kurzschlußreaktionen, Explosivreaktionen, allgemeine Willens- und Antriebsschwäche, stuporöse Dämmerzustände oder – etwa bei einem Kriegserlebnis – unspezifische Angst- oder Schreckreaktion.

7.1.2 FORMEN

Die abnorm seelischen Erlebnisreaktionen stellen psychoreaktive Störungen dar, wobei äußere Belastungen und Ereignisse auf eine individuelle Disposition treffen und zusammen zu einer abnorm-krankhaften Reaktionsform führen.

Man unterscheidet vier Formen:
- akute Belastungsreaktion,
- Anpassungsstörungen, z. B. prolongierte Trauerreaktion,
- posttraumatische Belastungsreaktion, z. B. Naturkatastrophen,
- andauernde Persönlichkeitsstörung unter Extrembelastungen, z. B. KZ-Aufenthalt.

7.1.2.1 Akute Belastungsreaktion („Nervenzusammenbruch")

Ein traumatisches Ereignis führt bei einer psychisch bisher unauffälligen Person zu einem Beschwerdebild, welches sich jedoch **nach einigen Tagen** wieder zurückbildet. Kennzeichnend ist zunächst eine eingeengte Bewußtseinslage (Betäubung) mit darauffolgender depressiver Verstimmung und Gereiztheit, unproduktiver Überaktivität und/oder sozialen Rückzugstendenzen. Meist treten eine Reihe von vegetativen Symptomen hinzu.

7.1.2.2 Anpassungsstörung

Maßgebende Veränderungen in der Lebensführung bzw. der Verlust wichtiger Bezugspersonen führt zu einer gestörten Anpassungsleistung an die neue Lebenssituation. Das Beschwerdebild remittiert in der Regel innerhalb von **6 Monaten**. Etwa 5 % der Aufnahmen in psychiatrische Kliniken haben eine Anpassungsstörung; als Beispiel dient die Trauerreaktion:

Prolongierte Verlust- oder Trauerreaktion
(z. B. beim Verlust eines Ehepartners, bei Emigration oder bei Katastrophen) Trauer ist im Gegensatz zur Depression eine normal-psychische Reaktion auf Objektverluste. Die Betreffenden sind einer Trauerreaktion zugänglich, welche eine Neuorientierung möglich macht.

Von einer abnormen Trauerreaktion spricht man erst, wenn sie über Wochen oder Monate andauert und die Intensität der Symptomatik deutlich von der statistischen Norm abweicht. Hier ist der Affekt in der Regel depressiv verstimmt und in der Auslenkbarkeit eingeengt. Häufig findet man folgende weitere Symptome: Selbstanklagen, „Versteinerung", gesteigerte Gereiztheit, aggressive Regungen, Kontaktstörungen, soziale Isolierung, Schuldgefühle, psychovegetative Störungen, Schlafstörungen oder auch übertriebene Geschäftigkeit.

Oft spielt eine ambivalente, nicht verarbeitete Einstellung bzw. eine fehlende Akzeptanz (Nicht-Wahrhaben-Wollen) der Trauer bzw. des Verlustes eine wichtige Rolle. Ebenso haben kindliche Beziehungsmuster (Anklammern, narzißtisch-infantile Anteile in Beziehung zum Objekt) für die Ausbildung abnormer Verlustreaktionen eine besondere Bedeutung.

Differentialdiagnostisch muß neben einer normalen Trauerreaktion auch an eine neurotische Depression gedacht werden. Auf Trennungsängste und Verlassenheit reagieren die Patienten häufig mit einer depressiven Verstimmung. Entwicklungspsychologisch geht die neurotische Depression auf eine frühe Phase der Kindheit (symbiotisch oder orale Phase) zurück.

7.1.2.3 Posttraumatische Belastungsstörung

Massivste und außergewöhnliche Ereignisse, z. B. Kriege, Naturkatastrophen, Verfolgungen, können mit einem Beschwerdebild einhergehen, das in der Regel erst mit einer **Latenz** von **Wochen bis Monaten** auftritt und bei 50–80% der Betroffenen vorliegen kann. Nicht selten münden posttraumatische Belastungsreaktionen in den Suizid oder in eine Sucht (Drogen, Alkohol).

Das **klinische Bild** ist vor allem durch folgende Trias gekennzeichnet:
- emotionale Gleichgültigkeit und soziale Rückzugstendenzen
- psychovegetative Überaktivität (Schlafstörungen, Schreckhaftigkeit)
- mehrfaches, sich aufdrängendes Erinnern der Erlebten in Träumen oder im Wachbewußtsein

7.1.2.4 Andauernde Persönlichkeitsveränderungen nach Extrembelastungen

Es handelt sich hier **nicht** um ein neurotisches Fehlverhalten oder Verarbeitungsmuster. Unter Extrembelastungen (Verfolgungen, KZ) können sich bleibende Deformierungen der Persönlichkeitsstruktur entwickeln.

Die Patienten schildern eine innere Leere und Hoffnungslosigkeit. Häufig kommt es zu sozialem Rückzug sowie zu einer mißtrauischen und feindseligen Einstellung der Umwelt gegenüber. Der Eindruck ständiger Bedrohung, Entfremdung und Nervosität wird zu einem bleibenden Lebensgefühl.

Kennzeichnend sind weiterhin die chronische Angst vor dem Tod, eine allgemeine berufliche und soziale Leistungsschwäche, vegetative Störungen und Depressionen. Das Gefühl der Minderwertigkeit bzw. Entwürdigung der eigenen Person bleibt oft das ganze Leben lang prägend.

Äußere Belastungen müssen jedoch nicht zwangsläufig zu abnormen Erlebnisreaktionen führen. Ein entscheidender autoprotektiver Effekt wird der intrapsychischen Einstellung zugesprochen, die in ausweglosen Verfolgungssituationen und Katastrophen diesen entgegengesetzt werden kann, z. B. eine hoffnungsvolle Grundeinstellung in einer absolut ausweglosen Situation.

Für die Diagnose fordert man eine mindestens **zweijährige Persistenz** des Beschwerdebildes.

7.1.3 THERAPIE

Für die Therapie abnormer Erlebnisreaktionen stehen die psychotherapeutische Krisenintervention, supportive Psychotherapie, aber auch sozialtherapeutische Maßnahmen, z. B. Veränderungen der Arbeitsplatz- oder Familiensituation, zur Verfügung. Begleitend können auch physikalische Maßnahmen (Massagen, Kuren) oder suggestive Entspannungsverfahren hilfreich sein.

7.2 Neurosentheorie (GK Kap. 16.2)

Im Vorfeld neurotischer Störungen steht häufig die allgemeine und unspezifische Bereitschaft auf emotionale und umweltbedingte Faktoren besonders reizoffen und sensibel zu reagieren.

Wie bereits erwähnt, sind anankastische, depressive, hysterische oder hypochondrische Symptome unspezifisch und bedürfen einer weiteren diagnostischen Abklärung.

Man unterscheidet in der Regel:
- Symptomneurosen
- Charakterneurosen

Bei der Symptomneurose entstehen Beeinträchtigungen, welche als ich-dyston, d. h. störend und bedrängend erlebt werden. Bei der Charakterneurose hat sich die Person mit den neurotischen Entwicklungen soweit identifiziert, daß sie als ich-synton, als zugehörig zur Persönlichkeit erlebt werden. Auch hier kann der Patient unter den Störungen leiden.

Im allgemeinen dienen zwei Modelle zur Erklärung neurotischer Störungen: Das psychodynamische und das lerntheoretische Konzept.

Abb. 7.3: Einteilung neurotischer Störungen

7.2.1 PATHOGENESE AUS PSYCHODYNAMISCHER SICHT

Psychodynamisch erklärt man sich die Entstehung von Neurosen folgendermaßen:

> Auf dem Boden eines Trieb-/Abwehr-Konflikts kommt es zu einer psychischen oder psychosomatischen Symptombildung, die einen intrapsychischen, suboptimalen Kompromiß darstellt. Dieser Konflikt besteht zwischen eigenen Antrieben und Bedürfnissen auf der einen Seite und vorgegebenen oder internalisierten Normen oder Vorschriften auf der anderen Seite.

Folgende **fünf Charakteristika** sind also wichtig:
- Pathogenetisch stehen **unbewußte** Vorgänge im Vordergrund.
- Dabei werden **infantile**, individuelle **Konfliktstrategien** reaktiviert.
- Gegen das Bewußtwerden werden **Abwehrmechanismen** mobilisiert.
- Dadurch entsteht ein **inadäquater Bewältigungsversuch** mit Symptombildung.
- Das Resultat ist ein **Verlust** an **psychischer Freiheit** und Entfaltungsmöglichkeit.

Die Grundüberlegung der psychodynamischen Betrachtungsweise ist, daß frühkindliche Erfahrungen und erlebte Erziehungsstile sowie daraus entstandene Traumatisierungen für die spätere Entwicklung von gestörten Verhaltens- und Kommunikationsmustern entscheidend sind.

Die biologisch-psychosozialen Entwicklungsschritte der Infantilphasen (orale, ödipale und anale Phase), der Latenzphase sowie der Pubertät- und der Adoleszenzphase (s. 11.2.1) sind für die Charakterbildung von entscheidender Bedeutung. Auf jeder dieser Stufen kann es zu bestimmten Trieb-Abwehrkonflikten kommen, bei deren Nicht-Bewältigung sich **spezifische Störungen** entwickeln:

- **orale Phase:**
  neurotische Depression, Sucht und Sexualstörungen, narzißtische Störungen, psychosomatische Erkrankungen, Borderlinestörungen, Angstneurosen und Kontaktstörungen im Sinne von Nähe- und Distanzproblemen bzw. fehlendem Eigen- und Fremdvertrauen,
- **anale Phase:**
  Zwangsneurosen und anankastische Persönlichkeitsstörungen,
- **ödipale Phase:**
  Phobien, Konversionssymptome, Sexualstörungen und Partnerschaftsprobleme,
- **Latenzzeit:**
  Kontaktstörungen, Konzentrations- und Leistungsschwächen, autistische und autoaggressive Entwicklungen bzw. Abweichungen,
- **Pubertäts-(Genital-)Phase:**
  Störungen in der Geschlechtsidentität bzw. Ich-Identität, z. B. sadomasochistische Tendenzen, Homosexualität.

Entscheidend sind nicht Begriffe, wie „ödipal" oder „anal", sondern die für die einzelnen Entwicklungsstufen spezifischen **Verarbeitungsmodi** und die daraus resultierenden Störungen. Neben den Entwicklungsschritten spielen auch reale Versagens- (Frustrations-)erlebnisse (z. B. Liebesentzug) oder auch Versuchungssituationen (z. B. im sexuellen oder materiellen Bereich) eine wichtige Rolle. Überkompensationen nicht-erfüllter Wünsche aus der Kindheit und Ersatzhandlungen, aber auch inadäquate Aggressionsbewältigungen bzw. ständige Verleugnung eigener Bedürfnisstrukturen können am Anfang einer neurotischen Entwicklung stehen.

Als allgemeine Voraussetzungen und unspezifische Entstehungsbedingungen können neben chronischen Belastungs- und Entlastungssituationen auch hirnorganische Defekte, konstitutionell-genetische Merkmale und soziale Faktoren gelten.

7.2.1.1 Abwehrformen

Definition

Abwehrformen bzw. Abwehrmechanismen dienen dazu, unerträgliche, nicht kompatible, peinliche oder auch gefährliche Konfliktkonstellationen dem Bewußtsein fernzuhalten bzw. sie durch Symptombildung dem Bewußtsein in einer erträglichen Scheinlösung zu präsentieren. Nahezu alle Verhaltensweisen, von der Tagträumerei bis hin zur getriebenen Geschäftigkeit, können zu Abwehrformen werden. Abwehrmechanismen sind also an sich nichts Pathologisches. Erst durch die Dauer und Intensität, ihre stereotype Einseitigkeit sowie ihre situative Unangemessenheit bekommen sie einen krankhaften Charakter.

Im folgenden wollen wir auf einige **wichtige Abwehrmechanismen** näher eingehen.

- **Verdrängung:** Durch Verdrängung werden affektbesetzte Konflikte, Gedanken oder Triebe dem Bewußtsein ferngehalten. Gegen die Bewußtwerdung wird ein Widerstand aufgebaut. Aufgrund von Symptombildung oder Fehlleistungen bleiben sie allerdings für das Verhalten bzw. Kommunizieren weiterhin wirksam.
- **Verleugnung:** Ähnlich der Verdrängung werden nicht-kompatible Gegebenheiten bzw. Konflikte nicht mehr wahrgenommen (Vogel-Strauß!).
- **Regression/Progression:** Durch Rückzug auf frühkindliche Verhaltensmuster wird der Patient einer Verantwortung bzw. Entscheidung enthoben. Kompensatorisch kann auch ein „Erwachsenengehabe" zur Abwehr dienen. In beiden Fällen spielen Kränkungen bzw. niedrige Frustrationstoleranz eine wichtige Rolle.
- **Wendung ins Gegenteil:** Nicht akzeptierte bzw. nicht erlaubte Verhaltensweisen, z. B. Faulheit, Aggressivität, werden durch Triebumkehr aufgehoben. Statt Aggression kommt es beispielsweise zu einer überfürsorglichen Zuwendung, statt Faulheit zu einer übertriebenen Geschäftigkeit.
- **Projektion:** Eigene Probleme und Impulse, die man bei sich selbst ablehnt, werden auf andere Menschen übertragen und dort thematisiert und kritisiert. Dieser Abwehrmechanismus bildet die Grundlage für projektive Tests, z. B. Rorschachverfahren, in dem durch Interpretation und Reaktion auf Bilder unbewußte Gefühlsinhalte aufgedeckt werden sollen.
- **Identifikation/Introjektion:** Durch Anpassung an die äußere Realität werden eigene unerwünschte Triebe und Bedürfnisse negiert.
- **Verschiebung:** Impulse werden an Ersatzobjekten ausagiert, die im Vergleich zu den primären Bedürfnissen oder Objekten weniger gefährlich oder aversiv, leichter erreichbar und akzeptiert sind.
- **Sublimierung:** Regungen und Affekte werden auf sozial bzw. ethisch akzeptiertere oder höherstehendere Ziele verlegt und dort realisiert. Das ursprüngliche Ziel bzw. Bedürfnis wird dabei aufgegeben.
- **Isolierung:** Komplexe, oft auch widersprüchliche oder für den Patienten schwierige Erlebnisinhalte werden von ihren affektbesetzten Komponenten getrennt und dann nur noch rational thematisiert.
- **Reaktionsbildung:** Durch affektive Gegenbesetzung werden nicht akzeptierte Erlebnisinhalte kompensiert. Beispielsweise entsteht statt Haß oder Trotz Mitleid, Gewissenhaftigkeit und Freundlichkeit.
- **Psychosoziale Abwehr:** Hierbei dienen Gruppen oder Einzelpersonen zur Entlastung intrapsychischer Konflikte (Sündenbock).

Weitere Beispiele wären Rationalisierung, Verneinung durch Identifikation mit dem Angreifer, Intellektualisierung, Wendung gegen die eigene Person oder Konversion, bei welcher ein seelischer Konflikt in körperlichen Beschwerden ausgedrückt wird.

7.2.2 PATHOGENESE AUS LERNTHEORETISCHER UND KOGNITIONSPSYCHOLOGISCHER SICHT

Lerntheoretisch bzw. kognitionspsychologisch erklärt man sich die Entstehung von Neurosen wie folgt:

Auf dem Boden von Verhaltensdefiziten, z. B. mangelnden Bewältigungsstrategien, Vermeidungsverhalten oder auch Habituationen kommt es über Fehlkonditionierungen zu Fehlanpassungen. Neurosen sind also durch Lernvorgänge ausgelöstes Fehlverhalten.

Aus den neurotischen Störungen entstehen in unterschiedlichem Ausmaß ein **Krankheitsgewinn**.
- Von **primärem Krankheitsgewinn** spricht man, wenn es durch die Krankheit selbst zu einer intrapsychischen Entlastung kommt, und der Patient in der Symptomatik unbewußt einen Teil seiner verdrängten Bedürfnisse durchsetzt.
- Mit **sekundärem Krankheitsgewinn** bezeichnet man die sozialen und ökonomischen Folgen, die aus der Krankheit positiv entstehen, z. B. Krankengeld, verstärkte Zuwendung, gesteigerte Rücksicht. Die Symptome werden dadurch stabilisiert. Unter lerntheoretischen Gesichtspunkten ist der sekundäre Krankheitsgewinn eine Form des operanten Konditionierens, wobei Verhaltensweisen durch positive Verstärker persistieren bzw. unterhalten werden.

7.2.3 PROGNOSE, VERLAUF UND EPIDEMIOLOGIE

Die Lebenszeitprävalenz für psychogene Symptome liegt bei fast 90% (!), d.h. im Rahmen eines ganzen Lebens zeigen fast alle Menschen mindestens einmal eine psychogene Symptomatik. Frauen erkranken häufiger als Männer. Die Symptome manifestieren sich zwischen dem 20. und 50. Lebensjahr. Die Inzidenz für psychogene Störungen liegt bei ca. 20%, beim Facharzt für Innere bis zu 50% (!).
Neben der Tendenz zur Chronifizierung spielt der Wechsel in einen anderen Symptomenkomplex (z. B. depressive Verstimmung zu anankastischen Symptomen) eine wichtige Rolle. Allerdings zeigen neurotische Entwicklungen im fortgeschrittenen Alter einen eher gleichbleibenden Verlauf.
Nicht selten kommt es auch zu einer iatrogenen Fixierung, wobei der langjährige ärztliche Kontakt bzw. die Persönlichkeitsstruktur des Arztes in der Interaktion mit dem Patienten zu einer Arretierung von Verhaltens- und Kommunikationsmustern führt. 1/5 verschlechtert sich ohne therapeuti-

sche Intervention, 1/5 verlaufen im Sinne einer Spontanremission (sozialen Anpassung), 3/5 zeigen eine Besserung der Symptomatik. Etwa 50 % der Patienten haben jedoch neurotische „Residualzustände".
Allgemein gilt: Je akuter der Verlauf, je stärker die affektive Beteiligung des Patienten und je besser seine psychosozialen Bewältigungsstrategien, um so besser ist die Prognose. Günstiger verlaufen depressive, angstneurotische und konversionsneurotische Zustandsbilder, eher ungünstig dagegen Zwangsneurosen und hypochondrische Symptome.

7.3 Spezielle Krankheitsbilder (GK Kap. 16.3)

Nach den oben erwähnten allgemeinen Charakteristika neurotischer Störungen geht es jetzt um die **Darstellung einzelner Krankheitsbilder**:
- Angstneurosen/Panikstörungen
- Neurotische Depressionen
- Zwangsneurosen
- Phobien
- Konversionssymptome
- Hypochondrische Störungen
- Somatopsychische Störungen.

7.3.1 ANGSTNEUROSE/PANIKSTÖRUNG

Allgemein betrachtet gehört Angst zu den normalen Reaktionsmöglichkeiten des Menschen.
Neben der Realangst, z. B. der Angst vor Katastrophen oder Kriegen, der Angst im Rahmen somatischer Erkrankungen, z. B. Asthma bronchiale oder Angina pectoris, und der Existenzangst, aufgrund z. B. religiöser, philosophischer Grundeinstellungen, gibt es die **neurotische Angst:** Hierbei **unterscheidet** man die **Angstneurose** und die **Phobie**.

Definition
Bei der Angstneurose handelt es sich um eine frei flottierende Angst ohne konkreten Objektbezug.

Psychodynamisch spielt häufig eine fehlende oder inadäquate Bewältigung verdrängter, unbewußter Konflikte eine wesentliche Rolle. Die Abhängigkeit von Schutzfiguren bzw. Autoritäten ist lebensgeschichtlich ebenso bedeutsam wie angstneurotische Familienkonstellationen und frühkindliche Trennungssituationen.
Auch Anlagefaktoren und die Persönlichkeitsstruktur spielen eine wichtige Rolle. Als Abwehrmechanismus dient häufig die **Reaktionsbildung**.

Die Patienten sind innerlich unruhig und angespannt, was sich bis zu panikartiger Erregung steigern kann. Psychovegetative Symptome treten fast immer auf, z. B. Dyspnoe, Tremor, Schwindel, Übelkeit, Durchfälle. Die Wahrnehmung der Patienten ist häufig auf die Angst eingeengt, sekundär kann es zu depressiven Entwicklungen kommen.

Differentialdiagnostisch muß immer auch an psychotische Zustandsbilder gedacht werden. Desgleichen können depressive oder konversionsneurotische Syndrome klinisch sehr ähnlich verlaufen.

Epidemiologie: Die Häufigkeit beträgt bis zu 5% und sie manifestieren sich um das 30. Lebensjahr. Nicht selten kommt es zur Entwicklung eines sekundären Medikamenten- oder Alkoholabusus, was der Angstabwehr dient.

Als Therapie kommt in Betracht: Verhaltenstherapie, z. B. Flooding oder systematische Desensibilisierung, medikamentöse Unterstützung durch Anxiolytika und Entspannungstraining, z. B. autogenes Training, progressive Relaxation, sowie die analytische Psychotherapie. Die Trennungsempfindlichkeit des Patienten spielt in der Arzt-Patient-Beziehung eine wichtige Rolle.

7.3.2 NEUROTISCHE DEPRESSIONEN

Bei der **reaktiven Depression** kommt es zu einer verlängerten oder intensivierten Verstimmung auf der Grundlage eines aktuellen, nicht bewältigten Konflikts. Im **Unterschied** dazu liegt der **neurotischen Depression** kein aktueller Konflikt zugrunde, sondern eine frühkindliche Traumatisierung, die zu einer neurotisch-depressiven Bewältigungs- und Verhaltensstruktur führt mit eventueller Aktualisierung in einer gegenwärtigen, analogen Situation.

Psychodynamisch kommt es zu einer **Regression** und **Fixierung** in der oralen Phase. Vertrauen, Geborgenheit, Abhängigkeit spielen hier eine wichtige Rolle. Trennungsängste (Objektverlust) stehen im Mittelpunkt einer neurotisch-depressiven Entwicklung. Häufig werden spätere Trennungen bzw. Verluste als infantil-narzißtische Kränkungen mit dem Verlust des Selbstwertgefühls verarbeitet. Die Ambivalenz aus Abhängigkeit, dem Bedürfnis nach Geborgenheit und nicht realisierten Aggressionen kennzeichnen die Entwicklung, die bis zum Suizid führen kann. Als Abwehrmechanismen dienen häufig die **Introjektion** und die **Wendung gegen die eigene Person**. **Lerntheoretisch** spricht man von einer erlernten Hilflosigkeit, d.h. die Unfähigkeit und Ratlosigkeit in Konfliktsituationen. Durch fehlende Bewältigung werden Konditionierungsvorgänge eingeübt und unterhalten.

Im Affekt sind die Patienten depressiv herabgestimmt. Die **Wahrnehmung** kann bis zu Depersonalisations- und Derealisationserlebnissen verzerrt sein. Der Denkvorgang ist häufig eingeengt und perseverierend. Inhaltlich spielen Verzweiflung, Angst, Schuld und Insuffizienzgefühle, aber auch Suizidalität eine Rolle. Es besteht eine Tendenz zur Hypochondrie.

Die **Motorik** kann gehemmt, verlangsamt bis stuporös, aber auch agitiert, unruhig bis hin zum stereotypen Beschäftigungsdrang verändert sein. Leibliche Beschwerden sind häufig, z.B. Gliederschmerzen, Globus, Druck auf der Brust, Schlaf- und Appetitstörungen, der Realitätsbezug bleibt meistens erhalten. Tagesschwankungen (Morgentief) sind seltener als bei endogenen Depressionen.

Differentialdiagnostisch kommen abnorme Trauerreaktionen, Erschöpfungsreaktionen, reaktive Depressionen und Depressionen bei organischen Störungen, endogene Depressionen sowie medikamentös-induzierte Depressionen (s. 4.4.2) in Frage.

Epidemiologie: Die neurotische Depression stellt die häufigste neurotische Entwicklung dar, Häufigkeit bis zu 7% in der Bevölkerung. Frauen sind öfter betroffen als Männer. Die Lebenserwartung ist durch das erhöhte Suizidrisiko eingeschränkt.

Die Therapie erfolgt durch eine tiefenpsychologisch orientierte oder analytische Psychotherapie, die durch die zusätzliche Gabe von Antidepressiva gestützt werden kann.

7.3.3 ZWANGSNEUROSE ODER ZWANGSSTÖRUNG

Definition
Es handelt sich hierbei um Impulse, Gedanken oder auch Verhaltensweisen, die sich dem Patienten ständig und unausweichlich aufdrängen, obwohl sie als unangemessen, unsinnig und ich-dyston erlebt werden. Beim Unterlassen führen sie zu einer massiven Angst und stellen den Patienten gleichzeitig unter einen starken Leidensdruck. Man spricht auch von Anankasmus.

Der Übergang zu normalen Gewohnheiten ist fließend. Durch ihre Intensität sowie durch die aufkommende Angst werden alltägliche Rituale und Gewohnheiten zum pathologischen Zwang.

W. Reich spricht von einer „lebendigen Maschine". Die Patienten fallen durch eine rigide und fehlende Mobilität in der Aufmerksamkeit auf. Hinzu kommt eine gesteigerte, unproduktive und angespannte Aktivität. Die Verhaltens- und Kommunikationsmuster sind ritualisiert und inhaltlich eingeengt. Das selbstauferlegte „Ich muß" löst bei den Patienten unter Kontrollverlust permanente Ängste aus. Gleichzeitig bleiben der Zweifel und die Unsicherheit, etwas Unsinniges tun zu müssen. Bei stark ausgeprägten Zwängen kann der Charakter des Unsinnigen sogar verloren gehen.

Psychodynamisch handelt es sich um eine Angst-Abwehr-Reaktion. Dabei wird ein Überich-Ich-Konflikt durch **Rationalisierung, Reaktionsbildung, Ungeschehenmachen, Affektisolierung** oder auch **Verschiebung** zwar nicht verdrängt, aber in einer für das Bewußtsein tolerierten Weise bearbeitet.
Nach der psychoanalytischen Theorie ist die Zwangsneurose durch eine Fixierung in der analen Phase gekennzeichnet.

Lerntheoretisch wird der Zwang als eine Form des operanten Konditionierens interpretiert. Durch die Zwangshandlungen oder -impulse kann die Angst im Sinne eines Lerneffektes reduziert werden, was sich dann als positiver Verstärker auswirkt.

In diesem Zusammenhang müssen **vier Phänomene** abgegrenzt werden:
- **Wahn** – Hier wird der Inhalt nicht als unsinnig erlebt. Die Krankheitseinsicht fehlt.
- **Impulshandlung** – Hierunter versteht man einen unreflektierten Durchbruch von Handlungen mit einer ungerichteten Tendenz zur emotionalen Entladung, z. B. bei der Pyromanie, Kleptomanie oder auch bei der Dipsomanie.
- **Sucht** – Die Handlungen und Impulse werden als ich-synton und zumindest teilweise als sinnvoll und notwendig erlebt. Die Sucht ist eine Beziehungsstörung. Es kommt zu einer psychischen/physischen Abhängigkeit von Mitteln mit einer zentralnervösen Wirkung.
- **Phobie** – Die phobische Angst ist für den Patienten vermeidbar.

Anankastische Symptome sind sehr unspezifisch. Sie kommen transitorisch im post-infektiösen Stadium, während der Schwangerschaft, im Wochenbett und im Klimakterium vor. Auch bei Encephalitiden, endogenen Psychosen, organischen Hirnschäden (vor allem im Hirnstamm), bei Epilepsien, Multipler Sklerose oder auch bei arteriosklerotischen Veränderungen zeigen sich anankastische Symptome.

Epidemiologie: Die Häufigkeit liegt bei ca. 0,5 %. Frauen und Männer sind gleich häufig betroffen, wobei die höheren sozialen Schichten bevorzugt sind. Der Beginn setzt meist nach der Pubertät ein. Etwa 3/4 der unbehandelten Fälle verlaufen chronisch. Außerdem besteht eine Tendenz zur Ausbreitung der Symptome und zur Generalisierung. Die Prognose ist im allgemeinen ungünstig. Zwangssyndrome im Kindesalter sind meist nur temporär und verschwinden mit der Zeit, in der Pubertät und Adoleszenz haben sie aber eher eine schlechtere Prognose.

Therapeutisch kommt die symptomorientierte Verhaltenstherapie in Betracht, eventuell auch eine psychoanalytische Psychotherapie. Unterstützend werden Antidepressiva, v. a. Serotoninantagonisten (z. B. Fluvoxamin) eingesetzt.

7.3.4 PHOBIEN

Definition
Phobien sind Angstzustände mit einem konkreten Objektbezug, wobei die Unsinnigkeit der Angst eingesehen wird und der Patient versucht, das angstauslösende Objekt zu meiden.

Beispiele wären die Agoraphobie (Furcht vor großen Räumen), die Klaustrophobie (Furcht vor geschlossenen Räumen), die Erythrophobie (Furcht vor dem Erröten), die Soziophobie (Furcht vor dem Zusammensein mit anderen Menschen) und die Phobophobie (Angst vor der Angst), die Zoophobie (Angst vor Tieren, bes. im Vorschulalter), die Dysmorphophobie (Furcht vor Entstellung) und die Nosophobie (Angst vor Krankheiten). Die beiden letztgenannten werden überwiegend als hypochondrische Störungen klassifiziert, da das phobische Objekt nicht außerhalb der eigenen Person liegt. Mischbilder mit Depressionen, Panikattacken, Angstneurosen und hysterischen Neurosen sind häufig.

Psychodynamische Erklärung: Das Objekt der Angst hat einen symbolischen Charakter. Nicht erlaubte Impulse, Schuldgefühle oder Aggressionshemmungen werden durch eine Verlagerung auf ein außenstehendes Objekt (Situation) verschoben und damit erträglich gemacht. Die Symptome persistieren, weil die Konflikte nicht mit dem realen Objekt ausgetragen, sondern an einem Ersatzobjekt ausagiert werden.
Als Abwehrmechanismus dienen vor allem die **Verschiebung,** das **Vermeiden** und die **Verdrängung**.

Lerntheoretisch kommt es durch ein Vermeidungsverhalten in angstauslösenden Situationen zu einer phobischen Objektbesetzung. Auch die Imitation, das Lernen am Modell und die klassische Konditionierung dienen zur Erklärung einer phobischen Entwicklung.

Bei der Differentialdiagnose sind v. a. hypochondrische Zustandsbilder, Herzphobie als Sonderform, zu berücksichtigen.

Epidemiologie: Je nach Schweregrad sind 0,5% bis 7% der Menschen betroffen. Die schwereren Formen findet man seltener. Frauen sind häufiger als Männer betroffen.

Die symptomorientierte Verhaltenstherapie ist das Verfahren der Wahl, zum Einsatz kommt auch die psychoanalytische Psychotherapie.

7.3.5 KONVERSIONSSYMPTOME UND DISSOZIATIVE STÖRUNGEN

Definition
Ursprünglich psychogene Störungen bzw. Konflikte finden ihren Niederschlag in somatischen Beschwerden und stellen hier eine fehlgeleitete Lösung des Konfliktes mit primärem Krankheitsgewinn dar. S. Freud spricht von einem „Sprung ins Somatische". Man spricht auch von hysterischen Symptomen.

Soziokulturelle Einflüsse sind sehr ausgeprägt, insgesamt haben die Konversionsneurosen in Mitteleuropa seit der Jahrhundertwende abgenommen. Man spricht bei Konversionsstörungen auch von dissoziativen Störungen. Der Begriff „Hysterie" soll nicht mehr verwendet werden.

Die Patienten beklagen den Verlust bzw. die Veränderung körperlicher Funktionen. Dem Zustandsbild geht meist eine psychosoziale Belastungssituation voraus. Das hysterische Syndrom ist keine Simulation. Das Beschwerdebild stellt sich oft bizarr und unerklärbar dar. Die Patienten sind verstärkt ablenkbar und suggestibel. Die starke **Umgebungsabhängigkeit**, bei gleichzeitig mangelhafter kognitiver Verarbeitung von Eindrücken, führt nicht selten zu einem lückenhaften Erinnerungsvermögen. An die Stelle einer differenzierten Integration von emotionalen und kognitiven Anteilen tritt ein kontrastreiches, am isolierten Eindruck orientiertes **theatralisches, appellatives** und **demonstratives Verhalten**.

Man spricht hier auch von einem unbewußt zweckhaften Handeln, da eine bewußte Organisation bzw. Reproduktion von Erinnerungen oder Wahrnehmungsgehalten nicht ausreichend gelingt. Während Gestik und Mimik (hyper-)expressiv sind, fehlt nicht selten ein schwingungsfähiger emotionaler Tiefgang.

Der **Argumentationsgang** ist häufig zirkulär und bleibt an gleichen Denkinhalten haften (perseverierend). Weiterhin zeigen sich eine ausgeprägte Egozentrik, gesteigertes Geltungsbedürfnis, eine Tendenz zur Dramatisierung und Pseudosexualisierung sowie eine intensive Phantasietätigkeit. Hysterieforme oder konversionsneurotische Syndrome sind jedoch unspezifisch und können auch bei endogenen Psychosen, Psychopathien sowie bei organischen Psychosen auftreten.

Tölle nennt jedoch **drei wesentliche Charakteristika** zur Abgrenzung gegenüber primär organischen Störungen:
- Ausdruckscharakter,
- Zweckgerichtetheit,
- demonstratives Anbieten.

Psychodynamisch gesehen haben die körperlichen Beschwerden appellativen Symptomcharakter und verweisen in der Regel auf eine in der

Lebensgeschichte vorausgegange psychische Konfliktsituation, die meist in der ödipalen Phase liegt.

Hierzu müssen folgende Begriffe unterschieden werden:
- **Simulation** – Hier werden vorgespielte oder übertriebene Defekte bewußt zu einem Krankheitsgewinn eingesetzt.
- **Psychogener Dämmerzustand** – Der Patient zeigt eine Bewußtseinstrübung und ist desorientiert.
- **Psychosomatische Organneurose** – Hier tritt der symbolische Charakter in den Hintergrund. Psychische Konflikte werden nicht mehr psychisch bewältigt und finden ihren Ausdruck im Somatischen. Hinzu kommt, daß organpathologische Veränderungen vorliegen können. Der Anlagefaktor (Organdefekt), frühere Traumatisierungen sowie das Erlernen am Modell spielen eine wichtige Rolle in der Entwicklung psychosomatischer Erkrankungen.
- **Neurasthenisches Syndrom** – Psychovegetatives Syndrom als Folge einer längeren Einwirkung von psychischem oder körperlichem Streß, Belastungen oder Überforderungen.
- **Pseudoneurasthenisches Syndrom** – Psychovegetative Symptome im Rahmen körperlich begründbarer Psychosen (z. B. Commotio cerebri).
- **Hyperventilationssyndrom** – Subjektive Erstickungsnot als Ausdruck eines Angst-Konfliktes. Über eine verstärkte und vertiefte Atmung kommt es zu einem Abfall des CO_2. Dies führt zu einer Minderdurchblutung des Gehirns mit Schwindel und Bewußtseinstrübung. Der Ca^{2+}-Spiegel bleibt im Normbereich. Ein Symptomwechsel, z. B. zu Herzphobien, ist nicht selten. Therapeutisch sind autogenes Training sowie das Rückatmen in eine Plastiktüte wichtig. Die Gabe von Ca^{2+} ist nicht angezeigt.

Schließlich ist eine **Fehlinterpretation** organischer Erkrankungen als Konversionen möglich, vor allem bei bestehender hysterischer Charakterstruktur.

Epidemiologie: Die Häufigkeit von Konversionsneurosen wird mit 3–7% angegeben. Oft bestehen nur vorübergehende Symptome mit Selbstheilungstendenz und Symptomwechsel, der psychogene Konflikt bleibt jedoch vorhanden.

Als Therapie kommen in Betracht: Suggestivverfahren (Hypnose), konfliktbearbeitende analytische Psychotherapie und symptomorientierte Verhaltenstherapie.
Die Erfahrung zeigt, daß bei sehr auffälligen und theatralisch-geschilderten Konversionssymptomen die Nichtbeachtung besser ist (fehlender Verstärker) als das emphatische Eingehen auf die Beschwerden.

7.3.6 HYPOCHONDRISCHE STÖRUNGEN

Definition
Die Hypochondrie ist eine Fehleinstellung gegenüber dem eigenen Körper bzw. gegenüber Krankheiten mit der Tendenz zu einer gesteigerten und unangemessenen Aufmerksamkeit, verbunden mit angstvollen Phantasien.

Das Krankheitsbild zeichnet sich durch eine verstärkte Selbstbeobachtung aus. Dabei kommt es zu einer verzerrten Körperwahrnehmung. Physiologische Vorgänge werden fehlinterpretiert. Meist sind die Beschwerden assoziiert mit Depressionen und Ängsten (80%). Es ist die Angst vor einer organischen Krankheit. Herzerkrankungen spielen in unseren Breitengraden die entscheidende Rolle (in China die Kälteangst). Wichtig ist in den letzten Jahren auch das „Ökosyndrom" geworden (Chronic Fatigue S., Sick-Building S., Multiple Chemical Sensitivity S.). Dabei spielen Umwelteinflüsse bei den Beschwerdeschilderungen der Patienten die entscheidende Rolle. Auslöser für die Symptomatik sind in einem Teil der Fälle Erlebnisse mit z.B. Herzerkrankungen im Bekanntenkreis oder Herztod im öffentlichen Leben.

Auch durch Überbewertung bestehender organischer Leiden bzw. ständige Selbstbeobachtung kommt es zu einer negativen Beeinflussung, die dann erst recht zu funkionellen Störungen führt. Bei den Betroffenen handelt es sich überwiegend um sensitive Persönlichkeiten. Durch selektive Überinterpretation von Informationen oder auch Lernen am Modell (Identifikation) kann es zu einer hypochondrischen Einstellung kommen. Die Patienten suchen den ärztlichen Kontakt, um eine organische Ursache für ihr Leiden zu finden, dabei ist die fehlinterpretierte Körperwahrnehmung Ausdruck innerpsychischer Konflikte.

Psychodynamisch kann es durch Bindung oder Bündelung diffuser Ängste oder auch Tarnung zwischenmenschlicher Konflikte zu einer **Verschiebung** auf isolierte somatische Beschwerden kommen. Bei der Herzphobie sollen Trennungsängste eine entscheidende Rolle spielen.

Epidemiologie: Die Häufigkeit liegt bei 0,5%, wobei die Verläufe meist chronisch sind. Die Wahrscheinlichkeit für organische Erkrankungen ist genau so hoch wie in der Normalbevölkerung, gleiches gilt für die Lebenserwartung. Männer und Frauen sind genauso häufig betroffen. F. Kafka oder Ch. Darwin sind Beispiele für hypochondrisch erkrankte Patienten, Molière hat das Krankheitsbild im „eingebildeten Kranken" beschrieben.

Abzugrenzen sind endogene Psychosen, hirnorganische Störungen, depressive Zustandsbilder, Zönästhesien, leibliche Beeinflussungserlebnisse und Dysmorphophobie, bei der die Patienten überzeugt sind, daß ein Teil ihres Körpers mißgestaltet ist.

Zunächst sollte eine ausreichende somatische Abklärung durchgeführt werden. Der psychotherapeutische Zugang ist meist erschwert, da eine Krankheitseinsicht fehlt. Charakteristisch für die Arzt-Patient-Beziehung ist die fortlaufende Erweiterung der Diagnostik.

Wird die vermutete Krankheit nicht gefunden, kommt es nicht selten zu einer Ambivalenz von Erleichterung und Enttäuschung, welche in eine aggressive Haltung gegenüber dem Arzt münden kann, sodaß die Patienten zu einem häufigen Arztwechsel neigen.

7.3.7 SOMATOPSYCHISCHE STÖRUNGEN

Definition
Von einer **somatopsychischen Störung** spricht man, wenn auf dem Boden einer somatischen Grunderkrankung (in der Regel bei vorgegebener Disposition) psychische Störungen und Auffälligkeiten entstehen.

Pathogenetisch kommen zwei Modelle in Betracht: Bisher stabile neurotische Verhaltensmuster dekompensieren durch die hinzutretende somatische Erkrankung. Dadurch kommt es gewissermaßen zu einer gestörten Krankheitsbewältigung (inadäquates Coping). Im Unterschied hierzu kann sich auch im Rahmen einer körperlichen Erkrankung eine sekundäre neurotische Verarbeitung der neuen Situation zeigen, v. a. mit angstneurotischen und depressiven Symptomen.

Entscheidend ist, daß sich der Patient in einer veränderten Situation vorfindet, die neue psychische Anforderungen an ihn stellt. Gestörtes Selbstwertgefühl, veränderte Zukunftsperspektiven usw. können so zu einer psychischen Dekompensation führen.

In diesem Zusammenhang müssen noch **drei weitere Begriffe unterschieden** werden:

- **Rentenneurose (Unfallneurose** oder **traumatische Neurose):**
  Entscheidend ist nicht das durch den Unfall bedingte Trauma, sondern der subjektive Verarbeitungsmodus. Überbewertung, Aggravierungen und Fixierungen der Beschwerden kennzeichnen das Bild. Dem appellativen Darstellungscharakter liegt häufig eine hypochondrische Einstellung zugrunde. Wichtig ist die sorgfältige somatische Abklärung und die Aufklärung des Patienten.
- **Entfremdungssyndrom:**
  Zentrale Erlebnisse des Ich, des eigenen Leibes und der Wahrnehmung werden als nicht mehr zum eigenen Selbst gehörig empfunden. Der Patient wird sich selbst fremd. Diese Depersonalisationssymptome sind relativ **unspezifisch**. Sie treten auf bei Erschöpfungszuständen, prolongierten Trauerreaktionen und Isolationen, in der Melancholie, der Schizophrenie, transitorisch in der Pubertät, aber auch bei Borderlinestörungen, Depressionen und akut organischen Psychosen (z. B. durch Halluzinogene oder Schlafmittel).

- **Alexithymie:**
  Hierbei handelt es sich um ein Konzept aus der Psychosomatik, welches das allgemeine Erscheinungsbild des psychosomatisch kranken Patienten charakterisieren soll. Man spricht auch von einem „emotionalen Analphabetentum". Vier Aspekte sind wichtig:
  - Es zeigt sich in der Schwierigkeit oder Unfähigkeit, Gefühle auszudrücken oder näher benennen zu können.
  - Sprache und Phantasie sind oft wenig entwickelt, einfallsarm und stereotyp. Häufig fehlt eine erkennbare innere Betroffenheit oder Beteiligung in der Schilderung von Ereignissen.
  - Das Autonomiebedürfnis ist gering ausgeprägt, oft mit einem fast symbiotisch anklammernden Abhängigkeitsverhältnis im zwischenmenschlichen Bereich. Der Partner garantiert das innere psychische Gleichgewicht.
  - Es finden sich hohe soziale Angepaßtheit („das, was man halt so tut") und mangelhaftes Durchsetzungsvermögen im Hinblick auf die eigene Bedürfnisstruktur.

  Das Alexithymiekonzept ist der Versuch, jenseits der individuellen Biographie des Patienten, eine allgemeine psychologische Erklärung für die körperliche Symptombildung zu liefern.

7.4 Persönlichkeitsstörungen (GK Kap. 16.4)

7.4.1 DEFINITION

Definition

Als **Psychopathen oder abnorme Persönlichkeiten** bezeichnet man Menschen, die in ihren Charaktereigenschaften und -ausprägungen in Intensität, Dauer und Inhalt deutlich von der durchschnittlichen Norm abweichen. Sie sind dadurch teils einem besonderen Leidensdruck unterworfen, teils wirken sie für die Umwelt störend. Man spricht auch von einer akzentuierten Persönlichkeit.

Der Begriff der Persönlichkeit ist oft schwierig zu verstehen. Eine geschlossene Theorie der Persönlichkeit bzw. der Psychopathien besteht nicht. Um das Ganze einer Persönlichkeit jedoch systematischer erfassen zu können, haben sich in der Persönlichkeitsforschung – trotz unterschiedlicher Ansätze – fünf Merkmale herausgebildet („Big Five"). Sie dienen zum einen der Beschreibung unterschiedlicher Merkmale, zum anderen stellen sie die Grundlage für ein besseres Verständnis von Störungsmustern der Persönlichkeit dar.

> **Merkkasten 7.1:** „Big Five" der Persönlichkeitsforschung
>
> - Extraversion/Introversion beschreiben das nach außen oder innen gerichtete Verhalten und Erleben,
> - Neurotizismus, gemeint ist die emotionale Instabilität bzw. Außenreizabhängigkeit,
> - Offenheit für neue Erfahrungen, d. h. die Fähigkeit aus Erfahrungen zu lernen und sich so neuen Situationen anzupassen,
> - Rigidität bzw. Genauigkeit oder Gewissenhaftigkeit im Umgang mit Aufgaben und Anforderungen,
> - Maß an sozialer Verträglichkeit bzw. aggressivem Verhalten.

7.4.2 ENTSTEHUNGSBEDINGUNGEN

Pathogenetisch spielen genetische, hirnorganische sowie auch psychosoziale Bedingungen eine Rolle.

Psychoanalytisch spricht man auch von einer Charakterneurose, bei der Reifungs- und Entwicklungsstörungen in der Persönlichkeitsstruktur vorliegen. Die Folge ist ein reduziertes Funktionsniveau mit einer Schwäche der Ich-Funktionen, unreifen Abwehrmechanismen, schwachem Selbstwertgefühl und instabiler Selbstregulation. Es kommt zu Unsicherheiten in der Selbst- und Objektdifferenzierung sowie zu unreifen Formen der Objektbeziehung.

7.4.3 DIAGNOSE UND DIFFERENTIALDIAGNOSE

Für die Diagnose einer Persönlichkeitsstörung wird der **Ausschluß** einer **organischen bzw. anderen psychiatrischen Krankheit** gefordert. Das Krankheitsbild muß **dauerhaften** Charakter haben und als gesellschaftlich **unpassend** gelten. Außerdem muß ein **subjektiver Leidensdruck** sowie eine erhebliche **Beeinträchtigung** des **beruflichen und familiären Leistungsprofils** vorliegen. Erst wenn alle fünf Kriterien erfüllt sind, kann man von einer akzentuierten Persönlichkeit sprechen.

Testpsychologisch spielt das Freiburger Persönlichkeitsinventar (FPI), das Eysenk Persönlichkeitsinventar (EPI) sowie der Minnesota Multiphasic Personality Inventory (MMPI) eine wichtige Rolle.

Differentialdiagnostisch muß immer auch an eine **Pseudopsychopathie** gedacht werden. Klinisch-phänomenologisch entspricht sie dem Bild der Psychopathie, die Genese ist jedoch ein definierter hirnorganischer Schaden. Wichtig ist auch die Abgrenzung gegenüber neurotischen Störungen, endogenen Psychosen und körperlich begründbaren Psychosen.

7.4.4 KLINISCHE BILDER

Persönlichkeitsstörungen sind keine „Minimalausgabe" einer Psychose, sonder ein eigenständiges Krankheitsbild, obwohl sie klinisch nicht selten einer endogenen Psychose ähneln. Bei Persönlichkeitsstörungen handelt es sich um **Extremvarianten** menschlichen Verhaltens, Erlebens und Kommunizierens. Einzelne Merkmale bleiben **konstant** ausgeprägt und führen neben einer **beruflichen Leistungseinbuße** und einer **reduzierten sozialen Interaktionsfähigkeit** zu deutlichen **Einschränkungen des subjektiven Erlebens**. Das Verhalten und Kommunizieren des Patienten ist dabei in komplexer Weise betroffen.

Merkkasten 7.2: **Unterformen von Persönlichkeitsstörungen**

- Depressive Persönlichkeit: schwermütig, still und zurückgezogen, pessimistisch-skeptische Grundeinstellung
- Selbstunsichere Persönlichkeit: sensitiv, unentschlossen, häufig mit vermindertem Selbstwertgefühl und -vertrauen
- Anankastische Persönlichkeit: übergenau, zwanghaft, pedantisch, perfektionistisch rigide Verhaltensweisen
- Hysterische Persönlichkeit: geltungssüchtig, leistungsschwach, bindungsschwach, Pseudologia phantastica (dient häufig als Ersatz für fehlende oder mangelnde Erlebnisfähigkeit)
- Paranoide Persönlichkeit: leicht kränkbar, emotional wenig schwingungsfähig, querulatorisch, Erlebnisse werden häufig wahnhaft als gegen die eigene Person gerichtet verarbeitet
- Schizoide Persönlichkeit: kontaktscheu, introvertiert und mißtrauisch, emotionsschwach, kalt
- Hyperthyme Persönlichkeit: lebhaft, gesteigerte Betriebsamkeit, innere Unruhe bis hin zur Distanzlosigkeit
- Asthenische Persönlichkeit: schwach, leicht erschöpfbar, geringe Durchsetzungsfähigkeit, häufig depressive Grundstimmung
- Borderline-Persönlichkeit: instabiles, stark wechselndes Kontaktverhalten unter Abwertung und Idealisierung zwischenmenschlicher Beziehungen, mangelnder Impulskontrolle, affektiver Instabilität und chronischen Ängsten.
- Soziopathie: dissoziales und verantwortungsloses Verhalten, verminderte Fähigkeit aus Erfahrung zu lernen, eingeschränkte Frustrationstoleranz (Beginn meist vor dem 15. Lebensjahr, –3% der Männer, 1% der Frauen)

In Abhängigkeit des Subtyps treten die einzelnen Persönlichkeitsstörungen mit einer Häufigkeit zwischen 0,5–3% auf.

7.4.5 THERAPIE

Neben der Psychotherapie spielen soziotherapeutische und erzieherische Maßnahmen eine wichtige Rolle. Bei aggressiven Patienten kann der Einsatz von Lithium oder Carbamazepin hilfreich sein.

Verhaltensauffälligkeiten lassen sich in den meisten Fällen bis in das Kindes- und Jugendalter zurückverfolgen. Diese führen dann im Erwachsenenalter zu einer dauerhaften und stabilen Manifestation akzentuierter Persönlichkeitsanteile. In der Allgemeinbevölkerung schätzt man je nach Ausprägungsgrad einen Anteil von 5–15%, in psychiatrischem Patientengut liegt der Anteil bei bis zu 25%. Die Angaben sind jedoch stark von den jeweiligen Ein- und Ausschlußkriterien abhängig. In der städtischen Bevölkerung kommen die Störungen häufiger vor als auf dem Land. Im Alter ist die Symptomatik oft stabil bzw. rückläufig. 1/3 der Fälle verläuft günstig, 1/3 ungünstig und 1/3 führt zu einer kompromißhaften Auseinandersetzung mit der Umwelt unter Verlust an Vitalität sowie zunehmender sozialer Isolierung. Suizide und Substanzgebrauch treten bei Persönlichkeitsstörungen verstärkt auf.

7.4.6 NARZISSTISCHE STÖRUNGEN

Narzißmus heißt „Selbstliebe". Ein gesunder Narzißmus – im Sinne der Aufmerksamkeit und Konzentration des Interesses gegenüber dem eigenen Selbst – ist für die Entwicklung und die Identität des Menschen genauso wichtig und notwendig wie etwa Aggression, Angst oder Sexualität. Aber der Narzißmus ist in gleicher Weise sehr störanfällig und kann pathologische Veränderungen zeigen.

Mit dem Krankheitsbegriff Narzißmus wird nach S. Freud eine Störung bezeichnet, die im Bereich der Ich-Identität und der Ich-Pathologie liegt. Bei narzißtischen Störungen kommt es zu einem **Defizit** in der **Regulation des Selbstwertgefühls** bei einem relativ konstanten Ich-Kern. Von einem normalen gesunden Narzißmus spricht man, wenn das sichere Gefühl besteht, daß eigene Affekte, Bedürfnisse und Schwingungen auch wirklich zum eigenen Selbst gehören. Statt dieser Sicherheit über das eigene Gefühl (positiv oder negativ) kommt es bei der narzißtischen Störung zu einer ständigen Angst und Unsicherheit, das „falsche" Ich nach außen zu zeigen. Das Vertrauen in die eigenen Kompetenzen sowie in die eigene Würde und Selbstachtung geht verloren.

Störungen des Selbstwertgefühls werden in der psychotherapeutischen Praxis immer häufiger gefunden. Das Manifestationsalter liegt zwischen dem 20. und 40. Lebensjahr.

7.4.6.1 Ätiologie und Pathogenese

Narzißtische Störungen sind Störungen in der frühen Objektbeziehung. Die von der Primärperson (Mutter) geleisteten **affektiven Einstimmungen** auf die unterschiedlichen Stimmungslagen des Säuglings (Trauer, Wut, Aggression, Neid, Hunger, Glück) bleiben teilweise aus. Im Normalfall erlaubt ein empathisches Spiegeln oder positives Feedback der Mutter (das Kind darf auch traurig, wütend und aggresiv etc. sein) die Ausbildung eines positiven Selbstbildes. Die Mutter signalisiert durch **fehlende empathische Rückmeldung** zu einzelnen Gefühlsqualitäten ihre Ablehnung. Deshalb spaltet das Kind nicht akzeptierte Erlebnisqualitäten vom eigenen Selbst ab, um so der Akzeptanz durch die Mutter weiterhin sicher zu sein (s. Abb. 7.4). Das Kind kann dann Zorn, Glück, Neid oder Hoffnung als mögliche Erlebnisqualitäten in der Ausbildung und Reifung der eigenen Identität nicht ausreichend kennenlernen und ausprobieren.

Abb. 7.4: Entstehung narzißtischer Störungen

Es entsteht eine grundlegende **Unsicherheit** über sich selbst. Jede psychosoziale Beziehung wird zu einer Frage des eigenen Selbstwertes. Aus einer differenzierten Anlage verschiedener Gefühlqualitäten wird unter Abspaltung einzelner Bereiche ein „falsches Selbst" (Winnicott) mit einem minderwertigen, aber ich-synton erlebten, Selbstwertgefühl.

Das kindliche Interesse/Libido ist in der oralen und analen Phase zunächst auf die eigene Person fixiert (**primärer** Narzißmus). Später wird das Interesse/Libido auf das Ich und auf verschiedene Objekte der Außenwelt verteilt. Wenn es/sie diesen Objekten dann wieder entzogen wird, spricht man von **sekundärem** Narzißmus.

7.4.6.2 Klinisches Bild

Im Mittelpunkt steht eine bis ins Pathologische gesteigerte **Selbstbezogenheit**. Gefühle der inneren Leere, der Passivität, der Ruhelosigkeit und Sinnlosigkeit sind kennzeichnend. Eine gesteigerte Enttäuschungsbereitschaft, verbunden mit Kränkbarkeit und **Minderwertigkeitsgefühl** der eigenen Person stehen im Vordergrund. Permanente Selbstzweifel führen dazu, daß der instabile Selbstwert zwischen allmächtiger Grandiosität (Größenphantasien) und Depression, tiefer Trauer, Verlassenheit und innerer Leere hin und her pendelt (s. Abb. 7.5). Eine authentische Sicherheit und Echtheit gegenüber dem eigenen Affekt, den eigenen Wünschen, Vorstellungen und Entscheidungen gelingt nicht.

Mit dieser übermäßigen Selbstzentriertheit geht eine pathologische Objektbeziehung einher, die vor allem durch exzessive **Neidgefühle** geprägt ist. Dieser oft übersteigerte Neid wird kompensiert durch totale Abwertung und unrealistische Idealisierung fremder Leistungen und anderer Menschen. Eine realistische Einschätzung anderer Menschen und deren Fähigkeiten geht verloren bzw. konnte sich nicht richtig ausbilden.

Der narzißtisch gestörte Patient nimmt seine eigenen Affekte nur grob und undifferenziert wahr. Die Regulierung des eigenen Selbstwerts geschieht nicht wie beim Gesunden durch Schuld, Reue und Einsicht, vielmehr werden eigene Fehler und Mängel als Scham, Kompromittierung und Peinlichkeit verarbeitet. Kränkungen und Frustrationen erlebt der Betroffene als ständige Einbuße des Selbstwerts. Das **Selbstwertgefühl** ist dabei im wesentlichen **außengesteuert**. Fällt die Bestätigung von außen weg, können massive Wutausbrüche oder Suizidversuche die Folge sein. Die massive **Angst vor Liebesentzug** führt dann zu einer gesteigerten Anpassung bzw. einem Streben nach Perfektionismus und Leistungsbereitschaft,

Abb. 7.5: Klinik der narzißtischen Störung

„immer der Beste sein zu müssen". Nur dadurch kann der Patient seine eigene Wertigkeit erleben.

7.4.6.3 Differentialdiagnose und Therapie

Differentialdiagnostisch kommen antisoziale Persönlichkeiten, Zwänge, sexuelle Promiskuität und paranoide Persönlichkeitsstörungen in Frage.

Narzißtische Störungen liegen vor allem im präverbalen Bereich. Deshalb ist die reine **verbale Interaktion** zwischen Arzt und Patient nicht das einzige therapeutische Instrumentarium. Die Einstellung und Haltung des Therapeuten sowie seine affektive Zuwendung sind hier, trotz der allgemein anerkannten Abstinenzregel, ein wichtiges Element. Es ist vordringlich, dem Patienten zu vermitteln, daß seine eigenen Affekte den Anderen nicht zerstören, aber daß sie eine wichtige Bedeutung in zwischenmenschlichen Beziehungen haben. Die Wiederherstellung der Fühlfähigkeit für abgespaltene Affekte steht im Zentrum der therapeutischen Bemühungen.

Fallbeispiel

Ein etwa 30jähriger Mann suchte zum wiederholten Male eine stationäre Behandlung auf. Als Beschwerden wurden angegeben: plötzlich auftretende, intensive Angstzustände, die sich bis zur Todesangst steigern können, schmerzhafter Druck in Brust und Hals, verbunden mit der Furcht zu ersticken, außerdem ein generelles und unspezifisches Schwächegefühl. Hinzu kamen immer wieder Hyperventilationsanfälle, die als besonders bedrohlich und schmerzhaft erlebt wurden. Obwohl dem Patienten von ärztlicher Seite schon mehrfach ein völlig unauffälliger körperlicher Befund mitgeteilt worden war, blieb bei dem Patienten die Überzeugung, sterben zu müssen bzw. zu ersticken.

Der Patient verneinte zunächst eine situative Abhängigkeit seiner Angstattacken. In der Exploration wurde deutlich, daß diese vor allem dann auftraten, wenn er sich „schutzlos" fühle und ohne ärztliche Hilfe sei. Auslöser für seine Befürchtungen waren insbesondere Gefühle des Alleinseins in der eigenen Wohnung, Spaziergänge im Wald, Aufenthalte in Supermärkten, Menschenansammlungen, Einladungen und Bahnfahrten. Nach Möglichkeit vermied er solche Situationen. Er war daher schon mehrfach für längere Zeit arbeitsunfähig. Angstauslösend wirkten neben den geäußerten katastrophierenden Gedanken über seinen Gesundheitszustand auch starke Affekte, insbesondere Ärger, Trauer sowie Gefühle der sozialen Imkompetenz.

Der Patient war in einem zerrütteten Elternhaus aufgewachsen. Die Eltern wurden als kalt und aggressiv geschildert. Erstmals traten die Angststörungen im 17. Lebensjahr auf. Sie waren bis jetzt mehrfach Anlaß für stationäre Behandlungen.

In einem verhaltenstherapeutischen Setting lernte der Patient die als lebensbedrohlich erlebten Körperbeschwerden und die katastrophierenden

sozialen Folgen des Angstanfalles realistischer zu werten. Diese kognitive Umstrukturierung wurde unterstützt durch ein intensives Konfrontationstraining mit angstauslösenden Situationen. So konnte der Patient im weiteren Verlauf seinen Verhaltensspielraum auf ein fast normales Maß wieder ausweiten, ohne daß weitere Angstattacken auftraten. Auch das allgemeine Angstniveau ging auf ein fast normales Maß zurück. Der Patient ist mittlerweile an seinen alten Arbeitsplatz zurückgekehrt. Eine weiterführende ambulante Behandlung ist zur Zeit nicht indiziert.
Diagnose: Panikstörung mit agoraphobischem Verhalten.

Ein 25jähriger Patient kam mit einer Überweisung vom Hausarzt zur stationären Behandlung, nachdem er nach dem Tod seiner Mutter vor allem abends und nachts das Gefühl entwickelte, daß sich seine Umwelt verändere. Außerdem sehe er immer wieder schattenartige Männergestalten. Er äußerte massive Ängste vor diesen Gestalten, sie könnten ihm etwas antun.
Der Aufnahmebefund ergab einen orientierten Patienten in depressivem Stimmungsbild. Neben den Affektillusionen kamen Derealisations- und Depersonalisationserlebnisse zur Darstellung. Der Gedankengang war geordnet, und es bestanden keine Hinweise auf optische oder akustische Halluzinationen. Von Eigengefährdung distanzierte sich der Patient.
Die weiteren Gespräche während der stationären Behandlung ergaben, daß der Vater des Patienten früh verstorben war. Die Mutter war vor einem Jahr gestorben, und der Patient hatte sie bis zuletzt alleine gepflegt. Er selbst war das jüngste von vier Kindern und lebte noch im Hause seiner Eltern. Mehrere Ausbildungen mußten abgebrochen werden. Außerdem lebte er von familiären Ersparnissen. Das depressive Zustandsbild ließ sich bis ins Kindesalter zurückführen und war vor allem bei der Abwesenheit der Mutter verstärkt aufgetreten.
In einem analytischen Setting von zwei Sitzungen pro Woche konnte die symbiotische Mutter-Kind-Beziehung bearbeitet werden. Frühere Objektverluste wurden in massiven Trennungsängsten vom Therapeuten reaktualisiert und konnten dem Patienten gedeutet werden. Die von ihm beschriebenen schattenartigen Männerfiguren standen in engem biographischen Zusammenhang zum retardierten Entwicklungszustand des Patienten. Fehlende Identifikation mit dem Vater machten die Entwicklung einer eigenen männlichen Rolle schwierig. Im weiteren Verlauf der Behandlung konnte der Patient die Deutung zulassen, daß es sich hierbei um eigene intrapsychische Anteile handelte, die er bisher noch nicht akzeptieren bzw. integrieren konnte. Während das depressive Zustandsbild weiterhin bestand, traten die ausgeprägten Ängste vor den Schattenfiguren nicht mehr auf.
Mittlerweile hat der Patient eine kaufmännische Lehre erfolgreich abgeschlossen und lebt in einer eigenen Wohnung. Die bis in die frühe Kindheit zurückreichenden Objektverluste (Tod des Vaters, häufig abwesende Mut-

ter) sind dem Patienten bewußt und wurden in einer weiterführenden ambulanten Psychotherapie bearbeitet. Eine medikamentöse Behandlung war nicht erforderlich.
Diagnose: neurotische Depression mit Depersonalisations- und Derealisationserlebnissen.

In der psychiatrischen Poliklinik stellte sich ein 22jähriger Mathematikstudent vor wegen Schwierigkeiten mit dem Studium, fehlender beruflicher Orientierung und allgemeinen Partnerschaftsproblemen.
In der ersten Sitzung imponierte ein depressives Zustandsbild, Hinweise auf Eigengefährdung bestanden nicht. Im weiteren Verlauf zeigten sich uneingestandene Größenphantasien im Hinblick auf die berufliche Zukunft wechselnd mit Tendenzen zur Abwertung sowohl der eigenen Person als auch des näheren sozialen Umfeldes. Gleichzeitig kam es zu starken Abwertungen des Therapeuten im Hinblick auf seine Behandlung. Der Patient schilderte immer wieder, daß er sich selbst schlecht wahrnehmen könne, daß er oft nur ein diffuses und unsicheres Gefühl über sich selbst habe. Immer wieder komme es zu starken Wutattacken sowie zu Suizidgedanken. Eine realistische Selbsteinschätzung gelinge ihm nur selten.
Biographisch berichtete der Patient, daß er als Kind sehr oft geschlagen worden sei, vor allem wenn er die geforderte Leistung nicht erbracht habe. Erbrachte er einmal eine gute Leistung in der Schule, sei alles als Selbstverständlichkeit und ohne Kommentar hingenommen worden. Dies alles habe ihn sehr gekränkt. Ein Leben ohne Leistung könne er sich gar nicht vorstellen.
Der Patient besuchte die ambulanten Sitzungen regelmäßig, und es fehlten Hinweise auf ein präsuizidales Verhalten mit situativer Einengung oder Verschlechterung des Stimmungsbildes. Trotzdem führte er ohne Vorankündigung einen Suizid durch Einatmen von Autoabgasen durch.
Diagnose: narzißtisches Beschwerdebild.

Kinder- und Jugendpsychiatrie
(GK Kap. 17)

8.1 Allgemeine Charakteristik psychischer Störungen
(GK Kap. 17.1)

In der **Ätiologie** psychischer Störungen im Kindes- und Jugendalter spielt die **multifaktorielle** Genese eine besondere Rolle (s. Abb. 8.1). Neben genetischen Dispositionen und somatischen, vor allem cerebralen, frühkindlichen Erkrankungen ist die individuelle Lern- und Lebensgeschichte sowie auch die persönliche Konflikt- und Familiensituation entscheidend.

Symptomatik, Prognose und geschlechtsspezifische Ausprägung sind stark vom Entwicklungsstand abhängig. Dies führt dazu, daß die klinischen Verläufe häufig zu Spontanremissionen oder auch zu Symptomwechseln führen. Das Intelligenzniveau, die emotionale Stabilität, die Bedürfnis- und Motivationslage sowie die Symptompersistenz bis in die Pubertät hinein sind von entscheidender prognostischer Bedeutung.

Neben der Erhebung **objektiver Angaben** im Rahmen der Familien- und Eigenanamnese spielt die **Fremdbeurteilung** eine wichtige Rolle. Eine konkrete Exploration und Beobachtung des Kindes sowie psychodiagnostische Untersuchungsverfahren ergänzen die Diagnostik.
Im Rahmen der Kinder- und Jugendpsychiatrie spielt die Integration der Eltern eine entscheidende Rolle. Durch Beratung der Erziehungsberechtig-

Abb. 8.1: Allgemeine Charakteristik der Entwicklung kinder- und jugendpsychiatrischer Syndrome

ten und Elterngruppen wird die ambulante und stationäre Therapie der Kinder wesentlich ergänzt.

8.2 Intelligenzminderung (GK Kap. 17.2)

8.2.1 DEFINITIONEN

Definition
Von einer **Oligophrenie** spricht man bei einer Intelligenzminderung, welche angeboren ist oder während der Geburt erworben wurde. Hiervon unterschieden wird die **Demenz** als ein Abbau intellektueller Fähigkeiten, welcher im Laufe des Lebens erworben wurde und auf dem Boden einer organischen Erkrankung entsteht.

8.2.2 ÄTIOLOGIE UND PATHOGENESE VON OLIGOPHRENIEN

Insgesamt liegt der Anteil der Oligophrenien in der Gesamtbevölkerung bei 2–3%. Jungen sind häufiger betroffen als Mädchen (3:2). Unter Berücksichtigung der Grenzdebilität (IQ 84–70) liegt die Prävalenz bei ca. 10%. Gleichzeitig kommen Oligophrenien in der Unterschicht häufiger vor.

Abb. 8.2: epidemiologische Daten für Oligophrenien

In den meisten Fällen (80%) läßt sich keine Ursache finden. Bei 10% der Betroffenen liegt eine exogene Noxe vor, bei 10–15% ein genetischer Defekt (s. Abb. 8.3):

Unter den **chromosomal ausgelösten Oligophrenien** sind das Down-Syndrom, das Klinefelter-Syndrom und das Turner-Syndrom zahlenmäßig am häufigsten. Bei allen kommt es in unterschiedlicher Ausprägung zu Intelligenzdefekten, wobei beim Klinefelter-Syndrom meist eine Debilität vorliegt. Beim Turner-Syndrom zeigen sich diskrete Teilleistungsschwächen, z. B. Defekte im abstrakten Denken, aber es kann sich auch eine normale Intelligenz entwickeln. Die Kinder mit Down-Syndrom sind in der

Abb. 8.3: Ätiologie der Oligophrenien

Regel imbezil. Neben den chromosomalen Defekten können auch metabolische Störungen zu Oligophrenien führen, z.B. Phenylketonurie, Galaktosämie, M. Gaucher. Die dritte Gruppe sind die exogen verursachten Oligophrenien, die z.B. durch Virusinfekte, chronischen Alkoholabusus der Mutter, perinatale Hypoxie, spezifische Encephalitiden, Unterernährung und Blutgruppen-Inkompatibilitäten o.ä. bedingt sind.

Es ist wichtig bei der statistischen Verteilung unterschiedlicher Schwachsinnsgrade festzuhalten, daß leichtere Formen der Oligophrenie (Debilität) zum einen am häufigsten sind (80%) und zum anderen meist eine unbekannte Genese haben. Bei den selteneren schweren Oligophrenien liegt überwiegend eine organische Ursache vor.
Die Ursache oligophrener Störungen ist in der Regel multifaktoriell. Neben genetischen und hirnorganischen Ursachen spielt auch das psychosoziale Umfeld eine wichtige Rolle in der Entwicklung von Intelligenzdefiziten.

8.2.3 DEMENZEN IM KINDESALTER

In Abgrenzung zu den Oligophrenien kommt es auch im Kindesalter bereits zu dementiellen Abbauprozessen. Um von einer Demenz sprechen zu können, muß sich bereits ein bestimmtes Intelligenzniveau ausgebildet haben, welches dann sekundär beeinträchtigt wird.

8.2.3.1 Ursachen und Formen

Ursachen der Demenz können z.B. ein Hydrozephalus, metabolische und toxische Störungen, Neoplasien, Traumen, Infekte, Atrophien oder vaskuläre Ereignisse sein.

Im Kindesalter kennt man darüber hinaus **zwei typische Demenzformen**:
- **Dementia infantilis Heller:** Nach einer Periode normaler Entwicklung kommt es meist im 3.–4. Lebensjahr zu einem fortschreitenden intellektuellen Abbau. Meist ohne Vorboten zeigen sich eine zunehmende Schreckhaftigkeit, affektive Verstimmungszustände, Unlust und innere Unruhe. Motorische Ausfälle fehlen. Häufig ist das Krankheitsbild mit Wahnvorstellungen und Zwängen kombiniert und mündet in eine für die Umwelt unerklärbare Wesensveränderung. Der Prozeß dauert ca. 9–12 Monate und zeigt das Bild einer mittleren bis schweren Demenz, Remissionen sind nicht beschrieben. 50% der Kinder haben im Endzustand die expressive Sprache vollständig oder fast vollständig abgebaut. Der Gesichtsausdruck verbleibt oft starr und wenig moduliert („Puppengesicht"). Das Sprachverständnis geht im weiteren Verlauf verloren. Histologisch wurden Zelldegenerationen, Gliawucherungen und eine Erweiterung der Liquorräume (Hydrocephalus internus) gefunden. Eine spezifische Ätiologie ist nicht bekannt.

- **Kramer-Pollnow Syndrom:** Ab dem 3.–4. Lebensjahr entwickeln die Kinder eine gesteigerte motorische Unruhe. Hinzu kommen eine allgemeine Stimmungslabilität, negativistische Tendenzen, Veränderungen der Stimme und Abbau des Sprachvermögens. Die Prognose ist günstiger als beim Morbus Heller, da ein Teil der Kinder sich mit dem 7. Lebensjahr wieder erholt hat. Der Intelligenzdefekt ist meist weniger ausgeprägt als beim M. Heller.

8.2.3.2 Klinik

Bei den Demenzen steht im Gegensatz zu den Oligophrenien die verminderte Merkfähigkeit als Achsensymptom im Mittelpunkt.

Die Anpassungsfähigkeit an neue und geänderte Situationen ist stark beeinträchtigt. Häufig gelingt die Differenzierung von Wichtigem und Entscheidendem gegenüber Unwichtigem nicht. Meist liegen nicht nur Intelligenzdefekte vor, sondern auch Störungen im Bereich des Antriebs und des Affektes. Leichte Beeinflußbarkeit, schnelle Überforderung und eine rasch wechselnde Affektlage bestimmen das Bild. Die **Affektlabilität** führt in Folge oft zu einer depressiven Grundstimmung, da die Kinder nicht über „normale" Bewältigungsstrategien in Konfliktsituationen verfügen.

Psychomotorisch zeigen die Kinder entweder einen ausgeprägten Bewegungssturm (erethisch) mit unkontrollierten Kurzschlußhandlungen, oder sie wirken abgestumpft und verlangsamt (torpide).

8.2.4 AUSPRÄGUNGSGRADE

Gängige Klassifikationsschemata (ICD-10, DSM III-R) sprechen von Oligophrenie bzw. **Intelligenzminderung** erst ab einem IQ unter 70 und grenzen dabei eine „Grauzone" niedriger Intelligenz bzw. **Grenzdebilität** mit

Abb. 8.4: Einteilung des Intelligenzniveaus

einem IQ von 70–84 ab (s. Abb. 8.4). Man spricht hierbei auch oft von „Lernbehinderung":

Unterteilt werden die Oligophrenien dann in 3 Ausprägungsgrade: **Debilität, Imbezilität** und **Idiotie**.
Bei der **Debilität** liegt ein IQ von 50–69 vor. Eine Volksschulbildung ist nicht möglich. Die Debilität ist die häufigste Form des Schwachsinns mit ca. 3%.
Von **Imbezilität** spricht man bei einem IQ von 35–49. Die Bewältigung des Alltags ist nicht mehr möglich. Die Häufigkeit liegt bei 0,5–1%.
Bei der **Idiotie** findet man einen IQ unter 20. Der Bereich zwischen 20 und 34 IQ wird manchmal als **schwere Intelligenzminderung** abgegrenzt. Die Patienten sind vollständig bildungsunfähig und vollkommen hilfsbedürftig. Die Idiotie tritt mit einer Häufigkeit von 0,5–1% auf.

Abb. 8.5: Verhältnis von Ursache zu Schweregrad und Häufigkeit der Oligophrenieformen untereinander

8.2.5 DIAGNOSTIK

Diagnostisch stehen die Anamnese sowie psychologische Testverfahren (z. B. HAWIK: Hamburg-Wechsler-Intelligenztest für Kinder) im Vordergrund.

8.2.6 DIFFERENTIALDIAGNOSE

Differentialdiagnostisch sind die Oligophrenien mit ihren unterschiedlichen Schweregraden immer gegenüber dem psychischen Hospitalismus, psychoreaktiven Veränderungen, autistischen Störungen, Teilleistungsschwächen und den Demenzen abzugrenzen.

Von **Pseudodebilität** spricht man zum einen bei kognitiven Defiziten chronisch schizophrener Patienten, zum anderen, wenn die Störung auf sensorische, emotionale oder ganz allgemein auf soziale Deprivation zurückzuführen ist.

8.2.7 PRÄVENTION, THERAPIE, REHABILITATION

Im Vordergrund steht die **heilpädagogische Behandlung**. In fast 50% der Fälle ist eine ambulante Behandlung möglich, vor allem dann, wenn eine frühe Förderung einsetzt. Auch Sonderkindergärten, Sonderschulen, Wohnheime und beschützte Werkstätten stehen zur Verfügung und helfen mit, einen sekundären Schaden sowie eine weitere gesellschaftliche Traumatisierung zu verhindern. Nicht zu vergessen ist die Elternberatung sowie die genetische Beratung.

Durch die Minderbegabung ergeben sich strafrechtlich-forensische Konsequenzen nach § 20/21 StGB. Dabei werden in die Beurteilung neben den testpsychologischen Ergebnissen auch die Lebensumstände, die Primärpersönlichkeit und die Situation mit einbezogen.

8.3 Organische Psychosyndrome (GK Kap. 17.3)

8.3.1 HIRNSCHÄDIGUNG, HIRNFUNKTIONSSTÖRUNGEN

Definition
Beim frühkindlichen Hirnschaden handelt es sich um eine Form des organischen Psychosyndroms, bei dem das Gehirn noch vor seiner endgültigen Ausreifung exogen geschädigt wird.

Im engeren Sinne spricht man auch von MCD (Minimal cerebral dysfunction), psychoorganischem Syndrom (POS) oder von einem frühkindlichen exogenen Psychosyndrom. Als Maximalvarianten kann es zur sog. **Little-Krankheit** kommen (infantile Zerebralparese) oder auch zu schweren Oligophrenien. Intelligenzdefekte sind jedoch für das gesamte klinische Bild nicht obligat.

Abb. 8.6: Verhältnis von frühkindlichem Hirnschaden zu verschiedenen klinischen Bildern

In diesem Sinne dient das MCD auch als Erklärungsmodell für neurotische Störungen, Teilleistungsschwächen und hyperkinetische Syndrome (s. Abb 8.6). Mischformen kommen ebenfalls vor.

Etwa 7–8% aller Kinder haben diesen mehr oder weniger ausgeprägten Defekt. Jungen sind anfälliger (3:1). Auch genetische Faktoren spielen eine Rolle, da nicht jeder Risikofaktor notwendigerweise zu einer Beeinträchtigung führt. Die Schädigung erfolgt **zwischen** dem **6. Schwangerschaftsmonat** und dem **1. Lebensjahr** und trifft dabei auf eine sensible Reifungsphase des Gehirns, einer Phase, in der wichtige Vorlagen, „Pattern", für die Wahrnehmung und Sensorik festgelegt werden. Die Prognose ist im wesentlichen abhängig von der Größe des Defektes sowie der Fähigkeit des ZNS zur Kompensation. 85% der Fälle ereignen sich perinatal, 15% während des 1. Lebensjahres.
Ursächlich spielen intrauterine Infekte, Hypoxien, chronische Intoxikationen (Nikotin, Alkohol) und Gestosen eine wichtige Rolle. Später werden z. B. Fieberkrämpfe, Unterernährung, Infekte und Blutgruppenunverträglichkeiten bedeutender.

8.3.2 KLINIK

Am Beispiel des Diktatschreibens konnten **Teilaspekte der Pathogenese** aufgeklärt werden. Das Diktatschreiben hängt beim Kind von verschiedenen, eng miteinander verbundenen und verschränkten Funktionen ab. Optik, Akustik und Taktil-Motorik müssen eng zusammenarbeiten. Im Laufe des Übungsvorganges werden die Koordinationsachsen zwischen den einzelnen Teilleistungen zunehmend automatisiert.

Bei Kindern mit MCD ist die Koordination der einfachen sensomotorischen Funktionsabläufe gehemmt. Diese Hemmung zeigt sich dann im Laufe der Entwicklung als eine Behinderung von höheren und komplexeren zentralnervösen Funktionen, wie Sprache, räumliche Erfassung, komplexere visuelle, auditive und sensomotorische Funktionen usw.
Normalerweise werden durch die Übungsphasen vielschichtige sensomotorische Vorgänge, die zunächst von höheren Zentren geregelt werden, automatisiert und auf einfachere niedrigere Funktionssysteme abgegeben, z. B. Maschinenschreiben. Bei den betroffenen Kindern ist diese Form der Automatisierung und der Abgabe an niedrigere Funktionssysteme nicht möglich. Höhere Funktionen können damit nicht freigegeben, weiterentwickelt und ausgereift werden.
Neuere Untersuchungen zeigen, daß ein wesentliches Problem die **Gestalt-Hintergrund-Wahrnehmung** ist. Dies führt wiederum zu fehlendem Abstraktionsvermögen und mangelndem Überblick. Die Folge ist, daß die Umwelt nur bedingt strukturiert und erfaßt werden kann. Die Kinder bleiben am Konkreten haften.

Die durch exogene Noxen ausgelösten cerebralen Dysfunktionen können ganz unterschiedliche Manifestationsformen haben. Neben einem gestörten **Affekt**, Störungen im **Kontakt** und in der **Psychomotorik** sowie **Intelligenzdefiziten** spielen auch **neurologische Ausfälle** eine wichtige Rolle.
Die Kinder sind extrem **affektlabil**. Sie fallen oft schlagartig in unterschiedliche und oft gegensätzliche Gemütszustände. Häufig findet man eine dysphorische, aggressive Grundstimmung, die Reizbarkeit ist gesteigert.
Entscheidend für die Diagnose ist das Sozialverhalten. Das Kontaktverhalten ist gekennzeichnet durch **Distanzunsicherheit** und **-störungen**. Distanzlose Aufdringlichkeit wechselt mit ständigem wahllosen Austausch der Gesprächspartner. Die Kontakte bleiben in der Regel oberflächlich.

In den meisten Fällen zeigt sich eine **gesteigerte Motorik** (80%). Die Kinder wirken unruhig, leicht ablenkbar und unaufmerksam.
Eine ständige soziale Überforderung in Familie und Schule führt nicht selten zu einer **sekundären Neurotisierung**, z. B. Enkopresis, Enuresis, Zwänge.
Zu den **neurologischen Auffälligkeiten** beim frühkindlichen Hirnschaden zählen z. B. Fehlhaltungen, gesteigerter Tonus, vergröberte Motorik, Ataxien, Asynergien, Athetosen, Tremor und Reflexsteigerungen, Myoklonien, Dysdiadochokinesen und Agnosien bis hin zur zerebralen Kinderlähmung (M. Little).

Je nach Altersstufe sind unterschiedliche Symptome ausgeprägt. Während im 1. Lebensjahr Trinkschwäche, Passivität vegetative Störungen und persistierende Primitivreflexe im Vordergrund stehen, kommt es im Kleinkindesalter zu Veränderungen der Gemütslage, der Sensomotorik und der sprachlichen Entwicklung. Später treten gesteigerte Ablenkbarkeit, Störungen im Affekt und im Antrieb hinzu. Im Schulalter können Schulschwierigkeiten, rasche Ermüdbarkeit und Konzentrationsschwierigkeiten vorkommen.

Die **Diagnose** frühkindlicher Hirnschäden stützt sich auf den neurologischen Befund, testpsychologische Ergebnisse, radiologische Befunde und die Anamnese. Leichtere Formen werden oft erst im Kindergarten oder im Schulalter diagnostiziert.
Deshalb spielen neben anamnestischen Angaben über perinatale Schädigungen sogenannte „Brückensymptome", z.B. Trinkschwäche, Appetitschwäche und Schlafstörungen, eine große Rolle.

8.3.3 THERAPIE UND PROGNOSE

Im Vordergrund der Therapie steht eine so früh als möglich einsetzende heilpädagogische Übungsbehandlung. Ist die Gefahr einer sekundären Neurotisierung gegeben, erfordert dies in den meisten Fällen eine psychotherapeutische Behandlung. Medikamentös kommen Tranquilizer, Neuroleptika und Methylphenidat (beim hyperkinetischen Syndrom) in Frage. Langfristig wird das klinische Bild und der therapeutische Erfolg im wesentlichen durch das Ausmaß einer sekundären Neurotisierung geprägt.

8.4 Spezifische Entwicklungsstörungen im Kindesalter (GK Kap. 17.4)

Als umschriebene Funktionsstörungen bezeichnet man auch **Teilleistungsschwächen**. Im Vergleich zum allgemeinen Entwicklungsstand der Kinder in der Gesamtbevölkerung kommt es zu isolierten und diskreten Ausfällen im kognitiven, sensomotorischen oder einem anderen Bereich. Man spricht also von einer Teilleistungsschwäche nur dann, wenn bei normaler (oder überdurchschnittlicher) Intelligenz partielle Leistungen des Gehirns signifikant abfallen. Bis zu 7% aller Kinder haben Teilleistungsschwächen im verbalen, bis 5% im nicht-verbalen Bereich.

8.4.1 ENTWICKLUNGSSTÖRUNGEN DER SPRACHE UND DES SPRECHENS

Vorbemerkung: Die normale Sprachentwicklung beginnt mit dem 2-Monats-Lallen. Ab dem 8. Monat setzt ein erstes Sprachverständnis ein. Mit einem Jahr entstehen Einwortsätze, welche dann ab ca. 3 Jahren zu Mehrwortsätzen werden. Bei 4jährigen liegt in der Regel ein normaler und vollständiger Spracherwerb vor.

8.4.1.1 Sprachstörungen

Neben dieser normalen Sprachentfaltung kann es zu **Störungen der Sprachentwicklung und des Sprachverständnisses** kommen, die unterschiedliche Ursachen haben. In Frage kommen Taubstummheit, Schwachsinn, akustische Agnosien, aber auch fehlende oder unzureichende sprachliche Stimulation durch das soziale Umfeld, um nur einige zu nennen.

8.4.1.2 Sprechstörungen

Bei den **Sprechstörungen** dagegen handelt es sich um „Werkzeugstörungen". Hierzu gehören das **Stammeln, Poltern, Stottern** und die **psychogenen Sprechstörungen**. Klinisch kann man Sprach- und Sprechstörungen meist nicht voneinander trennen. Insgesamt haben die Sprechstörungen eine Prävalenz von ca. 5,5% mit einem Häufigkeitsgipfel um das 4. Lebensjahr (über 30%). Allgemeine Symptome sind verlängerte Sprachanbahnung, verminderter nicht altersentsprechender Wortschatz, Dyslalie und Dysgrammatismus.

STAMMELN

Stammeln wird zwischen dem 2. und 4. Lebensjahr als physiologisch betrachtet und verschwindet dann in der Regel. Vor dem 2. Lebensjahr und nach dem 4. Lebensjahr hat es meist eine ungünstige Prognose und muß weiter abgeklärt werden, z. B. frühkindlicher Hirnschaden. Synonym spricht man auch von **Dyslalie** oder **Artikulations- und Lautbildungsstörungen**.

Das Stammeln tritt relativ häufig auf, es kommt bei 7% der Knaben und bei 2% der Mädchen vor. Hierzu zählen **Sigmatismus, Gammazismus** und die **Rhinophonien**:

- Sigmatismus oder auch Lispeln ist die häufigste Form des Stammelns und meint eine Lautbildungsstörung für den Laut „S". Von Asigmatismus spricht man, wenn der Laut „S" gar nicht gebildet bzw. durch andere Laute ersetzt wird.
- Gammazismus, Lambdazismus usw. bezeichnen Artikulationsstörungen für die jeweiligen Laute G, L usw.
- Zu den Dyslalien zählen schließlich noch die Rhinophonien oder das Näseln. In den überwiegenden Fällen läßt sich hier eine organische Ursache finden, z. B. Tumoren, große Tonsillen, Atresien oder Gaumenspalten. Die Sprache bekommt hier ein näselndes Klangbild.

POLTERN

Von Poltern spricht man, wenn eine Störung im Redefluß vorliegt. Das Sprechen wird hastig und verwaschen. Es kommt zum Auslassen und Wiederholen von Worten, Endsilben werden verschluckt oder umgestellt.

STOTTERN

Beim Stottern ist der normale Redefluß gestört. Der Sprechapparat ist peripher-neurologisch vollkommen intakt. Beim **tonischen Stottern** wird häufig die Gesichts- und Halsmuskulatur mit kontrahiert. Gleichzeitig kommt es zu unkontrollierten Ersatzbewegungen mit Händen und Beinen. Typisch für das tonische Stottern ist das Pressen zu Wort- oder Satzbeginn. Beim **klonischen Stottern** stehen Wiederholungen von Silben und Buchstaben im Vordergrund. Meist liegen jedoch kombinierte Formen vor.
Die Häufigkeit in der Gesamtbevölkerung liegt bei 0,5–1,5%. Jungen sind häufiger betroffen als Mädchen. Unter adäquater Therapie kann bei 70% der Kinder eine Heilung oder eine wesentliche Besserung erzielt werden.
Ätiologisch kommen psychoreaktive Störungen (70–80%) sowie ein frühkindlicher Hirnschaden in Frage. Aber auch genetische Faktoren sowie die Persönlichkeitsstruktur spielen eine wichtige Rolle. Zwischen dem 2. und dem 4. Lebensjahr spricht man von einem physiologischen Entwicklungsstottern. Es kommt häufig dann zustande, wenn kognitive und sprachmotorische Entwicklungsschritte passager nicht synchron verlaufen.

PSYCHOGENE SPRECHSTÖRUNGEN ODER DYSPHONIEN

Von psychogenen Sprechstörungen oder Dysphonien spricht man bei funktionellen Störungen der Stimmgebung. Die Stimme ist meist hauchend, flüsternd und tonlos. Das Husten ist jedoch unauffällig. Mit einer spastischen Komponente kommt es zum Krachen und Ächzen der Stimme, die Ätiologie ist **psychogen**.
Hiervon unterschieden werden muß der **Mutismus**. Die Kinder zeigen eine selektive (nur bestimmten Personen gegenüber) oder auch totale Sprechverweigerung. Die Sprachentwicklung ist jedoch voll ausgebildet, es liegen keine neurologischen Defizite im Sprechapparat vor.

Myasthenia gravis, hormonell bedingte Störungen der Stimme, submucöse Blutungen nach Überanstrengung der Stimme, spastische Dysphonie, zentrale Sprachstörungen, z.B. Aphasien, Dysarthrien und funktionelle Aphonien sind differentialdiagnostisch in Erwägung zu ziehen.

8.4.2 LESE-/RECHTSCHREIBSCHWÄCHE (LEGASTHENIE)

Definition
Von Legasthenie spricht man, wenn isoliert die Fähigkeit des Lesens und Schreibens eingeschränkt ist (Teilleistungsschwäche). Sie wird meist im 2. Schuljahr manifest.

Die Anzahl der Legastheniker hat in den letzten Jahren stark zugenommen. Bei Jungen und Linkshändern tritt die Legasthenie häufiger auf. Ätiologisch werden erbliche Faktoren sowie frühkindliche Hirnschäden beschrieben.

Pathogenetisch spielt die Differenzierung von Figur und Hintergrund eine wichtige Rolle. Visueller und auditiver Input können nicht genügend differenziert werden und führen dann oft zu charakteristischen Befunden: Bestimmte Wortzusammensetzungen, Doppellaute oder Endsilben werden regelmäßig weggelassen, falsch erfaßt oder auch gar nicht wahrgenommen. Die Diagnose kann mittels eines mehrfach angefertigten Diktats gestellt werden.

> Im Mittelpunkt der Therapie steht eine zielgerichtete Übungsbehandlung. Sie umfaßt ein **Funktionstraining**, bei dem die Konzentration und die Wahrnehmungsfähigkeit verbessert wird, ein **Lesetraining**, ein **Rechtschreibtraining** und schließlich eine **psychotherapeutische Behandlung** zur Verhinderung von sekundären Neurotisierungen und Fehlentwicklungen.

In manchen Städten wurden bereits besondere Legasthenikerschulen eingerichtet. Die Prognose ist bei vorgegebener genetischer Disposition ungünstiger.

8.4.3 UMSCHRIEBENE RECHENSTÖRUNG

Man spricht auch von **Dyskalkulie**. Sie ist mit einer Häufigkeit unter 2 % seltener als die Legasthenie. In den letzten Jahren trat die Störung häufiger auf, v. a. in Kombination mit allgemeinen Konzentrationsstörungen. Sie bezieht sich hauptsächlich auf die Mengenlehre. Wichtig ist die Abgrenzung von Rechenstörungen im Rahmen einer allgemeinen Störung des Leistungsniveaus sowie von allgemeinen Entwicklungsretardierungen und Dyskalkulien, die durch cerebrale Schäden verursacht wurden.

Die Diagnose wird durch spezifische klassengestufte Rechentests gestellt. Therapeutisch versucht man, durch Einübung von Rechenoperationen (Lernen am Computer) sowie durch psychotherapeutische Maßnahmen und Elternberatung die Störung auszugleichen.

8.4.4 UMSCHRIEBENE MOTORISCHE STÖRUNGEN

Sie stehen, v. a. in den ersten Lebensjahren, in enger Beziehung zum psychischen und intellektuellen Reifungsniveau. Das motorische Leistungsniveau gilt also als **Parameter** für den **allgemeinen Entwicklungsstand** des Kindes. Bei umschriebenen motorischen Störungen handelt es sich hauptsächlich um neurologische Krankheitsbilder, wie M. Little, extrapyramidal-motorische Störungen, Chorea, cerebelläre Ataxien und hypokinetische-hyperkinetische Syndrome. Therapeutisch sind sensomotorische Übungsprogramme wichtig. Ausschlaggebend für den therapeutischen Erfolg ist jedoch der dialogische Austausch von Kind und Therapeut.

8.4.5 GEDEIHSTÖRUNGEN

Es kommt nicht mehr zu einer altersentsprechenden Gewichts- und Längenzunahme, das Kind wächst nicht weiter entlang der Perzentile. Ein eindeutig festgelegter Grenzwert existiert jedoch nicht.
Neben mannigfaltigen somatischen Ursachen müssen auch psychogene berücksichtigt werden. Insbesondere ist auf Deprivationen und Mißhandlungen zu achten. Für eine Deprivation sprechen u. a. Antriebsverlust, ausgeprägte Ängstlichkeit, Jaktationen und unmotiviertes Weinen. An eine Mißhandlung muß vor allem gedacht werden, wenn ein Verletzungsmuster vorliegt, das normalerweise unüblich ist.

8.5 Lern- und Leistungsstörungen (GK Kap. 17.5)

8.5.1 INTELLIGENZMINDERUNG

Lern- und Leistungsstörungen treten bei Intelligenzminderungen (Demenzen, Oligophrenien) im Sinne einer allgemeinen unzureichenden Leistungsfähigkeit auf. Es stehen also die cerebralen (organischen) Voraussetzungen für Abstraktionsvermögen, Analogisierungen, wiederholte Wahrnehmungen mit Lernerfolg nur in begrenztem Maße zur Verfügung.

8.5.2 PSYCHOGENE STÖRUNGEN

Ursachen für psychogen bedingte Störungen des Lern- und Leistungsniveaus liegen in der Regel im Spannungsfeld der psychosozialen Beziehungsstruktur, z. B. hoher Erwartungsdruck der Eltern, Überschätzung des Leistungsstandes, Schultyp, Persönlichkeitsstruktur des Lehrers sowie in den intrapsychischen Verarbeitungsmodi, z. B. Interessenlage, Copingstrategien, Entwicklungsstand.
Zu den psychogenen Störungen zählen die Schulphobie, die Schulangst und das Schulschwänzen. Diese sind differentialdiagnostisch abzugrenzen gegenüber Deprivationssyndromen und allgemeinen emotionalen Störungen.

- **Schulphobie** beschreibt die Trennungsangst des Kindes von seiner Primärperson. Das Schulversagen bzw. die Schulverweigerung ist hier nur Symptomträger für eine zugrundeliegende Trennungsangst. Reale Konflikte, Ängste vor den anderen Kindern oder dem Lehrer oder auch kognitive Schulschwierigkeiten liegen primär nicht vor.
- Bei der **Schulangst** handelt es sich um primäre Ängste gegenüber der Institution, dem Lehrer, den Leistungsanforderungen oder auch gegenüber den Mitschülern.
- Das **Schulschwänzen** findet man bei Knaben und in der Unterschicht häufiger. Die Eltern wissen oft nicht Bescheid. Leistungsüberforderung und Ängste spielen die entscheidende Rolle.

8.5.3 ORGANISCHE STÖRUNGEN

Auch bei organischen Störungen kann es zu Beeinträchtigungen im Lern- und Leistungsbereich kommen, z.B. bei umschriebenen Hirnfunktionsstörungen, beim organischen Psychosyndrom und auch beim hyperkinetischen Syndrom. Im Vorfeld müssen Hörstummheit, Hörschwäche, Aphasien und Sehschwäche ausgeschlossen sein. Beim hyperkinetischen Syndrom ist wichtig, daß bei primär normaler Intelligenz die gestörte Aufmerksamkeit und Ablenkbarkeit zu zahlreichen sekundären Defekten und Störungen führen kann. Zu nennen sind ebenso die zahlreichen chronischen somatischen Erkrankungen, z.B. Niereninsuffizienz, Mukoviszidose, Epilepsien, die zum Schulversagen führen können. Differentialdiagnostisch kommt neben psychoreaktiven-neurotischen Zuständen auch ein frühkindlicher Autismus in Frage.

8.5.4 TESTDIAGNOSTIK

Diagnostisch stehen neben Schulreifetests und Intelligenztests auch spezielle Selbstbeurteilungsbögen für Schüler zur Verfügung. Allerdings ist die Verhaltensbeobachtung sowie der direkte Kontakt mit dem Kind für die Diagnose unerläßlich.

8.6 Hyperkinetische (hyperaktive) Störungen
(GK Kap. 17.6)

8.6.1 ÄTIOLOGIE

Das hyperkinetische Syndrom gehört in Deutschland, mit einer Häufigkeit von ca. 4%, zu den am zahlreichsten vorkommenden kinder- und jugendpsychiatrischen Erkrankungen. Die epidemiologischen Untersuchungen zeigen eine ca. 6 mal höhere Prävalenz bei Jungen gegenüber Mädchen, wobei keine eindeutigen Unterschiede in der Psychopathologie bestehen, im Erwachsenenalter kommt das Syndrom nicht vor.

Nach dem bisherigen Wissensstand hat das hyperkinetische Syndrom eine **multikausale Genese**. Die ungleiche Geschlechtsverteilung und die häufig zu beobachtende familiäre Belastung lassen an genetische Faktoren denken. Da hyperkinetische Syndrome auch nach viralen Infekten (z.B. Keuchhusten) oder Vergiftungen (z.B. Blei) beobachtet werden konnten, wird bereits seit den 40er Jahren eine organisch bedingte cerebrale Dysfunktion in Erwägung gezogen. Immunologische Untersuchungen, die eine mögliche allergische Genese prüfen, ergaben bislang keine ausreichend fundierten Hinweise. Neuroanatomisch wird diskutiert, daß übergeordnete synthetische Zentren noch nicht ausreichend gereift sind. Da ca. 15–40% der hyperaktiven Kinder auffällige EEG-Veränderungen zeigen, wird auch möglichen neurophysiologischen Veränderungen Beachtung geschenkt.

Aktuellere neurochemische Untersuchungen, die sich mit Veränderungen der biogenen Amine und ihrer Metaboliten beschäftigen, kamen zu dem Schluß, daß eine **Überfunktion der Monoamiooxidase** die am besten begründete Wahrscheinlichkeit für die Entstehung eines hyperkinetischen Syndroms darstellt.

Hypothesen, die in dem Krankheitsbild eine primäre Verhaltensfehlanpassung an äußere Umweltfaktoren sehen, bestätigten sich nicht. Die Frage, ob in bestimmten Populationen das Syndrom häufiger auftritt, ist noch nicht ausreichend untersucht.

8.6.2 KLINIK

Das klinische Bild wird bestimmt durch die Trias:
- **Motorische Unruhe** (extrem expansives Verhalten, unselektive Hypermotorik und ein hohes Ausmaß an zielloser Aktivität)
- **Konzentrationsstörungen** (eine verminderte Aufmerksamkeit führt zu einer erhöhten Ablenkbarkeit und zu fehlendem Lernerfolg)
- **Affektstörungen** (mangelnde Impulskontrolle und niedrige Frustrationstoleranz)

Die klinische Symptomatik hängt stark ab sowohl vom Temperament, der Motivation und den individuellen Fähigkeiten des Patienten als auch von der Erwartung, den Anforderungen und den Möglichkeiten der Umwelt. Die Folge sind vielfältige Störungen im Bereich der sozialen Kontaktfähigkeit. Zusätzlich ist die Fähigkeit durch die Erfahrung zu lernen eingeschränkt, und eine fehlende Risikoeinschätzung führt zu gehäuften Unfällen. Eine weitere Konsequenz ist, daß die Kinder als dumm und uninteressiert verkannt werden. Beim hyperkinetischen Syndrom liegt eine **komplexe Störung** in **der Wahrnehmungsverarbeitung** vor. Eine unselektive Aufnahme von äußeren Eindrücken führt schnell zu einer Reizüberflutung mit den oben genannten Beschwerden.

8.6.3 DIAGNOSTIK, THERAPIE, PROGNOSE

Die **Diagnose** wird gestellt durch eine sorgfältige Anamneseerhebung, die körperliche und neurologische Untersuchung, das EEG, den Laborstatus und die neuropsychologische Testung. Grundsätzlich sollte immer eine **mehrdimensionale Therapie**, bestehend aus Pharmako- und Psychotherapie, unter Berücksichtigung des familiären und schulischen Umfeldes, erfolgen. Dies trifft insbesondere dann zu, wenn eine sekundäre Neurotisierung oder eine Sozialisationsstörung vorliegt.

Als medikamentöse Therapie der ersten Wahl gelten **Psychostimulantien**. Die Indikation hängt ab vom Schweregrad der Symptomatik, dem Lebensalter und der Bereitschaft der Eltern zur Zusammenarbeit, Dosierung von Methylphenidat: 0,2–1,0 mg/kg Körpergewicht.

Kontraindiziert ist die Gabe von **Barbituraten** und **Tranquilizern**. Imipramin und MAO-Hemmern werden ebenfalls eine therapeutische Wirksamkeit zugeschrieben. Gelegentlich kommt es bei Beginn der Behandlung zu Übelkeit, Einschlafstörungen und Appetitminderung. Kopfschmerzen, Schwindel und Dysphorie legen sich ebenfalls nach kurzer Behandlungsdauer. Die Therapieeffizienz der Kombinationstherapie (Medikamente und Psychotherapie) liegt bei 70–80%.

Neben der medikamentösen Therapie spielen schulische Maßnahmen (z. B. Aufklärung des Lehrers), heilpädagogische Behandlungen (v. a. wenn andere Schwächen hinzutreten) und diätetische Maßnahmen (keine Konservierungsmittel, Verzicht auf Fast-Food und Phosphate) eine wichtige Rolle. Insbesondere bei neurotischen Überlagerungen wird die bereits erwähnte Psychotherapie eingesetzt.

8.6.4 DIFFERENTIALDIAGNOSE

Differentialdiagnostisch kommen in Frage: Normvarianten im Rahmen der Reifung des Kindes, organische Psychosyndrome, Oligophrenien, endogene Psychosen, Intoxikationen, Deprivationssyndrome und psychogene Hyperaktivitäten. Aber auch bei Hypoglykämien, Schwermetallvergiftungen, Neoplasien, Chorea minor oder auch bei degenerativen Erkrankungen und epileptischen Syndromen können hyperkinetische Symptome auftreten.

8.7 Für das Kindesalter spezifische emotionale Störungen (GK Kap 17.7)

8.7.1 ÄTIOLOGIE UND MANIFESTATIONSFORMEN

Emotionale Störungen zeigen in Abhängigkeit vom Entwicklungsstand unterschiedliche Symptome. Angst als unspezifische und allgemeine Reaktion ist sehr häufig. Von der 8-Monatsangst über Trennungsängste und Schulängste kann es später zu Identifikationsängsten und Existenzängsten kommen. Aber auch Niedergeschlagenheit und Apathie gehören zu den Affektstörungen im Kindesalter. Häufig sind sie kombiniert mit Eß- und Schlafstörungen. Neben Überempfindlichkeiten, z. B. bei hyperkinetischen Kindern, findet man auch Abkapselungen, z. B. bei autistische Störungen, sowie Kontaktschwierigkeiten, Zwangsstörungen und depressive Zustandsbilder.

8.7.2 DIAGNOSTIK, THERAPIE, PROGNOSE

Da es sich bei oben genannten Affektstörungen oft um passagere, entwicklungsbedingte Phasen handelt, ist eine Spontanremission nicht selten. Die Diagnose wird durch Verhaltensbeobachtung sowie durch die Anamneseerhebung gestellt. Therapeutisch kommt der Beratung der Eltern sowie der psychotherapeutischen Konfliktbearbeitung eine wichtige Rolle zu.

8.7.3 DIFFERENTIALDIAGNOSE

Passagere Anpassungsstörungen sind eine wichtige Differentialdiagnose, wobei häufig schulisches Leistungsversagen hinzukommt. Familiäre Konflikte stehen im Vordergrund. Nicht selten kann hier auch ein exogenes organisches Psychosyndrom vorliegen.

8.8 Störungen des Sozialverhaltens (GK Kap. 17.8)

8.8.1 ÄTIOLOGIE

Ein gestörtes Sozialverhalten hat in der Regel eine multifaktorielle Genese. Konstitutionelle, erzieherische und soziale (broken home) Faktoren sind von Bedeutung. Man spricht in diesem Zusammenhang auch von einem **Sozialisationsdefizit**, d.h. daß gesellschaftliche Verhaltensregeln und Normen nicht ausreichend übernommen bzw. nicht aktiv eingeübt werden. Häufig kommt es zu einem Stigmatisierungseffekt von seiten der Gesellschaft, wodurch das Sozialverhalten noch weiter verschlechtert wird. Bei den unter 18jährigen findet man Störungen des Sozialverhaltens bei 2% der Mädchen und bei 9% der Jungen. Bei Mädchen treten sie im Durchschnitt etwas später auf.

Unter Störungen des Sozialverhaltens versteht man im weiteren Sinne **dissoziales Verhalten, Delinquenz** und/oder **Verwahrlosungstendenzen**.

Diese Störungen sind primär **keine** psychiatrischen Diagnosen, aber der Übergang oder auch die Affinität zu psychischen Auffälligkeiten ist relativ groß, d.h. psychische Auffälligkeiten und Dissozialität sind nicht identisch (s. Abb. 8.7). Jedoch findet man in der Gruppe der sozial Auffälligen

Abb. 8.7: Psychische Auffälligkeiten und Dissozialität

höhere Anteile an Oligophrenien, psychischen Auffälligkeiten und hirnorganischen Störungen. Unter Strafgefangenen z. B. konnte man eine Häufung der Legastheniker von bis zu 1/3 antreffen. Bei Schwererziehbaren fand man signifikant häufiger schwere neurotische Störungen (1/3) und Persönlichkeitsstörungen (1/5); 45% hatten eine signifikant niedrigere Intelligenz (IQ unter 75).

8.8.2 KLINIK

Im Vordergrund steht häufig eine **ich-schwache** und willensschwache Persönlichkeit. Hinzu kommt eine mangelnde Lenkbarkeit und Schwierigkeiten bei der Erziehung der Jugendlichen. Die Kontaktfähigkeit ist stark eingeschränkt und bleibt oft oberflächlich. Zudem ist die Stimmung **labil, dysphorisch-depressiv,** aber auch **impulsiv-aggressiv,** was sich z. B. in Schulschwänzen oder Jähzorn zeigt. Nicht selten kommt es zu kriminellen Delikten, Faulheit, fehlender Motivation zur Arbeit und frühem regelmäßigen Alkoholabusus. Bei Mädchen steht die sexuelle Verwahrlosung im Vordergrund, bei Jungen das aggressiv-destruktive Verhalten.

Sechs Auffälligkeiten sind **häufig:**
- **Stehlen:** Nicht selten handelt es sich um einen symbolischen Diebstahl. Durch das Stehlen wird fehlende emotionale und soziale Zuwendung kompensiert.
- **Lügen:** Es dient bei Kindern oft dazu, einer Konfrontation mit den Eltern aus dem Weg zu gehen, um so ohne große Mühe einen Vorteil zu erlangen. Manchmal findet man auch ein unselektives und motivationsloses Lügen ohne Vorteile oder Nachteile für die eigene Person (Pseudologie).
- **Aggression:** Aggressionen resultieren aus einer inadäquaten Reizbewältigung, die in Abhängigkeit von Situation und Auslöser zu auto- bzw. fremdaggressiven Tendenzen führt.
- **Ungehorsam:** Fehlende pädagogische Lenkbarkeit geht häufig auf eine mangelnde Selbstkontrolle und soziale Anpassung zurück.
- **Weglaufen:** Differentialdiagnostisch ist hier an epileptische Anfälle, hirnorganische Psychosyndrome oder auch an psychotische Zustände zu denken.
- **Schulschwänzen:** Sozialem Druck und Leistungserwartungen kann häufig nicht standgehalten werden. Lehrstellenflucht und Arbeitslosigkeit sind hier die Folge.

8.8.3 DIAGNOSTIK, THERAPIE, PROGNOSE

Für die Diagnose von Störungen des Sozialverhaltens sind Sozialanamnese und die Verhaltensbeobachtung wichtig. Auch EEG-Befunde können weiterhelfen (häufig niedrigere Frequenzen).
Therapeutisch steht im Vordergrund eine (sozial-)pädagogische Inter-

vention und Stabilisierung der Kinder und Jugendlichen. Wichtig ist eine **mehrdimensionale** Therapie mit Sozialarbeit, Verhaltenstherapie usw. Die Prognose ist im allgemeinen ungünstig. Obwohl die Krankheit langfristig konstant verlaufen kann, werden die Kinder in der chronischen Phase eher passiv und lethargisch. Häufig bleibt auch eine latente Aggressivität und Affektlabilität zurück. Wenn eine Minderintelligenz besteht, verschlechtert sich die Prognose deutlich. **Psychosoziale Präventionsmaßnahmen** sind zweifellos die entscheidenden Kriterien zur Verbesserung des Schicksals der Kinder.

8.8.4 DIFFERENTIALDIAGNOSE

Störungen des Sozialverhaltens können bei allen Formen psychischer Erkrankungen auftreten, z.B. bei Teilleistungsschwächen, organischen Psychosyndromen und Psychosen.

8.9 Frühkindlicher Autismus (GK Kap. 17.9)

8.9.1 ÄTIOLOGIE

Die Ätiologie des frühkindlichen Autismus ist noch nicht geklärt. Neben Anlagefaktoren werden auch früh erworbene Störungen in der kognitiven Entwicklung diskutiert. Die Psychodynamik der Mutter-Kind-Beziehung scheint keine entscheidende Rolle zu spielen, da man bei stark deprivierten Kindern zwar schwere psychische Störungen findet, aber nicht zwangsläufig autistische im engeren Sinne. **Neurochemische** Befunde zeigen, daß ca. 25 % der Kinder einen erhöhten Serotoninspiegel haben, über 50 % zeigen erhöhte Werte für Dopamin. Darüberhinaus kommen Abweichungen im Neuropeptidmuster vor (z. B. Endorphin-2).

Autistische Störungen haben eine Inzidenz von 3–5/10000 pro Jahr, die Prävalenz liegt bei ca. 10/10000. Jungen werden 2–4 mal häufiger betroffen als Mädchen, und man findet autistische Störungen gehäuft in der Ober- und Mittelschicht.

8.9.2 SYMPTOMATIK

Beim frühkindlichen Autismus liegt primär eine **fehlende** oder **defekte Ausgestaltung** der **Begegnungsfähigkeit** oder des **Kontaktverhaltens** vor. Dabei kommt es zu Störungen der Ich-Aktivität, des Ich-Bewußtseins sowie zu einer allgemeinen Störung im Gebrauch der Wahrnehmungsorgane (Sprechen, Tasten, Feinmotorik). Der frühkindliche Autismus ist **nicht** identisch mit dem schizophrenen Autismus, bei dem der Patient den Rückzug aus der Welt in eine innere Realität wählt.

Im Mittelpunkt der autistischen Störung stehen die **soziale Lernfähigkeit** bzw. die sozialen Fertigkeiten des Kindes. Die Störung tritt in der Regel **vor** dem **30. Monat** auf.

Abb. 8.8: Symptome des frühkindlichen Autismus

Man unterscheidet klinisch zwei Formen: den **frühkindlichen** Autismus nach **Kanner** und die **autistische Psychopathie** nach **Asperger**.

8.9.2.1 Kanner-Typ

Er beginnt spätestens mit dem 30. Monat. Die Sprachentwicklung ist retardiert. Echolalien, Neologismen, Iterationen sowie pronominale Umkehr sind typisch. Mit letzterem bezeichnet man, daß das Kind, statt sich selbst mit „ich" anzusprechen, den Gesprächspartner mit „ich" anredet, während es sich selbst mit „du" anspricht. Außerdem ist die Sprache verwaschen und die Abstraktionsfähigkeit herabgesetzt. Etwa 30 % der Kinder bleiben ihr ganzes Leben lang stumm. Bei den Kontaktstörungen fällt ein verminderter Blickkontakt, fehlende Lernfähigkeit und Kooperation im sozialen Bereich auf.

Die Kinder wirken gegenüber ihrer Umwelt extrem abgekapselt, und die für die Altersstufe typische Zuwendung zur Primärperson ist erheblich gestört. Im Affekt sind die Kinder indifferent und wenig schwingungsfähig, 2/3 der Kinder weisen einen Intelligenzdefekt auf. Die Motorik ist stereotyp und monoton und dabei oft auf Teilbereiche am Objekt fixiert. Eine panische **Veränderungsangst** taucht auf, sobald sich das vorliegende Umfeld auch nur geringfügig ändert. Phantasie, Kreativität und Spielverhalten sind in ihrem Repertoire stark eingeengt. Je länger die Sprachentwicklungsstörung hinausgezögert ist, um so schlechter ist die Prognose. Nur ca. 30 % der Kinder erreichen eine normale Schulbildung.

8.9.2.2 Asperger-Typ

(Man spricht auch von einer **Extremvariante der schizoiden Persönlichkeitsstruktur**).
Diese Form tritt in der Regel nur bei Jungen auf. Im Affekt sind die Kinder gespannt und kritisch. Häufig findet man das Bild eines „frühreifen Grüblers", der abgekapselt und in sich gekehrt mit sich selbst und seinen Problemen beschäftigt ist. Die Umwelt wird eher als irritierend und störend erlebt. Im Gegensatz zum Kanner-Typ sind die Kinder meist normal bis überintelligent. Die Sprache entwickelt sich sehr früh, nicht selten bereits vor der Gehfähigkeit, wobei sie zum einen hoch differenziert ist, geschraubt und affektiert wirkt, zum anderen ist sie wenig situationsgerecht. Man spricht in diesem Zusammenhang auch von einer sprachpragmatischen Störung. Die Kinder hauchen ganz leise, oder sie schreien inadäquat. Auffällig sind auch charakteristische Neologismen (naszendierende Sprache).
Typisch sind Spezialinteressen, die einseitig, wenig kreativ oder spielerisch sind, wobei repetitive und hochdifferenzierte Spielmuster das klinische Bild bestimmen. Die Kinder sind praktisch-motorisch ungeschickt und haben im nonverbalen Bereich erhebliche Defizite (Mimik, Gestik, Körperstellungen und Bewegungen). Weiterhin zeigen sich häufig motorische Automatismen.
Das Krankheitsbild ist im Vergleich zum Kanner-Typ wesentlich schwächer ausgebildet und hat eine günstigere Prognose. Nicht selten kommt es jedoch auch zu Überschneidungen beider Krankheitsbilder. Besonders von der späten Kindheit an sind leichtere Formen des Kanner'schen Autismus im Querschnittsbild kaum von der autistischen Psychopathie nach Asperger zu unterscheiden.

Tab. 8.1:	Übersicht über die beiden unterschiedlichen Autismus-Formen	
	Kanner	**Asperger**
Auftreten	erste Monate bis zum 3. Jahr	2.–5. Lebensjahr
Geschlecht	Mädchen und Jungen	vor allem Jungen
Intelligenz	niedrig	normal bis hoch
Reaktion auf Umwelt	meist nicht erfaßt	als störend empfunden
Entwicklung	läuft bevor es spricht, wirkt retardiert	spricht bevor es läuft, wirkt frühreif

Differentialdiagnostisch ist der frühkindliche Autismus abzugrenzen gegen den Hospitalismus. Auch die kindlichen Schizophrenien kommen in Frage. Die schizophrenen Verläufe beginnen in der Regel später. Eine direkte Beziehung zwischen dem kindlichen Autismus und der Schizophrenie besteht jedoch nicht. Diese Kinder zeigen bis zum 2.–3. Lebensjahr eine unauffällige Entwicklung, dann kommt es häufig zu einem Entwicklungsknick.

Ebenso schwierig ist die Abgrenzung gegen Affektpsychosen. Schließlich muß man immer auch an eine Oligophrenie oder an die unterschiedlichen Formen der Sprachentwicklungsstörung zu denken.

Man unterscheidet zwischen Mutismus und Autismus: Beim **Autismus** handelt es sich um eine frühkindliche Psychose mit einer vielfältigen klinischen Symptomatik. Beim **Mutismus** dagegen kommt es zum Sprechversagen oder Verstummen eines Kindes nach Beendigung der normalen Sprachentwicklung. Die Sprechfähigkeit ist hier neurophysiologisch voll erhalten. Der Mutismus tritt auf bei Depressionen, Schizophrenien, psychogenen Störungen sowie bei autistischen Kindern.

Unterschieden wird in diesem Zusammenhang auch die **symbiotische Kinderpsychose („infantil psychosis"** nach **M. Mahler**): Nach einer zunächst unauffälligen Entwicklung kommt es im 2.–4. Lebensjahr als Reaktion auf Trennungserlebnisse (meist von der Primärperson) zu starken Ängsten und Panikreaktionen. Die Kinder sind in der Regel nicht in der Lage, sich von der leiblichen Mutter-Kind-Beziehung zu lösen und eine soziale Beziehungsfähigkeit aufzubauen.

Deprivation darf nicht mit Depravation verwechselt werden. Bei der **Deprivation** handelt es sich um einen fehlenden emotionalen Kontakt des Kleinkindes zur Primärperson mit schweren psychischen Folgen (vgl. 8.12.11). **Depravation** meint einen Verfall der sittlichen Vorstellungen auf dem Boden einer durch chronische Sucht oder Alkohol veränderten Persönlichkeitsstruktur. Die Intelligenz ist hier in der Regel normal (!).

Man sollte frühzeitig mit einer sensomotorische Übungsbehandlung beginnen. Gleichzeitig ist eine strukturierte Ausrichtung der Umgebung für das autistische Kind von Vorteil. In letzter Zeit hat man die sogenannte „Festhaltetherapie" häufig propagiert.
Bisher haben sowohl eine medikamentöse als auch psychotherapeutische Behandlung nur begrenzten Erfolg gezeigt.

8.10 Psychosen des Kindes- und Jugendalters
(GK Kap. 17.10)

8.10.1 HÄUFIGKEIT KINDLICHER PSYCHOSEN (UNTER 14 JAHREN)

Frühkindliche Psychosen sind um den Faktor 50 seltener als bei Erwachsenen. Bei den unter 12jährigen liegt die Häufigkeit bei 1:10 000. Bis zum 12. Lebensjahr sind psychotische Phasen selten, danach häufiger, wobei Jungen öfter betroffen sind als Mädchen.
In 50% der Fälle kommt es zu einem chronischen Verlauf, 25% remittieren voll. Je früher das Krankheitsbild auftritt, um so schlechter ist die Prognose.

8.10.2 MANIFESTATIONSFORMEN

Die Psychosen im Kindes- und Jugendalter werden anders eingeteilt als bei Erwachsenen. Der Begriff (früh-)kindliche Psychose gilt als Oberbegriff und ist nicht identisch mit Schizophrenie oder Autismus. (Früh-)kindliche Psychosen, die in eine Schizophrenie münden, sind außerdem seltener als der kindliche Autismus. Entsprechend dem Entwicklungsstand und dem Alter entstehen vier Gruppen (s. Tab. 8.2):

Tab. 8.2:		Einteilung der kindlichen Psychosen
Gruppe	**Auftreten**	**Beziehung zur Schizophrenie**
1. frühkindliche Psychosen	vor dem 3. Lebensjahr	wahrscheinlich keine
● Autismus (Kanner)		
● frühkindliche Katatonie (Leonhardt)		
2. desintegrative Psychosen	3.–6. Lebensjahr	fraglich
● Dementia infantilis		
● Autismus (Asperger)		
● symbiotische Psychose (Mahler)		
3. kindliche Schizophrenien	nach dem 5.–7. Lebensjahr, subakuter Verlauf	ja
4. Psychose der Adoleszenz		ja

Alter und Entwicklungsstand sind die entscheidenden Variablen in der Ausprägung des Krankheitsmusters. **Prämorbide Auffälligkeiten** bestehen in zwanghaftem oder phobischem Verhalten, allgemeiner und diffuser Ängstlichkeit, dissozialem und aggressivem Verhalten, Mutismus, Schulverweigerung und einer allgemeinen Verlangsamung psychischer Prozesse. Zusätzlich zeigen sich Hypermotorik, Aufmerksamkeitsstörungen mit sekundärem Vermeidungs- und Rückzugsverhalten, Kommunikationsdefizite sowie eine verarmte Sprachproduktion.

Die **Prognose** ist schlechter als bei Erwachsenen, bei den betroffenen Kindern unter 10 Jahre sogar noch ungünstiger. 50% verlaufen chronisch, 25% remittieren voll, 25% teilweise, während sich im Erwachsenenalter 50% rückbilden.

Neben diesen eigentlichen Psychosen des Kindes- und Jugendalters können auch Psychosen auftreten, die sich sonst erst im Erwachsenenalter manifestieren:

Depressive Syndrome
Depressive Syndrome haben eine hohe Komorbidität mit anderen psychiatrischen Erkrankungen, vor allem Drogenmißbrauch, Angstsyndrome und Störungen der Sozialisation. Im Vorschulalter liegt die Häufigkeit depressiver Beschwerdebilder bei fast 1%, bei den Schulkindern bei ca. 2% und bei Jugendlichen um 5%. In den meisten Fällen (80%) persisitieren die depressiven Symptome bis ins Erwachsenenalter. Das klinische Bild ist stark durch den Entwicklungsstand des Kindes geprägt und reicht von einer **traurigen Stimmung**, erhöhter Irritabilität, Verzögerung der Sprachentwicklung über rhythmische Bewegungen des Kopfes (Jactatio capitis) und exzessivem Daumenlutschen bis zu Schlafstörungen und Gewichtsverlust. Außerdem finden sich u. U. Suizidgedanken, Apathie, allgemeine psychomotorische Verlangsamung, Ängste und Konzentrationsschwierigkeiten.

Manisch-depressive Erkrankungen
Sie können auch bei Kindern in der Pubertät auftreten, zuvor sind zyklische Erkrankungen jedoch sehr selten. Die Phasen sind meist kürzer (Stunden bis Tage) und schlagen häufiger in Manien um als bei Erwachsenen. Meist geht die Erkrankung mit multiplen **körperlichen Beschwerden** einher. Die Symptome sind altersspezifisch gefärbt und oft mit vegetativen Störungen kombiniert, wobei hypochondrische und phobisch-zwanghafte Symptome vorrangig sind. 15% gehen in eine Schizophrenie über.

Organische Psychosen
10% der Depressionen im Kindes- und Jugendalter sind somatogen. In Frage kommen frühkindlicher Hirnschaden (MCD), Epilepsien, Anfälle, Intoxikationen, Infekte sowie endokrinologische Erkrankungen. Aber auch Medikamente, Drogenmißbrauch oder eine Commotio cerebri können zu depressiven Zustandsbildern führen.

8.10.3 KLINIK, DIFFERENTIALDIAGNOSE, THERAPIE
(s. Kap. 3–5)

8.11 Neurosen und Persönlichkeitsstörungen des Jugendalters (GK Kap. 17.11)

(s. Kap. 7)

8.12 (Weitere) spezielle Störungen (GK Kap. 17.12)

8.12.1 SCHLAFSTÖRUNGEN

Anamnestisch ist zunächst wichtig, ob das Kind überhaupt zur Ruhe kommen kann (Fernsehen, Trennungsängste, Geschwisterrivalität). Man unterscheidet Durchschlafstörungen, welche im Alter abnehmen, von Einschlafstörungen, die mit dem Alter eher zunehmen.

Der **Pavor nocturnus** bezeichnet eine Situation, bei der das Kind plötzlich **schreckhaft erwacht**, u. U. einnäßt und desorientiert ist. Es handelt sind dabei nicht um eine genuine Schlafstörung, sondern um ein **Angstsyndrom**. Die Kinder schreien und klammern sich an ihren Eltern fest. Für die Dauer besteht meist eine Amnesie. Der Pavor nocturnus tritt v. a. im Schulalter auf und ist bei Knaben häufiger. Eine individuell ausgerichtete und ritualisierte Zuwendung der Bezugsperson, z. B. offene Tür oder Licht brennen lassen, ist therapeutisch entscheidend. Die Prognose ist gut.

8.12.2 ESSTÖRUNGEN

Fütterungsschwierigkeiten und Appetitlosigkeit treten bei Säuglingen in bis zu 20% der Fälle auf und sind oft durch einen Wechsel der Bezugsperson oder auch durch intrapsychische Konflikte der Mutter bedingt, z. B. Eheprobleme, Ablehnung des Kindes oder latente Berufswünsche.

Bei der **Adipositas** (bis zu 20% der Kinder) sind meist auch die Eltern übergewichtig. Eine genetische Diposition, der frühkindliche Fütterungsmodus sowie die psychosoziale Konstellation spielen ebenfalls eine entscheidende Rolle.
Differentialdiagnostisch ist immer an einen Diabetes mellitus, Infekte, Hypothyreose, kongenitale Herzfehler, Anämien o. ä. zu denken.
Als Therapie kommen in Betracht: Elternberatung, Eßplan, sportliche Aktivitäten, lern- und tiefenpsychologische Behandlungsstrategien.

8.12.3 ANOREXIA NERVOSA/BULIMIA NERVOSA
(s. a. GK Innere Medizin)

8.12.3.1 Anorexia nervosa

Die Häufigkeit liegt bei 0,7–1%, wobei die Krankheit in den letzten Jahren zugenommen hat. Mädchen sind erheblich häufiger betroffen als Jungen (Verhältnis 10–13:1), und der Altersgipfel liegt zwischen dem 14. und 19. Lebensjahr. 50% der Patientinnen mit Anorexia nervosa haben auch bulimische Phasen. In 30% der Fälle kommt es zu einer Besserung, 50% der Fälle heilen aus, 20% verlaufen chronisch.

Abb. 8.9: Formenkreis der Eßstörungen

Auffällig ist ein restriktives und diszipliniertes Eßverhalten bis hin zur Nahrungsverweigerung. Die Patientinnen neigen zu einem übermäßigen Bewegungsdrang und Überaktivität sowie zu einer maximalen Kontrolle oder eingeengten Aufmerksamkeit auf den eigenen Körper bzw. das Körpergewicht. Man spricht hier auch von einer **Körperschemastörung**. Die Patientinnen fühlen sich zu dick, obwohl sie klinisch eindeutig zu mager sind. Eine Amenorrhoe geht der kachektischen Entwicklung meist voraus. Häufig liegt ein hohes Leistungsprofil und eine überdurchschnittliche Intelligenz vor. Die Patientinnen sind oft depressiv verstimmt; die Krankheitseinsicht fehlt meist.

5 Kriterien sind zur Diagnosestellung wichtig:
- das Körpergewicht liegt mehr als 15% unter der Norm
- der Gewichtsverlust ist selbstverursacht
- Angst vor einer Gewichtszunahme
- Körperschemastörung („**zu dick zu sein**")
- Ausfall von mindestens 2 Menstruationszyklen

ÄTIOLOGIE

Ein **minderwertiges Selbstwertgefühl** wird durch eine kontrollierte und disziplinierte Nahrungsverweigerung kompensiert und Essen dementsprechend als Kontrollverlust verarbeitet. Konflikte und Spannungen werden verleugnet. Im Gesamten ist die Anorexia nervosa ein Problem der Indentitätsentwicklung. Ambivalenzen gegenüber der Mutter, Abwehr der eigenen Weiblichkeit sowie der Kampf um Autonomie und eigenständige Entscheidungen stehen im Mittelpunkt.

PROGNOSE

Ein guter Heilerfolg liegt dann vor, wenn die Patientinnen konstant zwischen 85–115% ihres Normalgewichts halten können und eine regelmäßige Menstruation haben. 40% der Patientinnen erreichen diesen Zustand. Die Mortalitätsrate nimmt jedoch mit der Erkrankungsdauer zu, nach 5jähriger Erkrankung liegt sie bei 5%, nach 20–30jähriger Erkrankungsdauer bei 20%. Die Eltern der Patientinnen sind meist älter. Ein früher Erkrankungsbeginn hat in der Regel eine bessere Prognose, außer bei der präpuberalen Anorexie, die insgesamt eine schlechte Prognose hat.

Differentialdiagnostisch müssen ausgeschlossen werden: Tumorerkrankungen, TBC, Thyretoxikose, M. Addison, Hypophysenerkrankungen, Depression, Schizophrenie und Konversionsstörungen;

8.12.3.2 Bulimia nervosa

Man spricht von einer Bulimia nervosa, wenn sich Heißhungerattacken 2–3 mal in der Woche über mehr als 3 Monate wiederholen. **3 weitere Kriterien sind für die Diagnosestellung wichtig:**
- Gegensteuerung durch Erbrechen, Laxantien, Diät
- Angst, zu dick zu werden
- In der Vorgeschichte oft eine anorektische Phase

Die Häufigkeit liegt unter den 14–20jährigen bei 2–4%. Leichtere Formen sind 2–3 mal häufiger als ausgeprägte Zustandsbilder. Auch hier werden 50% symptomfrei, 30% bessern sich klinisch und 20% verlaufen chronisch. Der Erkrankungsgipfel liegt um das 18. Lebensjahr.

Im Mittelpunkt der Symptomatik stehen Heißhungeranfälle, die mit selbstinduziertem Erbrechen bzw. Laxantienabusus einhergehen. Es kommt zu starken Gewichtsschwankungen. Die Patientinnen haben häufig eine depressive Grundstimmung. Für die bulimischen Phasen kennzeichnend ist die Angst, die Attacken nicht selbstständig beenden zu können und beim Essen gewissermaßen einem Kontrollverlust zu unterliegen. Hinzu kommt eine verzerrte Wahrnehmung des eigenen Leibes und Körpergewichts sowie eine vermehrte und selektive Aufmerksamkeit gegenüber der eigenen Figur.

Bei der Therapie werden verhaltenstherapeutische und tiefenpsychologische Ansätze häufig kombiniert, z.B. in der Familientherapie. Im Mittelpunkt steht die Arzt-Patient-Beziehung sowie ein individuell abgestimmter und streng organisierter Eßplan.

8.12.4 STÖRUNGEN DER AUSSCHEIDUNGSFUNKTIONEN

8.12.4.1 Enuresis

Definition

Als Enuresis bezeichnet man unwillkürliches Einnässen ohne somatischen Befund, welches über das 3. bzw. 4. Lebensjahr hinausgeht.

Man unterscheidet eine primäre Enuresis, bei der das Kind nie trocken war, von einer sekundären, bei der es bereits trocken war und später wieder einnäßt. 10% der 4jährigen haben eine E. nocturna, Mädchen häufiger als Jungen. In der Volksschule kommt es noch mit einer Häufigkeit von 5% vor, wobei hier die Knaben häufiger betroffen sind. Im Erwachsenenalter liegt die Prävalenz unter 1%. Zwanghafte Erziehungsmaßnahmen sind meist ursächlich, gleichzeitig tritt die Enuresis gehäuft familiär auf.
Differentialdiagnostisch kommen urologische und neurologische Erkrankungen in Frage. Man spricht dann nicht mehr von einer Enuresis, sondern von Inkontinenz.
Therapeutisch kann man einen Klingelapparat einsetzen, bei dem jedoch in 50% der Fälle die Kinder wieder rückfällig werden. Neben Beratung und Psychotherapie stehen Antidepressiva (Tofranil 10 mg) zur Verfügung, die Prognose ist insgesamt gut.

8.12.4.2 Enkopresis

Die Enkopresis, das unwillkürliche Einkoten, ist insgesamt 10mal **seltener** als die Enuresis. Sie tritt vor allem tagsüber auf. Kinder vom 7.–10. Lebensjahr sind hauptsächlich betroffen.
Auch hier unterscheidet man eine primäre von einer sekundären Enkopresis. Bei der primären Enkopresis geht das unwillkürliche Einkoten ohne organischen Befund über das 4. Lebensjahr hinaus. Bei der sekundären Enkopresis kommt es nach erfolgter Stuhlregulation zum erneuten Einkoten. Die Prognose ist gut.
Differentialdiagnostisch sind immer ein Megakolon sowie neurologische Defekte auszuschließen.

8.12.5 FUNKTIONELLE STÖRUNGEN

Weitere funktionelle Störungen sind z.B. die Brechneigung, Bauchschmerzen (Nabelkolik) oder Kopfschmerzen. Es handelt sich im allgemeinen um vegetative Dysregulationen. Nicht selten kommt es zu einem Vermeidungsverhalten des Kindes mit sekundärem Krankheitsgewinn. Die psychosoziale Konstellation spielt ätiologisch die entscheidende Rolle, z.B. Ernährungsfehler, verwöhntes Einzelkind oder schulische Überforderungen.

8.12.6 BEWEGUNGSSTÖRUNGEN

Bei den Bewegungsstörungen unterscheidet man hauptsächlich vier Unterformen:

8.12.6.1 Tics

Tics sind repetitive und gleichförmige, nicht willkürlich steuerbare, mit emotionaler Belastung sich verstärkende **Muskelzuckungen**, die v. a. im Gesicht auftreten (Zwinkern, Grimassieren). Sie kommen überwiegend zwischen dem 8. und 10. Lebensjahr vor. Die Häufigkeit liegt bei 0,5–1%, wobei Jungen 3mal häufiger betroffen sind. Ätiologisch wird eine Unreife im extrapyramidalen System diskutiert mit Überproduktion von Dopamin. Tics werden psychodynamisch als besondere Form einer **Zwangsneurose** beschrieben, da sie in Belastungssituationen häufiger auftreten.
Neben der Gabe von Butyrophenonen (80% Erfolgsquote) spielen therapeutisch Entspannungsübungen, Beratung und Psychotherapie eine wichtige Rolle. Die Prognose ist gut. Wenn die Symptome auf andere Körperteile generalisiert werden oder sich auch verbale Tics zeigen, ist die Prognose dagegen ungünstiger, z. B. beim **Gilles de la Tourette-Syndrom**.

Darunter versteht man multifokale, grimassenartige zuckende Störungen des Bewegungsapparates, die mit unartikulierten Lauten (Grunz- und Ächzlaute, obszöne Begriffe) kombiniert sind.
Jungen leiden häufiger darunter als Mädchen, die Prävalenz liegt bei 1:10000. Ätiologisch wird auch hier eine Unreife des extrapyramidalen Systems diskutiert. Das Syndrom gehört als umschriebene Störung im expressiven und psychomotorischen Bereich in den Formenbereich der Tics.

8.12.6.2 Schreibkrampf

Bei Kindern relativ selten. Es kommt zu einer isolierten Verkrampfung der Schreibhand. Die Störung ist psychogen.

8.12.6.3 Jaktationen

Rhythmisches Hin- und Herbewegen des Kopfes oder auch des Rumpfes, v. a. kurz vor dem Einschlafen. Sozial deprivierte Kinder sowie auch minderintelligente Kinder sind gehäuft betroffen. Die Störung ist psychogen und soziogen. Zur Behandlung der Jaktationen wird hauptsächlich auf die Psychotherapie zurückgegriffen.

8.12.7 MUTISMUS

Man spricht auch von **psychogener Stummheit**. Unterschieden wird ein **elektiver** Mutismus, welcher nur gegenüber bestimmten Personen auftritt und ein **totaler** Mutismus. Dem Mutismus als Sprechverweigerung geht eine normale Sprach- und Sprechentwicklung voraus, d.h. das Kind kann anatomisch-physiologisch sprechen. Mädchen zeigen diese Störung häufiger als Jungen. Oft liegt eine Kombination mit anderen Erkrankungen vor, z.B. Tics, Einnässen, Affektstörungen. Häufig kommt es zu einem depressiven Verarbeitungsmodus.

Ätiologisch spielen die Familienkonstellation sowie auch konstitutionelle Faktoren eine wichtige Rolle. In fast 50% der Fälle entwickeln sich bleibende Kontaktstörungen. Differentialdiagnostisch ist an den Mutismus als Symptom bei endogenen Psychosen, an Autismus oder die Hörstummheit zu denken. Beim sog. Mittelhirnsyndrom spricht man von einem akinetischen Mutismus. Sprachverlust bei hirnorganischen Erkrankungen nennt man **Aphasien**.

8.12.8 STÖRUNGEN DES KONTAKTVERHALTENS

In zwei Richtungen sind Störungen des Kontaktverhaltens denkbar. Entweder im Sinne eines verminderten Distanzgefühls oder als verstärkte Abgrenzung gegenüber der Umwelt.

Als Differentialdiagnosen zieht man in Erwägung: Mutismus, Autismus, emotionale Störungen, M. Little, Schizophrenien, Dissozialität.

8.12.9 PSYCHISCHE REAKTIONEN BEI CHRONISCHEN ERKRANKUNGEN

In westlichen Ländern haben fast 10% aller Kinder eine chronisch-somatische Erkrankung. Das Krankheitsverständnis der Kindes ist stark abhängig von seinem Entwicklungsstand. Häufig kann zwischen dem Leiden, welches aus der Krankheit resultiert, und der Angst vor dem ärztlichen Eingriff nicht unterschieden werden. Da die Ich-Entwicklung – Affekte, Coping, Objektrepräsentanzen sowie die Abgrenzung Umwelt-Individuum – und die Entwicklung der Körperwahrnehmung parallel verlaufen, bedeutet für die Kinder eine Einschränkung bzw. Schwäche im Körperlichen eine Schwächung des „Ich".

Auch der Begriff und das Wesen des **Todes** wird vom Kind je nach Entwicklungsstand unterschiedlich verstanden. Bei den 3–5jährigen bedeutet Tod Verschwinden und Abwesenheit, bei den 6–8jährigen Reglosigkeit, Schlaf, Bewegungslosigkeit. Erst später, mit 9–11 Jahren, bekommt der Tod seine affektive Bedeutung, und die volle Tragweite wird verstehbar, z.B. seine Irreversibilität.

8.12.10 KOMPLIKATIONEN BEI KÖRPER- UND SINNESBEHINDERUNGEN

Auf dem Boden körperlicher Behinderungen können sich primär oder bedingt durch die fehlende psychosoziale Stimulation **sekundäre Störungen der Intelligenz** und des Auffassungsvermögens ergeben. Häufig kommt es zu einer allgemeinen Entwicklungsverzögerung. Die Verarbeitung der Krankheit reicht von depressiven bis zu aggressiven Verhaltensmustern und ist selbst vom Alter und Entwicklungsstand des Kindes abhängig. Nicht selten reagieren die Eltern typisch überprotektiv, was die Gesamtentwicklung des Kindes hemmen kann.

8.12.11 DEPRIVATIONSSYNDROME

Es handelt sich um einen Zustand des Kindes, bei dem basale psychische Bedürfnisse nicht gegeben sind, z. B. Lernen, Emotion, Betreuung und Kontakt. Es kommt gleichsam zum Verlust der Primärperson. Dauert der Zustand über 5 Monate an, entwickelt sich ein schweres Krankheitsbild: Die Kinder wirken **passiv und lethargisch**, Mimik und Gestik sind reduziert, sie „verhungern psychisch". Es kommt zu erheblichen intellektuellen und emotionalen Retardierungen. 5 % der betroffenen Kinder sterben an diesem Syndrom, welches man auch mit dem Begriff **„psychischer Hospitalismus"** bezeichnet.

Frustrationserlebnisse stehen am Anfang der Entwicklung, die in **4 Phasen** verläuft (s. Abb. 8.10):

Abb. 8.10: Phasen des psychischen Hospitalismus

Im ersten Stadium nach der Trennung von der Bezugsperson kommt es beim Kind zu **Protestreaktionen**, Verzweiflung und Ablehnungsverhalten. Später werden die Kinder apathisch und resignativ, 2. Stadium. Dies führt zu einer psychophysischen Retardierung, v. a. m Bereich der Sprache und der Motorik (Jaktationen, Einnässen, oberflächliche Kontakte o. ä.). Die nachfolgende Phase ist gekennzeichnet durch irreversible psychische Schäden und psychosomatische Störungen (z. B. Dysphorie und Kontaktstörungen). Im letzten Stadium zeigen sich schwerste körperliche und seelische Schäden bis hin zur vitalen Gefährdung.

8.12.11.1 Sexueller Mißbrauch bei Kindern

Die Häufigkeit liegt in der BRD bei ca. 300 000 Kindern im Jahr. 10–50 % der Frauen geben an, mindestens einmal in ihrer Kindheit sexuelle Belästigungen erfahren zu haben. Bei den Männern liegt der Prozentsatz zwischen 3 und 15 %. Die Täter sind fast ausschließlich Männer (99 %), und sie kommen in über 85 % der Fälle aus der eigenen Familie oder Verwandtschaft. Die Opfer sind meist Mädchen. Trotzdem gilt: „... Jeder Mensch, der seine Kinder mißhandelt, ist als Kind selbst mißhandelt worden" (Miller).
Zu den primären emotionalen Schäden kommen oft noch sekundäre hinzu, die z. B. aus den Gerichtsverhandlungen oder Vernehmungen entstehen. Psychische Folgeschäden sind Depressionen, Angstattacken, Schlafstörungen, Drogenmißbrauch, Selbstdestruktionen bis hin zu Suizid, in vielen Fällen kommt es zu Suizidversuchen.

8.12.11.2 Battered-child-Syndrom

Die Häufigkeit wird auf 1 % in der Gesamtbevölkerung geschätzt, wobei die Letalität bei ca. 10 % liegt. Die mißhandelten Kinder stammen meist aus der Unterschicht. In der Regel kommen die Täter aus der näheren Verwandtschaft oder aus dem Elternhaus.
Körperliche Mißhandlung ist vor allem dann anzunehmen, wenn ein Verletzungsmuster vorliegt, das normalerweise bei Kindern nicht vorkommt. Bei Kleinkindern und psychiatrischen Patienten werden Mißhandlungen verstärkt gefunden. Fehlt eine entsprechende Therapie werden Opfer später nicht selten zu Tätern.

8.12.11.3 Psychosozialer Minderwuchs

Man spricht auch von einem **psychogenen, emotional-deprivativen Minderwuchs**. Neben der Größe des Kindes sind auch die Knochenreife und das Gewicht vermindert. Die gesamte metabolische Reaktionslage des Organismus ist reduziert, z. B. sind STH und Insulin erniedrigt. Isolationen, Grausamkeiten, Vernachlässigung, lange Trennungen von der Primärperson und sozioökonomische Mangelsituationen spielen ätiologisch die entscheidende Rolle.
Die Prognose ist im allgemeinen schlecht. Zwischen dem 6. Monat und dem 4. Lebensjahr spricht man von einer vulnerablen Phase: Kommt es innerhalb dieser Phase zu einer psychosozialen Deprivation, resultieren ausgeprägtere Defekte, als wenn die Deprivation in den ersten 6 Monaten nach der Geburt erfolgt (stumme Phase).

8.13 Kinder- und jugendpsychiatrisches Glossar

Zum Abschluß dieses Kapitels noch einige wichtige Begriffe, welche im Gegenstandskatalog nur am Rande erwähnt sind.

Achtmonatsangst (Fremdeln): Bis zum 3./4. Monat kann das Kind noch nicht zwischen Eigen und Fremd unterscheiden, dies gelingt erst mit dem 8. Monat. Es entsteht eine echte, erste direkte Objekt-Beziehung zur Mutter. Außerhalb dieser primären Objektbeziehung werden andere Personen als fremd und nicht dazugehörig erlebt.

Audimutitas (Hörstummheit): Bei normaler Intelligenz und Hörfähigkeit entwickelt das Kind nach dem 3. Lebensjahr eine Stummheit. Hirnorganische Störungen liegen meist vor. Bei einer sensorischen Hörstummheit ist das Sprachverständnis vermindert, bei der motorischen Hörstummheit liegt ein normales Sprachverständnis vor.

Automutilation: Autodestruktion mit parasuizidaler Absicht.

Daumenlutschen: Bis zum 1. Lebensjahr normal, später dient es als orale Ersatzbefriedigung und Triebabfuhr.

Digitookuläres Phänomen: Die Kinder bohren mit ihren Fingern in den eigenen Augen, häufig beim Autismus.

Haarausreißen (Trichotillomanie): Häufig Hinweis auf eine schwere psychische Störung.

Iteration: Zwanghafte Wiederholungen von Silben und Worten, häufiges Symptom bei autistischen Kindern.

Kinderfehler: Symptome und Auffälligkeiten, die in Abhängigkeit des Entwicklungsstandes bei allen Kindern mehr oder weniger häufig vorkommen bzw. unterschiedlich lang auftreten (z. B. Tics, Daumenlutschen).

Logopäde: Sprachheilpädagoge, der mit Kindern mit Sprechstörungen und Sprachentwicklungsstörungen arbeitet.

Nägelbeißen: Vor allem bei 8- bis 11jährigen, bei hyperaktiven Kindern kommt es verstärkt vor und dient als Ersatzbefriedigung, v. a. bei aggressionsgehemmtem, oft überängstlichem Milieu.

Pica: Über das 2. Lebensjahr hinausgehender Drang, alles in den Mund zu nehmen, häufig bei Psychosen, Minderbegabungen und psychischem Hospitalismus.

Pseudologia phantastica (Münchhausen-Syndrom): Krankhaftes Lügen, welches häufig als Kompensation für mangelnde Erlebnisfähigkeit und Selbstwertgefühl dient (z. B. bei hysterischen Neurosen).

Token-Test: Ein Aphasie-Test bei Kindern.

Trotzphase: Die Reaktionen sind v.a. durch die Dynamik von Selbst- und Fremdbestimmung ausgelöst. Trotz gilt als Reaktion auf eine Diskrepanz zwischen eigenen, kindlichen Ideen und Wertvorstellungen und den Reaktionen der Eltern bzw. der Umwelt.

Fallbeispiel

Der 9jährige Markus wurde zur stationären Behandlung gebracht, weil der Schulausschluß wegen extrem störendem Verhalten im Unterricht drohte. Die Mutter berichtete, daß M. schon als Baby viel geschrien habe und sehr schreckhaft gewesen sei. Außerdem habe er im ersten Lebensjahr kaum eine Nacht durchgeschlafen. Mit 13 Monaten habe er laufen können und in Folge einen ausgeprägten Bewegungsdrang entwickelt. Bis zu seinem 3. Lebensjahr sei er häufig gestürzt. Man habe ihn wegen seiner Zappeligkeit im Kinderwagen festbinden müssen um zu verhindern, daß er herausspringe und vor ein Auto laufe. Im Kindergarten sei er bald zum Außenseiter geworden, da er stets nur sehr kurze Zeit und ohne Ausdauer an einem Spiel teilgenommen und dabei anderen Kindern durch seine Unachtsamkeit wehgetan habe. Zu Hause sei es kaum möglich gewesen, eine Mahlzeit geordnet im Familienkreis einzunehmen. Zugespitzt habe sich die Situation in der Schule, weil M. nicht auf dem Stuhl habe sitzen bleiben können und schon durch geringe Störungen, z. B. das Schließen eines Fensters, gänzlich abgelenkt worden sei. Ausgegrenzt von den Mitschülern und häufig getadelt durch den Lehrer, zeigte M. im weiteren Verlauf ein zunehmend aggressives Verhalten, z. B. Herumschreien, unflätiges Schimpfen, Schlägereien ohne ersichtlichen Anlaß.

Diagnostisch schloß man zunächst andere organische Ursachen aus. Außerdem machten die ersten Interviews die Bedeutung der familiären Beziehungen und des Erziehungsstils für das Verhalten des Patienten klar. Medikamentös wurde der Patient auf eine mittlere Dosis Ritalin eingestellt. Mit den Eltern konnte der Einfluß des Erziehungsstils auf das Beschwerdebild besprochen werden. M. erhielt die Möglichkeit, in spiel- und gruppentherapeutischen Sitzungen unerfüllte Beziehungswünsche zu bearbeiten. Nach einigen Wochen besserte sich das Zustandsbild deutlich, sodaß ein erster externer Schulbesuch unternommen werden konnte.
Diagnose: hyperkinetisches Syndrom.

Marina, zehn Jahre alt, weigerte sich beim Wechsel von der Grund- zur Realschule fünf Wochen lang, zur Schule zu gehen. Sie wurde an mehreren Schulen angemeldet. Jedesmal klammerte sich die Patientin an die Mutter, klagte über Übelkeit und Kopfschmerzen und weigerte sich, die Klasse zu betreten. Schließlich wurde sie an der hiesigen Poliklinik vorgestellt.
Die Mutter der Patientin war Deutsche, der Vater Sizilianer. Zwischen den Eltern gab es Phasen offener Auseinandersetzung sowie Trennungsideen und der Versuch in Italien zu leben. Der Erziehungsstil der Mutter schien wechselnd verwöhnend und überfordernd. M. wirkte unsicher im Umgang

mit anderen Kindern, konnte sich im Gesamten schlecht durchsetzen und suchte bei den geringsten Schwierigkeiten den Kontakt mit Erwachsenen. Aufgrund einer bekannten Lese- und Rechtschreibschwäche war sie in der Schule häufig überfordert. Am liebsten wolle sie immer bei der Mutter bleiben.
In der vier-monatigen Therapie lernte M. ihre Gefühle und Ängste zu äußern, sich sozial besser durchzusetzen und gleichzeitig auf andere leichter einzugehen. Den Eltern wurde die ambivalente Haltung deutlich, welche die Tochter bei Anforderungen immer „klein" werden ließ aus Angst vor Mißerfolg und Verlust der Eltern. Nach einem drei-wöchigen externen Schulbesuch erfolgte die Entlassung. Die Therapie wurde ambulant fortgesetzt.
Diagnose: Schulphobie.

9. Sexualstörungen, Sexualabweichungen

(GK Kap. 18)

9.1 Sexuelle Funktionsstörungen (GK Kap. 18.1)

9.1.1 FORMEN

9.1.1.1 Sexuelle Funktionsstörungen des Mannes

Beim Mann zählen zu den sexuellen Funktionsstörungen die Erektionsschwäche, die Ejaculatio praecox, die Ejaculatio retarda und die Impotentia satisfactionis.

EREKTIONSSCHWÄCHE

Definition
Man spricht auch von Impotentia coeundi oder erektiver Impotenz: Es liegt beim Versuch der Kohabitation eine für den Geschlechtsverkehr in Dauer und Stärke nicht ausreichende Erektion vor.

Die sexuelle Libido ist normal. Eine Ejakulation bleibt aus. Bei der Selbstbefriedigung ist jedoch eine Erektion sowie eine Ejakulation möglich. Man unterscheidet eine primäre von einer sekundären Impotentia coeundi. Von fakultativer Impotenz spricht man, wenn sie sich nur bei einem bestimmten Partner zeigt, von obligater Impotenz, wenn sie generell beim Geschlechtsverkehr auftritt.
Die Erektionsschwäche zählt zu den häufigsten sexuellen Störungen. Das Verhältnis von organischer zu psychogener Genese liegt bei 1:10. Permanente Erektionsstörungen treten mit einer Häufigkeit von ca. 1,5% auf (bei 55jährigen bis zu 7%, bei 65jährigen bis zu 25%).

Ätiologie: Neben subjektiven Erwartungsängsten und situativen Einflüssen spielen partnerschaftliche Konflikte eine wichtige Rolle. Die Einstellung des Patienten zur Sexualität (Weltanschauung, Religion) sowie positive Lernerfahrungen aus der Primärfamilie (Hygiene, An- und Entkleiden der Eltern) sind ebenso wichtige Faktoren in der Entwicklung bzw. im Ausbleiben der Störung.
Bei den somatischen Ursachen ist immer an Medikamente (z. B. Psychopharmaka), Diabetes mellitus (50% der Patienten), Alkoholabusus und an neurologische Krankheiten (z. B. Querschnittslähmungen, MS) zu denken.

Therapeutisch wird versucht, falls keine organische Störung vorliegt, über lerntheoretisch orientierte systematische Übungen eine Besserung zu er-

reichen. Bei organischen Ursachen können männliche Sexualhormone indiziert sein (z. B. 100–200 mg Depot-Testosteron).
Darüber hinaus kann eine tiefenpsychologisch-orientierte Psychotherapie hilfreich sein, um unbewußte Konflikte aufzudecken. Gesprächstechnisch steht der Abbau einer hohen und gespannten Erwartungsangst im Vordergrund.

EJACULATIO PRAECOX

Definition
Der Samenerguß erfolgt zu früh, d. h. er tritt vor oder unmittelbar nach dem Einführen des Penis in das weibliche Genitale (Immissio penis) auf.

Die Häufigkeit einer andauernden Störung liegt bei 0,15 %, jedoch geben 50–60 % der Männer an, mindestens einmal in ihrem Leben eine Ejaculatio praecox gehabt zu haben.
Bei den Patienten besteht oft ein hoher Leidensdruck. Meist handelt es sich um jüngere oder sexuell unerfahrene Männer. Die Störung ist **ausschließlich psychogen**. Organische Ursachen werden nicht genannt. Häufig ist die Ejaculatio praecox mit einer mangelnden Erektion und einer geringeren Orgasmusfähigkeit verbunden.
Eine hohe Erfolgsquote (bis 98 %) wird mit der **verhaltenstherapeutischen Start- und Stop-Technik** nach Kaplan erreicht. Neben Psychotherapie können auch Hormone sowie Kondome zum Einsatz kommen.

EJACULATIO RETARDA (EJACULATIO DEFIZIENS)

Sie ist eine weitaus seltenere Störung als die Ejaculatio praecox. Häufig besteht Angst vor dem orgasmischen Erleben sowie vor dem emotionalen Einlassen auf den Partner. Ist die Störung chronisch, muß immer auch an eine homosexuelle Entwicklung gedacht werden.

IMPOTENTIA SATISFACTIONIS

Trotz des Samenergusses kommt es nicht zum Erlebnis der sexuellen Befriedigung. Auf die Dauer entstehen Mißempfindungen und Anspannungen.

Man unterscheidet zwischen **Ejakulationsstörung** und **Oligospermie**: Die Oligospermie ist die Folge einer Dysfunktion des Hodens und führt zu einer Impotentia generandi (Zeugungsunfähigkeit). Es liegt eine organische Ursache vor. Bei der Ejakulationsstörung ist das Spermiogramm in der Regel normal, die Störung ist vor allem psychogen.

9.1.1.2 Sexuelle Funktionsstörungen der Frau

Bei der Frau unterscheidet man im Rahmen der sexuellen Funktionsstörungen Störungen der Orgasmusfähigkeit, den Vaginismus und die Dyspareunie.

STÖRUNGEN DER ORGASMUSFÄHIGKEIT

Die Orgasmusfähigkeit der Frau ist stärker als beim Mann von emotionalen und situativen Einflüssen abhängig. Die volle Orgasmusfähigkeit wird nicht selten erst nach Monaten und Jahren des Sexualverkehrs erreicht. Sie korreliert positiv mit der Dauer der Ehe: 20jährige Frauen haben bis zu 50% noch keinen Orgasmus; bei den 35–40jährigen Frauen nur noch 10%. Die Anorgasmie beschreibt die Orgasmusunfähigkeit der Frau.

VAGINISMUS (SCHEIDENKRAMPF)

Es kommt zu einer reflektorischen **Anspannung der Scheide** und der Beckenbodenmuskulatur beim Versuch, den Penis einzuführen, wobei die Ursache psychogen ist.
In der Regel ist der Leidensdruck der Patientinnen nicht sehr hoch. Die Persönlichkeitsstruktur der Patientinnen zeigt oft eine naiv-kindliche Einstellung zur Sexualität und zum eigenen Körper („Dornröschensyndrom"). Nicht selten liegt eine von Konkurrenz, Macht und Aggression ausgehende Einstellung vor („Brunhildtyp").
Auch die Haltung des Ehemannes ist bei der Entwicklung des Vaginismus von entscheidender Bedeutung.

DYSPAREUNIE

Der sexuelle Verkehr ist mit **Schmerzen** verbunden und wird so oft unmöglich. Ursächlich stehen Infekte und hormonelle Störungen im Vordergrund, aber auch Narben, Strikturen und postoperative Zustände sind mögliche Ursachen. Eine neurotische Fehlentwicklung wird ebenfalls als mögliche Grundlage beschrieben.
Die Dyspareunie kommt bei beiden Geschlechtern vor, ist jedoch bei Frauen viel häufiger.

Nach dem Orgasmus können funktionelle Störungen wie z. B. Schlaflosigkeit oder Kopfschmerzen auftreten. Beim pelvinen Schmerzsyndrom oder bei Prostata-Beschwerden liegen oft auch psychogene Störungen vor.
Zu bedenken ist ebenfalls, daß bei scheinbar reinem Beratungs- und Informationsbedürfnis der Patienten (z. B. Antikonzeption, Infertilität) nicht selten eine sexuelle Störung vorliegt.

9.1.2 PSYCHODYNAMIK

Psychodynamisch liegt bei sexuellen Funktionsstörungen häufig eine Kombination aus hohen Erwartungsängsten und Leistungsdruck sowie Störungen im Selbstwertgefühl und Furcht vor einem möglichen Kontrollverlust vor.

Unbewußte Aversionen dem Partner gegenüber, aber auch die Angst vor möglichen Genitalverletzungen oder vor einer Schwängerung sind ebenso wichtig. Im Regelfall liegt die Sexualstörung nicht nur beim „Symptomträger" vor, der zum Arzt kommt, sondern es handelt sich meist um einen partnerschaftlichen Konflikt.

Abb. 9.1: Modell der Entstehung sexueller Funktionsstörungen

9.1.3 THERAPIE

Im Vorfeld der Therapie steht die **Abklärung organischer Ursachen**. Für eine psychoanalytisch orientierte **Psychotherapie** ist ein gewisses Maß an Introspektionsfähigkeit und Motivation bzw. Leidensdruck notwendig. Neben der Verhaltenstherapie steht im allgemeinen auch eine Gruppentherapie zur Verfügung.

Die besten Erfolge zeigt die Paartherapie nach Master und Johnson auf der Basis von lerntheoretischen Übungen („**Sexualtherapie ist Paartherapie**"). Nicht selten werden Informationssuche und somatische Beschwerden vorgeschoben.

9.2 Abweichendes sexuelles Verhalten, Perversion

9.2.1 DEFINITIONEN, FORMEN

Definition
Sigush definiert Perversion als eine „habituelle Spezialisierung auf ungewöhnliche sexuelle Gewohnheiten".
Tölle nennt **drei wichtige Merkmale** der Perversion:
- Süchtiger Charakter der sexuellen Betätigung
- Verfehlung des Bedeutungsgehalts der Sexualität
- Der Sexualakt und die Partnerwahl ist abgewandelt.

Man spricht auch von Parasexualität oder Paraphilie.

Differentialdiagnostisch muß immer an Perversionen im Rahmen von organischen Störungen und Altersveränderungen gedacht werden. Wichtig sind hier vor allem der M. Pick und frontale Hirntumoren, aber auch psychotische Residualzustände können Ursache perversen Verhaltens sein.

Zu den Perversionen zählen:
- Exhibitionismus
- Voyeurismus
- Pädophilie
- Sadismus/Masochismus.

9.2.1.1 Exhibitionismus

Definition
Eine sexuelle Befriedigung wird erreicht durch Demonstration des erigierten Penis, verbunden mit der Schreckreaktion der Frau.

Die Betroffenen sind meist schüchtern und ängstlich. Sie bleiben in der Regel in ausreichender Entfernung von ihrem „Opfer" und werden nicht handgreiflich oder straftätig. Meist entstehen nach der Tat quälende Schuldgefühle. Die Neigung zu anderen sexuellen Auffälligkeiten ist groß: Frotteurismus (Erreichen eines Orgasmus durch Anpressen an andere Menschen im Gedränge) 40%, Pädophilie 25%.

Die Patienten haben keine spezifische Persönlichkeitsstruktur. Trotzdem haben 45% ein auffälliges EEG im Sinne eines Minimal Brain Damage (MCD). Tiefenpsychologisch handelt es sich um eine Form der Machtdemonstration gegenüber der als übermächtig erlebten Frau. Häufig findet man eine nur gering ausgebildete Identifikation mit der männlichen Rolle. Zusätzlich spielen nicht selten Alkohol, psychotische Wesensveränderungen und hirnorganische Schäden eine Rolle. Während der Pubertät kann es zu einem transitorischen Exhibitionismus kommen, der eine gute Prognose hat.

Bestraft werden können Exhibitionisten nach dem § 183 StGB (Erregung öffentlichen Ärgernisses). Der Exhibitionismus zählt mit fast 40% zu den häufigsten Sexualdelikten.

9.2.1.2 Voyeurismus

Definition
(Spanner, Schaulust, Skoptophilie, „Peeper") Sexuelle Befriedigung wird dadurch erreicht, daß entkleidete Frauen oder auch der Geschlechtsakt heimlich beobachtet werden.

Die Störung tritt nur bei Männern auf. Auch hier handelt es sich eher um schüchterne und ängstliche Personen. Das entscheidende Merkmal ist, daß der Voyeur nicht auf einen sexuellen Akt aus ist, sondern es bei der Schaulust bewenden läßt und ausschließlich hier seine sexuelle Befriedigung erreicht. Der Voyeur ist zum einen auf der Suche nach seiner eigenen männlichen Identität, welche in seinen Phantasien grandios ausgemalt wird, zum anderen wird er von ständigen Zweifeln und Angst vor einem sexuellen Versagen geplagt. Die Schaulust ist eine Gradwanderung mit einer dauernden Kompromißbildung zwischen Phantasie und Realität. Das Ausmaß der heutigen Pornographie kann gleichsam als Minimalvariante des Voyeurismus verstanden werden.

9.2.1.3 Pädophilie

Darunter versteht man sexuelle Neigungen Kindern gegenüber.
Die zwei **entscheidenden Merkmale** der Pädophilie sind die **Altersdifferenz** zwischen „Opfer" und Täter sowie die **Motivation** des Täters.
Es wird eben nicht eine gleichgerichtete partnerschaftliche Beziehung gesucht, sondern das Niedliche, Kleine, Unbeholfene und Kindliche ist das sexuell Stimulierende. Man unterscheidet eine homosexuelle Pädophilie, eine Unterschichts-, Jugend-, und Alterspädophilie (häufig bei Männern über 60 Jahren mit EEG-Veränderungen und Symptomen einer hirnorganischen Störung).
Etwa 1/5 der Pädophilen sind bisexuell eingestellt. Die Prognose ist schlecht, da sich die sexuelle Deviation oft chronisch progredient ausbreitet, an Differenzierung und Spezialisierung verliert, an Frequenz zunimmt und schließlich einen suchtartigen Charakter gewinnen kann.

9.2.1.4 Sadismus (Qualsucht)/Masochismus (Lust am Leiden)

Definition
Man spricht auch von aktiver bzw. passiver Algolagnie. Beim Sadismus wird eine sexuelle Befriedigung und Erregung dadurch erreicht, daß einem anderen Schmerzen zugefügt werden. Beim Masochismus werden die vom anderen zugefügten Schmerzen selbst als sexuelle Erregung und Befriedigung erlebt.

Sadismus und Masochismus gehören eng zusammen. Am Anfang einer sadomasochistischen Entwicklung steht eine in der Kindheit gestörte und eingeengte Kontaktaufnahme mit der Umwelt. Die ursprüngliche Form der Interaktion und der menschlichen Begegnung ist fast ausschließlich vom Erlebnis des Zerstörens/Gewinnens und/oder des Unterwerfens/Verlierens geprägt. Jeder Kontakt ist sozusagen ein Kampf um Macht, Konkurrenz, Leistung und Zweckmäßigkeit, welcher entweder positiv (Gewinn) oder negativ (Verlust) verarbeitet wird. Die ganze menschliche Begegnungsfähigkeit (des Nehmens und Gebens, des Spielerischen und Abwartens, des Vertrauens und der Hoffnung, des Liebevollen usw.) ist auf die Dialektik von Besiegen und Unterwerfen reduziert und abgewertet. Eine Wirklichkeit, die nur Kampf ist, wird letztlich leer, sinnlos und gefühllos. Die vorherrschende Grundstimmung, welche daraus resultiert, ist Wut und Haß, ständig etwas zerstören zu müssen, um einen Affekt, oder um überhaupt etwas zu spüren.

Tab. 9.1:	Übersicht über wichtige Merkmale des Sadomasochismus
Sadismus	**Masochismus**
aktiv, „männlich"	passiv, „weiblich"
Unterwerfung, „Herrin"	beherrscht werden, „Sklave"
Demütigungen, Mißhandlungen als lustvoll verarbeitet	Demut, Leiden, Niederlagen, Verluste als lustvoll verarbeitet

V. Gebsattel spricht vom „Verlangen nach Hingabe bei Unfähigkeit dazu". Die soziale Kontaktaufnahme zeigt einen ausgeprägten Mangel bzw. eine Insuffizienz an Liebesfähigkeit. Ob nun der sadistische oder eher der masochistische Zug vorherrscht, ist nicht der entscheidende Punkt. Glück und Lust entsteht nur dort, wo ein Widerstand überwunden oder gebrochen werden kann, wo ein Schmerz der Zerstörung oder des Zerstörtwerdens entsteht.

9.2.2 PSYCHODYNAMIK

Psychoanalytisch werden im allgemeinen sexuelle Abweichungen – gleichbedeutend mit Distanzierung von einer gesunden Form der Partnerschaft – als Minderung der Kastrationsängste gedeutet. Im speziellen soll auf die Psychodynamik des Sadomasochismus (s. Abb. 9.2) eingegangen werden.

Beim Sadismus kommt es zu einer selektiven Mobilisierung und Verselbständigung von Aggressionstendenzen und -aktivitäten. Übersteigerte Ängste, Insuffizienzerlebnisse im Zwischenmenschlichen, fehlende Kontaktfähigkeit und Hingabe werden durch lustvolle Kontrolle, Mißhandlungen und Bestrafungen kompensiert. Umgekehrt wird beim Masochismus im Erleiden von Schmerzen, Geschlagen-werden und im passiven Hingeben Lust und Befriedigung erlebt. Quälen und Leiden liegen psychopathologisch sehr eng beieinander.

Abb. 9.2: Psychodynamik und Psychogenese des Sadomasochismus

Als Extremvariante des Sadomasochismus gilt der **Sexualmord** (Lustmord). Sadomasochistische Patienten pendeln ständig zwischen einer Grundstimmung maßloser Angst und höchster Lust hin und her. Erst hier, in der Verbindung von Angst, Lust und Schmerz wird die Leere und Sinnlosigkeit des eigenen Handelns und Erlebens durchbrochen und ein Affekt spürbar. Es sind Menschen mit einer großen Sehnsucht nach liebevollen und affektvollen menschlichen Kontakten, jedoch sind sie oft unfähig zu solchen Begegnungen.

Der Sadismus ist beim Mann häufiger. Nicht selten handelt es sich um impotente Patienten. Die eigenen Befürchtungen und Ängste, nicht geliebt zu sein, werden aktiv am Anderen ausgelebt. Frühkindliche Frustrationserlebnisse mit Haß und Aggression der Primärperson gegenüber werden generalisiert. Beim Masochismus wird eine nicht aktivierbare Aggression invertiert und durch das Erleiden von Schmerzen Befriedigung erreicht. A. Hitler und Ceaucesceau sind zwei tragische Beispiele für die verheerenden Folgen sadistischer Persönlichkeitsstrukturen.

9.2.3 THERAPIE

Der psychoanalytische Zugang ist erschwert, da gerade der Leidensdruck Voraussetzung für die Triebbefriedigung ist. Oft bleiben die Patienten therapieresistent. Ein psychotherapeutischer Erfolg gelingt nur dort, wo auch ein Leidensdruck vorliegt bezüglich einer Änderung des Verhaltens im Rahmen allgemeiner zwischenmenschlicher Beziehungen.
Bei aggressiven Sexualdeviationen steht eine **hormonelle Kastration** zur Verfügung: Das Antiandrogen Cyproteronacetat (50–300 mg/d) führt innerhalb von 4 Wochen zu einer Rezeptorblockade und damit zu einem Rückgang der Libido. Die Verträglichkeit ist gut, und der Zustand reversibel. Nach einer langjährigen Behandlung kann es jedoch zu Hodenatrophie und Tubulussklerose kommen.

9.3 Homosexuelles Verhalten (GK Kap. 18.3)

Man spricht auch von „Schwulheit" oder Homophilie.
Etwa 37 % der Männer haben mindestens einmal in ihrem Leben ein homosexuelles Erlebnis, wobei in 4 % der Fälle eine Neigungshomosexualität vorliegt, bei 33 % eine Entwicklungshomosexualität. Die Frequenz sexueller Erlebnisse ist bei Neigungshomosexuellen niedriger als bei Heterosexuellen.
Unter Frauen findet man die dauernde homosexuelle Festlegung bei ca. 2 %.

9.3.1 FORMEN HOMOSEXUELLEN VERHALTENS

Homosexualität zählt zur Variationsbreite normalen menschlichen Verhaltens.
Man unterscheidet verschiedene Formen der Homosexualität:
- **Neigungs**homosexualität (ich-synton)
- **Hemmungs**homosexualität
- **Entwicklungs**homosexualität
- **Pseudo**homosexualität (ich-dyston).

9.3.1.1 Neigungshomosexualität

Bei der Neigungshomosexualität liegt eine **dauerhafte** und entschiedene Zuwendung und Anziehung zum **gleichgeschlechtlichen reifen Partner** vor. Nicht selten bleiben die Männer unerkannt und unauffällig für die Umwelt, manche sind sogar verheiratet. Ein **Anlagefaktor** gilt ätiologisch als gesichert. Deutlich erkennbar wird die Neigungshomosexualität in den Onanie-Phantasien zum gleichen Geschlecht hin.
Ein **Leidensdruck** mit depressiver dysphorischer Grundstimmung entsteht häufig nur indirekt, bedingt durch das ablehnende Verhalten der Umwelt sowie die damit verbundene soziale Isolierung. Das Suizidrisiko ist v. a. im Alter erhöht. Konstitutionell-somatische, hormonelle und chromosomale Abweichungen und Charakteristika fehlen.
Die Häufigkeit der eindeutig homosexuell festgelegten Männer liegt bei 4 %.

Psychodynamisch spielen Fehlidentifikation im Rahmen bestimmter Familienkonstellationen eine wichtige Rolle, wobei häufig die Identifikation mit dem männlichen Geschlecht nur schwach ausgebildet ist. Oft findet man stark überbeschützende Mutterbindungen, während ein emotional distanzierter oder real abwesender Vater, der eine positive Identifikation ermöglichen könnte, die Situation erschwert. Weitere Erklärungsversuche sind eine negative ödipale Phase (Ablehnung des Vaters und Identifikation mit der Mutter), die Angst, kastriert zu werden, eine narzißtische Störung in der Objektwahl sowie Aggressionshemmungen gegenüber Vaterfiguren, Autoritäten und Gesetz.

9.3.1.2 Hemmungshomosexualität

Häufig findet man **ich-schwache**, infantile und unreif gebliebene Männer vor, die gegenüber dem weiblichen Geschlecht unsicher und gehemmt wirken. Die Angst vor heterosexuellem Kontakt führt dann zu Ersatzbefriedigungen im homophilen Bereich. Neben einer neurotischen Fehlentwicklung konnten als Ursache der Hemmungshomosexualität auch organische Veränderungen (Zwischenhirn) gefunden werden.

9.3.1.3 Entwicklungshomosexualität

Hierbei handelt es sich um einen **transitorischen** homophilen Kontakt im Jugendalter. Die Entwicklungshomosexualität ist relativ häufig und betrifft ca. 30 % aller Männer.

9.3.1.4 Pseudohomosexualität

Sie liegt in Abgrenzung zu den oben genannten Formen dann vor, wenn Männer, ohne homophil zu empfinden, homosexuelle Praktiken ausführen. Im Vordergrund der Motivation steht der materielle Gewinn (Strichjunge/ männliche Prostitution).

9.3.1.5 Homosexualität der Frau

Die Anzahl der eindeutig homosexuell (lesbisch) festgelegten Frauen liegt bei 1–2 %. Etwa 10–15 % der Frauen sollen im Laufe ihres Lebens mindestens einmal einen intensiven homophilen Kontakt gehabt haben. In den meisten Fällen wissen die Frauen mit ca. 20–25 Jahren, ob sie homosexuell sind. Die Partnerschaften sind in der Regel konstanter und dauerhafter als bei den homosexuellen Männern.

9.3.2 THERAPIE

Die Therapie ist abhängig von der individuellen Zielsetzung sowie von der Form der Homosexualität. Etwa 1/3 der Homosexuellen suchen eine Behandlung oder eine Beratung auf. Der **Leidensdruck** entsteht in den meisten Fällen **indirekt** aus der gesellschaftlichen Ächtung und nicht primär aus der homophilen Neigung.
Chronischer Alkoholabusus, Selbstmordgedanken sowie soziale Isolierung können die Folge sein. Somatische (hormonelle) Therapieverfahren werden nicht eingesetzt, auch die psychoanalytische Therapie hat nur eine geringe Erfolgsquote (ca. 1/6). Bei Vorliegen einer Neigungshomosexualität steht die Beratung im Vordergrund.

9.4 Transsexualismus und Transvestismus (GK Kap. 18.4)

9.4.1 DEFINITION, DIAGNOSTIK

Definition
Von **Transvestismus** spricht man, wenn jemand ohne körperliche Merkmale des anderen Geschlechts den Drang besitzt, Kleider des anderen Geschlechts anzuziehen. Der Transvestit hat also ein entgegengesetztes Sexualempfinden. Bei der **Transsexualität** dagegen besteht die absolute Gewißheit, dem anderen Geschlecht anzugehören. Die eigene geschlechtliche **und** erzieherische Identität wird als störend empfunden.

Das Verlangen nach einer Zugehörigkeit zum anderen Geschlecht läßt sich meist bis in die Kindheit zurückverfolgen. Die Patienten drängen auf eine hormonelle oder operative Geschlechtsumwandlung. Ob es sich bei der Transsexualität um eine Maximalvariante des Transvestismus handelt, oder ob sie viel eher eine relativ eigenständige nosologische Einheit bildet, ist noch ungeklärt.

Entscheidend ist, daß nicht der Sexualtrieb im Mittelpunkt steht, sondern die geschlechtliche Identifikation, z. B. soziale Anerkennung, Kleidung. Transsexuelle **empfinden heterosexuell**, es handelt sich hier also nicht um homosexuelle Phantasien. Die Transsexuellen bzw. Transvestiten wollen als Frauen verstanden und sexuell akzeptiert werden. Der homophile Kontakt dient vor allem der Bestätigung für die Zugehörigkeit zum anderen Geschlecht.

Es handelt sich hier um **keine sexuelle Perversion.** Die Schwierigkeiten liegen im Bereich der sexuellen Identität und nicht im Bereich des Sexualverkehrs.

Zu nennen sind auch Übergänge zum **Fetischismus**, wobei die Kleider des weiblichen Geschlechts sexuell stimulierend sind.

Abb. 9.3: Fetischismus – Transvestismus – Transsexualismus

Der Mann-zu-Frau-Transsexualismus ist häufiger als umgekehrt, das Verhältnis liegt bei 6–8:1. Man rechnet mit ca. 2000–5000 Personen in der Bundesrepublik. Bis zu 25% der Betroffenen haben auch homosexuelle Beziehungen.

Differentialdiagnostisch muß immer an eine Homosexualität, Temporallappenepilepsie (komplexe psychomotorische Anfälle), einen kongenitalen

Hypogenitalismus, Intersexualität, Psychosen sowie an eine Adoleszentenkrise gedacht werden.

Die **Ätiologie** ist nicht vollständig bekannt. Es besteht **keine Beziehung zum Zwittertum.** In einem kleinen Prozentsatz (ca. 6%) findet man einen Minimal Brain Damage (MCD) oder chromosomale Aberrationen. Schwerwiegende und einschneidende lebensgeschichtliche Ereignisse scheinen nicht ursächlich zu sein. Auffallend ist ein Defizit in der Identifikation mit der Vaterfigur.

9.4.2 THERAPIE

Die Psychotherapie hat meist keinen Erfolg, da Versuche, die Einstellung des Patienten zu verändern, in der Regel fehlschlagen.
Dysphorische und aggressive Stimmungen bis hin zu Selbstkastrationen und Suizid sind daher häufig die Folge. Es gibt jedoch die Möglichkeiten der operativen Umwandlung, z.B. Brustplastik oder Neovagina.

9.5 Sexualmedizinisches Glossar

Auch am Ende dieses Kapitels soll alphabetisch und stichwortartig auf einige weitere Begriffe eingegangen werden, die im Gegenstandskatalog nur am Rande erwähnt bleiben.

Algopareunie: Funktionelle Schmerzen im Unterleib in Verbindung mit sexuellem Kontakt.

Alibidimie: Die sexuelle Begierde, der Geschlechtstrieb ist aufgehoben. Partnerschaftliche Probleme, beruflicher Streß, Ängste oder organische Erkrankungen (Arteriosklerose, Diabetes mellitus) können die Ursache sein.

Altruismus: Im Gegensatz zum Egoismus handelt es sich hier um die Hingabe zum Anderen unter Negierung eigener Bedürfnisse.

Angelismus: Es besteht die Neigung, sich selbst als reinen Geist ohne Leib zu betrachten. Nicht selten ist das ein Hinweis auf eine Negierung der eigenen Leiblichkeit bzw. eine Verdrängung der eigenen Sexualität.

Aphrodisiaka: Medikamente, die den Geschlechtstrieb steigern.

Bovarysmus: Der Begriff geht auf Madame Bovary zurück. Zugrunde liegt eine neurotische Persönlichkeitsstruktur, bei der die alltäglichen Gewohnheiten und Sitten abgestreift werden und in eine imaginäre phantastisch-sentimentale Welt geflüchtet wird. Das Große und Mondäne, (sexuelle) Eroberungen und Phantasien spielen eine wichtige Rolle.

Cunnilingus: Sexueller Verkehr, bei dem das weibliche Genitale mit den Lippen oder der Zunge berührt wird.

Don Juanismus: Der Begriff geht auf Don Juan zurück. Es handelt sich v. a. um Männer, denen eine emotionale und sexuelle Kontrolle und Distanz verführerischen Frauen gegenüber fehlt. In der ständigen Suche nach immer neuen erotischen Abenteuern liegt häufig eine Unfähigkeit zu festen emotionalen Bindungen und Beziehungen.

Erogene Zonen: Bereiche am Körper, welche für eine sexuelle Stimulation besonders geeignet sind. Bei der Frau finden sich erogene Zonen auf dem ganzen Körper verteilt. Beim Mann sind sie nicht selten auf den genitalen Bereich oder den Mund reduziert. Es zeigen sich jedoch große interindividuelle Variationsmöglichkeiten.

Endogamie, Inzest oder Blutschande: Es kommt zu sexuellem Kontakt im Bereich verwandtschaftlicher bzw. familiärer Verhältnisse. In psychotherapeutischem Patientengut sollen bis zu 2% der Patienten inzestuöse Erfahrungen gemacht haben. Bei 85% der Fälle liegt ein Sexualkontakt zwischen Vater und Tochter vor. Die Persönlichkeitsstruktur des Inzesttäters ist nicht charakteristisch. Bei den Opfern handelt es sich häufig um passiv duldende und hingebungsvolle, konfliktscheue Menschen. Es kommt in der Regel zu Ängsten, psychosomatischen Symptombildungen und neurotischen Fixierungen.

Fellatio: Sexueller Verkehr von Mund und erigiertem Penis.

Gebärneid (Pseudocyesis oder auch grosseuse nerveuse, Pseudogravidität): Der Schwangerschaftstest ist negativ. Die Periode fällt aus. Frühe Schwangerschaftszeichen werden sichtbar (z. B. Pigmentierungen oder Übelkeit). Die Gewißheit, schwanger zu sein, kann sich bis zum Wahn steigern. Häufig gehen Patientinnen in der typischen Hohlkreuzhaltung der Schwangeren.

Gynandrie (Androgynie): Männliche und weibliche Geschlechtsmerkmale bestehen bei einem Menschen parallel.

Hedonismus: meint eine philosophische Grundhaltung, bei der die Lust sowie die augenblickliche Befriedigung und nicht die Vernunft im Vordergrund stehen und das Handeln bzw. Entscheiden gestaltet.

Hypersexualität: Beim Mann spricht man auch von einer Erotomanie oder von Satyrismus; bei der Frau bezeichnet man es auch als Nymphomanie.

Ipsation/Onanie/Masturbation: Sexuelle Befriedigung ohne Partner.

Kinsey-Report: Groß angelegte Studie zum Sexualverhalten von Männern und Frauen in den westlichen Industrieländern. Das Hauptziel der Untersuchung war, wissenschaftliche Daten über das Sexualverhalten, unabhängig der kulturellen und moralischen Gegebenheiten, zu erfassen.

Koitus: Beischlaf, Geschlechtsakt oder auch Begattung.

Konkubinat: Zusammenleben von Mann und Frau ohne Trauschein.

Malthusianismus: geht auf R. Malthus zurück (Volkswirt): Während die menschliche Population exponentiell wächst, kann das Nahrungsmittelangebot nur linear wachsen. Dies erfordert nach Malthus eine strikte Geburtenbeschränkung und Empfängnisverhütung.

Messalinismus: bezeichnet das weibliche Gegenstück zum Don Juanismus.

Misogynie: Man spricht auch von Frauenverachtung oder Frauenhaß.

Nekrophilie: Leichen werden zu sexuellen Praktiken mißbraucht.

Päderast: Damit bezeichnet man einen meist erwachsenen Mann, der homosexuelle Beziehungen zu Jungen hat.

Psychischer Masochismus: Ein überaus **strenges Gewissen** wird ruhiggestellt durch Leiden, die immer wieder durch aktives, aber **unbewußtes** Herbeiführen von bestimmten Situationen entstehen. Die Schuldgefühle mit dem einhergehenden Strafbedürfnis sind dem Bewußtsein sehr schwer zugänglich. Dadurch wird jeder therapeutische Fortschritt schon im Keim erstickt und führt so in eine erfolglose „**unendliche Analyse**" (Freud).

Satiromanie: Sexuell aggressive Handlungen, bei denen das Opfer mit Wasser, Ejakulat oder anderen Flüssigkeiten bespritzt wird.

Sodomie oder **Zoophili**e: Tiere werden zu sexuellen Praktiken herangezogen.

Suizidalität (GK Kap. 19) 10.

Definition

Definitionen (nach Haenel und Pöldinger 1986):
Unter **Suizidalität** versteht man die Summe aller Kräfte eines Menschen, die in Richtung Selbstvernichtung gehen. Eine **suizidale Handlung** ist eine bewußte, selbst durchgeführte und beabsichtigte Handlung, die die Selbsttötung anstrebt bzw. zum Tode führt. **Parasuizidale Handlungen** sind angelegt wie suizidale Handlungen, jedoch mit dem Wissen, daß sie nicht zum Tode führen, und mit der Absicht, im Leben Veränderungen zu erzielen. Die Appellfunktion wird oft sehr deutlich. **Suizidideen** benennen die gedankliche Auseinandersetzung mit der Selbsttötungsmöglichkeit von der Erwägung bis zum Entschluß.

Suizidalität hat es zu allen Zeiten und in allen Ländern gegeben. Im engeren Sinne ist Suizidalität keine Krankheit, da sie jedem Menschen grundsätzlich als Möglichkeit offen steht. Es gibt Überschneidungen mit Störungen der Impulskontrolle ohne suizidalen Charakter – etwa bei pathologischer Brandstiftung, pathologischem Stehlen oder Trichotillomanie – oder auch zu primär nicht-suizidalen autoaggressiven Verhaltensweisen, z. B. chronische Selbstverletzungen (s. Abb 10.1). Außerdem bestehen Beziehungen zum Freizeitrisikoverhalten, wie auch zu Borderlinestörungen und Eßstörungen. Die Suizidalität ist meist **Ausdruck einer Einengung** durch objektiv oder subjektiv erlebte Belastungssituationen sowie durch körperliche, als auch psychische Störungen des Erlebens und des Empfindens.

Abb. 10.1: Überschneidungen mit Suizidalität

10.1 Formen (GK Kap. 19.1)

Man unterscheidet im Rahmen der Selbsttötung verschiedene Formen der **Suizidalität:**
- Ruhe- und Todeswünsche,
- Suizidideen und -absichten,
- Suizidale Handlungen (Suizid, Suizidversuch),
- parasuizidale Handlungen.

Formen des **Suizids** stellen dar:
- **Gemeinsamer** Suizid: Zwei oder mehrere Personen begehen in Einwilligung Suizid.
- **Erweiterter** Suizid: Neben der Selbsttötung werden andere Personen gegen ihren Willen in die Tötung mit einbezogen. Man spricht auch von **Mitnahmesuizid**: Nicht selten bei Müttern mit endogenen Depressionen, welche ihre Kinder mit in den Tod nehmen.
- **Bilanz**suizid: Rational durchgeplante und überlegte Handlung, die in einer aussichtslos erlebten Situation zum Suizid führt.
- **Kinder**suizide: Sie sind selten. Oft lassen sie sich nicht von Unfällen abgrenzen. Ab dem 6.–7. Lebensjahr können Kinder den Tod in seiner Bedeutung verstehen. Die Angst, nicht akzeptiert zu sein, steht im Vordergrund der Motivation.
- **Chronischer** oder **protrahierter** Suizid: Etappenweise und bewußte Schädigung bzw. unnötige Inkaufnahme von Risiken, z. B. Alkohol- oder Nikotinabusus, riskantes Autofahren.

10.2 Epidemiologie (GK Kap. 19.2)

10.2.1 HÄUFIGKEIT

Die WHO schätzt weltweit ca. 500 000 Suizide pro Jahr. Die Selbsttötung tritt in Industrieländern häufiger auf als in Entwicklungsländern. In der Alt-BRD rechnet man mit 12 000 bis 15 000 Suiziden pro Jahr. Das heißt, alle 45 Minuten wird in der BRD ein Selbstmord verübt. Männer begehen öfter einen Suizid als Frauen, in den Städten ist er häufiger als auf dem Land. Etwa 8 % der Allgemeinbevölkerung haben mindestens einmal in ihrem Leben Suizidgedanken. 2 % führen zumindest einmal in ihrem Leben einen Suizidversuch durch. Damit ist Selbsttötung etwa so zahlreich wie der Tod durch Verkehrsunfall.

Die häufigsten Methoden beim Selbstmordversuch sind Vergiftungen (64 %), gefolgt von Schnitt- und Stichverletzungen (16 %), Erhängen und Hinunterstürzen (je 4 %), absichtlich verursachten Verkehrsunfällen (6 %) und sonstigen (6 %). Im Rahmen der Intoxikationen steht die Einnahme von Hypnotika, Sedativa und Psychopharmaka an erster Stelle. In fast 50 % der Fälle ist diese „Überdosierung" mit starkem Alkoholkonsum verbunden. In gleicher Häufigkeit kommt es zu Mischintoxikationen.

Für Jugendliche und junge Erwachsene stellt der Suizid die häufigste Todesursache dar. Alle sozialen Schichten sind betroffen. Das Risiko, Selbstmord zu begehen, steigt mit dem Lebensalter. Insgesamt ist die Suizidrate in den letzten Jahren leicht rückläufig.

Bei über 50 % aller Suizide liegen psychische Erkrankungen im engeren Sinne vor, wovon 40–60 % Depressionen, 20 % Alkoholismus und 10 % Schizophrenien sind, und bei ca. 10% keine Diagnose bekannt ist. Suizide kommen bei Psychotikern häufiger vor als Suizidversuche.

Nicht selten geht dem Suizid bzw. dem Suizidversuch ein Arztbesuch voraus. Die Zeit zwischen der Ambivalenzphase (s.u.) und dem Entschluß liegt im Mittel bei 60 Stunden. 80% der Patienten kündigen ihren Suizid vorher an, und 70% begehen ihn innerhalb einer Zeitspanne von 24 Stunden nach dem Entschluß.
Das Verhältnis von vollendeten Suiziden und Suizidversuchen liegt bei 1:7 bis 1:10. Bei Frauen und bei jüngeren Menschen ist der Suizidversuch häufiger, bei Männern und älteren Menschen der vollendete Suizid.
In den ersten 12 Monaten nach einem Suizidversuch ist das Risiko für einen erneuten Suizidversuch besonders hoch: 15–20% aller Patienten unternehmen einen weiteren Suizidversuch, 10% sterben am wiederholten Suizid. Man rechnet mit ca. 1% Wiederholungsrisiko pro Jahr, was gleichbedeutend ist mit einer Rezidivquote von 5% nach 5 Jahren.

10.3 Einflußfaktoren

10.3.1 BESONDERS GEFÄHRDETE PERSONENGRUPPEN

Zu den hauptsächlich gefährdeten Personengruppen zählen **sozial isolierte** und **existentiell bedrohte Menschen** sowie chronisch bzw. **unheilbar Kranke** und Suchtkranke. Aber auch Ledige, geschiedene Kinderlose, alte Menschen und politisch Verfolgte sind besonders gefährdet.
Am höchsten ist jedoch **statistisch** gesehen die Suizidgefährdung bei Patienten mit psychischen Störungen, v.a. bei Patienten mit Depressionen – 15% aller depressiven Patienten versterben am Suizid –, aber auch bei Schizophrenen und Suchtkranken, besonders im höheren Lebensalter.

Der **größte Anteil** an der Gesamtzahl der suizidalen Handlungen betrifft dagegen nicht psychisch oder organisch Kranke, sondern Menschen, die in einer akuten Belastungssituation („Krise"), die als unerträglich und unentrinnbar verarbeitet wird, mit einer Kurzschlußhandlung reagieren.
Es sind Menschen, die in schwierigen Situationen nicht über ausreichende Coping-Mechanismen verfügen, sondern mit einer **depressiven „Bewältigungsstrategie"** reagieren.

10.3.2 PSYCHODYNAMIK

Im Mittelpunkt der Motivation zum Suizid bzw. Suizidversuch stehen die **Verzweiflung** und **Hoffnungslosigkeit**. Soziale Isolationen, zermürbende und zerrüttete Partnerschaften, aber auch Versagen im Beruf oder Studium können zu einer suizidalen Handlung führen. Auch bei psychotisch Erkrankten sind Wahn und Depression meist nicht unmittelbar auslösend, sondern eher das Gefühl, nicht mehr weiterleben oder das Leben nicht meistern zu können. Jedoch findet man bei psychisch Kranken auch krankheitsbedingte Motivationen, z. B. Versündigungs- und Schuldwahn bei depressiven Patienten, Kontrollverluste bei Intoxikationen. Im allgemeinen handelt es sich um eine affektiv-überschießende Kurzschlußreaktion. Der geplante Bilanzselbstmord ist eher selten.

Mittelpunkt für ein besseres Verständnis der Suizidalität ist nicht der tödliche Ausgang oder die jeweils gewählte Methode (Intoxikation, Erhängen). Auch bestimmte, die Motivation beeinflussende Faktoren (appellativ, raptusartig, manipulativ, psychotisch) entscheiden nicht über „suizidal" oder „nicht-suizidal", sondern ausschlaggebend ist **die Intention** des Betroffenen. Dabei unterscheidet man Entwicklungsmodelle und ätiologische Modelle:

- Bei den **ätiologischen Modellen** wird ein Krisenmodell und ein Krankheitsmodell der Suizidalität unterschieden.
  - Das **Krisenmodell** beschreibt, daß eine zunächst unauffällige Persönlichkeit durch ein Lebensereignis in einen inneren Spannungszustand versetzt wird, der in Folge zu Symptomen führt. Dabei spielen bisherige lebensgeschichtliche Konfliktbewältigung eine wichtige Rolle, z. B. Neigung zur Selbstentwertung, depressiver Attributionsstil. Eine gestörte Selbstwertentwicklung führt zu einer entsprechenden Berufs- und Partnerwahl mit dem Ziel einer Stabilisierung des eigenen Selbstwerts. Durch Verlust äußerer Objekte kommt es zu Enttäuschungen, Kränkungen bis hin zu Haßgefühlen, die schließlich gegen die eigene Person gewendet werden und dann in einen Suizid münden können.
  - Das **Krankheitsmodell** ist ein psycho-biologisches Modell, das den Zusammenhang von psychischer Erkrankung und Suizidalität erklären soll. Neben psychopathologischen Kennzeichen, wie Hoffnungslosigkeit, innere Unruhe, quälende Schuldgefühle, spielen biologische Ergebnisse der Genetik, Messungen der elektrodermalen Aktivität oder auch die psychophysische Hyporeagibilität eine wichtige Rolle. Außerdem gibt es Hinweise, daß Störungen des Serotoninstoffwechsels sowie auch des Dopaminsystems beteiligt sind, v. a. bei suizidalen Handlungen mit „harten" Methoden.

- Bei den **Entwicklungsmodellen** wird der dynamische Aspekt bzw. unterschiedliche Stadien der Suizidalität betont (s. Abb. 10.2 und 10.3):
  - Beim **Autonomiekonzept** (Durkheim) stehen soziologische Faktoren, z.B. fehlende gesellschaftliche Wertesysteme, Autoritätsverlust oder Wertewandel für die Entwicklung der Suizidalität im Vordergrund.
  - Die **lerntheoretischen Ansätze** (Linehan, Schmidtke) betonen, daß durch eine selektive Wahrnehmung und einseitige kognitive Verarbei-

tung (Verallgemeinerungen, Rationalisierungen) eigene Verhaltensmuster bestätigt werden. Dadurch bleibt der circulus vitiosus zwischen Scheitern im persönlichen, psychosozialen Bereich und eigenem Erleben in Gang (erlernte Hilflosigkeit).
- **Phänomenologische Betrachtungen** (Ringel, Pöldinger) unterstreichen besonders die situative Einengung, die verzerrte Wahrnehmung der Realität und die sozialen Rückzugstendenzen, welche schließlich in den Suizid führen können.

Abb. 10.2: Ursachen und Entwicklung der Suizidalität (frei nach Pöldinger)

10.4 Prophylaxe suizidaler Handlungen (GK Kap. 19.4)

10.4.1 HINWEISE AUF SUIZIDGEFAHR

Die Suizidgefahr ist im allgemeinen **schwierig zu beurteilen**. Schwere depressive Verstimmungen, Wahnsymptome mit Schuld-, Sünd- oder Bestrafungsideen dienen als Hinweise auf eine drohende Suizidgefahr. Familiäre Häufungen von Suiziden, vorangegangene Selbstmordversuche und direkt oder indirekt ausgesprochene Suiziddrohungen sind meist erste Hinweise. Die Patienten äußern konkrete Vorstellungen über die Durchführung oder Vorbereitung der Tat. Oft erscheinen die Patienten nach dem Entschluß, sich umzubringen, paradox gelöst und entspannt (Ruhe vor dem Sturm). Schlafstörungen sowie ein Affekt- und Aggressionsstau in der Anamnese können ebenfalls einen Hinweis liefern.

Voraus geht meist eine dynamische Einengung von Wahrnehmung, Abwehrmechanismen, Werten und Normen. Selbsttötungsphantasien sind in der Regel anfänglich eher aktiv intendiert, geplant und durchdacht. Später können sie sich dem Patienten passiv aufdrängen. Die Steuerungs- und Kontrollfähigkeit nimmt ab. Die Patienten befinden sich in einer psychischen Ausnahmesituation, welche eine eigenständige Einschätzung der realen Situation oft nicht ermöglicht. Die Selbstverfügbarkeit ist eingeschränkt.

Eine vorübergehende Unterbringung in einer geschützten/geschlossenen Station kann unter Umständen auch gegen den Willen des Patienten notwendig werden. Erst nach einer erfolgreichen Behandlung (z. B. einer Depression) tritt eine normale Steuerungsfunktion wieder ein, die Suizidgedanken schwinden, und die Einengung weicht einer realitätsgerechteren Einschätzung der Gesamtsituation.

Eher gegen eine Suizidgefahr sprechen konkrete Bemerkungen und Wertschätzungen über die eigene Person oder über das eigene soziale Umfeld wie z. B.: „Ich werde es nicht tun wegen meiner Familie" oder „Meine Familie braucht mich doch."

In diesem Zusammenhang ist das **präsuizidale Syndrom (Ringel)** zu nennen (s. Abb. 10.3). Es geht einer Suizidhandlung voraus und setzt sich aus **drei Komponenten** zusammen:

Abb. 10.3: Präsuizidales Syndrom nach Ringel

1. Einengung der sozialen und psychischen Lebensbereiche
2. Aggressionshemmung nach außen und Wendung gegen die eigene Person
3. Rückgang der allgemeinen Appetenz sowie erste Todesphantasien

Falsch ist mit Sicherheit folgender Satz: „Wer vom Suizid spricht, vollbringt ihn nicht." Ganz im Gegenteil sind ausgesprochene und formulierte Suizidgedanken oft erste Hinweise auf die Ernsthaftigkeit der Todesphantasien.

Neben anamnestischen und klinischen Hinweisen können auch testpsychologische Ergebnisse zur Beurteilung des Suizidrisikos herangezogen werden, z. B. projektive Tests, TAT, Giesen Test, Taylor Angstskala, Selbsteinschätzungsskala und Risikolisten. Sie dienen jedoch in erster Linie der wissenschaftlichen Bildung von Untergruppen und nicht der Beurteilung des akuten Suizidrisikos.

Folgende Fragen sind für den klinischen Alltag sinnvoll:
- Haben Sie in der letzten Zeit schon einmal den Gedanken gehabt, sich das Leben zu nehmen?
- Was würden Sie tun, haben Sie konkrete Vorstellungen?
- Haben Sie bereits mit jemandem darüber gesprochen?
- Drängen sich Ihnen die Todesphantasien immer wieder auf, auch wenn Sie es nicht wollen?
- Haben sich Ihre sozialen Kontakte, Ihre Interessen und Bedürfnisse in letzter Zeit verringert oder eingeschränkt?
- Haben Sie Aggressionen gegen jemanden, die Sie nicht ausleben, artikulieren oder anbringen können?

Mit diesen wenigen Fragen ist in der Regel eine erste klinische Einschätzung des Suizidrisikos möglich. Darüber hinaus entlasten die Fragen den Patienten von seinem Leidensdruck.

10.4.2 MÖGLICHKEITEN DER PROPHYLAXE

Von ärztlicher Seite ist ein enger therapeutischer Kontakt wichtig. Aber auch die Mithilfe Dritter (Seelsorger, Sozialarbeiter, Beratungsstellen) sollte nicht unterschätzt werden. Vorbeugende Maßnahmen sind häufig erschwert, da spontan geäußerte Suizidabsichten fehlen können. Deshalb **immer fragen!** Weiterhin wichtig sind die diagnostische Abklärung der Krise bzw. einer vorliegenden psychischen Erkrankung, des aktuellen Suizidrisikos und der stationären bzw. ambulanten Behandlungsbedürftigkeit, außerdem die Entscheidung über eine medikamentöse Begleittherapie oder Psychotherapie. Wichtig ist das aktive Vorgehen (Ansprechen) des Therapeuten. Die Suizidhandlung dient häufig als vordergründige und inadäquate Problemlösung tieferliegender Konflikte.

> Merke: (4 mal S) Sex, Suizid, Sucht und Spirit (= Alkohol) sind häufige Tabuthemen, welche anamnestisch wichtige Hinweise geben können.

10.5 Therapeutisches Handeln nach Suizidversuchen
(GK Kap. 19.5)

10.5.1 ABSCHÄTZUNG DES WIEDERHOLUNGSRISIKOS

Durch eine detaillierte Exploration der Vorgeschichte – Vorbereitung und Motivation sowie Durchführung des Suizidversuchs, Reaktionen des Patienten und seiner Umgebung nach der Tat – kann es gelingen, die Intensität der selbstdestruktiven Tendenzen nach dem erfolgten Suizidversuch abzuschätzen.

Die **Rückfallquote** ist innerhalb der **ersten 6 Monate am höchsten** und beträgt **20–30 %.** Niemals darf man daher vergessen, den Patienten nach weiteren Suizidabsichten zu befragen.

10.5.2 THERAPIE

Im Vordergrund des therapeutischen Vorgehens steht das Herstellen eines tragfähigen therapeutischen Kontakts. Die größte Therapiebereitschaft des Patienten besteht in der Zeit unmittelbar nach dem Suizidversuch.

Nach einem Suizidversuch neigen die Patienten häufig zur Bagatellisierung. Auch ein appellativ-demonstrativer Selbstmordversuch mit z. B. 2 Tbl. Diazepam ist ein Suizidversuch und muß ernst genommen werden.

Der Suizidalität können, wie bereits erwähnt, unterschiedliche Krankheitsbilder zugrunde liegen. Bei akuten oder chronischen seelischen Konflikten ist eine Anxiolyse mit 5–10 mg Valium® sinnvoll. Bei depressiven Zustandsbildern kann die Gabe von 50 mg Aponal® oder Saroten® hilfreich sein. Es gibt Hinweise, daß Lithium, neben seiner bekannten phasenprophylaktischen Wirkung bei endogenen Depressionen, auch einen suizidprophylaktischen Effekt hat.

Bei schizophrenen Psychosen ist eine initiale neuroleptische Medikation mit 5–10 mg Haldol® oder 100 mg Taxilan® angebracht. In jedem Fall gilt, daß nicht die Suizidalität selbst, sondern das ihr zugrundeliegende Krankheitsbild behandelt wird und in der Regel dann die Suizidalität verschwindet. Bei psychosozialen Konfliktsituationen ist nach erfolgreicher Abwendung der Suizidalität eine weiterführende psychotherapeutische Behandlung bzw. Beratung der Lebensumstände notwendig.

Folgende Punkte sollten beachtet werden:
- Offenes und direktes Ansprechen auf Suizidgedanken, denn durch Verbalisierung wird eine Entlastung erreicht,
- Stärkung des Selbstwertgefühls des Patienten durch Akzeptanz seiner Person und seiner Situation,
- Versuch eines Gesprächs über die Suizidart und -intensität, um eine angstfreie Distanz zur Tat aufzubauen,

- Der Therapeut soll sich selbst einbringen (emphatisches Verstehen) und stellvertretend Hoffnungen äußern,
- Ansprechen von Therapie- und Hilfsmöglichkeiten,
- Festlegung der nächsten Schritte, Kontakte und Termine,
- Zusätzliche Bindung an positiv erlebte Begleit- und Bezugspersonen.

Über Gruppentherapien, Selbsthilfegruppen und Beratungsstellen muß der Kontakt zum Patienten aufrechterhalten und so ein tragfähiges Netz geschaffen werden.

Abb. 10.4: Entwicklung des Suizids

10.6 Glossar zum Thema Suizid

Am Ende des Kapitels soll stichwortartig auf einige weitere Begriffe eingegangen werden, welche im Gegenstandskatalog nur am Rande erwähnt bleiben:

Autoeuthanasie: Ein unheilbar Kranker leidet stark unter seinen Schmerzen und beschließt, sich selbst zu suizidieren.

Basissuizidalität: Unspezifische Risikofaktoren, die in ihrer Gesamtheit auf ein erhöhtes Suizidrisiko hindeuten.

Cry for Help: Direkte oder auch indirekte sowie verschlüsselte Suizidankündigung als Appellfunktion an die Umwelt.

Gegenübertragungshaß: Die Psychodynamik spielt bei der Arzt-Suizidant-Beziehung eine wichtige Rolle. Ständige Kritik, Nörgeln und fehlende Einwilligung des Patienten sowie sein Drängen auf Entlassung bei gleichzeitig hohem Engagement des therapeutischen Teams charakterisieren die Situation. Unrealistische Erwartungshaltungen, oft verbunden mit Enttäuschungen, führen beim Therapeuten nicht selten zu einer Haßreaktion.

Harakiri: Ritualisierter Suizid der Samurai-Kaste im alten Japan.

Kinder- und Jugend-Suizide: Sie werden zunehmend häufiger (Literatur uneinheitlich). Jungen sind 5 mal öfter betroffen als Mädchen. Am häufigsten sind familiäre Probleme (80%) die Ursache.

Larvierter Suizid: Der Suizid wird in seinem Hergang auf den ersten Blick nicht deutlich. Bsp.: Ein tödlich ausgehender Unfall nach Einnahme einer letalen Dosis von Tabletten.

Narzißtische Störungen und Suizid: Narzißtische Störungen haben eine besondere Affinität zum Suizid. Das Selbstwertgefühl ist stark durch die äußere Akzeptanz und Wertschätzung gesteuert. Enttäuschungen und Kränkungen können zu Aggressionen und in Folge zu Freitodphantasien führen, da sich der Patient durch die subjektiv erlebte Geringschätzung und Abwertung durch die Umgebung „wertlos", „überflüssig" und verletzt fühlt.

Suizidalität bei Ärzten: Ärzte gelten mit einer 4 mal höheren Suizidrate als in der Gesamtbevölkerung als besonders suizidgefährdet. Ärztinnen sind häufiger betroffen als Ärzte. Im Hinblick auf die unterschiedlichen Berufsschichten ist der Psychiater am stärksten gefährdet (9 mal höher), dann folgt der Anästhesist.

Suizidalität beim Gesunden: Auch beim Gesunden kommt es zu Todesphantasien und Suizidgedanken. Ca. 10% der Bevölkerung geben an, mindestens einmal in ihrem Leben solche Gedanken gehabt zu haben.

Suizidprävention: bedeutet die Beschäftigung mit Menschen, die sich in psychosozialen Notsituationen befinden und bei fehlender oder verminderter freier Selbstverfügbarkeit professionelle Hilfe benötigen.

Verletzungsmuster: Es dient zur Rekonstruktion des Tathergangs und zur Differentialdiagnose.

Werther-Effekt: Imitationseffekt nach dem Suizid einer bekannten Persönlichkeit, z. B. war nach dem Tod von M. Monroe die Suizidalität regional bis zu 200 mal höher.

Witwenselbstmord: Nach dem Partnerverlust geht der Zurückgebliebene ebenfalls in den Tod. Ein Phänomen mit unterschiedlichen kulturellen Ausprägungen.

Fallbeispiel

Um 23.30 Uhr wurde dem diensthabenden Psychiater über die chirurgische Pforte eine 25jährige Patientin angemeldet, die sich in suizidaler Absicht vor einen LKW geworfen hatte. Während der chirurgischen Primärversorgung, bei der keine Frakturen festgestellt wurden, fiel dem Kollegen eine „verworrene" Sprache sowie eine somnolente Bewußtseinslage auf. Außerdem war das Gangbild der Patientin ataktisch verändert, und sie hatte optische Halluzinationen.

Der Aufnahmebefund zeigte eine verwahrloste Patientin mit somnolenter Bewußtseinslage. Neben einem Foetor alcoholicus und dem ataktischen Gangbild fiel eine dysarthrische Sprache auf. Außerdem äußerte die Patientin, daß sie Figuren an der Wand sehe, die sie bedrohen würden.

Aufnahmediagnose: Suizidversuch durch Sturz vor Auto sowie Alkohol- und Medikamentenintoxikation. Die Laborbefunde ergaben einen Alkoholspiegel von 2,9‰, außerdem Benzodiazepine und Cannabis im toxischen Bereich.

Therapie und Verlauf: Nach Abklingen der Akutsymptomatik ergab die weitere Exploration, daß die Patientin seit mehreren Jahren Cannabis in hohen Dosen zu sich nehme. Weiterhin berichtete die Patientin, seit mehreren Jahren Stimmen zu hören, die ihr sagen würden, sie solle sich umbringen. Durch die Einnahme von Cannabis und Benzodiazepinen seien die Stimmen erträglicher geworden. Beide Substanzen waren im weiteren stationären Verlauf urintoxikologisch nicht mehr nachweisbar. Es entwickelten sich keine Entzugssymptome. Die optischen Halluzinationen traten ebenfalls nicht mehr auf, jedoch kamen kommentierende Stimmen sowie ein zerfahrener Gedankengang zur Darstellung. Bei der Patientin wurde eine schizophrene Psychose diagnostiziert. Anstelle des „Selbstbehandlungsversuches" mit Cannabis und Benzodiazepinen begann man eine neuroleptische Behandlung mit Fluphenazin. Die Patientin ist seit der Entlassung weiterhin in unserer ambulanten Betreuung.

Arzt-Patient-Beziehung und Psychotherapie

11.1 Prinzipien und Gemeinsamkeiten (GK Kap. 20.1)

Definition
Unter **Psychotherapie** versteht man die methodische Handhabung psychologischer Verfahren auf emotionaler, kognitiver, leiblicher und/oder lerntheoretischer Ebene, um auf psychische und psychosomatische Störungen sowie Lebenskrisen therapeutisch Einfluß nehmen zu können. Die **Reflexion des Beziehungsaspektes** dient als gemeinsame Grundlage psychotherapeutischer Verfahren. Dabei kann auf affektive und kognitive Einstellungen korrigierend Einfluß genommen werden.

Obwohl bereits eine unspezifische Zuwendung (Laientherapie) einen therapeutischen Effekt zeigt, liegt die Effizienz von professionellen Psychotherapien doppelt so hoch. Die empirische Psychotherapieforschung hat **allgemeine Wirkfaktoren** entdeckt, die relativ unspezifisch sind und unabhängig der Therapierichtung berücksichtigt werden sollten. Zu den wichtigsten zählen:
- Qualität der therapeutischen **Beziehung**,
- Offenheit und engagierte **Mitarbeit des Patienten**,
- Mobilisierung von **Hoffnung**,
- Die **Überzeugung des Therapeuten**, helfen zu können,
- **Konfrontation** mit den Problemen,
- gemeinsame Suche nach **konstruktiven Lösungen**,
- korrigierende **Erfahrung außerhalb** der Therapie,
- Angebot eines **Erklärungsmodells**, welches dem Patienten ermöglicht, neue Bedeutungszusammenhänge für seine Situation zu erschließen.

Im folgenden werden unterschiedliche Therapieverfahren vorgestellt (s. Abb. 11.1). Neben der klassischen Psychoanalyse soll auf eine Reihe von Weiterentwicklungen eingegangen werden. Auch im Rahmen anderer Therapieverfahren geht es neben einer systematischen Darstellung auch um ihre geschichtliche Entwicklung.

11.2 Psychoanalytische Verfahren (GK Kap. 20.2)

Sigmund Freud gilt als der Gründer der Psychoanalyse. Auf einige wichtige Punkte soll hier näher eingegangen werden.

Abb. 11.1: Psychotherapie-Verfahren

11.2.1 DIE KLASSISCHE PSYCHOANALYSE

Obwohl es schwierig ist, von **der** Psychoanalyse zu sprechen, läßt sich doch eine innere Abgrenzung erkennen. **Man unterscheidet hierbei:**

- **Metapsychologie**: Hierunter versteht man den Interpretationsrahmen von Triebtheorien (z. B. Todestrieb) und Persönlichkeitsmodellen. Es ist gewissermaßen der weltanschauliche Rahmen, in den Freud seine „Entdeckung" stellt.
- **klinische Theorie**: Damit bezeichnet man die Phänomene der Übertragung und Gegenübertragung, des Widerstands und der Abwehrmechanismen (s. u.). Sie stellen das Kernstück der Psychoanalyse dar.
- **klinische Daten**: Diese sind das Beobachtungsmaterial, wie Psychopathologie, Assoziationen, Träume, Interaktionen und lebensgeschichtliche Ereignisse.
- **Technik**: Darunter versteht man die freie Assoziation des Klienten, das spezifische Setting sowie die „Abstinenz" und die gleichbleibende Aufmerksamkeit des Analytikers.

Diese Unterscheidung des inneren Theorieaufbaus ist wichtig, weil sie unterschiedliche Abstraktionsebenen der Psychoanalyse anspricht. Freud selbst hat auf die klinische Theorie den größten Wert gelegt. Die einzelnen Ebenen haben in der Weiterentwicklung der Psychoanalyse **unterschiedliche Fortsetzungen** erfahren (s. u.).

11.2.2 FORTSETZUNGEN DER KLASSISCHEN PSYCHOANALYSE

11.2.2.1 Das Persönlichkeitsmodell

Es ist auf weiten Strecken in der Metapsychologie Freuds enthalten. Freud postuliert für das Verständnis von Verhaltens- und Kommunikationsstörungen einen **psychischen Apparat von Es, Ich und Über-Ich**.

Das **Es** steht für animale Impulse, Emotionen und Triebe. Das **Über-Ich** repräsentiert internalisierte Wertvorstellungen, Normen und Gebote (Ich-Ideal und Gewissen). Das **Ich** ist die Zwischeninstanz, die ständig zwischen Es und Über-Ich Kompromisse herstellt. Hier werden unbewußte Regungen des Es sowie Anteile des eigenen Gewissens mit der Realität konfrontiert und in Verbindung gebracht.

Durch die Ich-Psychologie (Hartmann), die Objektbeziehungspsychologie (Winnicott, Kernberg) sowie die Psychologie der modernen Narzißmustheorie (Kohut) wurde die freudianische Tradition weiterentwickelt.

11.2.2.2 Ich-Psychologie

Im Mittelpunkt steht das „Ich" als eine **zentrale Organisationsinstanz**. Durch Anpassungsvorgänge, Reorganisationen, Umstrukturierungen usw. werden normale Reifungsvorgänge, als auch pathologische Entwicklungen verstehbar. Der Übergang von der Triebpsychologie Freuds zur Ich-Psychologie ist ein wichtiger Fortschritt in der Weiterentwicklung der Psychoanalyse. Für das Verständnis narzißtischer Störungen, wie auch für familientherapeutische Ansätze, hat sich das Konzept sehr bewährt.

11.2.2.3 Das Unbewußte

Dem Unbewußten wird für das menschliche Erleben und Verhalten eine große Bedeutung zugemessen. Dabei zeigen sich unbewußte Inhalte in unterschiedlicher Form. So sind z. B. **Fehlleistungen** (Versprecher, Vergessen) Kompromißbildungen zwischen Verdrängtem und bewußten Absichten. Andere wichtige Manifestationen sind u. a. **neurotische Symptome**, der **Wiederholungszwang** und der **Traum**. Die Traumleistung besteht in der Umwandlung eines schmerzhaften oder unangenehmen, latent bewußten Ereignisses in einen weniger schmerzlichen, aber dann manifesten Trauminhalt.

11.2.2.4 Die Entwicklungspsychologie

Freud stellt die Sexualität bzw. den Lustgewinn ganz in den Mittelpunkt, wobei Sexualität sehr weit gefaßt wird. Im Laufe der Entwicklung des Kleinkindes stehen unterschiedliche Körperregionen im Vordergrund, wobei Freud **5 Phasen unterscheidet**. In jeder Phase kann der Entwicklungsschritt arretieren bzw. fehlgeleitet oder fixiert werden. In Krisensituationen ist es möglich, daß der einzelne auf unterschiedliche Entwicklungsstufen zurückfällt (Regression) und damit phasenspezifische Verhaltensmuster erneut auftreten.

- **Orale Phase** (1. Jahr): Der Mund stellt den vorrangigen Körperteil dar. Saugen, Anklammern, Lutschen und Körper-Hautkontakt sind wichtig. Hier entwickelt sich Vertrauen gegenüber der eigenen Person, dem eigenen Erleben und der Umwelt, v. a. in Gestalt der Pflegeperson bzw. Mutter. In diese Phase fällt auch das „Fremdeln" und die „Achtmonatsangst", die beide normale Entwicklungsschritte sind.
- **Anale Phase** (2.–3. Jahr): Im Zentrum steht der Gastrointestinaltrakt. In dieser Phase geht es stark um das Spannungsfeld von Macht, Aggression, Einfluß, Abhängigkeit und Selbständigkeit. Man spricht auch von einer Übungsphase, in der Loslassen und Festhalten, Kontrolle und Autonomie geprobt werden.
- **Phallische oder ödipale Phase** (4.–5. Jahr): Das Genitale ist wichtig. Die geschlechtsspezifische Identität bildet sich heraus. Es entstehen Phantasien und Vorstellungen, die ein Rollenverständnis erlauben. Neben der Rivalität zum gleichgeschlechtlichen Elternteil geht es gleichzeitig auch um dessen Akzeptanz und Identifikation.
- **Latenzphase** (7.–12. Jahr): Die Psychosexualität tritt in den Hintergrund. Wichtig ist jetzt die Ausbildung sozialer Kompetenzen, z. B. Lesen, Schreiben, körperliche Bewegung, Sport, soziale Kontakte. Man spricht auch von einer zweiten Sozialisation.
- **Pubertäts-Adoleszenzphase**: Hierbei geht es um die Auseinandersetzung mit eigenen und überlieferten Normen, Gesetzen und Rollenzuweisungen. Die Identitätssuche steht im Mittelpunkt.

11.2.2.5 Ödipuskomplex

Allgemein formuliert handelt es sich um einen Entwicklungsschritt, bei dem es für das Kind notwendig wird, zwei oder mehr Personen akzeptieren zu lernen, ohne daß diese sich gegenseitig ausschließen – im Unterschied zur Mutter-Kind-Dyade in der oralen Phase. Man spricht auch von der **Triangulierung**. Dabei entsteht eine Zuwendung zum andersgeschlechtlichen Elternteil bei gleichzeitiger Rivalität zum gleichgeschlechtlichen Elternteil. Man unterscheidet einen **positiven** und einen **negativen** Ödipuskomplex. Bei positiver Entwicklung kommt es beim Jungen zu einer aggressiven Haltung dem Vater gegenüber und zu einer Hinwendung zur Mutter. Ein **negativer Ödipuskomplex** entsteht, wenn der Knabe sich mit dem Vater nicht identifizieren oder auseinandersetzen kann. Bei einem übermächtigen oder nie anwesenden Vater kann es so zu einer verzögerten Ausbildung bzw. Fehlleitung der männlichen Rolle kommen. Beim Mädchen spricht man analog vom **Elektra-Komplex**.

11.2.3 ZIEL

Das **Ziel psychoanalytischer Verfahren** ist die Aufdeckung und Bearbeitung von Konflikten durch Introspektion und Deutung unbewußter Vorgänge. Hierbei findet die Beziehung zum Psychoanalytiker eine besondere Beachtung. Folgende **Grundbegriffe**, die alle auf die klassische Psychoanalyse Freuds zurückgehen, sind wichtig:

- **Grundregel** – In der Grundregel wird das spezifische analytische Setting angesprochen. Der Klient soll frei assoziieren, und der Analytiker hört in gleichbleibender Aufmerksamkeit zu.
- **Abstinenzregel** – Sie besagt, daß der Therapeut im Rahmen der Arzt-Patient-Beziehung seine eigenen Beziehungskonflikte nicht thematisieren und ausagieren soll. Er darf keinen Kontakt zum Klienten außerhalb der Therapie pflegen, keine weiteren Informationen über sich selbst vermitteln und nicht verführerisch sein. Außerdem soll der Therapeut keine Kontakte zu Bezugspersonen des Klienten pflegen.
- **Übertragung** – Nicht verarbeitete Konflikte aufgrund frühkindlicher Erlebnisse und Traumen werden in der therapeutischen Allianz aufs neue aktualisiert. Die Übertragung als Wiederholung dieser Konflikte ist ein nicht zeit- und situationsgerechtes Verhalten. Als therapeutisches Instrumentarium gewährt es dem Analytiker Einblick in die Konfliktsituation des Klienten. Übertragungen sind ein **ubiquitäres Phänomen** und kommen in jedem Sprechakt vor. Im psychoanalytischen Dialog werden sie besonders genutzt, wobei man verschiedene Formen unterscheidet, z. B. erotische, positive, negative und psychotische Übertragungen.
- **Gegenübertragung** – Sie bezeichnet die neurotischen Anteile des Psychoanalytikers. Es sind die eigenen „blinden" Flecke und Widerstände, die persönlichen Anteile des Therapeuten, welche durch die Reaktionen des Patienten hervorgerufen werden und den Therapieverlauf negativ beeinflussen. Die Ausbildung und die Selbsterfahrung des Analytikers sollen diese Anteile entweder ausschalten oder zumindest bewußt werden lassen.
- **Widerstand** – Allgemein wird alles, was sich dem Fortgang der therapeutischen Arbeit widersetzt und entgegenstellt, als Widerstand bezeichnet. Durch Widerstände werden gerade schwierige und schmerzhafte Ereignisse, Ängste, Scham, Peinlichkeiten, Schuld usw. vermieden. So kann Schweigen, Zuspätkommen, ständiges Mißverstehen oder auch Zustimmung, Vergessen und in gleicher Weise das Agieren sowie die Auswahl der Themen selbst zum Widerstand werden. S. Freud unterscheidet **5 Formen des Widerstandes:** den Verdrängungswiderstand, den Übertragungswiderstand, den Es-Widerstand, den Über-Ich-Widerstand und den sekundären Krankheitsgewinn.
- **Übertragungsneurose** – Sie beinhaltet die regressiven, frühkindlichen Anteile, die durch die Übertragungssituation aktualisiert werden und die neurotische Komponenten aufweisen, d. h. frühere Modi der neurotischen Verarbeitung zeigen sich in der aktuellen Arzt-Klient-Beziehung.

Statt eines situationsgerechten Erlebens und Verhaltens wiederholen sich frühere nicht verarbeitete Verhaltensmuster.

- **Agieren** – In der psychoanalytischen Sitzung kommt es aufgrund von Wünschen, Erinnerungen und Impulsen zu einer unbewußten Inszenierung von regressiven Anteilen, ohne daß ein direkter oder adäquater Bezug zum situativen Kontext hergestellt wird. Das heißt inner-psychische, nicht verarbeitete und unbewußte Konflikte werden nach außen, in einen sozialen, interaktionellen Prozeß verlagert bzw. dort ausgelebt.
- **Gleichschwebende Aufmerksamkeit** – Sie ist eine wichtige Voraussetzung im psychoanalytischen Setting. Es geht hier um das empathische Mitfühlen des Analytikers und eine zurückhaltende, neutrale Einstellung gegenüber allen Äußerungen und Reaktionen des Patienten.
- **Freie Assoziation** – Damit ist gemeint, daß der Klient alles aussprechen soll, was ihm in den Sinn kommt, auch, und ganz besonders, wenn es als sinnlos, nicht zusammenhängend, unwichtig oder nebensächlich eingestuft wird. Durch die freie Assoziation wird eine Regression auf frühkindliche Entwicklungsstufen erreicht und so traumatische Erlebnisse sichtbar gemacht.

Man **unterscheidet** zwischen **Abwehr** und **Widerstand**: Widerstände bezeichnen unterschiedliche pathologische Formen gegen das Bewußtwerden von emotional besetztem Material im Rahmen der Psychoanalyse. Abwehrvorgänge (Copingstrategien) sind nicht zwangsläufig pathologisch und gehören zu den normalen Bewältigungs- und Anpassungsmechanismen des Alltags.

Man unterscheidet frühe und späte Abwehrmechanismen, die je nach Entwicklungsstand des Individuums in der frühen Kindheit erworben werden. Die Unterscheidung hat diagnostischen und therapeutischen Wert. So verfügen zum Beispiel Borderlinestörungen oder endogene Psychose meist nur über frühe Abwehrmechanismen (insbesondere Projektionen und Spaltungsphänomene), während neurotische Störungen vor allem über späterworbene reifere Abwehrmechanismen verfügen (v.a. Verdrängung, Rationalisierung).

11.2.4 TECHNIKEN

Im Hinblick auf **Technik und Setting** ist wichtig, daß zwischen einer großen Psychoanalyse und psychoanalytisch-orientierten Psychotherapieverfahren unterschieden wird. Die Behandlungsfrequenz beträgt bei der großen Psychoanalyse 2–4 Sitzungen in der Wochen über mehrere Jahre. Im klassischen Setting liegt der Patient auf einer Couch und assoziiert frei, während am Kopfende, ohne Sichtkontakt des Patienten, der Psychoanalytiker sitzt.

Bei psychoanalytisch orientierten Psychotherapieverfahren sind Dauer und Frequenz in der Regel niedriger, 1–2 mal pro Woche. Häufig wird eine feste

Behandlungsdauer von z. B. 30 Stunden in Verbindung mit einem konfliktzentrierten Zugang gewählt. Das Setting ist im allgemeinen weniger starr: Die Patienten sitzen oder liegen, bei leiborientierten Verfahren findet die Interaktion auch in der Bewegung statt (gehen, springen, spielen).

11.2.5 INDIKATIONEN

Indikationen für die Psychoanalyse sind:
- chronifizierte oder charakterneurotisch fixierte Neurosen,
- psychosomatische Erkrankungen.

Voraussetzung für eine **große Psychoanalyse** ist gleichzeitig ein gewisser Intelligenzgrad (Verbalisierungsfähigkeit), ein ausreichendes Maß an Introspektionsfähigkeit sowie Motivation und Leidensdruck.
Für psychoanalytisch orientierte Psychotherapieverfahren kommen akut reaktive Symptome, Lebenskrisen mit neurotischen Störungen oder auch psychosomatisch-neurotische Verarbeitungsmuster in Frage.

Relative Kontraindikationen für einen psychoanalytischen Zugang sind die Sucht und die Perversion, da aus den Störungen selbst eine Entlastung bezogen wird. Häufig führt erst ein **sekundärer Leidensdruck** den Patienten zum Psychotherapeuten.

11.2.6 PSYCHOANALYTISCHE SCHULEN

Im folgenden soll auf einige wichtige **psychoanalytische Schulen** eingegangen werden, die auf der Grundlage der Entdeckungen Freuds entstand, sich weiterentwickelt haben und abgrenzen lassen (s. Abb. 11.2). Da mittlerweile die Anzahl unterschiedlicher Psychotherapien, bedingt vor allem durch system- und familientherapeutische Ansätze, auf über 1000 geschätzt wird, ist es unmöglich, einen Gesamtüberblick zu geben. Darüber hinaus ist es schwierig, den komplexen und voraussetzungsvollen Theorien auf wenigen Seiten gerecht zu werden.

Im einzelnen sollen **6 wichtige tiefenpsychologische Weiterentwicklungen** besprochen werden:
- Die Individualpsychologie (Alfred Adler)
- Die Analytische Psychologie (C. G. Jung)
- Die Existenzanalyse (V. Frank)
- Die Neopsychoanalyse
- Die Bioenergetik (Lowen)
- Die Transaktionsanalyse (Berne).

Abb. 11.2: Abgrenzung und Weiterentwicklung der Psychoanalyse Freuds

11.2.6.1 Die Individualpsychologie (IP) Alfred Adlers

Alfred Adler (1870–1937) war Freud-Schüler und entwickelte die Psychoanalyse dadurch weiter, indem er stark pädagogische Elemente einfließen ließ. Adler wendet sich v.a. gegen die Zersplitterung der Person in Triebe, Über-Ich und Es. Der Begriff Individualpsychologie ist unglücklich gewählt, weil es Adler gerade um den sozialen Aspekt unseres Handelns und Erlebens geht.

Aus den Erfahrungen der frühen Objektbeziehungen heraus entwickelt das Kind seinen individuellen „**Lebensstil**". Die frühkindlichen eingeübten Beziehungsmuster in der Familie und der weiteren Umwelt bilden die Grundlage für die Ausbildung einer normalen oder auch neurotischen Persönlichkeit. Hierbei spielt das **Minderwertigkeitsgefühl** bzw. das **Geltungsbedürfnis** eine zentrale Rolle.

Für Adler entwickeln sich neurotische Störungen nicht, wie bei Freud, aus der Dynamik der psychischen Instanzen Es, Ich und Über-Ich oder des Unbewußten, sondern aus der **Abwehr gegen** die **Anforderungen** und Erwartungen **der Umwelt**. Von Beginn des Lebens an erlebt sich das Neugeborene ausgeliefert und ohnmächtig gegenüber der Umwelt. Neben organisch-biologischen Mängeln (Skelett, Muskulatur, ZNS) sind v.a. psychosoziale Defizite von Bedeutung: Das Kind fühlt sich im Vergleich zum Primärobjekt (Mutter) schwach, hilflos und ausgeliefert. Um dieses pri-

märe und initiale Minderwertigkeitsgefühl zu kompensieren, strebt es nach Geltung und Macht. Soziale Situation, familiäre Stellung, Geschwisterreihe und Geschlechterrolle spielen bei der Ausprägung der individuellen Minderwertigkeit eine entscheidende Rolle. Um das 4.–5. Lebensjahr entstehen vor diesem Hintergrund die **„Grundschemata" für die Auseinandersetzung mit der Gesellschaft**. Adler nennt sie den **Lebensstil**.
Im Zentrum der neurotischen Fehlentwicklung steht das Spannungsfeld zwischen der ungenügenden Akzeptanz der eigenen Mängel bzw. Unzulänglichkeiten und den idealen, perfekten Ansprüchen von seiten der Gesellschaft. In dieser Auseinandersetzung wird der einzelne ständig zum Verlierer. Fiktionen, Phantasien, Verzerrungen der Realität, subjektive „Überinterpretationen" treten in den Vordergrund. Der Neurotiker hat eine individuelle Logik über die Welt sowie von seiner realen sozialen Situation. Er fragt nicht nach den Möglichkeiten des Kontakts und Austauschs mit anderen, sondern nach seinen eigenen Möglichkeiten der Überlegenheit und Macht, um sein Minderwertigkeitsgefühl zu kompensieren. Der ganze Prozeß ist darüber hinaus durch die ständige Angst vor dem Scheitern geprägt.

Die Individualpsychologie ist, im Gegensatz zur klassischen Psychoanalyse, stärker am Ziel, d. h. final orientiert. Freud dagegen blickt eher zurück, d. h. er richtet sein Interesse in die Vergangenheit (kausal-genetisch). Adler fragt nicht: Warum hat der Patient Angst?, sondern vielmehr: Wozu hat er Angst, wozu dient diese Angst?
In Anlehnung an spezifische individuelle Lebensstile werden Erfahrungen nach einem bestimmten Muster verarbeitet (**„tendenziöse Apperzeption"**); dieses Muster wird dann als „Leitlinie" für konkrete Handlungsanweisungen benutzt (s. Abb. 11.3). Das daraus resultierende Verhalten wiederum dient einer ständigen Kompensation und Organisation von Minderwertigkeiten und Mängeln.

Sinn und letzter Zweck des Lebensplans ist die Anpassung an eine ideale Gemeinschaft. Das initiale Erleben der Minderwertigkeit wird so zur Triebfeder für Kultur, Politik und gesellschaftliches Leben.
Die Therapie verläuft **in drei Phasen:**
- Herstellung eines festen und tragfähigen Arbeitsbündnisses und Erfassung der Konflikte des Patienten,
- Erarbeitung der versteckten Mechanismen und „falschen" Lebenspläne, welche zu Mängeln sowie einer subjektiven Logik führen und das Gemeinschaftsgefühl sowie das Kontaktverhalten beeinträchtigen,
- Überwachung des Patienten auf dem Weg zu einer neuen Anpassung.

Im Normalfall liegt die Stundenfrequenz bei 1–3 Stunden pro Woche über 2 Jahre. Die IP gilt als Vorläufer der humanistischen Psychologie (s. 11.3) und hat neben dem psychoanalytischen Instrumentarium die paradoxe Intervention (nach Frankl, s. u.) sowie eine Reihe lerntheoretischer Ansätze integriert.

Abb. 11.3: Grundlage von Verhalten nach Adler

11.2.6.2 Analytische Psychologie (C. G. Jung)

Man spricht auch von komplexer Psychologie. Jung, selbst Freud-Schüler, greift das Libidokonzept von Freud auf und erweitert es erheblich. Libido wird bei ihm zur allgemeinen psychischen Energie und ist nicht auf sexuelle Aktivitäten begrenzt. Vor allem mit seiner Typologie sowie mit dem Begriff des „kollektiven Unbewußten" wird die klassische Psychoanalyse weiterentwickelt. An Hand von **drei zentralen Begriffen** wollen wir hier auf die komplexe Psychologie eingehen:
- Typenlehre,
- Kollektives Unbewußtes,
- Individuation.

TYPENLEHRE

Jungs Verständnis der Psyche ist, psychologisch und erkenntnistheoretische betrachtet, eine Weiterentwicklung und Vertiefung der Entdeckungen Freuds. Die Psyche konstituiert sich aus komplementären, sich gegenseitig ergänzenden Phänomenen.
Jung unterschiedet zwischen einer **Ektopsyche** und einer **Endopsyche**, d.h. auf der einen Seite steht die Beziehung Bewußtsein – Umwelt, auf der anderen Seite das Verhältnis von Bewußtsein zum Unbewußtsein.

Die vier Grundtypen der Ektopsyche:
- Der Denktyp folgert richtig und schließt logisch.
- Der Fühltyp hat einen differenzierten Umgang mit seinen Emotionen.
- Der Intuitionstyp lebt stark aus dem Gespür auf das noch nicht Erreichte.
- Der Empfindungstyp ist der an der Wahrnehmung orientierte Realist.

Über die Introversion und Extraversion lassen sich diese vier Typen weiter untergliedern.

Abb. 11.4: Ektopsyche

Die Begriffspaare sind gegensätzlich und schließen sich partiell aus, z.B.: Wer denkt, kann sich nicht gleichzeitig seinen Affekten hingeben.

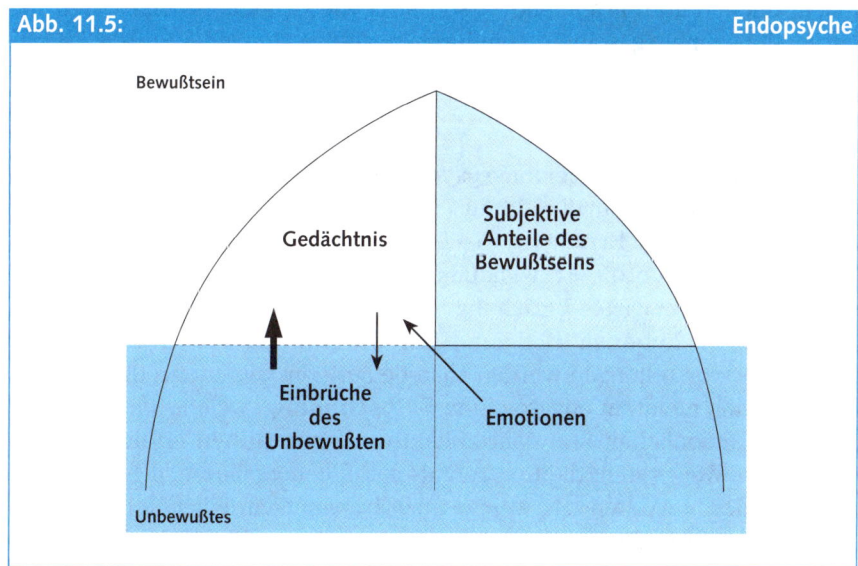

Abb. 11.5: Endopsyche

Elemente der Endopsyche (s. Abb. 11.5):
- Das **Gedächtnis** als die Instanz, die Beziehungen zu Vergangenem und Verdrängtem herstellt.

- **Einbrüche des Unbewußten** ins Bewußtsein, welche der subjektiven Kontrolle primär entzogen sind.
- **Emotionen**, die zwar vom Bewußtsein kontrolliert und beherrscht werden können, sich aber als psychische Ereignisse vor der subjektiven Kontrolle konstellieren.
- **Subjektive Anteile des Bewußtseins**, die als wenig integrierte Anteile (sog. Schatten) das Bewußtsein mit konstituieren.

Über diese Elemente hat das Bewußtsein Zugang zum Unbewußten.

KOLLEKTIVES UNBEWUSSTES

Mit dem Begriff des kollektiven Unbewußten bezeichnet Jung eine psychische Instanz, deren Inhalte nicht (wie bei Freud) aus der persönlichen Lebensgeschichte (Ontogenese) verdrängt oder vergessen werden und im nachhinein einer kausal-genetischen Rekonstruktion zugänglich sind, sondern es handelt sich um anthropologisch unveränderliche Grundlagen unserer Wahrnehmung und unseres Erlebens. Analog zu den Instinkten der Verhaltenstherapie, die **ererbte Verhaltensweisen** beschreibt, welche durch einen Schlüsselreiz ausgelöst werden und dann automatisch und sequentiell ablaufen, beschreibt C.G. Jung **vererbte Grundmuster des menschlichen Erlebens**. Diese Grundformen nennt er **Archetypen**. Hierzu zählen die Anima und der Animus (als weibliche und männliche Anteile), der Schatten, Vater- und Mutterarchetypus sowie das Selbst. Sie treten in allen Kulturen auf und lassen sich wiederholungsstabil durch die ganze Menschheitsgeschichte hindurch verfolgen (Phylogenese).

INDIVIDUATION

In Anlehung an die Entwicklungspsychologie unterscheidet C.G. Jung eine **erste Lebenshälfte**, in der die Auseinandersetzung mit der **Umwelt** wichtig ist (Ausbildung, Erziehung, Nachkommen, sozialer Status, Eigentum). Hierbei geht es um die Entwicklung von Anteilen der Persönlichkeit, die eine aktive und bewußte Beziehung zur Außenwelt aufbauen (**Persona**). In einer **zweiten Lebenshälfte** kehrt sich die Aufmerksamkeit nach innen. Innere Wertvorstellungen werden anstelle äußerer Leistungen dominant.
Individuation meint im engeren Sinn **Selbstfindung**, welche v.a. im Dialog mit dem persönlichen und dem kollektiven Unbewußten erfolgt. Am Anfang dieses Weges steht die Konfrontation mit dem Schatten, d.h. der anderen Seite des bewußten Ich, welche unzertrennlich zur eigenen Persönlichkeit hinzugehört, aber noch nicht integriert ist (s. Abb. 11.5). Es handelt sich dabei um abgelehnte oder unterentwickelte Anteile, die als notwendige Folgeerscheinungen jeder gerichteten Entwicklung des Bewußtseins entstehen. Dann folgt die Begegnung und Auseinandersetzung mit den archetypischen Bildern, zunächst die geschlechtsspezifischen Erlebnisformen, d.h. beim Mann mit weiblichen Anteilen (Anima), bei der Frau mit

männlichen Anteilen (Animus), desweiteren eine innere Auseinandersetzung mit väterlichen und mütterlichen Anteilen und schließlich die Begegnung mit dem Selbst. An dieser Stelle bestehen enge Verbindungen der Tiefenpsychologie zu Religion und Meditationspraxis.

Therapeutisch steht die Traumarbeit im Mittelpunkt. **Träume** gelten als eine wirksame **Kompensation** für die aktiv und bewußt geleistete Auseinandersetzung mit der Umwelt. Während Freud versucht, im Traum auf dahinterliegende Impulse und Ursachen zu verweisen, fragt Jung viel eher nach dem finalen Sinn und Bedeutungsgehalt der Trauminhalte.
Ziel ist nicht nur die Aufarbeitung von neurotischen Fixierungen, sondern die **Ausbildung einer Gesamtpersönlichkeit**. Hierbei spielt die Kompensation, d.h. der Ausgleich und die Integration von Gegensätzen und Polaritäten eine wichtige Rolle. Bei C.G. Jung bedeuten neurotische Störungen den Verlust an psychischer Ganzheit bzw. die Asynchronie (Unzeitgemäßheit) von aktuellen Verhaltens- und Erlebnisformen im Vergleich zu den altersentsprechenden Anforderungen. Die freie Assoziation wird durch die **Amplifikation** sowie die **aktive Imagination** erweitert. Hierbei werden affektiv besetzte Ereignisse durch Phantasien, Bilder und Vorstellungen sowie Sinnanalogien erweitert und verbunden, um so psychische Ereignisse deutlicher sichtbar zu machen und ihnen einen Anschluß an das Bewußtsein zu ermöglichen.

11.2.6.3 Existenzanalyse (Logotherapie) nach Frankl

Sie steht zwischen humanistischer Psychologie und psychoanalytisch-orientierter Psychotherapie. Die Logotherapie entwickelte sich **parallel** zur Psychoanalyse und hat ein stark anthropologisch-philosophisches Fundament. Die Frage nach dem Menschen wird mit der Frage nach dem Sinn des Lebens in Zusammenhang gebracht. Man spricht nach Freud und Adler auch von der dritten Wiener Schule. Frankl machte mit dem Begriff der „**noogenen Neurose**" die Entdeckung, daß sich neurotische Konfliktinhalte über die Jahrzehnte hinweg verändert haben. Während noch um die Jahrhundertwende sexuelle Probleme und hysteriforme Reaktionsmuster im Vordergrund standen, ist die heutige Situation v.a. durch ein „existenzielles Vakuum", eine innere Sinnlosigkeit geprägt. Etwa 20% aller Neurosen sollen zu diesem Bereich zählen.

Drei weitere Begriffe sind in diesem Zusammenhang **wichtig**:
- **Dereflexion:** Eine Reihe von Störungen, z.B. sexuelle Störungen, entstehen dadurch, daß ihnen ständig Aufmerksamkeit geschenkt wird (Hyperreflexion). Durch Ignorieren und Ablenkung auf etwas Anderes, stark Sinngebendes, kann die Störung verschwinden.
- **Paradoxe Intervention:** Durch Erwartungsängste werden Symptome häufig verstärkt, z.B. bei Waschzwängen. Durch bewußte Verstärkung, verbunden mit Humor, gelingt oft eine Aufhebung des circulus vitiosus

und damit ein Verschwinden der Beschwerden. Dem Zwangsneurotiker wird beispielsweise empfohlen, sich nicht wie üblich 10 mal, sondern 50 mal die Hände zu waschen.
- **Einstellungsmodulation:** Frankl spricht auch von einem „Sinnfindungsgespräch". Mit dem Patienten sollen neue Überzeugungen, Einstellungen und Vorstellungen geweckt und gefunden werden, welche die negative Selbstdefinition aufheben und helfen, Leid und Schmerzen besser zu bewältigen und einen Sinn im Leben zu fördern.

Die Therapie dauert 1–3 Jahre mit einer wöchentlichen Frequenz von 1–2 Sitzungen.

11.2.6.4 Neopsychoanalyse (Schulz-Henke, E. Fromm, H. S. Sullivan, K. Horney)

Darunter versteht man eine Weiterentwicklung der Psychoanalyse, die auf die Metapsychologie verzichtet (s. o.). Die Neopsychoanalyse versucht vor dem Hintergrund von Freud, Jung und Adler eine **allgemeine Neurosenlehre** zu konzipieren. Im Mittelpunkt der neurotischen Entwicklung steht hierbei die vitale Antriebshemmung durch die Gesellschaft bzw. die Umwelt. Übertriebene Bequemlichkeit, unrealistische Erwartungshaltungen, ständige Überkompensation von Minderwertigkeitsgefühlen und verwöhnte Zuwendung bedingen eine neurotische Entwicklung. Ziel der Psychoanalyse ist die Rückgliederung und Neuanpassung an die gesellschaftliche Realität sowie eine Steigerung der subjektiven Erlebnisfähigkeit.

11.2.6.5 Bioenergetik (Lowen)

Lowen ist Schüler von Reich und so von Reichs Vegetotherapie stark beeinflußt: Auf Reich geht der Gedanke zurück, daß Charakterstörungen bzw. Neurosen sich direkt am Körper manifestieren. Der Leib reagiert schneller als die gedankliche Konfliktverarbeitung, so daß Atmung, Gangart, Bewegungen usw. Einblicke in neurotische Fixierungen liefern können.
Im Mittelpunkt steht der „**Charakter**". Eine ständige Streßbelastung führt über Muskelverspannungen zu Veränderungen in Atmung, Körperhaltung und Gestik. **Am Körper** selbst wird schließlich die „**Charakterhaltung**" stabilisiert und tritt als psychosomatisches Muster immer wieder auf. Diese eingefleischten „**Reaktionsmuster**" sind im wesentlichen unbewußt und wiederholen sich ständig in der Auseinandersetzung des einzelnen mit der Umwelt. Mithilfe dieses „Charakterpanzers" werden dann traumatische Erlebnisse verdrängt und somatisiert.

In Abgrenzung zu Freud entwickelt Lowen eine eigene **Entwicklungspsychologie**, welche sich eng an den jeweiligen Bedürfnisstrukturen orientiert: Am Anfang steht der Wunsch nach Akzeptanz der eigenen Existenz, dem folgt das Bedürfnis nach Nahrung und Zärtlichkeit; dann folgen Unabhängigkeit und Geborgenheit, schließlich Freiheit und Geschlechtlichkeit. Jede dieser Phasen hat ihre eigene Form der Bewältigung von Frustrationserlebnissen und damit ihre eigenen Krankheitsbilder.

Methodisch und technisch steht die Arbeit mit dem eigenen Körper im Vordergrund. Der Patient liegt nicht mehr, sondern steht („Grounding", „erden"). Neben dem Stehen sind auch körperliche Berührungen, Vibrationen, Bewegungen, Druck, Zug, Spiel usw. wichtig. Auch Atmung, Ausdrucksgeschehen und Selbstwahrnehmung, Stimme und Töne, z. B. Seufzen, Schreien, Stöhnen, werden in die bioenergetische Therapie mit einbezogen.

11.2.6.6 Transaktionsanalyse (Berne)

Die Transaktionsanalyse unterscheidet drei verschiedene Formen von intrapsychischen Ich-Zuständen (Erwachsenen-Ich, Kind-Ich und Eltern-Ich). Über dieses theoretische Konzept können **Kommunikationsstörungen** sowie festgefahrene Antwort- und Reaktionsmuster sichtbar werden. Beispielsweise kann in einem Dialog zwischen Ehepartnern das Eltern-Ich des einen mit dem Kind-Ich des anderen Partners kommunizieren. Dabei können Mißverständnisse, fehlgeleitete Informationen und Konflikte entstehen, die über das Modell sichtbar gemacht und dann bearbeitet werden können.

11.3 Klientzentrierte Psychotherapie (Gesprächspsychotherapie) (GK Kap. 20.3)

Die klientzentrierte Psychotherapie (non-direktive Psychotherapie nach Rogers und Tausch) zählt zu den **humanistischen** Psychologien. Sie hat sich in drei (manche Autoren sprechen auch von vier) Phasen entwickelt:

> **Merkkasten 11.1:** Entwicklungsschritte der humanistischen Psychologie
> - 40er Jahre: „non-direktive Methode", Selbstentfaltung.
> - 50er und 60er Jahre: Selbstexplorative Wahrnehmung durch Verbalisierung von Gefühlen. In diesem Zusammenhang formuliert Rogers die drei Parameter: Akzeptanz, Selbstkongruenz und Empathie.
> - 60er und 70er Jahre: Der Beziehungsaspekt wird wichtig, „Expressing", „Focussing".
> - 80er Jahre: Intensive Auseinandersetzung mit anderen Therapierichtungen.

11.3.1 ZIEL

Ziel dieses Verfahrens ist die Unterstützung der Selbstentfaltungstendenzen jedes einzelnen. Durch intensivierte Selbstexploration soll die eigene Bedürfnisstruktur geklärt sowie eine verbesserte Selbstakzeptanz erreicht werden.

11.3.2 TECHNIK

Die Grundhaltung ist, anders als in verhaltenstherapeutischen Verfahren, **nicht-direktiv**. Diese Einstellung wird an den von Rogers formulierten Basisvariablen des Therapeuten deutlich. Im Vordergrund steht die gleichwertige Begegnung von Klient und Therapeut – im Gegensatz zur Asymmetrie in der Psychoanalyse. Drei Elemente sind wichtig:
- **Akzeptanz:** Die Achtung und positive Wertschätzung des Klienten,
- **Echtheit und Selbstkongruenz:** Der Therapeut soll durch ehrliche Rückmeldungen sowie Kongruenz in seinem Verhalten und Kommunizieren ein vertrauenswürdiges Arbeitsbündnis schaffen,
- **Empathie:** Einfühlendes Verstehen von Körperwahrnehmungen, artikulierten Affekten und Verbalisierung von Erlebnisqualitäten.

Der Therapeut gibt dem Klienten mit eigenen Worten ein Feed-back. Man spricht auch von der sog. **Spiegeltechnik**.
Zwei weitere Begriffe haben in den letzten Jahren an Bedeutung gewonnen:
- **Experiencing** (Erleben): Der Therapeut richtet seine Aufmerksamkeit auf eine konkrete und unmittelbar vorliegende Erlebnisqualität,
- **Focusing** (Zentrierung): Vertiefung und Entfaltung mit gesteigerter innerer Aufmerksamkeit. Es geht hier v. a. um das Spüren eines Affekts oder Erlebnisses und weniger um den kognitiven Zugang zu einem Problem.

11.3.3 INDIKATION

Indikationen für eine Gesprächstherapie stellen aktuelle Konflikte, Krisensituationen, Anpassungsschwierigkeiten und Minderwertigkeitsgefühle dar. Sie wird in der Regel einmal pro Woche für 30–60 Minuten in Einzel- oder Gruppentherapie durchgeführt.

11.4 Verhaltenstherapie und kognitive Therapie
(GK Kap. 20.4)

Die geistesgeschichtlichen Grundlagen der Verhaltenstherapie liegen bei Pawlow, Watson und Bechterew. Die Verhaltenstherapie entstand im Gegenzug zur Psychoanalyse mit einer Beschränkung auf das unmittelbar beobachtbare Verhalten des Menschen und einem Verzicht auf die Berücksichtigung „interner" Variablen bzw. Gegebenheiten.

Pawlow entdeckte den „**bedingten Reflex**": Auf einen unspezifischen Reiz hin folgt eine unkonditionierte Reaktion (z. B. Nahrung → Speichelsekretion). Wenn nun ein neutraler Reiz parallel zum unspezifischen Reiz mehrfach dargeboten wird, so tritt die unkonditionierte Reaktion als Folge genauso auf den neutralen Reiz hin auf. Es entsteht ein konditionierter oder bedingter Reflex.

Watson entwickelte den Begriff des Behaviorismus weiter. Im Gegensatz zur Psychoanalyse wird der Mensch als eine „Black-Box" verstanden. Die Psychologie wird hier zur reinen Naturwissenschaft. Alles Leben, unser ganzes Verhalten und Kommunizieren ist durch Lernen und Erfahrung verstehbar. Der Mensch kommt als Tabula rasa auf die Welt.

Neben dem klassischen Konditionieren von Pawlow formulierte **Skinner** mit dem Begriff des **operanten** (instrumentellen) **Konditionierens** ein weiteres Lernprinzip: Vorhandene Verhaltensweisen werden durch wiederholte Belohnung verstärkt, bei Ausbleiben der Belohnung oder bei Bestrafung werden diese gelöscht. Dabei können auch einzelne Verhaltensfaktoren herausgearbeitet (Shaping) oder komplexe Verhaltenssequenzen erlernt werden (Approximation).

Diesem rein behavioristischen Ansatz – „auf beobachtbares Verhalten bezogen" – folgte ab Mitte der 60er Jahre die kognitive Wende (**Lazarus, Mahoney, Bandura, Ellis, Beck, Meichenbaum**). Zunehmend werden innere Verhaltensaspekte thematisiert, z. B. kognitive, emotionale, motivationale und physiologische Vorgänge.

Derartige innere Zustände, beispielsweise eine kognitive Grundeinstellungen wie „Ich werde nur akzeptiert, wenn ich viel leiste", sind in der Kindheit erworben und für das spätere Leben prägend, indem sie ständig unsere Wahrnehmung beeinflussen. Aufgrund einer selektiven oder einseitigen Wahrnehmung werden die Grundeinstellungen dann selbst wieder bestätigt (s. Abb. 11.6). Durch das Einüben von geänderten Wahrnehmungs- und Verhaltensmustern können diese kognitiven Muster oder Schemata verändert werden.

Abb. 11.6: Selbstbestätigungsmodell von kognitiven Mustern/Grundeinstellungen

Falsche kognitive Grundannahmen (s. Tab. 11.1) führen zu Fehlverhalten, die durch eine kognitive Umstrukturierung bzw. Intervention geändert werden können:

Tab. 11.1:	Falsche kognitive Grundannahmen
Dysfunktionale Annahmen/ Kognitive Irrtümer	**Beispiele/Erklärungen**
Dichotomes Denken	Alles ist entweder so oder so, es gibt keine Nuancen
Katastrophieren	„Ich denke immer das Schlimmste."
Selektive Abstraktion	Isolierte Wahrnehmung und Verarbeitung von in der Regel negativen Erlebnissen
Generalisieren	Wenn es einmal zutrifft, stimmt es immer.
Kausalitätsdenken	Weil es früher so war, wird es immer so sein.
Selbstbezugnahme	„Ich bin immer an allem schuld."

Diese Fortentwicklung der Verhaltenstherapie zeigt sich an dem SORC-Schema von **Kanfer**, das den Grundstein jeder verhaltenstherapeutischen Psychotherapie darstellt. In der Verhaltensanalyse wird das symptomatische Verhalten (R) im Zusammenhang mit vorausgehenden ursächlichen Bedingungen (S) und nachfolgenden aufrechterhaltenden Konsequenzen (C) dargestellt (s. Abb. 11.7). Das symptomatische Verhalten selbst wird auf der kognitiven, emotionalen, physiologischen und motorischen Ebene beschrieben. Um das „Symptom" zu verstehen, wird einerseits der Zusammenhang zwischen S und R in der Lerngeschichte des Individuums verfolgt und präzisiert, andererseits werden die dem Symptom folgenden Bedingungen analysiert und die Funktion des Symptoms im aktuellen Lebenskontext aufgezeigt.

Abb. 11.7: SORC-Schema

Am Beispiel einer **Agoraphobie** soll dies vereinfacht deutlich gemacht werden:
Bei einer Patientin manifestiert sich das Problem als Panikattacke, die klassisch konditioniert ist (respondent gelernt): Als die Patientin ein Kind war, starb in ihrer Anwesenheit eine Bekannte an Herzinfarkt. Ausgelöst wird die Angstattacke durch die körperliche Empfindung ihres Herzens, das schnell schlägt (S), auf der emotionalen Ebene wird Angst artikuliert

(R, emotional). Im kognitiven Bereich sind bedrohliche Gedanken vorhanden, wie „Ich werde an Herzinfarkt sterben" (R, kognitiv). Auf der motorischen Ebene vermeidet sie das Haus zu verlassen (R, motorisch), aus Angst, im Falle eines Herzinfarktes ohne Hilfe zu sein. Durch ihr Verhalten reduziert sie kurzfristig ihre Angst (C), wodurch das agoraphobische Verhalten verstärkt wird (operantes Lernen). Langfristig wird der Angstkreislauf aufrechterhalten: Durch den zunehmenden sozialen Rückzug der Patientin gerät sie hinsichtlich ihrer Ängste in einen Circulus vitiosus.

Wichtig ist hierbei v.a. die „kognitive Wende", d. h. aus einer reinen „blackbox"-Theorie wird eine Lerntheorie, die stark an kognitiven, sprich bewußtseinsimmanenten Phänomenen orientiert ist. Nicht nur das Verhalten des Menschen, sondern auch wie er darüber denkt und fühlt, wird wichtig.

Abb. 11.8: Entwicklungsschritte der Verhaltenspsychologie

11.4.1 ZIEL

Das Ziel der Verhaltenstherapie besteht in der **Behandlung definierter Symptome** unter Anwendung von lerntheoretischen bzw. kognitionspsychologischen Modellen. In dem beschriebenen Beispiel wäre das Ziel eine Reduktion des Vermeidungsverhaltens und der Aufbau von angstspezifischen Bewältigungsmodellen. Diese Bewältigungsmöglichkeiten würden auf die verschiedenen „Verhaltensebenen" abzielen, z. B. auf kognitiver Ebene: Vermittlung eines psychophysiologischen Angstkreislaufmodelles, Abbau (Entkatastrophisierung) der auf ihre Körpersensationen bezogenen

Denkmustern. Auf physiologischer Ebene könnte die Patientin beispielsweise ein Entspannungstraining einüben, um mögliche Spannungszustände abzudämpfen.

11.4.2 TECHNIKEN UND INDIKATIONEN

11.4.2.1 Techniken

„Verhaltenstherapie" kann als Sammelbezeichnung für eine Reihe von Techniken gesehen werden, deren Gemeinsamkeit in ihrer lerntheoretischen Grundlage besteht.
Zu den wichtigsten **Techniken der Verhaltenstherapie** zählen:

- **Systematische Desensibilisierung (Wolpe):** Zunächst wird mit dem Patienten eine Angsthierarchie aufgebaut, d. h. es soll deutlich werden, welche Situation wie stark angstauslösend ist. In Verbindung mit einem Entspannungstraining wird der Patient sukzessive den unterschiedlichen Angstsituationen ausgesetzt, wobei man mit der beginnt, die am wenigsten Angst verursacht. Grundprinzip dieser Technik ist die reziproke Hemmung von Angst durch Entspannung.

- **Selbstbehauptungstraining (assertives Training) (Salter):** Man spricht auch von Selbstsicherheitstraining. Dabei werden soziale Kompetenzen eingeübt, wie etwa der Umgang mit Ärger und Aggression, Kontaktaufnahme, Artikulation von eigenen Bedürfnissen.

- In **Bio-feed-back-Verfahren** versucht man, einen gegenseitigen Einfluß von Verhaltens- und Kommunikationsmustern sowie vegetativ-autonomen Reaktionen zu erreichen. Die Rückkopplungseffekte werden über EMG, Temperatur, Hautleitfähigkeit usw. hergestellt. Beispielsweise werden Rückmeldungen über eine Verspannung im EMG gemessen und durch einen Signalton wahrgenommen.

- **Reizüberflutung:** Durch Überangebot angstauslösender Reizsituationen sollen Ängste abgebaut werden. Dies kann entweder durch **„Flooding" (Überfluten)** in einer realen Situation oder durch **„Implosion"**, d. h. in der Vorstellung des Patienten geschehen.

- **Token-Programme:** Durch systematische Anwendung von Leistungsverstärkern („Belohnungen") können Verhaltensmodifikationen erreicht werden. Beispielsweise wird bei der Therapie chronisch schizophrener Patienten versucht, bestimmte Tätigkeiten (z. B. Waschen, Abspülen) über Anreize (z. B. Stationsausgang) selektiv zu verstärken und damit eine bessere Rehabilitierung zu erreichen.

- **Lernen am Modell (Bandura):** Verhaltensweisen werden nicht nur durch aktives Einüben, sondern auch durch **Imitation** erlernt. Hierbei spielt der **reale** Beobachtungseffekt (im Gegensatz zum Film) sowie ein emotional günstiger Kontext in Verbindung mit einem unterstützenden und anleitenden Lernen eine entscheidende Rolle.

- **Verdeckte Konditionierung (Coping):** In der Vorstellung des Patienten wird ein selektives Verhaltensrepertoire mit all seinen negativen und positiven sozialen Konsequenzen durchdacht. Man spricht auch von verdeckter Konditionierung, weil das Verhalten nicht aktiv real eingeübt, sondern in Gedanken und Phantasien gelebt wird und dabei verändert werden kann.

- **Kognitive Umstrukturierung (Beck, Ellis, Meichenbaum):** Im Mittelpunkt steht nicht mehr, wie in der klassischen Verhaltenstherapie, der objektive Gegenstand, sondern dessen individuelle Vorstellung und Wahrnehmung. Durch **Polarisierung, Übertreibung, selektives Hervorheben** und **Verallgemeinern** kommt es zu einer verzerrten Wahrnehmung bzw. unangemessenen Verhaltensreaktion. Mit Hilfe von Beobachtung, kognitiver Änderung der Einstellung und Einüben lassen sich Verhaltensmodifikationen erreichen.

- **Extinktion (Löschung):** Durch fehlende Verstärkung bzw. durch Entzug von Bestätigungen und Akzeptanz oder auch Nichtbeachten werden Verhaltensänderungen erreicht.

- **Aversionstherapie:** Ein unangenehmer Reiz wird direkt an ein unerwünschtes Verhalten gekoppelt. Diese Therapie ist häufig umstritten und gilt als ein Verfahren der zweiten Wahl.

Das traditionelle Verständnis von Verhaltenstherapie als eine Anwendung von („Standard"-) Techniken wird zunehmend problematisiert, indem die Relevanz der therapeutischen Beziehung zwischen Patient und Therapeut herausgestellt wird. Entgegen einem objektiven Technikverständnis – „eine Technik hat in den Händen eines jeden Therapeuten bei jedem Patienten dieselbe Wirkung" – wird die Einmaligkeit des Patienten, des Therapeuten und der Beziehung zwischen beiden betont. Diese Weiterentwicklung der Verhaltenstherapie – im Sinne einer zunehmenden Berücksichtigung interaktioneller Faktoren – wirft die Frage nach ihrer Identität bzw. der Gemeinsamkeiten und Unterschiede zu anderen Therapierichtungen auf.

11.4.2.2 Indikationen

Entgegen der traditionellen Auffassung, wonach Verhaltenstherapie vor allem bei einfacheren Störungen indiziert ist – „je monosymptomatischer, desto eher Verhaltenstherapie" –, gibt es für Verhaltenstherapie keine Einschränkung mehr bezüglich ihrer Indikation. Jedes menschliche Verhalten ist grundsätzlich lerntheoretisch beschreibbar und erklärbar bzw.

verstehbar, d.h. kann im Zusammenhang mit lerntheoretischen Gesetzmäßigkeiten gesehen werden. Entscheidend für die Planung und Durchführung der Therapie ist die Darstellung des Problemverhaltens im Zusammenhang mit respondenten und operanten Bedingungen; aus dieser **Verhaltensanalyse** werden die therapeutischen Interventionen abgeleitet.

11.5 Suggestive Verfahren (GK Kap. 20.5)

Definition

Suggestion ist die Beeinflussung von Denken, Fühlen, Kommunizieren und Verhalten eines Menschen bei gesenktem und eingeengtem Bewußtsein, wobei die rationale und bewußte Steuerung partiell oder ganz außer Kraft gesetzt wird. Man unterscheidet eine **Heterosuggestion** (von außen) und eine **Autosuggestion** (durch die eigene Person).

11.5.1 AUTOGENES TRAINING

Beim autogenen Training nach H. Schulz handelt es sich um eine autosuggestive Entspannungsmethode mit einer verstärkten Konzentration auf den eigenen Körper. Durch Wiederholung von rational-verbalen Übungen wird ein hypnoider Zustand erreicht.
Es ist **indiziert** bei psychovegetativen und psychosomatischen Störungen, chronischen Schmerzen, Verspannungszuständen und Erschöpfungen.
Als **Kontraindikation** gelten Psychosen, Oligophrenien, schwere leibnahe Depressionen und hysteriforme Störungen.
2–4 mal täglich werden 5 Minuten lang verschiedene Übungen ausgeführt, z. B. Schwere, Wärme, Herz- und Atemübung, Bauch, Stirn.

11.5.2 PROGRESSIVE RELAXATION

Bei der progressiven Relaxation nach E. Jacobson wird durch sich steigernde muskuläre Entspannung auch eine psychische Entspannung und Lockerung sowie eine Reduktion von Ängsten erreicht. Die Grundüberlegung ist, daß ein muskulär entspannter Mensch nicht gleichzeitig nervös und überreizt sein kann.
Die Methode arbeitet mit einem ständigen Wechsel von Anspannung und Entspannung einzelner Muskelgruppen. Der Wechsel selbst sowie begleitende Veränderungen am Körper (Wärme, Schwere, Ruhe) sollen wahrgenommen werden.
Auch hier stellen Psychosen und Oligophrenien Kontraindikationen dar.

11.5.3 HYPNOSE

Bei der Hypnose nach M. Erikson, J. Haley und P. Watzlawick spricht man auch von **Suggestion in veränderter Bewußtseinslage**. Hier handelt es sich um einen schlafähnlichen Trancezustand bei eingeengter Bewußtseinslage, verbunden mit einer gesteigerten Suggestibilität.

Als **Indikation** gelten Angst- und Spannungszustände, Migräne, aber auch bei chronischen Schmerzzuständen kann Schmerzlinderung bis hin zur Analgesie erreicht werden.

Kontraindikation sind Psychosen, Oligophrenien, Alkohol- und Suchtkrankheiten und schwere hysteriforme Störungen.

Ablauf: Einmal eine Stunde wöchentlich über mehrere Monate, manchmal auch einmal mehrstündig.

11.6 Führende und stützende Psychotherapie auf längere Sicht (GK Kap. 20.6)

Psychosen und neurotische Krankheitsbilder, die einen chronischen Verlauf nehmen, erfordern eine langfristige Kontakttherapie. Dabei ist ein konfliktbearbeitendes und stützendes (supportives) Vorgehen in Verbindung mit soziotherapeutischen Maßnahmen angezeigt. Die führende und stützende Psychotherapie bedient sich unterschiedlicher psychologischer Zugänge. Im Vordergrund steht die aktuelle Konfliktbearbeitung und weniger die Aufarbeitung der Lebensgeschichte. In der Regel ist das Prozedere mit Pharmakotherapie kombiniert.

11.7 Psychosomatische Grundversorgung: Ärztlich-psychotherapeutisches Gespräch, psychologische Beratung (GK Kap. 20.7)

Unter Berücksichtigung der gesunden Persönlichkeitsanteile des Patienten soll ein besseres Verstehen der psychosozialen Komponenten und Konsequenzen der Erkrankung erreicht werden.

Hierzu dienen tiefenpsychologische, lerntheoretische und gesprächspsychotherapeutische Elemente. Im Vorfeld steht eine strenge diagnostische Abklärung. Die Persönlichkeit des Therapeuten spielt hier eine besondere Rolle. Es soll eine Atmosphäre geschaffen werden, in der der Patient sich entlastet und angenommen fühlt, und in der er seinen Leidensdruck aussprechen bzw. sich durch Abreagieren aufgestauter Affekte erleichtern kann.

Der Arzt ist angehalten, eine für den Patienten verständliche Sprache zu sprechen. Diese Form des ärztlichen Gespräches bestimmt im wesentlichen den praktischen Alltag und gehört zur Grundausstattung jeder ärztlichen Tätigkeit. Toleranz, Anteilnahme und Empathie sind allgemeine Richtlinien, welche letztlich in jedem Gespräch ihren Platz haben sollten.

11.8 Gruppenpsychotherapien (GK Kap. 20.8)

Die derzeitigen Verfahren sind sehr vielfältig und berücksichtigen in unterschiedlicher Weise die Gruppensituation.
Gruppenpsychotherapieverfahren gehen auf tiefenpsychologische, lerntheoretische, systemische und humanistische Konzepte zurück.

Allgemein werden als **Wirkfaktoren** für den gruppentherapeutischen Erfolg genannt (nach Yalom 1974): Altruismus, Gruppenkohäsion (Wir-Gefühl, Universalität des Leidens), interpersonelles Lernen, Anleitung, Katharsis, Identifikation, Feed-back, Wiederbelebungen familiärer Situationen, Einsicht und Einflößen von Hoffnung, multilaterale Übertragungen und ihre Deutung.

Der therapeutische Effekt geht somit nicht oder nur in begrenztem Rahmen vom Therapeuten aus, sondern konstelliert sich aus der Teilnehmerzusammensetzung und dem Setting. Neben wöchentlichen Sitzungen mit 8–12 Teilnehmern über 2 Stunden gibt es auch Marathonsitzungen von 2–3 Tagen, bei denen der intensive Gruppenkontakt genutzt wird. Im Gegensatz zur psychotherapeutischen Einzeltherapie steht der aktuelle Konflikt der Gruppensituation im Vordergrund.

11.8.1 VERFAHREN

Man unterscheidet:
- Verfahren, die ohne Veränderung der Technik statt mit Einzelpersonen in Gruppen durchgeführt werden können, z. B. autogenes Training.
- Verfahren, die für Gruppen modifiziert wurden.

Hier ist in erster Linie die psychoanalytische Gruppentherapie zu nennen, welche versucht, die multilateralen Übertragungen innerhalb einer Gruppe für den therapeutischen Prozeß zu nutzen.

11.8.1.1 Speziell für Gruppen entwickelte Verfahren

Dazu gehören:
- **Selbsthilfegruppen** (Anonyme Alkoholiker, Anonyme Neurotiker usw.): Bereits in den 30er Jahren entstanden die ersten Selbsthilfegruppen. Schon damals wurde deutlich, daß der therapeutische Erfolg oft größer war als bei „professionellen" Gruppen. Mittlerweile gibt es allein in den USA weit über 500 000 Selbsthilfegruppen. Die Erfahrung jedes Teilnehmers steht im Mittelpunkt und nicht die Führung von außen. Jeder ist für sich selbst verantwortlich. Vier Elemente sind wichtig: Selbstbestimmung statt Fremdbestimmung, Authentizität, Hoffnung statt Angst und Solidarität.
- **Psychodrama (Moreno):** Im Mittelpunkt steht die szenische Darstellung. Jede Interaktion, jedes Handeln unterliegt einer bestimmten Rolle. Noch bevor Kleinkinder eine Unterscheidung von Umwelt und Selbst

Abb. 11.9: **Psychodrama**

machen können, findet bereits eine spontane zwischenmenschliche Interaktion statt (z. B. beim Stillvorgang), welche nicht durch Überlegungen oder Reflexionen vorstrukturiert ist.

Der Mensch handelt immer schon in einer Rolle, bevor er zu denken und korrigieren beginnt (**Spontaneitätstheorie**). Das Psychodrama macht sich dieses Grundverständnis in der Gruppensituation zunutze. Durch nicht-vorstrukturiertes Einnehmen von Rollen (Vater, Schwiegermutter, Lehrer) sollen Beziehungen verdeutlicht, Spannungen abgebaut und Verhaltensmodifikationen in der Gruppe eingeübt werden (**Handlungskatharsis**). Der **Protagonist** ist der Hauptdarsteller. Hinzu kommen noch die Hilfs-Ich (Mitspieler), welche die Szene vervollständigen und der Psychodramatherapeut, der die Szene leitet (s. Abb. 11.9).

Folgende **Methoden** kommen zum Einsatz:
- **Rollentausch** ermöglicht es, eine Rolle von innen und außen zu erleben und so eine Neuorientierung im sozialen Kontext zu erreichen.
- Beim **Spiegeln** wird eine Szene zuerst von dem Betroffenen und dann von einem Mitglied noch einmal gespielt. Der Betroffene betrachtet dabei noch einmal diese Szene von außen und ist gleichzeitig angehalten sie zu verändern und aktiv einzugreifen. Dabei soll er aussprechen, was sich für ihn ändert und wie er diese Veränderung erlebt.
- **Doppeln** besagt, daß ein Gruppenmitglied sich in die gleiche Körperhaltung/Situation wie der Protagonist begibt und versucht, sich in die Rolle hineinzuleben und auszudrücken, wie es ihm dabei geht. Doppeln hat vor allem eine supportive Funktion. Durch Einsicht und Katharsis im szenischen Darstellen (Rollentausch und Rollenspiel) wird so das tiefenpsychologische Instrumentarium inhaltlich und methodisch erheblich erweitert.
- Der psychodramatische Raum bzw. das Zeitgefüge fallen nicht zwangsläufig mit dem alltäglichen Raum und Zeitempfinden zusammen. So lassen sich durch „**Freezing**" oder „**Raffung**" einzelner Zeitabschnitte Konfliktsituationen verdichtet darstellen. Auch Personen, die bereits tot sind oder an einem anderen Ort leben, können mit ein-

bezogen werden. Genauso lassen sich insbesondereTräume ausgezeichnet psychodramatisch inszenieren und liefern dadurch eine wertvolle, über das reine therapeutische Gespräch hinausgehende Plattform für die Bearbeitung von psychischen Konflikten.

> Man unterscheidet zwischen Balintgruppe und Fallseminar: In Supervisions- oder **Fallseminaren** werden einzelne Patienten (Problemfälle) näher besprochen. Bei **Balintgruppen** dagegen wird die **Arzt-Patient-Beziehung** mit all ihren Beziehungsgeflechten selbst zum Thema, z. B. zu Angehörigen oder Pflegepersonal. Der Selbsterfahrungsaspekt des Arztes ist hier wichtig.

11.9 Paartherapie und Familientherapie (GK Kap. 20.9)

Die Grundlage der Paar- und Familientherapie ist die Bearbeitung von interpersonellen Konflikten auf der Basis tiefenpsychologischer, lerntheoretischer und systemorientierter Theorien.
Auf lerntheoretische und psychoanalytische Theorie-Modelle ist oben bereits näher eingegangen worden, hier soll noch auf ein weiteres eingegangen werden.

Neben Verhaltenstherapie, Psychoanalyse und humanistischer Psychologie haben sich **systemorientierte Modelle** als vierte große Gruppe in der Einteilung unterschiedlicher Psychotherapien durchgesetzt, v. a. in der Paar- und Familientherapie. Durch den systemischen Ansatz verändert sich die psychotherapeutische Sichtweise grundlegend. Anstelle individueller Reiz-Reaktions-Schemata, welche nach Ursachen und Wirkungen fragen, tritt im systemischen Ansatz ein **zirkuläres Beziehungsgefüge** in den Vordergrund. Dies besitzt gegenüber dem Individuum eine relative Eigendynamik und Autonomie und wird darüber hinaus durch alle Beteiligten stabilisiert.
Als wissenschaftstheoretische Grundlagen dienen die Kybernetik sowie die System- und Informationstheorien. Im Mittelpunkt steht nicht das Individuum mit seiner Leidensgeschichte, sondern ein System von Beziehungen, Eigenschaften und Relationen von Objekten zueinander. Psychische Krankheiten werden nicht mehr individuell betrachtet, sondern sind eingebettet in einen systemischen Kontext, d.h., daß nicht nur der einzelne Kranke, sondern z. B. das System Familie betrachtet wird, wobei der Patient vielleicht nur Symptomträger ist. Im Zentrum der Betrachtung stehen Kommunikationsstörungen (z. B. paralinguistische Elemente, Semantik, Syntax, Pragmatik und Metakommunikation). Systeme sind in der Regel hierarchisch gegliedert und arbeiten mit Feed-back-Mechanismen, Homöostase, Subsystemen, Neukalibrierungen und evolutiven Aspekten.

11.9.1 FAMILIENTHERAPIE

Es gibt eine Reihe unterschiedlicher Einteilungsprinzipien mit verschiedenen Schwerpunkten. „**Die**" Familientherapie gibt es **nicht**. Mittlerweile werden bereits über 22 Grundmodelle mit zahlreichen Untergruppen und methodischen Ansätzen unterschieden. Anstelle einer Einzeldarstellung familientherapeutischer Ansätze, die v. a. durch die systemische Sichtweise mit neuen Begriffen arbeiten, wollen wir hier auf einige zentrale Termini der systemischen und psychoanalytischen Familientherapie eingehen.

- **Delegation** (= hinaussenden oder beauftragen) (Stierlin): Der Delegierte, beispielsweise das Kind, wird mit einem Auftrag betraut, den die Eltern selbst nicht leben oder verwirklichen konnten, wie Berufserfolge, Trauerarbeit, Leistungsprinzip. Das Kind wird so zum Platzhalter für elterliche Wünsche. Dies führt zu einer ständigen Überforderung und Überlastung des Kindes.

- **Double-Bind** (Bateson): In einem interaktionellen Kontext werden Aussagen gemacht, welche sich auf verschiedenen Ebenen gegenseitig ausschließen. Der Betroffene kann sich der Situation nicht entziehen und ist gezwungen zu reagieren. Er reagiert jedoch aufgrund der bestehenden Paradoxie ständig inadäquat oder falsch. Beispielsweise kann eine Mutter auf der verbalen Ebene ihr Kind zu sich herrufen, während Gestik und Affekt das Kind jedoch ablehnen. In einer solchen Situation verhält sich das Kind zwangsläufig, wie immer es sich entscheidet, falsch. Die Double-bind-Theorie hat in den 60er Jahren als Erklärungsmodell für die Entstehung der Schizophrenie gegolten. Mittlerweile wird das Double-bind-Phänomen als relativ unspezifisch und ubiquitär aufgefaßt.

- **Innere Objekte** (Objektbeziehungspsychologie): Als innere Objekte bezeichnet man Objektrepräsentanzen von äußeren Realitäten innerhalb der Psyche. Sie liefern so eine relative Konstanz im Wiedererkennen äußerer Gegenstände. Darüber hinaus ermöglichen sie die Unterscheidung von Ich und Umwelt und dienen einer Distanzierung zu sich selbst. Wir können so zu uns selbst eine Beziehung aufbauen. Gleichzeitig fungieren sie als Leitbild für Entscheidungen und Interaktionen mit der Umwelt. Beispiele wären das innere Bild der Mutter als Leitbild für die Partnerwahl oder das Berufsbild als Leitbild für die Berufswahl.

- **Joining** (Minuchin): Der Familientherapeut wird selbst Mitglied der Familie und versucht so, von innen festgefahrene Kommunikations- und Verhaltensschemata aufzuzeigen und zu verändern. Man spricht auch von einem therapeutischen System oder einem Arbeitsbündnis.

- **Ko-Individuation**: Jede Selbstdifferenzierung und Ausbildung der Identität kann entweder als autistische Abkapselung oder als Symbiose mit verschwimmenden Grenzen fehlgeleitet werden. In beiden Fällen ist die Individuation verfehlt. Da Selbstfindung an Kommunikationsprozesse und Interaktionen zurückgebunden ist, spricht man auch von „bezogener" Individuation oder Ko-Individuation. Jede Ich-Identität ist letztlich ein **dialogischer Prozeß** von Versöhnungen und Kompromissen im Rahmen von Interdependenzen (Abhängigkeiten).

- **Analoge und digitale Kommunikation**: Bei der analogen Kommunikation besteht zwischen Sprache und Zeichen eine Ähnlichkeit. Bei der digitalen Kommunikation fehlt diese Ähnlichkeit, d. h. Wort und Bedeutung fallen auseinander. Mit ihr lassen sich komplexere Sachverhalte darstellen. Im Hinblick auf die Familientherapie sind Informationen auf verschiedenen Ebenen digitalisierbar und werden damit mehrdeutig, z. B. entspricht die Gestik nicht dem Inhalt und diese wiederum nicht mehr der Stimmung usw.

- **Parentifikation:** Die Wahrung der Generationsgrenzen mit ihren unterschiedlichen Funktionen (Mutter, Vater, Kind) ist eine wichtige Voraussetzung für eine normale Familienstruktur. In der Parentifikation werden die Rollen getauscht, und die Grenzen verschwimmen. Kinder übernehmen im psychologischen Sinne erzieherische Entscheidungsfunktionen oder Schutzfunktionen für die Eltern, z. B. lehnt sich die Mutter innerlich an das Kind an und nicht umgekehrt.

- **Projektive Identifikation** (M. Klein): Eigene, nicht kontrollierbare oder nicht verarbeitete Affekte werden auf einen anderen projiziert. Dort, am Anderen, findet dann eine erneute Identifikation bzw. Wahrnehmung statt. Die projektive Identifikation dient also als transpersoneller Abwehrmechanismus. Bsp.: Sündenbock.

- **Reframing:** Jedes System (Familie) hat ihren eigenen Kodex und Verhaltensregeln, die als Maßstab für aktuelle Entscheidungen und Interaktionen dienen. Durch Umdeuten (reframing) dieses Rahmens können festgefahrene Muster deutlich und eine Verhaltensänderung bewirkt werden.

11.9.2 PAARTHERAPIE

Auch in der Paartherapie haben sich eine Vielzahl unterschiedlicher Ansätze durchgesetzt. Wichtig ist das **Kollusionskonzept** (Willi) geworden, welches hier dargestellt werden soll:

> Kollusion meint ein latentes, nicht aufgedecktes Zusammenspiel von zwei oder mehr Menschen, bedingt durch einen ähnlichen, nicht aufgearbeiteten Grundkonflikt. Hierbei können sich progressive Anteile (Überkompensation von nicht verarbeiteten Konflikten) und regressive Anteile (Rückfall in kindliche Bedürfnisstrukturen) ergänzen. Progressive Anteile sind z. B.

Stärke, Kompetenz, Klarheit, Entscheidungsfreudigkeit, Überlegenheit und Wissen, regressive Anteile dagegen Schwäche und Unterlegenheit. Durch Delegation und Externalisierung auf den jeweils Anderen wird eine Aufarbeitung und Reifung unmöglich gemacht oder zumindest behindert.

Willi unterscheidet **4 Grundmuster**:
- **Narzißtische Kollusion:** Auf der einen Seite steht oft eine selbstunsichere Persönlichkeit. Die eigenen regressiven Elemente werden in der progressiven Position des Partners bewundert bzw. idealisierend kompensiert. In Aufopferung der eigenen Individualität identifiziert sich der regressive Partner mit den progressiven Anteilen des anderen, anstatt eigene Persönlichkeitsanteile zu entfalten.

- **Orale Kollusion:** Hier geht es um das Spannungsfeld von Geborgenheit und Umsorgen. Es ist letztlich ein dyadischer Mutter-Kind-Konflikt, bei dem der eine Partner zum kleinen Kind wird, das ständig umsorgt und behütet werden will. Der andere wird zur Mutter, die in der Fürsorge und Pflege die einzige Form des Umgangs findet. Die ständige Überforderung der „Mutter" und der unersättliche Wunsch nach Geborgenheit des „Kindes" kennzeichnen den Partnerschaftskonflikt. Gleichzeitig kann die Aufopferung dazu dienen, die eigene Hilflosigkeit und Unbeholfenheit zu verdrängen.

- **Anal-sadistische Kollusion:** Im Mittelpunkt steht hier das Spannungsfeld von Macht, Selbstfindung und Abhängigkeit. In einer solchen Partnerschaft gibt es einen Herrscher und einen Unterlegenen. Trennungsängste des regressiven Partners führen zur Unterwerfung und ergänzen sich zu den Autonomiebestrebungen und dem dominanten Führungsstil des anderen, der seinerseits auf den regressiven Partner angewiesen ist.

- **Phallisch-ödipale Kollusion:** Sie ist gekennzeichnet durch die Dynamik der Geschlechterrollen und Identifikationen. Männliche Selbstbestimmungstendenzen und weibliche Passivität komplettieren sich hier, wobei männlich und weiblich nicht biologisch gemeint ist. Die eigenen, nicht gelebten Anteile des „Männlichen" oder „Weiblichen" bleiben auf den anderen externalisiert und können so nicht verarbeitet werden.

Im Normalfall kann jeder gesunde Mensch zwischen beiden Polen flexibel hin und her wechseln bzw. die unterschiedlichen Grundmuster einnehmen. Der neurotischen Konstellation fehlt gerade diese Flexibilität. In der Kollusion bleiben die Partner relativ starr in einem der beiden Extrempole verhaftet.

11.10 Non-verbale, körperbezogene und andere Psychotherapieverfahren (GK Kap. 20.10)

Auch hier sind die Verfahren sehr vielfältig geworden. Häufig werden sie mit verbalpsychologischen Verfahren verknüpft.

11.10.1 GESTALTPSYCHOLOGIE NACH PERLS

Jede Entwicklung und Reifung des Menschen geschieht nur in einer **Auseinandersetzung mit der Umwelt**. Perls nennt häufig das Beispiel der Nahrungsaufnahme. Der Mensch muß hierfür mit der Umwelt in Kontakt treten. Im Zuge der Nahrungsaufnahme werden fremde Gegenstände zu eigenen „assimiliert". Perls überträgt dieses Beispiel auf seelische und psychische Prozesse. „**Assimilation**" ist Angleichung von Fremdem an Eigenes. Dieser Prozeß ist eine aggressive Tat. Aggression (Ad-greddi = Herantreten) wird von Perls positiv verstanden als ein Austauschprozeß, bei dem ständig zwischen Bedeutungsvollem und Unwichtigem entschieden wird. In diesem Differenzierungsvorgang, bei dem sowohl objektive Sinnesdaten als auch subjektive Erlebnisqualitäten eine Rolle spielen, konstellieren sich nun wichtige und sinnerfüllende Erlebnisse und Wahrnehmungen (**Gestalten**) heraus und heben sich vom Hintergrund (Umwelt) ab. Dieser Differenzierungsvorgang verläuft nach einem „**Kontaktzyklus**" (s. Abb. 11.10).

Abb. 11.10: Kontaktzyklus nach Perls

Nicht selten bleibt der Zyklus bei der Kontaktaufnahme stehen, und es erfolgt keine intensive Auseinandersetzung. Das „aggressive" Herantreten an einen sich entwickelnden Konflikt wird vermieden. Mit tiefenpsychologischen Begriffen wie der Introjektion und Projektion erweitert man den Kontaktzyklus und macht ihn verständlicher. Unter **Retroflexion** wird z. B. die Wendung von Aggression gegen die eigene Person verstanden. **Konfluenz** meint, daß anstelle einer echten Begegnung, welche Grenzen voraussetzt, die eigene Identität mit der Umwelt verschwimmt.

Im Mittelpunkt der Behandlung steht die Auseinandersetzung mit Widerständen und Kontaktstörungen. Die Art und Weise der Kontaktaufnahme mit der eigenen Person, wie auch mit der Umwelt soll besser verstanden und intensiviert werden. Nicht nur „support" (Empathie und Unterstützung), sondern auch Frustrationen (Provokationen und Konfrontationen) gehören zum Interventionsinstrumentarium.

11.10.2 KBT (KONZENTRATIVE BEWEGUNGSTHERAPIE) (GINDLER)

Im Vordergrund steht nicht die verbale Bearbeitung lebensgeschichtlicher und vergangener Konflikte, sondern die **Steigerung der Selbstwahrnehmung** sowie das Bewußtwerden **des eigenen Körpers**. Der Körper reagiert in Konfliktsituationen häufig schneller und sensitiver als das kognitiv und sprachlich vermittelte Wort. Durch Bewegungen und Veränderungen des Körpers sollen Wahrnehmungsmuster, Einstellungen und Verhaltensweisen deutlich werden. Weil der Leibwahrnehmung Vorrang gegenüber der sprachlichen Interaktion eingeräumt wird, gelingt es auch Konflikte zu entdecken, welche im vor- oder außersprachlichen Bereich liegen, die aber in gleicher Weise unser Verhalten und Kommunizieren mitgestalten. Die KBT arbeitet vor allem mit tiefenpsychologischen Elementen.

11.10.3 PRIMÄRTHERAPIE NACH JANOV (URSCHREITHERAPIE)

Für Janov steht am Anfang jeder neurotischen Entwicklung eine Primärszene schmerzhafter und **emotional erschütternder Erlebnisse des Kleinkindes**. Das praktische Setting besteht in einer Vorbereitungsphase, der eine dreiwöchige Einzeltherapie folgt. Isolierung und Schlafentzug können notwendig werden, um den Klienten der Primärszene näherzubringen, die über Jahrzehnte hinweg verschüttet wurde. In den ersten Sitzungen liegt der Patient auf einer Couch, und der Therapeut versucht durch direkte Fragen, den Klienten an die **Urszene** heranzuführen. Durch Keuchen, Schreien, Würgen, Toben usw. soll der ursprüngliche Schmerz noch einmal durchlebt werden. Der Einzeltherapie folgt eine Gruppentherapie mit 3–5 Stunden pro Woche. Hier spricht und fragt der Therapeut nicht und deutet auch keine Übertragungen.

11.10.4 KATATHYM-IMAGINATIVE PSYCHOTHERAPIE (K.I.P.)

> Auf tiefenpsychologischen Konzepten basierendes Einzel- oder Gruppenpsychotherapieverfahren, das auf der **Wirkung des Tagtraums** beruht. Nachdem ein Entspannungszustand eingeleitet wurde, treten spontane oder vom Therapeuten induzierte Imaginationen auf; Standardmotive sind z. B. Wiese, Bach, Berg, Haus oder Waldrand. Die imaginierten Bilder spiegeln in Form von Traumsymbolen Antriebsimpulse, Abwehrstrukturen oder unbewußte Konflikte wider, welche einen Einblick in den biographischen Kontext sowie in die Krisensituation des Patienten ermöglichten.

Sozialpsychiatrie und psychiatrische Versorgung: Prävention, Rehabilitation

(GK Kap. 21)

12.1 Sozialpsychiatrie und psychiatrische Versorgung (GK Kap. 21.1)

12.1.1 DEFINITIONEN / ARBEITSBEREICHE

Definition
Die **Sozialpsychiatrie** beschäftigt sich mit der Einflußnahme gesellschaftlicher und sozialer Faktoren auf die Entstehung, den Verlauf, den Behandlungserfolg und die Prognose psychischer Krankheiten.

In diesem Sinne ist die Sozialpsychiatrie keine eigenständige Disziplin, sondern ein integrativer Bestandteil des psychiatrischen Denkens überhaupt. Man könnte auch von einer **„Soziologie der Geisteskrankheiten"** sprechen. Im Mittelpunkt steht also das **Verhältnis Patient – Umwelt** mit all seinen Störfaktoren, Bedingungen und Einstellungen.

Die Sozialpsychiatrie umfaßt in ihren Arbeitsbereichen die psychiatrische Epidemiologie, die Versorgungsforschung, die Erforschung der Organisation von Behandlungsabläufen und Rehabilitationsprogrammen sowie die Reform der psychiatrischen Versorgung.

Je nach wissenschaftstheoretischer Ausrichtung unterscheidet man **tiefenpsychologische** Ansätze (Freud, Erikson), **feldtheoretische** Ansätze (Lewin), **lerntheoretische** (Thorndike, Skinner) oder auch **rollenspezifische** (Mason) und **mathematische** Ansätze.

Das Methodenarsenal reicht von statistischen Erhebungen über Feldstudien, psychologischen Tests bis hin zu Laborexperimenten, in denen Teilbereiche sozialer Situationen isoliert rekonstruiert und betrachtet werden.

12.1.2 SOZIOTHERAPIE

Definition
In der **Soziotherapie** dient das gesellschaftliche Umfeld zur Behandlung von psychischen Erkrankungen. Durch Veränderungen des Milieus und der sozialen Rahmenbedingungen soll positiv auf den Krankheitsverlauf eingewirkt werden.

12.1.2.1 Therapeutische Gemeinschaft/Milieutherapie

In der Regel ist die **Zusammenarbeit** verschiedener therapeutischer Ansätze wichtig, wie Ergotherapie, Arbeits-, Musik-, Gestaltungstherapie und Krankengymnastik. Beispielsweise wird in der Musik- und Gestaltungstherapie versucht, über Instrumente, Zeichnungen, bildnerisch-plastische Gestaltungen einen therapeutischen Zugang zu finden.
Dem **Sozialarbeiter** kommt eine wichtige integrative Funktion zu: Informationen im Spannungsfeld von Patient und Umwelt laufen bei ihm zusammen und werden von ihm koordiniert. Die Milieugestaltung steht im Zentrum der Überlegungen. Durch die Gründung von Nachsorgeclubs läßt sich z. B. ein stabileres soziales Bezugsfeld herstellen.

12.1.2.2 Hospitalismussyndrom

Das Hospitalismussyndrom beschreibt die körperlichen, seelischen und psychosozialen Folgen eines langfristigen Aufenthaltes in Kliniken und Heimen. Dem isolierten und lebensfremden Milieu soll durch soziotherapeutische Maßnahmen entgegengewirkt werden.

12.1.3 VERSORGUNG

Definition

Versorgung meint die Gesamtheit aller Einrichtungen und Institutionen, die der Betreuung psychisch Kranker auf unterschiedlichen Ebenen zur Verfügung stehen. Man unterscheidet stationäre, teilstationäre, komplementäre und ambulante Versorgungseinrichtungen sowie Institutionen, die im Vorfeld des Klinikbetriebs tätig sind.

Im Gegensatz zur ehemaligen Einteilung in ambulante und stationäre Betreuung erlaubt dieses gegliederte Versorgungsprogramm eine „abgestufte Rehabilitation", die sich an den individuellen Behandlungsbedürfnissen des Kranken im Spannungsfeld von Umwelt und Patient orientiert.

Einrichtungen:
- **Psychiatrische Versorgung im Vorfeld** umfaßt z. B. alle niedergelassenen Ärzte und Beratungsstellen, wie Telefonseelsorge sowie Ehe- und Familienberatung.
- Der **ambulante Bereich** umfaßt alle niedergelassenen Neurologen, Psychiater und Psychotherapeuten, Polikliniken und Ambulanzen sowie spezielle Beratungsstellen, z. B. für Alkoholiker oder andere Suchtkranke.
- **Komplementäre Einrichtungen** sind Versorgungseinheiten mit rehabilitativen Zusatzangeboten ohne ärztlich- medizinischen Charakter, z. B. befristete Übergangswohnheime, Dauerwohnheime, beschützte Wohngemeinschaften, Tagesstätten.

Abb. 12.1: Abgestufte Rehabilitierung und Versorgung psychisch Kranker

- **Teilstationäre Einrichtungen** bieten ein streng organisiertes psychiatrisches Behandlungsprogramm, welches sich auf eine bestimmte Tageszeit beschränkt, z. B. Tages- oder Nachtkliniken. Dadurch kann einer Vollhospitalisierung mit all ihren negativen Effekten – im psychischen und ökonomischen Bereich – vermieden werden.
- **Der stationäre Bereich** umfaßt Landeskrankenhäuser, psychiatrische Abteilungen in Allgemeinkrankenhäusern, Unikliniken und ortsnahe Versorgungseinheiten.
- **Gemeindepsychiatrie (Community Psychiatry)**: Hier werden ortsnahe Einrichtungen geschaffen, in denen gesunde Gemeindemitglieder selbst mitarbeiten. Grundsatz der Gemeindepsychiatrie ist der Versuch einer Milieugestaltung in kleinen regionalen Verbänden, im Gegensatz zu den großen Versorgungseinheiten der Unikliniken und Landeskrankenhäuser. Dadurch soll negativen Institutionalisierungseffekten, Isolierungen und Chronifizierungen entgegengewirkt werden. Die Grenzen des gemeindepsychiatrischen Modells liegen darin, daß psychische Erkrankungen nicht nur sozialpsychische Abläufe sind, sondern auch biologische Determinanten haben. Aufgrund größerer Offenheit bzw. Bekanntheit in der Gemeinde kann es gleichzeitig zu einer Stigmatisierung und Ausgrenzung kommen, welche die Privatsphäre des psychisch Kranken überschreitet und damit die gewünschte regionale Reintegration verhindert.

Entscheidend ist die Verringerung der Planbettenzahlen im Sinne einer Umschichtung zugunsten einer **differenzierten Ausgestaltung** des gesamten Versorgungsapparates sowie der Einrichtung von Spezialeinrichtungen, z. B. Depressionsstationen, Stationen für Suchtkranke.

Einige wichtige sozialpsychiatrische Daten zeigt Merkkasten 12.1:

> **Merkkasten 12.1:** **Sozialpsychiatrische Daten**
>
> - Der Bettenschlüssel für psychiatrische Krankenhäuser liegt bei 1,7–2 Betten pro 1000 Einwohner.
> - Psychiatrische Landeskrankenhäuser versorgen erheblich mehr Patienten als die Universitätskliniken.
> - 30% aller Krankenbetten in der BRD sind für neurologische/psychiatrische Erkrankungen vorgesehen.
> - 80% aller Patienten können nach ihrem stationären Aufenthalt wieder resozialisiert werden.
> - 80% der psychisch Kranken sind ambulant betreubar.
> - 70% verlassen innerhalb von 3 Monaten, 95% innerhalb eines Jahres die stationäre Einrichtung.
> - Für Tag-/Nachtkliniken sind 50 Plätze auf 100 000 Einwohner vorgesehen.
> - Der Personalschlüssel der WHO sieht vor: Arzt für akut Kranke in der Psychiatrie 1:15, Arzt für chronisch Kranke bis zu 2 Jahren 1:25, Arzt für chronisch Kranke über 2 Jahre 1:50; 1 Psychologe kommt auf 50 psychisch Kranke. Das Krankengut an Patienten mit psychotischen Zustandsbildern nimmt pro Jahr um ca. 2% zu.
> - Funktionelle Störungen ohne Organbefund sind in Großstädten signifikant häufiger als auf dem Land.
> - Beim Allgemeinarzt liegt das psychiatrische/psychotherapeutische Patienten gut bei ca. 25%, beim niedergelassenen Internisten bei bis zu 50%.

12.2 Prävention und Rehabilitation (GK Kap. 21.2)

12.2.1 PRÄVENTION

Definition

Unter **Prävention** versteht man die Vermeidung bzw. Verhinderung von Krankheiten und Behinderungen, wobei nicht nur die Prophylaxe, sondern auch die Behandlung und die Rehabilitation wichtig sind.

Nach **Caplan** unterscheidet man:
- **Primärprävention:** Damit meint man alle Bemühungen, welche die Entwicklung von psychischen Störungen verhindern (Gesundheitsvorsorge, Psychohygiene). Primärprävention bedeutet hier **Vorsorge**.
- **Sekundärprävention:** Hierunter fallen die Früherkennung, die Früherfassung und die Rezidivprophylaxe (Screeningverfahren) von psychischen Erkrankungen. Sekundärprävention meint hier, daß durch Behandlungen bereits bestehender Erkrankungen Verschlechterungen und Chronifizierungen vermieden werden.

Abb. 12.2: Formen der Prävention

- **Tertiärprävention:** Dabei geht es um die Milderung von psychosozialen Auswirkungen chronischer Erkrankungen, um die Verhinderung von Sekundärschäden und um die Vermeidung von Rezidiven. Im weitesten bedeutet Tertiärprävention soviel wie Rehabilitation und **Nachsorge**.

Prävention wird häufig gleichgesetzt mit Primärprävention. Nicht selten jedoch kommt es in der Praxis zu Überschneidungen mit der Sekundär- und Tertiärprävention, d.h. mit therapeutischen und rehabilitativen Maßnahmen. Durch die zunehmende Bedeutung der Früherkennung sowie der Tertiärprävention ändert sich die ärztliche Einstellung gegenüber dem Kranksein. Nicht nur die Heilung vorhandener Störungen, sondern bereits die Verhinderung sowie die Milderung bestehender Defekte gehören zu den Aufgaben des Arztes.

Möglichkeiten der Primärprävention:
Im **medizinischen** Bereich bestehen primärpräventive Maßnahmen beispielsweise in der Vermeidung von exogenen Noxen in der Schwangerschaft, z.B. Alkohol, Nikotin, oder in der Inanspruchnahme von genetischer Beratung zur Abschätzung des Krankheitsrisikos und der Krankheitsfolgen.
Im **psychosozialen** Bereich meint Primärprävention z.B. die Herstellung stabiler Beziehungen zur Verhütung sozialer Isolierung und Dissozialität.
Im **soziokulturellen** Bereich bedeutet Primärprävention z.B. das Angebot eines abgestimmten Bildungs- und Ausbildungsprogramms oder auch die Einflußnahme durch die Massenmedien in der Werbung, z.B. Werbung gegen den Drogenkonsum.
Im **sozioökonomischen** Bereich beinhaltet Primärprävention z.B. die Sicherung finanzieller und materieller Grundlagen oder die politische Einflußnahme auf die Preisgestaltung von Alkohol und Nikotinprodukten.

12.2.2 REHABILITATION

Definition
Mit **Rehabilitation** meint man alle Anstrengungen, welche die Wiederherstellung körperlicher, geistiger und psychischer Funktionen und der Leistungsfähigkeit anstreben, mit dem Ziel einer höchstmöglichen individuellen Autonomie, psychosozialen Kontaktfähigkeit sowie einer Eingliederung in die Gesellschaft.

12.2.2.1 Formen seelischer Behinderungen

Nach **Wing** werden **drei Formen der seelischen Behinderung** unterschieden:
- **Äußere (prämorbide) Behinderung:** Damit bezeichnet man die äußere oder präexistente Behinderung, welche durch genetische Defekte, eine abnorme prämorbide Persönlichkeitsstruktur oder ein niedriges Intelligenzniveau usw. vorgegeben ist.
- **Innere (primäre) Behinderung:** Sie meint alle Formen der Behinderung, welche direkt durch die Krankheit entstehen.
- **Sekundäre (soziale) Behinderung:** Diese ist durch negative Einwirkungen von gesellschaftlicher Seite bedingt. Ein Beispiel wären negative Institutionalisierungseffekte (Hospitalismus im weitesten Sinne des Wortes).

12.2.2.2 Medizinische, berufliche und soziale Rehabilitation

In verschiedenen Bereichen läßt sich Rehabilitation realisieren:
Im **medizinischen Bereich** geht es um Maßnahmen, welche die Funktionstüchtigkeit fördern (Medikamente, Krankengymnastik, Kuren).
Im **beruflichen Bereich** bedeutet Rehabilitation die Einrichtung von beschützenden Werkstätten, arbeitstherapeutische Maßnahmen, aber auch Beratungsstellen zur Arbeits- und Berufsfindung.
Im **sozialen Bereich** dient die Rehabilitation einer sinnvollen Tages- und Freizeitgestaltung, dem Aufbau sozialer Bezüge usw.

Durch die unterschiedlichen Kostenträger (Krankenkassen, Arbeitsamt, Sozialämter und Rentenversicherungen) können eine Reihe organisatorischer und administrativer Koordinationsprobleme entstehen, welche den Rehabilitationsprozeß hemmen und dadurch die Eingliederung des Einzelnen erschweren.
Die sozioökonomische Bedeutung von psychiatrischen Erkrankungen spielt eine große Rolle. Während bei den **Krankenhauseinweisungen** in psychiatrische Kliniken endogene Psychosen am häufigsten sind, führen innerhalb der psychiatrischen Erkrankungen neurotische Beschwerdebilder zu den meisten **Krankschreibungen**.

13. Forensische Psychiatrie und Begutachtung (GK Kap. 22)

13.1 Allgemeines (GK Kap. 22.1)

Aufgabe der forensischen (**gerichtlichen**) Psychiatrie ist die rechtliche Behandlung des psychisch kranken Menschen.
Die wichtigsten gesetzlichen Bestimmungen sind in folgenden Gesetzesparagraphen festgeschrieben:

> **Merkkasten 13.1: Wichtige Gesetzesparagraphen für die forensische Psychiatrie**
>
> - Strafrecht (Strafgesetzbuch, StGB)
>   - § 20: Schuldunfähigkeit
>   - § 21: Verminderte Schuldfähigkeit
>   - § 63: Unterbringung in einem psychiatrischen Krankenhaus (psychisch kranke Rechtsbrecher)
>   - § 64: Unterbringung in einer Entziehungsanstalt
>   - Unterbringung in einem psychiatrischen Krankenhaus nach dem Unterbringungsgesetz (UBG, länderspezifisch)
>
> - Jugendrecht (Jugendgerichtsgesetz, JGG)
>   - § 3: Verantwortlichkeit
>   - § 105: Anwendung des Jugendstrafrechts auf Heranwachsende
>
> - Bürgerliches Recht oder Zivilrecht (Bürgerliches Gesetzbuch, BGB)
>   - § 104: Geschäftsunfähigkeit
>   - § 105: Nichtigkeit der Willenserklärung
>   - § 2229: Testierfähigkeit (Errichtung eines Testaments)
>   - §§ 1896–1906: Betreuungsgesetz (gültig seit 1.1.92)

Aufgabe des Psychiaters als Sachverständiger ist es, dem Gericht durch seine Sachkunde die richtige Auswertung und Beurteilung der festgestellten Tatsachen zu ermöglichen.
Begeht z. B. ein Patient mit einer endogenen Depression eine Straftat, so wird vom Gericht ein Psychiater als Sachverständiger bestellt, der ein **schriftliches Gutachten** zu erstellen hat, das im Rahmen des Strafrechtes im Wesentlichen auf folgende Punkte eingehen sollte:
- Psychischer und somatischer Zustand des Täters zum Untersuchungszeitpunkt,
- Versuch, aus dem Zustand zum Untersuchungszeitpunkt auf den Zustand zur Zeit der Tat zu schließen,
- Erörterung, ob zum Tatzeitpunkt einer der vier in § 20 (s. u.) genannten Zustände vorlag und

- als Kernstück des Gutachtens: Beurteilung, ob dadurch die Schuldfähigkeit aufgehoben oder erheblich vermindert ist.

Das schriftliche Gutachten dient der Vorbereitung der Hauptverhandlung und ist nur als vorläufiges Gutachten gedacht. Während der Hauptverhandlung hat der Sachverständige ein **mündliches Gutachten** zu erstatten und, ggf. unter Berücksichtigung neuer Tatsachen, auf die Fragen der verschiedenen Prozeßbeteiligten zu antworten. Enthält das Gutachten Widersprüche oder ist die Sachkunde des Gutachters zweifelhaft, kann das Gericht auf Antrag der Prozeßbeteiligten einen weiteren Gutachter zuziehen.
Der Sachverständige unterliegt nicht der Schweigepflicht. Um ihm bekannte Krankenunterlagen hinzuziehen zu können, muß er die Einwilligung des zu Begutachtenden einholen. Weitere Ermittlungen – z. B. die Anforderung weiterer ärztlicher Befundberichte – bedürfen der Einwilligung des Gerichtes oder sind diesem zu überlassen. Den Gutachtenauftrag kann ein Psychiater aus Befangenheit ablehnen, z. B. als behandelnder Arzt des zu Begutachtenden.

13.2 Aufgabengebiete (GK Kap. 22.2)

13.2.1 SCHULDFÄHIGKEIT

Während das Gericht über Schuld oder Nichtschuld entscheidet, hat sich der psychiatrische Sachverständige in seinem Gutachten zur Schuldfähigkeit oder Einschränkung derselben zu äußern.
§ 20 StGB regelt die Schuldunfähigkeit, § 21 StGB die erheblich verminderte Schuldfähigkeit wegen seelischer Störungen:

§ 20 StGB – Schuldunfähigkeit: „Ohne Schuld handelt, wer bei Begehung der Tat wegen einer krankhaften seelischen Störung, wegen einer tiefgreifenden Bewußtseinsstörung oder wegen Schwachsinns oder einer schweren anderen seelischen Abartigkeit unfähig ist, das Unrecht der Tat einzusehen oder nach dieser Einsicht zu handeln".

§ 21 StGB – Verminderte Schuldfähigkeit: „Ist die Fähigkeit des Täters, das Unrecht der Tat einzusehen oder nach dieser Einsicht zu handeln, aus einem der in § 20 bezeichneten Gründe bei Begehung der Tat erheblich vermindert, so kann die Strafe nach § 49 Abs. 1 gemildert werden".

Dabei werden unter den genannten Zuständen folgende Krankheiten subsumiert:
- **krankhafte seelischen Störung:** endogene und organische Psychosen, Hirnkrankheiten und Hirnschäden,
- **tiefgreifende Bewußtseinsstörung:** Störungen des Bewußtseins, die sich aus nicht krankhaften Zuständen wie z. B. Ermüdung, Erschöpfung

oder hochgradiger affektiver Erregung normalpsychologisch ableiten lassen,
- **Schwachsinn:** ausschließlich die angeborene Intelligenzschwäche,
- **schwere andere seelische Abartigkeiten:** Psychopathien, Neurosen, Triebdeviationen und Reifestörungen, die „Krankheitswert" von klinischem Ausmaß haben.

Im Gutachten hat der Sachverständige nach der sog. **gemischten, biologisch-psychologischen Methode** zunächst festzustellen, ob eine seelische Störung vorliegt, darüber hinaus aber auch, ob aufgrund dieser Störung eine Unfähigkeit oder erheblich geminderte Fähigkeit der Einsicht oder zu einsichtsgemäßem Handeln vorliegt. Was **erheblich** bedeutet, ist vom Gesetzgeber nicht genau definiert.

In der Praxis hat sich gezeigt, daß endogen und exogen psychotische Patienten in der Regel schuldunfähig, die meisten nicht-psychotischen Delinquenten jedoch schuldfähig oder in selteneren Fällen vermindert schuldfähig sind.

Folgende Straftatbestände dominieren in der Begutachtungspraxis:
- Alkoholstraftaten
- Affektdelikte
- Sexualdelinquenz
- Diebstähle

Wird ein Süchtiger nach § 20 StGB schuldunfähig gesprochen, kann er trotzdem nach § 323a StGB bestraft werden, wenn er sich vorsätzlich oder fahrlässig, durch alkoholische Getränke oder andere berauschende Mittel, in einen die Schuldfähigkeit ausschließenden Rauschzustand versetzt und in diesem Zustand eine rechtswidrige Tat begeht.

13.2.1.1 Jugendgerichtsgesetz (JGG)

Im rechtlichen Sinne ist der Mensch
- bis zum 14. Lebensjahr strafunmündig,
- vom 14.–18. Lebensjahr Jugendlicher und damit unter den in § 3 JGG festgelegten Voraussetzungen (bedingt) strafmündig,
- vom 19.–21. Lebensjahr Heranwachsender und damit bei Vorliegen von Reifungs- und Entwicklungsrückständen Jugendlichen rechtlich gleichgestellt,
- ab dem 21. Lebensjahr Erwachsener und damit nach dem Erwachsenenstrafrecht (StGB) voll strafmündig.

§ 3 JGG – Verantwortlichkeit: „Ein Jugendlicher ist strafrechtlich verantwortlich, wenn er zur Zeit der Tat nach seiner sittlichen und geistigen Entwicklung reif genug ist, das Unrecht der Tat einzusehen und nach dieser Einsicht zu handeln. Zur Erziehung eines Jugendlichen, der mangels

Reife strafrechtlich nicht verantwortlich ist, kann der Richter dieselben Maßnahmen anordnen wie der Vormundschaftsrichter"

§ 3 JGG fragt nach dem **Reifegrad**, d. h. nach dem Entwicklungsstand des Jugendlichen, für dessen Beurteilung keine allgemeingültigen Kriterien angegeben werden können, weshalb solche Gutachten hohe Anforderungen an den Sachverständigen stellen. Die Gutachten sollen eine Aussage machen über den Entwicklungsstand und die Schuldfähigkeit des Jugendlichen sowie über die Prognose und geeignete Mittel und Wege für seine soziale Wiedereingliederung („Maßnahmen").

Kann der Jugendliche **mangels Reife** nicht für seine Tat verantwortlich gemacht werden, können vom Gericht folgende Maßnahmen veranlaßt werden:
- Erziehungsmaßregeln
    - Weisungen bezüglich des Aufenthaltes in Familie, Heim, Arbeitsstätte
    - heilerzieherische Behandlung
    - Schutzaufsicht
    - Fürsorgeerziehung
- Zuchtmittel
    - Verwarnung
    - Auferlegung von Pflichten zur Wiedergutmachung
    - Jugendarrest (z. B. Wochenendarrest, Kurzarrest für max. 6 Tage, Dauerarrest für max. 4 Wochen)
- Jugendstrafe
    - in besonderen Jugendstrafanstalten für mindestens 6 Monate bis max. 5 Jahre (in schwersten Fällen bis 10 Jahre).

Die **Anwendung der Jugendstrafe auf Heranwachsende** ist im § 105 JGG geregelt:

§ 105 JGG: „Begeht ein Heranwachsender eine Verfehlung, die nach den allgemeinen Vorschriften mit Strafe bedroht ist, so wendet der Richter die für einen Jugendlichen geltenden Vorschriften der §§ 4–...–32 an, wenn
1. die Gesamtwürdigung der Persönlichkeit des Täters bei Berücksichtigung auch der Umweltbedingungen ergibt, daß er zur Zeit der Tat nach seiner sittlichen und geistigen Entwicklung noch einem Jugendlichen gleichstand, oder
2. es sich nach der Art, den Umständen und den Beweggründen der Tat um eine Jugendverfehlung handelt."

Liegt eine seelische Störung im Sinne von § 20 StGB vor, erübrigt sich die Prüfung nach § 3 und 105 JGG.

13.2.2 MASSREGELVOLLZUG

Falls die §§ 20 oder 21 StGB zur Anwendung kommen, kann das Gericht **Maßregeln zur Besserung und Sicherung** erlassen, wobei der Besserungsgedanke mit dem Ziel der Wiedereingliederung des Täters im Vordergrund stehen sollte: In Frage kommen die Unterbringung in einem psychiatrischen Krankenhaus (§ 63 StGB) oder einer Entziehungsanstalt (§ 64 StGB).

§ 63 StGB – Unterbringung in einer psychiatrischen Krankenanstalt:
„Hat jemand eine rechtswidrige Tat im Zustand der Schuldunfähigkeit (§ 20) oder der verminderten Schuldfähigkeit (§ 21) begangen, so ordnet das Gericht die Unterbringung in einer psychiatrischen Krankenanstalt an, wenn die Gesamtwürdigung des Täters und seiner Tat ergibt, daß von ihm infolge seines Zustandes erhebliche rechtswidrige Taten zu erwarten sind, und er deshalb für die Allgemeinheit gefährlich ist."

Für die Gerichtsentscheidung ist es unmaßgeblich, ob es sich um eine behandelbare psychiatrische Erkrankung oder um eine Persönlichkeitsstörung, eine Sexualdelinquenz usw. handelt. Die **Diagnose** ist also **nicht entscheidend, vielmehr** die **zu erwartenden Folgen der seelischen Störung!** Da der § 65 StGB, nach dem der Täter mit schweren Persönlichkeitsstörungen oder Triebanomalien in sozialtherapeutischen Anstalten untergebracht werden sollten, weggefallen ist, werden solche Täter in psychiatrischen Krankenhäusern untergebracht, in denen ihnen oft nur begrenzt geholfen werden kann. Darüber hinaus kommt es dadurch zu einer nicht zu verantwortenden Belastung der Krankenhäuser und ihrer Patienten.

§ 64 StGB – Unterbringung in einer Entziehungsanstalt:
(1) „Hat jemand den Hang, alkoholische Getränke oder andere Rauschmittel im Übermaß zu sich zu nehmen, und wird er wegen einer rechtswidrigen Tat, die er im Rausch begangen hat, oder die auf seinen Hang zurückgeht, verurteilt oder nur deswegen nicht verurteilt, weil seine Schuldunfähigkeit erwiesen oder nicht auszuschließen ist, so ordnet das Gericht die Unterbringung in einer Entziehungsanstalt an, wenn die Gefahr besteht, daß er infolge seines Hanges erhebliche rechtswidrige Taten begehen wird.
(2) Die Anordnung unterbleibt, wenn eine Entziehungskur von vornherein aussichtslos erscheint."

Voraussetzung für die Anwendung des § 64 StGB ist die Feststellung des ursächlichen Zusammenhangs einer süchtigen Abhängigkeit mit der Tat und die Gefahr, daß deswegen weiterhin erhebliche rechtswidrige Taten zu erwarten sind. Außerdem muß beurteilt werden, ob eine Entziehungskur Erfolgschancen hat oder von vornherein aussichtslos erscheint.

13.2.3 UNTERBRINGUNG PSYCHISCH KRANKER IM PSYCHIATRISCHEN KRANKENHAUS

Ein rechtliches wie ethisches Problem stellt die Einweisung und Unterbringung psychisch Kranker in einem psychiatrischen Krankenhaus dar, die bei einem Teil im Interesse des Patienten (z. B. bei drohender Suizidgefahr) oder im Interesse der Allgemeinheit (z. B. bei Gefahr der Fremdaggressivität) **gegen dessen Willen** erfolgen muß.

Dabei kann eine **Unterbringung nach folgenden Gesetzen** angeordnet werden:
- den **Landesunterbringungsgesetzen**, bei denen der Richter des zuständigen Amtsgerichts über Zulässigkeit und Dauer der Unterbringung entscheidet,
- **§ 63 StGB** als Maßregel zur Besserung und Sicherung, nachdem eine Straftat im Zustand einer seelischen Störung verübt wurde,
- **§ 1906 BGB** als Unterbringung eines Betreuten durch seinen Betreuer.

Die Unterbringungsgesetze sind auf Länderebene geregelt, ein einheitliches Bundesgesetz gibt es noch nicht. Verfahrensrechtlich unterscheiden sie sich jedoch nur gering voneinander.

Die folgenden Ausführungen lehnen sich an das Unterbringungsgesetz des Landes Baden-Württemberg an, dessen Neufassung am 2.12.1991 verabschiedet wurde.

Nach dem **Unterbringungsgesetz** können psychisch Kranke gegen ihren Willen in einem psychiatrischen Krankenhaus untergebracht werden, wenn sie infolge ihrer Krankheit ihr Leben oder ihre Gesundheit erheblich gefährden oder eine erhebliche gegenwärtige Gefahr für Rechtsgüter Anderer darstellen und wenn die Gefährdung oder Gefahr nicht auf andere Weise abgewendet werden kann.
Psychisch Kranke im Sinne dieses Gesetzes sind Personen, bei denen eine geistige oder seelische Krankheit, Behinderung oder Störung von erheblichem Ausmaß vorliegt, einschließlich einer physischen oder psychischen Abhängigkeit von Rauschmitteln oder Medikamenten.
Die Unterbringung kann nur auf **schriftlichen Antrag** hin angeordnet werden. Antragsberechtigt sind die untere Verwaltungsbehörde sowie die psychiatrischen Krankenhäuser, wenn sich der Betroffene bereits dort befindet. Dem Antrag muß ein ärztliches Gutachten des Gesundheitsamtes oder des Krankenhauses beigelegt werden.
Im Notfall kann jeder Arzt ein Zeugnis ausstellen, aus dem die dringliche Notwendigkeit der stationären Aufnahme des Patienten wegen Gefahr für sich selbst oder andere hervorgehen muß. Der untergebrachte Patient muß in der psychiatrischen Klinik sofort von einem Arzt untersucht werden. Bestätigen sich dabei die Voraussetzungen für eine Unterbringung nicht, ist

der Patient sofort zu entlassen. Bleibt eine Unterbringung gegen den Willen des Betroffenen weiterhin erforderlich, muß der Antrag auf richterliche Anordnung der Unterbringung unverzüglich, spätestens jedoch bis zum Ablauf des dritten Tages nach der Aufnahme gestellt werden.

Ein Patient kann ebenfalls in einer psychiatrischen Klinik aufgrund der o. g. Kriterien **fürsorglich zurückgehalten** werden. Auch hier gilt, daß der Antrag auf Anordnung der Unterbringung spätestens am dritten Tag nach Aufnahme gestellt werden muß.

In der Praxis kann man meist auf eine richterliche Unterbringung verzichten und den Patienten von der Notwendigkeit der Behandlung überzeugen oder doch zumindest erreichen, daß dieser die Behandlung nicht ablehnt. Eine Unterbringung nach dem Betreuungsgesetz ist nur bei Vorliegen einer Selbstgefährdung zulässig, nicht jedoch bei Fremdgefährdung.

13.2.4 GESCHÄFTSFÄHIGKEIT

Im rechtlichen Sinne ist der Mensch
- bis zum 7. Lebensjahr geschäftsunfähig,
- bis zum 18. Lebensjahr minderjährig und damit nur beschränkt geschäftsfähig,
- ab dem 18. Lebensjahr voll geschäftsfähig.

Besteht eine psychische Störung von längerer Dauer und erheblichem Ausprägungsgrad, kann **Geschäftsunfähigkeit** vorliegen, die positiv erwiesen sein muß, wobei es keine Abstufungen im Sinne einer verminderten Geschäftsfähigkeit gibt.

§ 104 BGB – Geschäftsunfähigkeit: „Geschäftsunfähig ist
(1) wer nicht das 7. Lebensjahr vollendet hat,
(2) wer sich in einem die freie Willensbestimmung ausschließenden Zustand krankhafter Störung der Geistestätigkeit befindet, sofern nicht der Zustand seiner Natur nach ein vorübergehender ist."

Prozeßfähigkeit und **Testierfähigkeit** können als Sonderformen der Geschäftsfähigkeit angesehen werden.

§ 105 BGB – Nichtigkeit der Willenserklärung
(1) „Die Willenserklärung eines Geschäftsunfähigen ist nichtig.
(2) Nichtig ist auch eine Willenserklärung, die im Zustande der Bewußtlosigkeit oder vorübergehenden Störung der Geistestätigkeit abgegeben wird."

Mit dem Begriff „Bewußtlosigkeit" ist hier die Bewußtseinstrübung gemeint, unter den Begriff „vorübergehende Störung der Geistestätigkeit" fallen (zeitlich begrenzte) Phasen endogener Psychosen, kurze Episoden symptomatischer Psychosen, Delirien, Dämmerzustände und Rauschzustände.

Alle länger dauernden endogenen und exogenen Psychosen dagegen erfüllen die Voraussetzungen des § 104 Abs. 2 BGB.

13.2.5 TESTIERFÄHIGKEIT

§ 2229 Abs. 4 BGB – Testierfähigkeit: „Wer wegen krankhafter Störung der Geistestätigkeit, wegen Geistesschwäche oder wegen Bewußtseinsstörung nicht in der Lage ist, die Bedeutung einer von ihm abgegebenen Willenserklärung einzusehen und nach dieser Einsicht zu handeln, kann ein **Testament** nicht errichten."

13.2.6 BETREUUNGSGESETZ

Das seit dem 1.1.1992 gültige **Betreuungsgesetz** (§§ 1896–1908 BGB) löst unter anderem folgende Paragraphen ab: § 6 BGB (Entmündigung), § 114 BGB (beschränkte Geschäftsfähigkeit Entmündigter), § 1906 (vorläufige Vormundschaft) und § 1910 (Pflegschaft).

Mit der Betonung auf „**Betreuung**" will diese Neuregelung unterstreichen, daß nicht eine Bevormundung oder gar Entmündigung dem Wohl und der Freiheit des Patienten dient, sondern eine Betreuung, die ihm auch die Möglichkeit offenhält, im Rahmen seiner Fähigkeiten sein Leben nach seinen eigenen Wünschen und Vorstellungen zu gestalten. Der Betreute ist grundsätzlich geschäftsfähig.

Für die Einrichtung einer Betreuung ist ein ärztliches Gutachten erforderlich, das Angaben über die Notwendigkeit der Betreuung, die voraussichtliche Dauer der Betreuungsbedürftigkeit und den Umfang des Aufgabenkreises enthalten muß. Zu den typischerweise betreuten Aufgabenkreisen gehören die Vermögenssorge, die Gesundheitsfürsorge und die Aufenthaltsbestimmung, wobei in besonderen Fällen auch andere Aufgabenkreise definiert werden können.

Die wichtigsten Inhalte des Betreuungsgesetzes lauten:

§ 1896 BGB – Voraussetzungen der Betreuung:

(1) „Kann ein Volljähriger auf Grund einer psychischen Krankheit oder einer körperlichen, geistigen oder seelischen Behinderung seine Angelegenheiten ganz oder teilweise nicht besorgen, so bestellt das Vormundschaftsgericht auf seinen Antrag oder von Amts wegen für ihn einen Betreuer. Den Antrag kann auch ein Geschäftsunfähiger stellen. (…)

(2) Ein Betreuer darf nur für Aufgabenkreise bestellt werden, in denen die Betreuung erforderlich ist. Die Betreuung ist nicht erforderlich, soweit die Angelegenheiten des Volljährigen durch einen Bevollmächtigten oder durch andere Hilfen, bei denen kein gesetzlicher Vertreter bestellt wird, ebenso gut wie durch einen Betreuer besorgt werden können."

(3) (…)
(4) (…)

§ 1901 BGB – Pflichten des Betreuers
(1) „Der Betreuer hat die Angelegenheiten des Betreuten so zu besorgen, wie es dessen Wohl entspricht. Zum Wohl des Betreuten gehört auch die Möglichkeit, im Rahmen seiner Fähigkeiten sein Leben nach seinen eigenen Wünschen und Vorstellungen zu gestalten.
(2) Der Betreuer hat Wünschen des Betreuten zu entsprechen, soweit dies dessen Wohl nicht zuwiderläuft und dem Betreuer zuzumuten ist. (…) Ehe der Betreuer wichtige Angelegenheiten erledigt, bespricht er sie mit dem Betreuten, sofern dies dessen Wohl nicht zuwiderläuft.
(3) Innerhalb seines Aufgabenkreises hat der Betreuer dazu beizutragen, daß Möglichkeiten genutzt werden, die Krankheit oder Behinderung des Betreuten zu beseitigen, zu bessern, ihre Verschlimmerung zu verhüten oder ihre Folgen zu mindern."
(4) (…)

§ 1904 BGB – Ärztliche Maßnahmen
Die Einwilligung des Betreuers in eine Untersuchung des Gesundheitszustandes, eine Heilbehandlung oder einen ärztlichen Eingriff bedarf der Genehmigung des Vormundschaftsgerichts, wenn die begründete Gefahr besteht, daß der Betreute auf Grund der Maßnahme stirbt oder einen schweren **und** länger dauernden gesundheitlichen Schaden erleidet. Ohne die Genehmigung darf die Maßnahme nur durchgeführt werden, wenn mit dem Aufschub Gefahr verbunden ist.

§ 1906 BGB – Unterbringung
(1) Eine Unterbringung des Betreuten durch den Betreuer, die mit Freiheitsentziehung verbunden ist, ist nur zulässig, solange sie zum Wohl des Betreuten erforderlich ist, weil 1. auf Grund einer psychischen Krankheit oder geistigen oder seelischen Behinderung des Betreuten die Gefahr besteht, daß er sich selbst tötet oder erheblichen gesundheitlichen Schaden zufügt, oder
2. eine Untersuchung des Gesundheitszustandes, eine Heilbehandlung oder ein ärztlicher Eingriff notwendig ist, die ohne die Unterbringung des Betreuten nicht durchgeführt werden kann, und der Betreute auf Grund einer psychischen Krankheit oder geistigen oder seelischen Behinderung die Notwendigkeit der Unterbringung nicht erkennen oder nicht nach dieser Einsicht handeln kann.
(2) Die Unterbringung ist nur mit Genehmigung des Vormundschaftsgerichts zulässig. Ohne die Genehmigung ist die Unterbringung nur zulässig, wenn mit dem Aufschub Gefahr verbunden ist: die Genehmigung ist unverzüglich nachzuholen.
(3) Der Betreuer hat die Unterbringung zu beenden, wenn ihre Vorausset-

zungen wegfallen. Er hat die Beendigung der Unterbringung dem Vormundschaftsgericht anzuzeigen.

(4) Die Absätze 1 bis 3 gelten entsprechend, wenn dem Betreuten, der sich in einer Anstalt, einem Heim oder einer sonstigen Einrichtung aufhält, ohne untergebracht zu sein, durch mechanische Vorrichtungen, Medikamente oder auf andere Weise über einen längeren Zeitraum oder regelmäßig die Freiheit entzogen werden soll.

§ 1908d BGB – Aufhebung oder Änderung der Betreuung:
(1) Die Betreuung ist aufzuheben, wenn ihre Voraussetzungen wegfallen. Fallen diese Voraussetzungen nur für einen Teil der Aufgaben des Betreuers weg, so ist dessen Aufgabenkreis einzuschränken.
(2) Ist der Betreuer auf Antrag des Betreuten bestellt, so ist die Betreuung auf dessen Antrag aufzuheben, es sei denn, daß eine Betreuung von Amts wegen erforderlich ist. Den Antrag kann auch ein Geschäftsunfähiger stellen. (…)
(3) Der Aufgabenkreis des Betreuers ist zu erweitern, wenn dies erforderlich wird. (…)
(4) (…)

13.2.7 BEURTEILUNG PSYCHISCHER KRANKHEITEN IM SOZIAL- BZW. SCHADENSERSATZRECHT

Als Folge psychischer Erkrankungen können Patienten berufs- bzw. erwerbsunfähig werden. Die Voraussetzungen dafür sind im **Sozialversicherungsrecht** geregelt.

Als **berufsunfähig** gilt ein Versicherter, wenn
„dessen Erwerbsfähigkeit infolge von Krankheit oder anderen Gebrechen oder Schwäche seiner körperlichen oder geistigen Kräfte auf **weniger als die Hälfte** derjenigen eines körperlich und geistig gesunden Versicherten mit ähnlicher Ausbildung und gleichwertigen Kenntnissen und Fähigkeiten herabgesunken ist" (§ 1246 Abs. 2 RVO).

Erwerbsunfähig dagegen ist der Versicherte,
„der infolge von Krankheit oder anderen Gebrechen oder von Schwäche seiner körperlichen oder geistigen Kräfte auf nicht absehbare Zeit eine Erwerbstätigkeit in gewisser Regelmäßigkeit nicht mehr ausüben oder nicht mehr als nur geringfügige Einkünfte durch Erwerbstätigkeit erzielen kann" (§ 1247 Abs. 2 RVO).

Um die Erwerbsfähigkeit wiederherzustellen und die Wiedereingliederung psychiatrischer Patienten zu fördern, werden durch die Rentenversicherungsträger, das Arbeitsförderungsgesetz und das Bundessozialhilfegesetz **rehabilitative Maßnahmen** finanziert, denn auch für psychiatrische Patienten gilt: Rehabilitation geht vor Rente. Um eine Erwerbsunfähigkeit festzustellen, wird ein psychiatrischer Gutachter herangezogen, der nicht nur die Leistungsminderung im Erwerbsleben, sondern auch die Rehabilitationschancen beurteilen muß.

Neurosen und Persönlichkeitsstörungen können in der rechtlichen Beurteilung Schwierigkeiten verursachen. Heute werden gewöhnlich Rentenansprüche aufgrund neurotischer Störungen von der Rechtssprechung anerkannt, wenn die neurotischen Störungen mit „zumutbarer Willensanstrengung" nicht überwunden werden können und die therapeutischen Möglichkeiten ausgeschöpft sind. Dies gilt auch für neurotische Störungen infolge erlebnisbedingter Schädigungen wie extremen Verfolgungssituationen, Konzentrationslagerhaft, Leben im Versteck und in der Illegalität usw., wie sie z.B. während des Nationalsozialismus erlebt wurden. Durch das **Bundesentschädigungsgesetzt (BEG)** wird die Entschädigung dieser oft nicht unerheblichen Schäden an Leib und Seele geregelt.

Besondere Möglichkeiten sozialpsychiatrischer Hilfe für psychisch Kranke bieten das **Bundessozialhilfegesetz (BSHG)** und das **Arbeitsförderungsgesetz (AFG)**. Nach § 39 BSHG **muß** psychisch Behinderten „Eingliederungshilfe" gewährt werden, wenn sich dafür keine anderen Versicherungsträger finden lassen (Subsidiaritätsprinzip). Dies kann besonders dann von entscheidender Bedeutung sein, wenn Patienten keinen Anspruch auf gesetzliche Kranken- und Rentenversicherung besitzen, weil sie noch nie ein versicherungspflichtiges Arbeitsverhältnis eingegangen sind.
Nach § 39 AFG wird eine solche Eingliederungshilfe nur dann gewährt, wenn eine berufliche Wiedereingliederung zu erwarten ist.

Für weitere Einzelheiten sei auf den GK Sozial- und Arbeitsmedizin verwiesen.

Psychiatrische Notfälle 14.

Psychiatrische Notfälle sind häufige Notfälle. Im präklinischen Bereich stellen sie je nach Einsatzgebiet bis zu 15–20% der Notarzteinsätze dar. Neben der intensivmedizinischen Überwachung und der Kontrolle der Vitalfunktionen gibt es einige spezifische Regeln für den psychiatrischen Notfall. Bei der Inanspruchnahme des psychiatrischen Notfalldienstes sind die häufigsten Diagnosen Alkohol- und Drogenprobleme (je 20%), psychische Krisen (25%), gefolgt von Schizophrenien (15%) und affektiven Störungen (15%) und organischen Psychosen (5%). Die Zahlen differieren jedoch sehr stark durch regionale und soziokulturelle Gegebenheiten. Gleichzeitig müssen immer eine Reihe von Differentialdiagnosen berücksichtigt werden. Meist ist jedoch eine eindeutige Diagnose nicht zu stellen. Deshalb können häufig nur **Syndrome** genannt werden. Zu den 6 wichtigsten zählen:

- akute Angst- und Erregungszustände,
- delirantes Syndrom,
- akute Psychose,
- Verwirrtheitszustände,
- Suizidalität,
- Intoxikationen.

Bei allen psychiatrischen Notfällen ist zu **beachten**:

Gesprächstechnische Elemente:
- zeitlichen Rahmen vorgeben,
- Echtheit, positive Wertschätzung und Transparenz vermitteln,
- Fremdgefährdung und Suizidalität abklären,
- ggf. Abstand halten.

Statuserhebung (immer dokumentieren):
- Vigilanz,
- Motorik,
- Suizidalität,
- Fremdgefährdung,
- Krankheits- und Behandlungseinsicht,
- produktive Symptome.

14.1 Akute Angst- und Erregungszustände

SYMPTOMATIK

Agitiertheit, innere Unruhe, Aggressivität, vegetative Symptome wie Zittern, Tachykardie, Dyspnoe, Schweißausbrüche, multiple körperliche Beschwerden

VORKOMMEN

Vor allem bei Panikattacken, schizophrenen und manischen Psychosen, Intoxikationen, organischen Psychosen, aber auch bei ängstlich-agitierten Depressionen.

Merkkasten 14.1:		Differentialdiagnosen der Angst
Encephalitiden	Epilepsie	Hypertension
Hyperthyreose	Hyperventilation	Hypoglykämie
Hypokaliämie	Hypocalzämie	Lungenembolie
Herzinfarkt	Phäochromozytom	postcontusionelles S.
Innere Blutungen	cerebrale Durchblutungsstörungen	Entzugsdelir

THERAPIE

- reaktive Belastungssituationen und Panikattacken ⇒ Diazepam (10 mg), ggf. wiederholen oder Lorazepam (2 mg),
- akute schizophrene oder manische Psychosen ⇒ Haloperidol (5–10 mg) evtl. mit Promethazin (50–100 mg) und Diazepam (5–10 mg), bei Bedarf wiederholen,
- Organische Psychosen ⇒ Dosierung nach klinischem Zustandsbild mit Haloperidol (5–10 mg), Diazepam (5–10 mg); im gerontopsychiatrischen Bereich ⇒ Haloperidol (1–3 mg) oder Pipamperon (40 mg),
- Intoxikationen mit Alkohol oder Schlafmittel ⇒ evtl. Haloperidol (5–10 mg).

14.2 Delirantes Syndrom

SYMPTOMATIK

Desorientiertheit, motorische Unruhe bzw. hochgradige Erregung, abrupter Stimmungswechsel, erhöhte Suggestibilität, Sinnestäuschungen (v. a. optische Halluzinationen und illusionäre Verkennungen), Wahn, vegetative Symptome

VORKOMMEN

Vor allem als Alkohol- oder Medikamentenentzugsdelir.

Merkkasten 14.2:		Differentialdiagnosen des Delirs
Medikamenteneffekt	CO-Intoxikationen	Nieren-Leber-Herz-
Enzephalitiden	Sepsis	insuffizienz
Hypertonie	Hydrocephalus	Vit. B_1-, B_6-, B_{12}-, Folsäure-
Insult		mangel
		degenerative Erkrankungen

THERAPIE

- Behandlung der internistischen/neurologischen Grunderkrankung,
- Alkoholentzugsdelir $\Rightarrow$ sofortiger Entzug, Clomethiazol, evtl. Haloperidol, Diazepam
- Delir bei Medikamenten- oder Drogenentzug $\Rightarrow$ Clomethiazol,
- Opiate $\Rightarrow$ sofortiger Entzug, Doxepin (bis 150 mg/d)
- Benzodiazepine und Barbiturate $\Rightarrow$ fraktionierter Entzug, Doxepin (bis 150 mg/d)

14.3 Akute Psychose

SYMPTOMATIK

Gesteigerte motorische Unruhe, verstärkte Ängste und unmotiviertes Lachen, Schreien oder Weinen, ggf. Selbstverstümmelungstendenzen bei verminderter Oberflächensensibilität, Hypervigilanz mit verringerter sensorischer Selektionsfähigkeit, optische und akustische Halluzinationen, Wahn, zerfahrener Gedankengang

Merkkasten 14.3:		Differentialdiagnosen der akuten Psychose
Alkoholrausch	Schädel-Hirn-Trauma	Hirntumor
Parkinson S.	Konversionsneurose	Demenz
Epilepsie	Migräne	Medikamenteneffekt
Hyperthyreose	AIDS	Hypoglykämie

THERAPIE

- Behandlung der internistischen/neurologischen Grunderkrankung,
- Endogene Psychosen $\Rightarrow$ Mischinfusion mit Haloperidol (5–10 mg), Promethazin (50–100 mg) und Diazepam (5–10 mg); bei Bedarf wiederholen oder Zuclopenthixol (Ciatyl-Z-Acuphase®) i.m.

14.4 Verwirrtheitszustände

SYMPTOMATIK

Desorientiertheit, ratlos-unsicheres oft dysphorisch-gereiztes Verhalten, evtl. Erregungszustände, Verlangsamung des Auffassungsvermögens und des Gedankengangs, ungesteuerte und agitierte Psychomotorik

Merkkasten 14.4:	Differentialdiagnosen von Verwirrtheitszustände	
Medikamenteneffekt	Epilepsien	Thiaminmangel
Hypertensive Krise	vaskuläre Enze-	intrakranielle Blutungen
Hypoglykämien	phalopathie	Hirntumor
Lues	Intoxikationen	Exsikkose
Arrhythmien	Enzephalitis	
	Demenz	

THERAPIE

- Behandlung der internistischen/neurologischen Grunderkrankung,
- Symptomatische Behandlung gerontopsychiatrischer Patienten ⇒ Haloperidol (1–3 mg) oder Pipamperon (bis 80 mg).

14.5 Suizidalität

SYMPTOMATIK

Selbstmordphantasien (frühere Suizidversuche, familiäre Häufung!), ängstlich-agitiertes Verhalten, aber auch „unheimliche Ruhe", verstärkte Schuld- oder Insuffizienzgefühle, situative Einengung, Hoffnungslosigkeit, Verzweiflung, fehlende Realitätskontrolle und Krankheitseinsicht, Gefahr der Bagatellisierung von Suizidversuchen und Suizidabsichten

Merkkasten 14.5:	Differentialdiagnosen von Suizidalität/Depression	
AIDS	Alkoholismus	Cortisonpsychose
Demenz	Hepatitis	Hirntumor
Hypo- und Hyperthyreose	Hypokaliämie	Virusinfektion
Medikamenteneffekt	Amphetamin oder	
bei Antihypertensiva	Cocainmißbrauch	

THERAPIE

- „Vier-Augen"-Gespräch,
- Patienten nicht allein lassen,
- auf Suizidabsichten ansprechen,

- suizidale Patienten haben oft eine psychiatrische/andere Grunderkrankung (Psychose, Depression, Sucht, Tumor),
- medikamentöse Anxiolyse ⇒ Diazepam (10 mg) oder Lorazepam (2 mg), bei Bedarf wiederholen oder auch Promethazin (25–50 mg oral),
- Suizidalität immer dokumentieren (!),
- Einweisung in eine geschützte psychiatrische Abteilung

14.6 Intoxikationen

Bei Intoxikationen mit psychotropen Substanzen muß grundsätzlich nach den Regeln der internistischen Notfalltherapie vorgegangen werden. Bei den im folgenden einzeln genannten Intoxikationen werden nur die spezifisch psychiatrischen Maßnahmen besprochen. Meist handelt es sich jedoch um eine Mischintoxikation.

14.6.1 ALKOHOL

SYMPTOMATIK

Verwaschene Sprache, eingeschränktes Urteilsvermögen, aggressives, unkontrolliertes Verhalten, Foetor alcoholicus, Ataxie, orthostatische Dysregulation, Vigilanzstörungen

THERAPIE

- Bei Erregungszuständen ⇒ evtl. 5–10 mg Haloperidol, Vorsicht mit dämpfenden Psychopharmaka,
- Komplikationen: Krämpfe, Atemstillstand, Hypoglykämie,
- hohe Komorbidität mit anderen psychiatrischen Erkrankungen.

14.6.2 TRANQUILIZER UND HYPNOTIKA

SYMPTOMATIK

Somnolenz bis Koma, Areflexie, Ataxie, Nystagmus

THERAPIE

- evtl. Flumazenil (Anexate®) 0,2–0,3 mg i.v. bei Bedarf wiederholen bis 1 mg
- Komplikationen: Atemstillstand

14.6.3 TRIZYKLISCHE ANTIDEPRESSIVA

SYMPTOMATIK

Anticholinerge Wirkung mit trockener Haut, Harnverhalt, Tachykardien und lebensbedrohlichen Arrhythmien, Hyperthermie, psychomotorische Unruhe sowie Krampfneigung und Delir

THERAPIE

- evtl. Physostigmin (Anticholium®)

14.6.4 LITHIUM

SYMPTOMATIK

(ab 2,00 mmol/l): Ataxie, Schwindel, Bewußtseinstrübung, grobschlägiger Tremor, Diarrhoe, gesteigerte Reflexe, Dysarthrie, Polyurie, Durst

THERAPIE

- meist durch Dehydratation bzw. Kochsalzmangel bedingt, deshalb ausreichende Flüssigkeitszufuhr, evtl. Dialyse,
- Komplikationen: Bradyarrhythmien.

14.6.5 OPIATE

SYMPTOMATIK

Parasympathikotone Reaktion mit Miosis, Hypotonie, Bradykardie, Hypothermie, Hyporeflexie, Atemstillstand, Koma

THERAPIE

- Naloxon (Narcanti®) 0,4–2,0 mg i.v.
- Komplikation: Atemlähmung

14.6.6 COCAIN UND AMPHETAMIN

SYMPTOMATIK

Sympathikotone Reaktion mit Mydriasis, Hyperthermie, Tachykardie, gesteigerte Spontanmotorik, Krämpfe, optische und akustische Halluzinationen, gesteigerter Rededrang, Arrhythmien, Herzversagen, evtl. Nasenschleimhautentzündung/-atrophie, Koma

THERAPIE

- Diazepam, Haloperidol nach klinischem Zustand,
- Komplikationen: Atemdepression, Kreislaufversagen, Hirnblutungen.

14.6.7 CANNABIS/HALLUZINOGENE

SYMPTOMATIK

Diencephales Erregungssyndrom mit Mydriasis, Tachykardie, Hyperthermie, gesteigerter Spontanmotorik, Panikattacken, geröteten Konjunktiven, optischen und akustischen Halluzinationen.

THERAPIE

- „Talk-down",
- Diazepam, evtl. Haloperidol,
- Komplikationen: Kreislaufversagen

Merkkasten 14.6: Medikamente und Dosierungen zur Behandlung psychiatrischer Akutsituationen

- **Amitriptylin (Saroten®)** ⇒ 50 mg oral, in den ersten 24 Stunden nicht mehr als 150 mg.

- **Biperiden (Akineton®)** ⇒ 2,5–5 mg i.v. oder i.m.; Vorsicht bei i.v.-Injektion mit euphorisierender und kreislaufdepressiver Wirkung – langsame Injektion!

- **Clomethiazol (Distraneurin®)** ⇒ initial 2–4 Kapseln, weitere Gabe nach 30 min. bis die Sedierung eintritt; maximal 20 Kapseln in 24 Stunden
 Bei schweren Delirien auch Dauerinfusion einer 0,8%-Lösung – nur in der Klinik und nur mit Monitoring, da Gefahr des Atemstillstands! Keine Kombination mit anderen dämpfenden Psychopharmaka.

- **Diazepam (Valium®)** ⇒ 10 mg oral, i.v., i.m., 1–2 × wiederholbar im Abstand von 30 min., Maximaldosis in den ersten 24 Stunden 40–60 mg i.v. – Injektionen immer sehr langsam (Atemdepression)

- **Doxepin (Aponal®)** ⇒ 50 mg oral, in den ersten 24 Stunden nicht mehr als 150 mg

- **Flumazenil (Anexate®)** ⇒ initial 0,2–0,3 mg i.v., maximal 1 mg

Merkkasten 14.6: *Fortsetzung*

- **Haloperidol (Haldol®)** ⇒ 5–10 mg i.v. oder i.m. wiederholbar im Abstand von 30 min., Maximaldosis in den ersten 24 Stunden 50 mg i.m. oder 100 mg oral
  In schweren Fällen **Mischinfusion**: ⇒ Haldol® 10 mg + Atosil® 100 mg + Valium® 10 mg in einer Trägerlösung

- **Levomepromazin (Neurocil®)** ⇒ 25–50 mg i.m. oder oral, Maximaldosis in den ersten 24 Stunden 150 mg, Vorsicht: Kreislaufdepression

- **Lorazepam (Tavor®)** ⇒ 1–2,5 mg Tavor-Expidet® (ein lyophilisiertes Plättchen, das sich in wenigen Sekunden auf der Zunge auflöst) oder 2 mg i.v. verdünnt (1:10)

- **Naloxon (Narcanti®)** ⇒ initial 0,4–2 mg i.v., evtl. wiederholen

- **Pipamperon (Dipiperon®)** ⇒ 20–40–80 mg oral, vor allem in der Gerontopsychiatrie

- **Promethazin (Atosil®)** ⇒ 25–100 mg oral oder i.v.

- **Physostigmin (Anticholium®)** ⇒ 2 mg i.v. verdünnt, Monitorkontrolle wegen Gefahr letaler vagalreflektorischer Zwischenfälle

- **Zuclopenthixol (Ciatyl-Z-Acuphase®)** ⇒ 50–150 mg i.m. alle 2–3 Tage

Allgemeines Glossar

Abwehrmechanismus: Psychoanalytischer Begriff; psychologischer Mechanismus, der dazu dient, unerwünschte, nicht akzeptierte Wünsche und Impulse dem Bewußtsein fern zu halten.

Affekt: Ein relativ kurz dauerndes, stark ausgeprägtes Gefühl („Gefühlswallung"), z. B. Freude, Angst, Wut. Abzugrenzen von der Affektivität, welche die Gesamtheit des Gefühlslebens über einen längeren Zeitraum kennzeichnet.

Affekt, inadäquater: Affekt und Erlebnisinhalt stimmen nicht überein; z. B. lacht ein Patient, wenn er erzählt, er sei innerlich ganz verfault.

Affektinkontinenz: Mangelnde Affektsteuerung, die Affekte können bei geringem Anstoß überschießen.

Affektlabilität: Schneller Wechsel der Affekte, entweder spontan oder nach Anregung von außen.

Agitation: Innere Unruhe, Bewegungsdrang.

Akathisie: Bewegungsdrang, Unfähigkeit sitzen bleiben zu können, Vorkommen als Nebenwirkung bei Neuroleptikatherapie.

Akinese: Bewegungsarmut, Bewegungslosigkeit.

Alexie: Unvermögen, den Bedeutungsinhalt von Geschriebenem zu verstehen bei intaktem Sehvermögen.

Ambitendenz: Gleichzeitig bestehende und sich widersprechende Willensimpulse, die ein zielgerichtetes Handeln unmöglich machen.

Ambivalenz: Das gleichzeitige Bestehen zweier gegensätzlicher Gefühle, Vorstellungen, Wünsche oder Intentionen (z. B. Haßliebe).

Amnesie: Zeitlich oder inhaltlich begrenzte Erinnerungslücke.

Anale Phase: Psychoanalytischer Begriff; beschreibt die Phase der Entwicklung von Sauberkeit, Ordnung und Selbstbestimmung (2. und 3. Lebensjahr).

Anankasmus: Zwanghaftigkeit.

Anhedonie: Verlust an Lebensfreude, Lustlosigkeit.

Anorexia nervosa: Magersucht, Nahrungsverweigerung aus psychischer Ursache.

Antrieb: Die Grundaktivität des Menschen, seine Energie, Initiative und Aktivität.

Assoziation: Verbindung verschiedener, teils unbewußter, teils bewußter Inhalte.

Autismus: Abwendung von der Außenwelt und Hinwendung in eine subjektive Innenwelt.

Autogenes Training: Selbstentspannungstraining durch suggestive Beeinflussung unwillkürlicher Körperfunktionen.

Balintgruppe: Ein kleiner Kreis von Ärzten, die sich regelmäßig treffen und die unter Leitung eines Psychotherapeuten anhand von eigenen Behandlungsfällen im gegenseitigen Gespräch die dynamischen Zusammenhänge zwischen Arzt und Patient aufzuhellen versuchen. Dadurch soll diese Beziehung verbessert und eine bessere Behandlung ermöglicht werden.

Bipolar: Zu zwei Polen hin verlaufend (manisch-depressiv).

Bizarres Verhalten: Der Situation nicht angepaßtes, ungewöhnliches Verhalten, das vom jeweiligen sozialen oder kulturellen Standard abweicht, z. B. Manierismus, abnorme Haltungen, Spucken.

Borderline-Störung: Persönlichkeitsstörung mit instabilen Ich-Strukturen und Störungen der Ich-Umwelt-Grenzen.

Bulimie: Unkontrollierte Heißhungerattacken, oft mit nachfolgendem Erbrechen.

Burn-out-Syndrom: Symptomkomplex mit Resignation, Verzweiflung, Apathie („Ausgebranntsein"), v. a. bei helfenden Berufen.

Charakterneurose: Eine die ganze Person, weniger neurotische Einzelsymptome, betreffende psychogene Störung.

Compliance: „Therapietreue", Zuverlässigkeit des Patienten, an diagnostischen und therapeutischen Maßnahmen teilzunehmen bzw. mitzumachen.

Coping-Mechanismen: Psychische Bewältigungsstrategien.

Dämmerzustand: Qualitative Bewußtseinsstörung, das Bewußtsein ist eingeengt mit ausschließlicher Ausrichtung auf ein inneres Erleben, das die Handlungsabläufe steuert.

Debilität: Intellektuelle Minderbegabung (IQ 50–69).

Delir: Akute körperlich begründbare Psychose mit Desorientiertheit, illusionären Verkennungen, Halluzinationen und psychomotorischer Unruhe.

Demenz: Ein nach der frühen Kindheit **erworbener** Intelligenzmangel. Abzugrenzen von der Oligophrenie.

Denkstörungen, formale: Störungen des Gedankenablaufs, z.B. Gedankenjagen oder Gedankenabreißen.

Denkstörungen, inhaltliche: Störungen des Denkinhalts, z.B. Wahn, Zwangsvorstellungen und überwertige Ideen.

Depersonalisation: Entfremdungserlebnis, bei dem sich der Patient selbst fremd und verändert vorkommt.

Depravation: Verfall der sittlichen und moralischen Verhaltensnormen der früheren Persönlichkeit, z.B. bei langer Drogenabhängigkeit.

Deprivation: Entwicklungsverzögerung oder -rückstand, der durch fehlende emotionale Zuwendung durch die Bezugsperson bedingt ist.

Derealisation: Entfremdungserlebnis, bei dem die Umgebung als fremd und unwirklich empfunden wird.

Desorientiertheit: Zeitliche, örtliche, situative oder die eigene Person betreffende Orientierungsstörung.

Devianz: Abweichung von der (statistischen) Norm.

Dissimulation: Verbergen oder Verheimlichen von Krankheitssymptomen.

Drogenabhängigkeit: Die chronische oder periodische Einnahme einer psychotropen Substanz, durch die der Abhängige selbst und/oder die Gemeinschaft geschädigt werden.

DSM-IV: Diagnostisches Manual der amerikanischen Psychiatrie-Vereinigung in seiner derzeit 4. Fassung.

Durchgangssyndrom: Reversible und ohne Bewußtseinsstörung einhergehende akute organische Psychose mit unspezifischer Symptomatik (z.B. affektives oder amnestisches Durchgangssyndrom).

Echopsychose: Auch Nachhall- oder Flash-back-Psychose, spontane psychotische Episode im drogenfreien Intervall nach Einnahme von z. B. Haschisch oder LSD.

Entfremdungserlebnisse: Depersonalisation und Derealisation (s. dort).

Ergotherapie: Oberbegriff für Arbeits- und Beschäftigungstherapie.

Es: Psychoanalytischer Begriff; beschreibt das Triebhafte, Affektive und Irrationale im menschlichen Verhalten und Erleben.

Fokaltherapie: Psychotherapeutisches Verfahren, das einen bestimmten Problemkreis (Fokus) bearbeitet.

Fremdbeeinflussungserleben: Wahnhafte Überzeugung, daß die eigenen Gedanken, Wahrnehmungen und Handlungen von anderen Personen oder Mächten hervorgerufen und kontrolliert werden.

Funktionelle Störung: Somatisches Beschwerdebild, das durch psychische oder soziale Faktoren bedingt ist, ohne daß sich organische Ursachen finden lassen.

Gegenübertragung: Psychoanalytischer Begriff; beschreibt die Gefühle des Arztes gegenüber den Übertragungen (s. dort) des Patienten.

Generationspsychose: Im Wochenbett oder während der Schwangerschaft ausgelöste oder sich verschlechternde endogene Psychose.

Halluzinationen: Wahrnehmungen ohne entsprechenden Sinnesreiz, die für real gehalten werden (Sinnestäuschungen, Trugwahrnehmungen).

Halluzinogene: Drogen, die Psychosen mit halluzinatorischer Symptomatik hervorrufen können (z. B. LSD).

Halluzinosen: Psychosen, bei denen Halluzinationen ganz im Vordergrund des psychopathologischen Bildes stehen, Vorkommen v. a. bei organischen Psychosen, z. B. Alkoholhalluzinose.

Hebephrenie: Unterform der Schizophrenie mit der Trias Affekt-, Denk- und Aktivitätsstörung in Verbindung mit heiter-läppischer Gestimmtheit.

Horrortrip: Minuten bis Stunden dauernder Angst- und Panikzustand beim Konsum bestimmter Drogen, z. B. LSD.

Hysterie: Gleichbedeutend mit dissoziativer Störung oder Konversionsneurose.

ICD: International Classification of Diseases, Klassifikationssystem der WHO für Krankheiten (derzeit 10. Fassung).

Ich: Psychoanalytischer Begriff; psychische Instanz, die durch Denken, Wahrnehmung, Erleben und Erinnern zwischen Es und Überich vermittelt.

Ich-Störungen: Störungen der Meinhaftigkeit des Erlebens sowie Störungen der Ich-Umwelt-Grenzen.

Ideenflucht: Formale Denkstörung, gekennzeichnet durch vermehrten Zustrom an Denkinhalten, ständig wechselndes Denkziel, leicht ablenkbares Denken mit Verlust des Denkziels.

Illusion: Wahrnehmungstäuschung in Form einer Um- und Fehldeutung von Sinneseindrücken, bes. bei affektiver Erregung (Affektillusion).

Inkohärentes Denken: Formale Denkstörung, bei der das Denken dissoziiert ist und ein Sinnzusammenhang nicht mehr erkennbar ist.

Inzest: Sexuelle Beziehung zwischen Familienmitgliedern oder Verwandten.

Katalepsie: Beibehalten einer passiv gegebenen Körperhaltung (Haltungsverharren).

Kataplexie: Schrecklähmung, affektiv stark besetzte Erlebnisse führen zu einem Verlust des Muskeltonus.

Katathym: Ein Verhalten, das durch einen gleichartigen Affekt getragen und beeinflußt ist (Gegensatz parathym).

Katatonie: Psychisches Krankheitsbild mit ausgeprägter Störung der Willkürmotorik, Unterform der Schizophrenie.

Katharsis: Affektives Abreagieren von Konflikten.

Konfabulation: Zum Ausfüllen von Gedächtnislücken erzählte Vorgänge und Erinnerungen, die nur in der Phantasie existieren oder keinen Zusammenhang mit der gegebenen Situation besitzen, aber vom Patienten selbst für echte Erinnerungen gehalten werden. Vorkommen z. B. beim Korsakow-Syndrom.

Korsakow-Syndrom: Amnestisches Psychosyndrom mit Desorientiertheit, Merkfähigkeitsstörung und Konfabulationen.

Konversion: Ein psychischer Konflikt wird in einem körperlichen Syndrom ausgedrückt.

Larviert: Das Beschwerdebild als solches ist nicht erkennbar, sondern von anderen Symptomen überdeckt (z. B. larvierte Depression).

Libido: Allgemeine psychische Energie.

Logorrhoe: Ungehemmter Redefluß, übermäßiger Rededrang.

Manieriertheit, Manierismus: Unnatürliches, unechtes, geziert-verschrobenes Ausdrucksgehabe in Gestik, Sprache und Mimik.

Milieugestaltung: Die sozialtherapeutische Situation in der Klinik soll den Gegebenheiten außerhalb der Klinik möglichst ähnlich sein.

Minussymptomatik: Negativsymptomatik; Symptome, die als Fortfall früher vorhandener Eigenschaften erscheinen. Insbesondere bei der Schizophrenie z. B. als Anhedonie, Apathie, sozialer Rückzug, Affekt- und Sprachverarmung, Konzentrationsstörungen.

Monopolar: Nach einem Pol hin verlaufend, z. B. wiederholte depressive Phasen bei endogener Depression.

Mutismus: Wortkargheit, Nicht-Sprechen.

Narkolepsie: Zwanghafte Schlafanfälle.

Narzißmus: „Selbstliebe"; die Aufmerksamkeit und das psychische Interesse ist ganz auf das eigene Selbst gerichtet.

Negativismus: Auf eine Aufforderung hin wird das Gegenteil von dem getan, was verlangt wurde.

Neurasthenie: Erschöpfung oder Schwäche des an sich intakten Nervensystems.

Neuroleptika: Antipsychotisch wirkende Psychopharmaka.

Neurose: Psychische Störung, die im wesentlichen durch lebensgeschichtliche Ereignisse und Traumata verursacht ist.

Ödipus-Komplex: Psychoanalytischer Begriff; psychosexuelle Entwicklungsphase des Kindes, bei der eine Beziehung zum gegengeschlechtlichen Elternteil gesucht wird (4.–7. Lebensjahr).

Oligophrenie: Angeborener Intelligenzmangel.

Orale Phase: Psychoanalytischer Begriff; frühe Entwicklungsphase des

Kindes (1. Jahr), bei der die Zweierbeziehung zur Mutter wichtig ist, „das Einverleiben" und „In-den Mund-nehmen".

Pädophilie: Sexuelle Erregung und Befriedigung im Kontakt mit Kindern.

Paramnesien: Gedächtnisstörungen mit verfälschter Erinnerung bei wechselnder Bewußtseinsklarheit (z. B. falsches Wiedererkennen, Déjà-vu).

Paranoia: Systematisierter Wahn bei sonst ungestörten psychischen Funktionen.

Paranoid: Wahnhaft (z. B. paranoide Schizophrenie).

Parathymie: Inadäquater Affekt.

Pavor nocturnus: Plötzliches nächtliches Aufwachen mit Ängsten und Schreien, v. a. bei Kindern.

Perseveration: Haften an gleichen Worten oder Denkinhalten.

Phobie: Angst vor einem bestimmten Objekt oder einer bestimmten Situation.

Plussymptomatik: Positivsymptomatik; produktiv-psychotische Symptomatik, v. a. bei der Schizophrenie in Form von Halluzinationen, Wahn, katatonen Symptomen und inkohärentem Gedankengang.

Polytoxikomanie: Mehrfachabhängigkeit von psychotropen Substanzen.

Prodrom: Uncharakteristische Symptome vor dem manifesten Krankheitsbeginn.

Projektion: Psychoanalytischer Begriff; Abwehrmechanismus, bei dem eigene, nicht akzeptierte Konflikte auf eine andere Person verlagert und dort wahrgenommen werden.

Pseudodemenz: Scheinbare Einschränkung der kognitiven und intellektuellen Fähigkeiten ohne organische Ursache, z. B. bei endogenen Depressionen.

Pseudohalluzinationen: Sinnestäuschungen, deren Trugcharakter erkannt wird.

Pseudoneurasthenie: Beschwerdebild mit allgemeiner Schwäche, Reizbarkeit und vegetativen Symptomen auf dem Boden einer organischen Grunderkrankung (z. B. Commotio cerebri).

Psychoanalyse: Psychologisches Verfahren bzw. Theorie, welche die unbewußten Vorgänge des Seelenlebens in den Mittelpunkt des Interesses stellt (Verdrängung, Traum, Übertragung), Vertreter sind Freud, Jung, Adler.

Psychodynamik: Psychoanalytischer Begriff; beschreibt sowohl entwicklungspsychologische Aspekte bzw. die Auswirkung verschiedener intrapsychischer Persönlichkeitsanteile, als auch deren Wechselwirkung mit anderen Bezugspersonen.

Psychoreaktiv: Das Beschwerdebild entsteht als Antwort auf äußere Erlebnisse.

Psychose: Ätiologisch betrachtet eine psychische Störung aufgrund einer somatischen Erkrankung, die bekannt ist (exogene oder körperlich begründbare Psychose) oder angenommen werden muß, aber noch nicht nachweisbar ist (endogene Psychose). Phänomenologisch betrachtet die Gesamtheit psychischer Störungen, die die Ich-Funktionen, die Sinn-Kontinuität, den Realitätsbezug und produktive Symptombildungen betreffen.

Rapport: Beschreibt die allgemeine affektive und verbale Interaktion zwischen Arzt und Patient.

Regression: Psychoanalytischer Begriff; Zurückfallen auf frühere Entwicklungsstufen.

Residualsyndrom/Residualzustand: Bestehenbleiben von meist uncharakteristischen Symptomen nach Ablauf einer akuten psychischen Erkrankung (meist Schizophrenie).

Schizophrenie: Endogene Psychose mit charakteristischem, oft vielgestaltigem psychopathologischem Zustandsbild wie Halluzinationen, Wahn, formalen Denkstörungen, Ich-Störungen und psychomotorischen Symptomen.

Simulation: Vortäuschung von Symptomen oder Störungen.

Somnolenz: Schläfrigkeit, aus der der Patient leicht erweckbar ist.

Sodomie: Sexuelle Erregung und Befriedigung im Kontakt mit Tieren.

Sopor: Bewußtseinsminderung, aus der der Patient nur durch starke Reize erweckbar ist

Stupor: Motorische Bewegungslosigkeit.

Synton: In Übereinstimmung mit der Umwelt und dem eigenen Erleben.

Tagesklinik: Teilstationäre Einrichtung, bei der die Patienten den Tag in der Klinik, die Nacht aber zu Hause verbringen.

Tranquilizer: Beruhigungsmittel.

Transsexualität: Andauernder Wunsch, die Geschlechtszugehörigkeit zu ändern.

Transvestismus: Durch das Tragen von Kleidungsstücken des anderen Geschlechts wird die Zugehörigkeit zum anderen Geschlecht erlebt.

Über-Ich: Psychoanalytischer Begriff; Persönlichkeitsanteile, die das Gewissen, Wertvorstellungen oder die Moral darstellen.

Übertragung: Psychoanalytischer Begriff; unbewußte Reinszenierung oder Wiederholung (früh-) kindlicher Erfahrungen im Rahmen der Arzt-Patient-Beziehung.

Verdrängung: Abwehrmechanismus, der dazu dient, unangenehme und nicht tolerierbare Wünsche dem Bewußtsein fernzuhalten.

Verkennnung: Gleichbedeutend mit Illusion.

Wahn: Eine inhaltlich falsche, krankhaft entstandene, die Lebensführung beeinträchtigende Überzeugung, an der der Patient trotz Unvereinbarkeit mit dem bisherigen Erfahrungszusammenhang und der objektiv nachprüfbaren Realität unbeirrbar festhält.

Widerstand: Psychoanalytischer Begriff; psychologischer Mechanismus gegen die Bewußtwerdung unangenehmer oder verdrängter unbewußter Inhalte.

Zerfahrenheit: Inkohärentes Denken (s. dort).

Zwang: Gedanken oder Handlungen, die sich immer wieder aufdrängen oder wiederholt werden müssen, obwohl der Patient erkennt, daß sie unsinnig sind.

Zyklothymien: Alte Bezeichnung für manisch-depressive Erkrankungen (bipolare affektive Psychose).

Tabellenanhang

Tab. 1: Antidepressiv wirkende Psychopharmaka (s. Kap. 4)

Generikum	Handelsname	Typ	Tagesdosis (mg)*
Tri- und tetrazyklische Antidepressiva			
Amitriptylin	Saroten®, Laroxyl®	I	50–75/150/300
Amitriptylinoxid	Equilibrin®	I	50–75/180/300
Doxepin	Aponal®, Sinquan®	I	75/150–225/300
Imipramin	Tofranil®	II	50–75/150/300
Clomipramin	Anafranil®	II	50–75/150/225
Dibenzepin	Noveril®	II	240/480/720
Maprotilin	Ludiomil®	II	75/75–150/225
Mianserin	Tolvin®	II	30/30–90/120
Desipramin	Pertofran®	III	50–75/150/250
Nortriptylin	Nortrilen®	III	30–75/150 (max.)
Spezifische Serotonin-Wiederaufnahme-Hemmer			
Fluvoxamin	Fevarin®	II	50/150–200/300
Fluoxetin	Fluctin®	II	20/20/40
Paroxetin	Tagonis®	II	20/20/50
Monoaminooxidase-Hemmer			
Tranylcypromin	Parnate®	III	5/20–40/60
Moclobemid	Aurorix®	III	150/300/600
Atypische Antidepressiva			
Buspiron	Bespar®	I	15/20–30/60
Trazodon	Thombran®	II	100–200/300/600
Trimipramin	Stangyl®	I	75/150–225/300

* Tagesdosis: Einstiegsdosis, Erhaltungsdosis und Maximaldosis
Typ I = stärker sedierend, dämpfend (Amitriptylin-Typ)
Typ II = neutral (Imipramin-Typ)
Typ III = eher stimulierend, antriebssteigernd (Desipramin-Typ)
Anm.: Amitriptylin wird mit 40 % am häufigsten verschrieben.

Tab. 2:				Neuroleptika (s. Kap. 5)
Potenz	Generikum	Handelsname	EPS	Tagesdosis*
mit schwacher neuroleptischer Potenz				
1/2–2/3	Thioridazin	Melleril®	–	75/200–500/600
	Promethazin	Atosil®	–	25–75/50–150/1000
	Perazin	Taxilan®	(+)	75/75–600/800
2/3–4/5	Chlorprothixen	Truxal®	–	50–100/150–500/800
	Levomepromazin	Neurocil®	–	50–100/100–400/600
mit mittelstarker neuroleptischer Potenz				
2–3	Clopenthixol	Ciatyl®	(+)	20–50/50–100/300
	Zuclopenthixol	Ciatyl-Z®	(+)	10–20/20–80/150
mit starker neuroleptischer Potenz				
10	Perphenazin	Decentan®	+	4–8/8–20/48
mit sehr starker neuroleptischer Potenz				
20–50	Fluphenazin	Lyogen®	+	2–4/10–20/40
	Flupentixol	Fluanxol®	+	3/3–15/60
	Haloperidol	Haldol-Janssen®	+	1,5–4,5/3–15/40
	Bromperidol	Impromen®	+	2–5/5–10/50
> 400	Benperidol	Glianimon®	++	0,5–1,5/1,5–6/60 (akut 1,5–12 mg i. m.)

EPS = extrapyramidalmotorische Symptome:
– gering, (+) mäßig, + stark, ++ sehr stark ausgeprägt
* Tagesdosis = Einstiegsdosis/mittlere Tagesdosis/Maximaldosis

Tab. 3:		Atypische Neuroleptika (s. Kap. 5)
Generikum	Handelsname	Tagesdosis (mg)*
Clozapin	Leponex®	12,5/100–300/600
Risperidon	Risperdal®	2/4–8/12
Sulpirid	Dogmatil®, Meresa®	75–150/300–1000/1600
Melperon	Eunerpan®	50–100/100–300/600

* Tagesdosis = Einstiegsdosis/mittlere Tagesdosis/Maximaldosis

Tab. 4:		Depot- und Langzeitneuroleptika (s. Kap. 5)	
Generikum	**Handelsname**	**Applikationsintervall**	**Dosis (mg)**
Zuclopenthixol-Decanoat	Ciatyl-Z Depot®	2–3 Wochen i.m.	100–400
Zuclopenthixol-Azetat	Ciatyl-Z Acuphase®	2–3 Tage i.m. kurzwirksam, Behandlung initialakuter Psychosen, 1–2 mal wiederholbar	50–150
Flupentixol-Decanoat	Fluanxol-Depot®	2–3 Wochen i.m.	20–60
Fluphenazin-Decanoat	Lyogen-Depot®, Dapotum D®	2–4 Wochen i.m.	12,5–100
Haloperidol-Decanoat	Haldol-Decanoat®	4 Wochen i.m.	50–300
Perphenazin-Önanthat	Decentan-Depot®	2–4 Wochen i.m.	50–200
Fluspirilen	Imap®	1 Woche i.m.	2–12
Pimozid	Orap®	1 x täglich oral	2–8

Tab. 5: **Benzodiazepine (s. Kap. 6)**

Generikum	Handelsname (Beispiele)	Einsatz *	Tagesdosis (mg) ambulant	stationär
mit lang wirksamen Metaboliten (v. a. Nordiazepam und Oxazepam) und damit langer Halbwertszeit				
Chlordiazepoxid	Librium® (in Komb. mit Amitriptylin nicht empfehlenswert)	A, M	5–50	15–150
Clobazam	Frisium®	A	20–30	20–60
Diazepam	Diazepam®, Diazemuls®, Valium®	A, S, M, AK	2–15	5–60
Dikaliumclorazepat	Tranxilium® (1)	A	10–20	15–60
Metaclazepam	Talis®	A	5–30	5–30
Prazepam (1)	Demetrin®	A	10–30	10–30
mit mittlerer bis kurzer Halbwertszeit und verschiedenen aktiven Metaboliten				
Alprazolam	Tafil®	A	0,5–2	max. 4
Bromazepam	Lexotanil®	A	3–6	3–24
Clotiazepam	Trecalmo®	A	10–30	10–60
mit kurzer Halbwertszeit ohne aktive Metaboliten				
Lorazepam	Tavor®, Pro Dorm®	A	0,5–5	0,5–10
Oxazepam	Adumbran®, Praxiten®	A	10–60	10–150

(1) = Prodrug (eigentliche Wirksubstanz: Nordiazepam bzw. Oxazepam)   * Einsatzbereiche: A = Anxiolyse, S = Schlafinduktion, M = Muskelrelaxation, AK = Antikonvulsion

Tab. 6:		Benzodiazepinhypnotika (s. Kap. 6)	
Generikum	Handelsname	Tagesdosis (mg)	
		ambulant	stationär
mit langer Halbwertszeit			
Flurazepam	Dalmadorm®	15–30	15–60
mit mittellanger Halbwertszeit			
Flunitrazepam	Rohypnol®	0,5–2	0,5–4
Nitrazepam	Mogadan®	2,510	2,5–20
mit kurzer bis ultrakurzer Halbwertszeit			
Lormetazepam	Noctamid®	0,5–1	1–2
Temazepam	Remestan®	10–40	10–60
Brotizolam	Lendormin®	0,125–0,25	0,125–0,25
Loprazolam	Sonin®	0,5–2	0,5–2
Triazolam	Halcion®	0,125–1	

Tab. 7:		Non-Benzodiazepinhypnotika (s. Kap. 6)	
Generikum	Handelsname	Tagesdosis (mg)	
		ambulant	stationär
Zopiclon	Ximovan®	7,5	bis 15
Zolpidem	Bikalm®, Stilnox®	10–20	

Literaturverzeichnis

Arbeitsgemeinschaft für Methodik und Dokumentation in der Psychiatrie (AMDP): Das AMDP-System. Manual zur Dokumentation psychiatrischer Befunde. 4. Auflage, Springer, Berlin, Heidelberg, New York, 1995 (5).

L. Benet, N. Massoud, J. Gambertoglio (ed.): Pharmacokinetic Basis for Drug Treatment. Raven Press, New York, 1985.

O. Benkert, H. Hippius: Psychiatrische Pharmakotherapie. 6. Auflage, Springer, Berlin, Heidelberg, New York, 1996.

E. Bleuler: Lehrbuch der Psychiatrie. 15. Auflage, Springer, Berlin, Heidelberg, New York, 1983.

W. Bräutigam: Sexualmedizin im Grundriß. 2. Auflage, Thieme, Stuttgart, New York, 1979.

Drogenabhängigkeit, DHS, Eine Information für Ärzte, Hamm, 1995 (2).

DSM-III-R. Diagnostische Kriterien und Differentialdiagnosen. Beltz, Weinheim, Basel, 1989.

D. Ebert: Psychiatrie systematisch, Uni-med, Lorch, 1995.

Gegenstandskatalog für den 2. Abschnitt der Ärztlichen Prüfung, 1993.

I. Heuser: Notfälle in der Psychiatrie. In: F. Ahnefeld, W. Dieck, J. Kilian, H. Schuster: Notfallmedizin. 1. Auflage, Springer, Berlin, Heidelberg, New York, 1986.

G. Hole: Unveröffentlichtes Vorlesungsskript der Universität Ulm, 1988.

G. Huber: Psychiatrie. 5. Auflage, Schattauer, Stuttgart, New York, 1994.

H. Kaplan, B. Sadock: Synopsis of Psychiatry-Behavioral Sciences and Clinical Psychiatry. 7. edition, Williams and Wilkins, Baltimore, Hong Kong, London, Sydney, 1995.

D. F. Kernberg: Borderline-Störungen und pathologischer Narzißmus, Suhrkamp, Frankfurt a. M., 1993.

R. Lempp (Hrsg.): Teilleistungsstörungen im Kindesalter. Huber, Bern, Stuttgart, Wien, 1979.

P. H. Lersch: Aufbau der Person. 11. Auflage, Barth, München.

K. Lieb, D. Riemann, M. Berger (Hrsg.): Biologisch-psychiatrische Forschung. Ein Überblick. 1. Auflage, Fischer, Stuttgart, Jena, New York, 1995.

N. Matussek, H. Hippius: Tabulae psychiatricae et psychopharmacologicae. 1. Auflage, Aesopus, Basel, Wiesbaden, 1984.

E. Ringel: Selbstmordverhütung. 2. Auflage, Huber, Bern, Stuttgart, Wien, 1984.

G. Rudolf: Therapieschemata Psychiatrie. 1. Auflage, Urban und Schwarzenberg, München, Wien, Baltimore, 1988.

J. Sandler, D. Dare, A. Holder: Grundbegriffe der psychoanalytischen Therapie. Klett, Stuttgart, 1973.

C. Scharfetter: Allgemeine Psychopathologie. 3. Auflage, Thieme, Stuttgart, New York, 1991.

K. Schneider: Klinische Psychopathologie. 13. Auflage, Thieme, Stuttgart, New York, 1987.

R. Schüttler: Psychiatrische Vorlesungen. Ein Lern- und Lesebuch. Zuckschwerdt, München, Bern, Wien, San Francisco, 1987.

V. Sigusch (Hrsg.): Sexualität und Medizin, Kiepenheuer und Witsch, Köln, 1984.

D. Stafford-Clark, A. C. Smith: Psychiatrie. Thieme, Stuttgart, New York, 1987.

H. Strotzka: Psychotherapie und Tiefenpsychologie. 1984.

K. L. Täschner: Praktische Psychiatrie. Kohlhammer, Stuttgart, 1989.

H. Thomä, H. Kächele: Lehrbuch der psychoanalytischen Therapie 1 u. 2, Springer, Berlin, Heidelberg, New York, 1989.

R. Tölle: Psychiatrie. 10. Auflage, Springer, Berlin, Heidelberg, New York, 1994.

K. Wanke, G. Buhringer (Hrsg.): Grundstörungen der Sucht, Springer, Berlin, Heidelberg, New York, 1991.

J. Willi: Koevolution. Die Kunst des gemeinsamen Wachsens. Reinbeck Rowohlt, 1985.

M. Woltersdorf, W. P. Kaschka (Hrsg.): Suizidalität; Die biologische Dimension, Springer, Berlin, Heidelberg, New York, 1996.

I. D. Yalom: Gruppenpsychotherapie. Kindler, München, 1974.

Sachverzeichnis

Abduzensparese 179
Abels, Konzentrations-Verlaufstest 114
Aberrationen, chromosomale 258
Abhängigkeit
– Alkohol 137
– Arzneimittel 137, 152
– Behandlung 143–145
– Benzodiazepine 160
– Definition 137
– Drogen 137
– Entwicklung 140–141
– körperliche, Definition 138
– körperliche Auswirkungen 142
– Präventivmaßnahmen 141
– psychische, Definition 138
– psychische Auswirkungen 141–142
– soziale Auswirkungen 142–143
Abhängigkeitsentwicklung
– Amphetamine 166
– Barbiturate 164
Abhängigkeitsformen 139
Abhängigkeitspotential
– Arzneimittel 153
– Non-Benzodiazepinhypnotika 163
Abhängigkeitsrisiko, Benzodiazepine 161
Ablenkung 285
Absetzversuch, Neuroleptika 130
Abstammungswahn 24, 98
Abstieg, sozialer 142
Abstinenz 143
Abstinenzerscheinungen, morgendliche 148
Abstinenzregel, Psychoanalyse 277
Abstinenzsyndrom 138, 143
Abstraktion, selektive 290
Abstraktionsfähigkeit
– fehlende 218
– herabgesetzte 230
Abusus 137–138
Abwehr 278
– psychosoziale 190
Abwehrbewegungen 9
Abwehrmechanismen 188, 274, 331
– Definition 189
– transpersonelle 300
– unreife 202
Abweichungen
– autistische 189
– autoaggressive 189
Achtmonatsangst 243, 276
Adipositas 235
Adler, Alfred 279–282
Adoleszentenkrise 258
Adoleszenz, Psychose 233
Adoleszenzphase 189
Adoptionsforschung 93
Adumbran® 157, 344
Ächtung, gesellschaftliche 256
Ängste 234
– unerklärbare 95
– verstärkte 325
Ängstlichkeit 223
Affekt 331
– inadäquater 32, 102, 331
Affektarmut 31–32

Affektdelikte 31, 313
Affekteinbrüche 32
Affekthandlung 31
Affektillusion 29, 335
Affektinkontinenz 32, 331
Affektisolierung 195
Affektivität 7
– Definition 31
– läppische 102
Affektivitätsstörungen 31–34, 101–103
Affektkontinenz 47
Affektlabilität 32, 47, 214, 331
Affektpsychosen 231
Affektstarre 32
Affektstau 265
Affektsteuerung, mangelnde 32
Affektstörungen 98, 111, 225
– im Kindesalter 226–227
Affektverflachung 113
AFG (Arbeitsförderungsgesetz) 321
Aggression 228, 302
Aggressionsbewältigungen, inadäquate 189
Aggressionsstau 265
Aggressivität 323, 327
Agieren, Psychoanalyse 278
Agiolax® 78
Agitation 331
Agitiertheit 323
Agnosien 218
– akustische 220
Agoraphobie 73, 196, 290
– Fallbeispiel 207–208
– Therapie 79
Agranulozytosegefahr 154
AIDS 326
Akathisie 121, 123, 331
Akinese 103–104, 331
Akineton® 120, 122, 329
Akkommodationsstörungen 77, 125
Akoasmen 27, 175
Aktivität 332
Aktivitätslosigkeit 113
Aktivitätsstörungen 111
Akzeptanz 288
Alexie 331
Alexithymie 201
Algolagnie 252
Algopareunie 258
Alibidimie 258
Alkohol 159
– Intoxikation 327
– Wechselwirkungen mit Antidepressiva 79
Alkoholabhängigkeit 4, 137, 178
– Definition 145
– Entwicklungsstadien 146–148
– Epidemiologie 146
– Folgen 174–175
– körperliche Folgen 149
– Komplikationen 174–175
– Prägnanztypen 148
Alkoholabusus 114, 193, 228, 247
– chronischer 256
Alkoholdelir 27, 176
Alkoholempfindlichkeit 87

Alkoholentzugsdelir 175, 324–325
– Fallbeispiel 180
Alkoholfolgeerkrankung 179
Alkoholhalluzinose 27, 150, 175, 178
Alkoholiker, Anonyme 145
Alkoholintoleranz 149
Alkoholintoxikationen, akute 177
Alkoholismus 24, 262, 326
– Rezidivquote 145
Alkoholmißbrauch 167
Alkoholprobleme 323
Alkoholpsychosen 27, 148
Alkoholrausch 149–151
Alkoholstraftaten 313
Alkoholtoleranz 147–149
Alkoholtremor 150
Alkoholvergiftung 159
Allgemeinerkrankungen, körperliche 44
Alpha-Typ, Alkoholabhängigkeit 148
Alprazolam 157, 344
Alpträume 164
Altersdepression 52, 58, 71
Alterspädophilie 252
Altersschizophrenien 92
Altgedächtnis 12
Altruismus 258, 296
Alzheimer-Demenz 49–53
– Diagnostik 50
– Fallbeispiel 53
– Neuropathologie 52
– Risikofaktor 50
– Therapie 52
– Verlauf 51
Ambitendenz 103–104, 331
Ambivalenz 32, 97, 102, 331
Ambivalenzphase 263
Ambivalenzstadium, Suizid 265
Ambulanz 306
Amenorrhoe 236
Amfetaminil 165
Aminpräkursoren 165
Amitriptylin-Typ-Antidepressiva
– Wirkungsqualität 75
Amitriptylin® 74, 157, 329, 341, 344
Amitriptylinoxid 74, 341
Amnesie 13–14, 331
– anterograde 14
– kongrade 14
– retrograde 14
– transitorische globale 14
Amphetamin 165
– Intoxikation 328–329
Amphetamin-Mißbrauch 178, 326
Amphetamin-Typ 139, 153, 165, 168
Amphetamine 168, 173–174
– Abhängigkeitsart 172
– Abhängigkeitsentwicklung 166
– Entzugssyndrom 166
– Indikation 166
Amplifikation 285
Amyloid-Plaques 52
Anämien 235
Anafranil® 74, 341
Analgetika 116, 153–154
– antipyretische 153
Analphabetentum, emotionales 201
Anamnese 40

Anamneseerhebung 226–227
– bei psychischen Störungen 5
Anamnesemosaik 6
Anankasmus 194, 331
Androgynie 259
Anerkennung, soziale 257
Anetholthrition 78
Anexate® 160, 327, 329
Anfälle 234
Anfallsprophylaxe 176
Angehörigen-Arbeit 131
Angehörigengespräch 5
Angehörigengruppe 115
Angel dust 174
Angelismus 258
Angina pectoris 34
Angst 7, 18, 33–34, 70, 102, 175, 226
– Definition 33
– Differentialdiagnose 324
– generalisierte 34
– neurotische 33, 192
– panische paranoide 173
– vor Kontrollverlust 250
Angst-Abwehr-Reaktion 195
Angstabwehr 193
Angstgefühle 61
Angsthierarchie 292
Angstneurose 189, 192–193, 196
– Definition 192
Angstreaktion 185
Angstsyndrom 235
Angstzustände 156, 323–324
Anhedonie 60, 95, 331
Anima 284
Animus 284
Anklammern 186
Annahmen, dysfunktionale 290
Anorexia nervosa 235–237, 332
– Kriterien 236
– Prognose 237
Anorexie 73
Anorgasmie 249
Anosognosie 49
Anpassung, gesteigerte 206
Anpassungsschwierigkeiten 288
Anpassungsstörungen 185
– depressive 70
– passagere 227
Ansätze
– feldtheoretische 305
– lerntheoretische 305, 264, 281
– mathematische 305
– rollenspezifische 305
– tiefenpsychologische 305
Antabus 144
Anteilnahme 295
Antiandrogen 254
Anticholinergika 122, 176
Anticholium® 328, 330
Antidepressiva 72, 162, 176, 194–195, 238, 341
– Antidot 78
– atypische 74, 341
– Ausscheidung 75
– Definition 73
– Dosierung 80
– Dosisanpassung 81
– Dosisverteilung 80

Antidepressiva
– Einteilung 73
– Erfolgsquote 80
– Erhaltungstherapie 81
– Halbwertszeit 74
– Indikationen 73
– Infusionstherapie 81
– Intoxikationen 78, 328
– Kombinationstherapie 81
– Kontraindikationen 78
– Nebenwirkungen 74, 77–78
– – Therapie 78
– Pharmakokinetik 75
– phasenprophylaktische Therapie 81
– Plasmahalbwertszeit 75
– Plasmakonzentrationsbestimmung 76
– Retardpräparate 80
– Steady-State-Plasmaspiegel 75
– tetrazyklische 73
– therapeutisches Vorgehen 80
– Therapieresistenz 81
– Therapierichtlinien 80
– trizyklische 73, 88
– Überdosierungen 78
– Umstellung 81
– Wechselwirkungen 79
– Wirkungslosigkeit 81
– Wirkungsmechanismus 76
– Wirkungsqualität 75
Antidot, Antidepressiva 78
Antiemetika 116
Antiepileptikum 156, 164
Antihistaminika 159, 162, 164
Antihypertensiva 326
– Wechselwirkungen mit Antidepressiva 79
Antiparkinsonmittel 120, 122–124
Antrieb 35, 332
Antriebsarmut 35
Antriebsenthemmung 36
Antriebshemmung 35–36, 62
Antriebslosigkeit 60
Antriebsmangel 35
Antriebsminderung 36, 47, 95
Antriebsschwäche 35, 185
Antriebssperrung 35
Antriebssteigerung 36, 64–65, 172
Antriebsstörungen 35–36, 101–105
Antriebsverlust 113, 223
Anxiolyse 268
Anxiolytika 193
Apathie 50, 171, 226, 234, 241, 332
Aphasien 224, 240
Aphrodisiaka 258
Aponal® 74, 143, 165, 169, 176, 268, 329, 341
Apperzeption, tendenziöse 281
Appetitlosigkeit 61, 63, 87, 219
– bei Kindern 235
Approximation 289
Arbeitsförderungsgesetz (AFG) 321
Arbeitslosigkeit 228
Arbeitsplatzverlust 142
Arbeitstherapie 109, 115, 132, 306, 310, 334
Archetypen 284
Areflexie 327
Arrhythmien 326, 328
Artane® 122
Artikulationsstörungen 220

Arylhexamine 174
Arzneimittel, Abhängigkeitspotential 153
Arzneimittelabhängigkeit 4, 137
– Folgen 174–175
– Komplikationen 174–175
Arzneimittelabusus 114, 152
Arzneimittelexantheme 126
Arzt-Patient-Beziehung 237, 273, 298, 332
Arztbrief 40
Aspekte, evolutive 298
Asperger-Typ, autistische Psychopathie 230–233
Assimilation 302
Assoziationen 274, 332
– freie 278
Astigmatismus 220
Asynergien 218
Atarax® 155
Ataxien 179, 218, 327–328
– cerebelläre 149, 222
Atemdepression 164, 169, 329
Atemfrequenz-Steigerung 170
Atemstillstand 327–328
Athetosen 218
Athymie 102
Atosil® 118, 330, 342
Atresien 220
Attributionsstil, depressiver 264
Audimutitas 243
Aufenthaltsbestimmung 318
Auffälligkeiten
– prämorbide, Kinderpsychosen 233
– psychische 228
Auffassungsfähigkeit 8
Auffassungsprüfung 12
Auffassungsstörungen 11–12
Auffassungsvermögen 241
Aufmerksamkeit, gleichschwebende 278
Aufmerksamkeitseinengung 11
Aufmerksamkeitsfähigkeit 8
Aufmerksamkeitsprüfung 12
Aufmerksamkeitsstörungen 11–12, 233
Augenmotilitätsstörungen 180
Augenmuskellähmungen 179
Aura, epileptische 27
Aurorix® 74, 79, 341
Ausbildungsplatzverlust 142
Ausbildungsprogramm 309
Ausdrucksarmut 113
Ausdrucksstörungen 98
 schizophrene 101
Ausgebranntsein 332
Ausgrenzung 307
Ausnahmesituation, psychische 266
Außenreizabhängigkeit 202
Authentizität 296
Autismus 21, 30, 37, 97, 102, 106, 231, 240, 243, 332
– frühkindlicher 92, 224, 229
– schizophrener 229
Autoeuthanasie 269
Automatismen
– motorische 231
– orale 46
Automatismusverlust 95
Automutilation 243
Autonomiekonzept, Suizidalität 264

Autoritätsverlust, Suizidalität 264
Autosuggestion 294
AV-Block 77
Aversionstherapie 293

Bagatellisierung, Suizidversuch 268, 326
Balintgruppe 298, 332
Ballismus 123
Barbiturat-Alkohol-Typ 139, 153
Barbiturate 153–154, 159, 162–164, 325
– Abhängigkeitsentwicklung 164
– Gewöhnungs-Gefahr 164
– Kontraindikation beim hyperkinetischen Syndrom 226
– Toleranzentwicklung 164
– Überdosierung 164
Barbituratentzug 164
Barbituratvergiftung 46
Basisstadien 95
– depressiv-asthenische 102
Basisstörungskonzept 95
Basissuizidalität 269
Basissymptome 114
Battered-child-Syndrom 242
Bauchschmerzen 238
Bedrohung, existentielle 263
Beeinflussungserlebnisse, leibliche 28, 99, 199
Beeinträchtigungen
– ich-dystone 187
– ich-syntone 187
Beeinträchtigungserleben 166
Beeinträchtigungswahn 23, 98
Befehlsautomatie 103–104
Befund 40
– psychopathologischer 7
Befunddokumentation 40
BEG (Bundesentschädigungsgesetz) 321
Begegnungsfähigkeit 229
Begriffsbildung, Störungen der 49
Begriffsverschiebung 100
Begriffszerfall 100
Begutachtung 311
Behandlung 308
– heilerzieherische 314
– heilpädagogische 216
– – beim hyperkinetischen Syndrom 226
– psychotherapeutische 219, 222
Behandlungseinsicht 323
Behandlungsstrategien
– lernpsychologische 235
– tiefenpsychologische 235
Behaviorismus 289
Behinderung
– äußere (prämorbide) 310
– innere (primäre) 310
– seelische 310
– sekundäre (soziale) 310
Behinderungs-Arten 132
Belastungen, sozio-kulturelle 140
Belastungsreaktion
– akute 185
– posttraumatische 185
Belastungsreaktionen, akute 185
Belastungssituation
– akute 263
– chronische 189
– psychosoziale 197

Belastungsstörung, posttraumatische 186
Benommenheit 8–9, 45
Benperidol 82, 111, 117–118, 342
Benton-Test 47, 114
Benzodiazepine 82, 116, 124, 153, 155–161, 325
– Abhängigkeit 160
– Abhängigkeitsrisiko 161
– Entzugssymptome 161
– Fahrtüchtigkeit 160
– Kontraindikationen 159
– Kumulationsgefahr 159
– Metabolisierung 158–159
– Nebenwirkungen 160
– Pharmakokinetik 158–159
– Schwangerschaft 161
– Sucht 160
– therapeutische Richtlinien 160
– Wechselwirkungen 159
– Wirkungsmechanismus 158
Benzodiazepinhypnotika 162–163
– Entzugssyndrome 162
Beobachtungseffekt, realer 293
Beratung
– genetische 309
– psychologische 295
Beratungsstellen 306
Bereich
– ambulanter 306
– psychosozialer 309
– soziokultureller 309
– stationärer 307
Berufsunfähigkeit 320
Berufungswahn 24
Beschäftigungsdrang 175
Beschäftigungstherapie 109, 115, 132, 334
Beschaffungskriminalität 170
Beschwerdebild, narzißtisches, Fallbeispiel 209
Beschwerden, gastrointestinale 88
Bespar® 74, 155, 341
Bestätigung 289
Beta-Blocker 153, 155
Beta-Typ, Alkoholabhängigkeit 148
Betabion® 179
Betätigungsdrang, gesteigerter 65
Betäubung 185
Betäubungsmittelgesetz 168, 174
Betrachtungen, phänomenologische 265
Betreuer 318–319
Betreuungsbedürftigkeit 318
Betreuungsgesetz 311, 317–318
Bevollmächtigter 318
Bevormundung 318
Bewältigungsstrategie,
Bewältigungsstrategien 106, 263, 332
– depressive 263
Bewältigungsstruktur, neurotisch-depressive 193
Bewältigungsversuche, inadäquate 188
Bewegungsarmut 331
Bewegungsdrang 331
– gesteigerter 65
Bewegungslosigkeit 331
Bewegungsstereotypien 103–104
Bewegungstherapie, konzentrative (KBT) 303
Bewußtlosigkeit 169, 317
Bewußtsein
– Definition 8

Bewußtsein
– eingeengtes 332
– subjektive Anteile 283–284
Bewußtseinserweiterung 45
Bewußtseinsklarheit 8, 11
Bewußtseinslage 7
– eingeengte 185
Bewußtseinsstörung 3, 8–11, 42–43, 45–46, 332
– qualitative 9–11, 45
– quantitative 8–10, 45
– tiefgreifende 312
Bewußtseinstrübung 149, 175, 317, 328
Bewußtwerden, des eigenen Körpers 303
Beziehungsaspekt, Arzt-Patient-Beziehung 273
Beziehungserleben 166
Beziehungsgefüge, zirkuläres 298
Beziehungsmuster, kindliche 186
Beziehungswahn 23
– erotischer 24
Biegsamkeit, wächserne 103, 105
Big Five 201–202
Bikalm® 163, 345
Bilanzsuizid 262
Bildungsprogramm 309
Bio-feed-back-Verfahren 292
Bioenergetik 279, 286
Biperiden 120, 122, 176, 329
Black Box 289
Blasentenesmen 170
Bleuler, E. 97, 113–114
Blickkontakt, verminderter 230
Blutalkoholgehalt 150
Blutbildveränderungen 126
Blutdruckanstieg 170
Blutschande 259
Blutungen, intrakranielle 326
Bonn-Skala 114
Borderline-Persönlichkeitsstörung 134–135, 189, 200, 203, 261, 278, 332
Bovarysmus 258
BPRS (Brief Psychiatric Rating Scale) 115
Bradyarrhythmien 77, 328
Bradykardie 328
Brandstiftung, pathologische 261
Brechneigung 238
Brief Psychiatric Rating Scale (BPRS) 115
Broken home 140, 227
Bromazepam 157, 344
Bromcriptin 124
Bromharnstoff 153
Bromharnstoffderivate 165
Bromisoval 165
Bromperidol 117–118, 342
Bromural 153
Brotizolam 163, 345
Brückensymptome 219
Brunhildtyp 249
Brustplastik 258
BSABS 114
Bulimia nervosa 73, 237, 332
Bundesentschädigungsgesetz (BEG) 321
Bundessozialhilfegesetz (BSHG) 321
Buprenorphin 168
Burn-out-Syndrom 332
Buspiron 74, 153, 155, 341
Butyrophenon 239
Butyrophenonderivate 117, 176

Cannabis 166
– Abhängigkeitsart 172
– Intoxikation 329–330
Cannabis-Derivate 168
Cannabis-Typ 139, 168, 171–172
Carbachol 78
Carbamazepin 88, 120, 176, 204
Carbromal 165
Cathin 173
Charakterhaltung 286
Charakterneurosen 183, 187–188, 202, 332
Charakterveränderungen 48–49
Chinazolinonderivate 165
Chloraldurat® 165
Chloralhydrat 153, 162, 165
Chlordiazepoxid 157, 176, 344
Chlorpromazin 117
Chlorprothixen 82, 117–118, 342
Chorea 222
– Huntington 51
– minor 226
Chronic Fatigue Syndrom 199
Chronifizierungen, symptomarme 68
Ciatyl-Z-Acuphase® 129, 325, 330, 343
Ciatyl-Z Depot® 129, 343
Ciatyl-Z® 118, 342
Ciatyl® 118, 342
Cimetidin 159
Clobazam 157, 344
Clomethiazol 143, 153, 165, 176–177, 325, 329
Clomipramin 74, 341
Clonazepam 156–157
Clonidin 143, 169, 176
Clopenthixol 118, 342
Clotiazepam 157, 344
Clozapin 124–125, 127–128, 342
CO-Vergiftungen 179, 325
Codein 168
Coffein 165
Coma vigile 10
Commotio cerebri 14, 198, 234, 337
Community Psychiatry 307
Compliance 332
Compliance-Überprüfung, Plasmakonzentrationsbestimmung 76
Coping 293
coping behavior 106
Coping-Mechanismen 332
– nichtausreichende 263
Coping-Strategien 223, 278
Cortisonpsychose 326
Crack 172, 174
Cry for Help 269
Cunnilingus 259
Cyclobarbital 164
Cyproteronacetat 254

D-Norpseudoephedrin 173
Dämmerzustände 9–10, 45, 317, 332
– orientierte 44
– psychogene 198
– stuporöse 185
Dalmadorm® 163, 345
Dantamacrin® 124
Dantrolen 124
Dapotum D® 129, 343

Daumenlutschen 243
- exzessives 234
Debilität 215, 333
Decentan-Depot® 129, 343
Decentan® 118, 342
Defekte, hirnorganische 189
Defizienzsymptome 113
Defizienzsyndrom, dynamisch-kognitives 107
Degeneration, neurofibrilläre 52
Dehydratation 328
Deja-vecu 13
Deja-vu 13, 337
Delegation 299, 301
Delikte 228
Delinquenz 227
Delir 9, 148, 317, 328, 333
- Differentialdiagnose 325
- Therapie 176–177
- toxisches 28
Delirium tremens 10, 27, 45, 150, 175–177, 180
- Symptomatik 175
Delta-Typ, Alkoholabhängigkeit 148
Dementia infantilis 233
- Heller 214
Demenzen 3, 42, 47, 49–53, 176, 212, 216, 326, 333
- im Kindesalter 213–214
- vaskuläre 49, 51
Demetrin® 157, 344
Denken 283
- Definition 15
- dichotomes 290
- Einengung des 16
- gehemmtes 16, 100
- inkohärentes 17–18, 335
- umständliches 17
- verlangsamtes 16
- weitschweifiges 17
- zerfahrenes 17–18, 113
Denkhemmung 16, 60, 69
Denkstörungen 7, 15–18, 111, 149
- Definition 15
- formale 15–16, 61, 98, 100, 333
- inhaltliche 15, 20, 97, 99, 333
- kognitive 95
Denktyp 282
Denkverarmung 16
Denkverlangsamung 16
Denkzerfahrenheit 66
Depersonalisation 98, 173, 333–334
Depersonalisationserlebnisse 31, 105
- Fallbeispiel 208–209
Depersonalisationssymptome, unspezifische 200
Depersonalitätssyndrom, der Pubertät 31
Depot-Neuroleptika 129, 343
Depot-Testosteron 248
Depravation 142, 333
Depression 11, , 200, 206, 237, 262, 327
- ängstlich-agitierte 64, 324
- anaklitische 241
- Differentialdiagnose 326
- Einteilung 69–70
- endogene 24, 56, 71, 79, 84, 194
- - Diagnostik 69–70
- - Fallbeispiel 89–90
- - monophasische

Depression, endogene
- - Phasenprophylaxe 268
- - polyphasische 68
- - Prägnanztypen 63
- - Symptomatik 60–63
- - Unterformen 63–64
- - vegetative Symptome 61–62
- gehemmte 64
- körperlich begründbare 72, 194
- larvierte 33, 61, 64
- maskierte 33
- medikamentös induzierte 194
- neurotische 55, 186, 189, 193–194
- - Fallbeispiel 208–209
- pharmakogene 125
- psychogene 72
- psychotische 63
- reaktiv-situative 55
- reaktive 194
- symptomatische 41
- Typisierung 55
- vegetative 64
- vegetative larvierte 71
- vitale 61
- zönästhetische 64
Depressionsskalen 69
Deprivation 223, 232, 333
- soziale 216
Deprivationssyndrome 226, 241
Derealisation 31, 98, 333–334
Derealisationserlebnisse 105
- Fallbeispiel 208–209
Dereflexion 285
Dermatozoenwahn 25, 28, 166
Desensibilisierung, systematische 193, 292
Designerdrogen 166, 173–174
Desintegration 142
Desipramin 74, 341
Desipramin-Typ-Antidepressiva, Wirkungsqualität 75
Desorientiertheit 13, 49, 175, 179, 324, 333
Develin retard® 168
Devianz 333
Dextropropoxyphen 168
Diabetes mellitus 235, 247
Diacetylmorphin 168
Diät 237
- beim hyperkinetischen Syndrom 226
Diagnose 37–40
- Definition 37
- multiaxiale 39
Diagnosesysteme 39–40
Diagnostik, Schizophrenien 113–114
Dialyse 328
Diarrhöe 87, 170, 328
Diazemuls® 157, 344
Diazepam® 78, 82, 156–159, 176, 268, 324–325, 327, 329, 344
Dibenzepin 74, 341
Dichotomie 290
Diebstähle 313
Differentialdiagnostik, Schizophrenien 114
Differentialtypologie 66
Dihydergot® 78
Dihydroergotamin 78, 125
Dikaliumclorazepat 157–158, 344
Diktatschreiben 217, 222

Dilaudid® 168
Diphenylbutylpiperidine 117
Diphenylhydramin 164
Dipidolor® 168
Dipiperon 330
Dipsomanie 148, 195
Dissimulation 6, 333
Dissozialität 240
– Verhütung 309
Distanzgefühl, vermindertes 240
Distanzstörungen 218
Distanzunsicherheit 218
Distraneurin® 143, 153, 165, 176–177, 329
Disulfiram® 144
Dociton® 155
Dogmatil® 128, 342
Dokumentation, Suizidalität 327
Dolantin® 166, 168
Dolestan® 164
Don Juanismus 259
Dopamin 119
Dopamin-Überproduktion 239
Dopaminrezeptor-Antagonisten 117–127
Dopaminsystem, Störungen 264
Dopaminwerte, erhöhte 229
Doppeln 297
Dornröschensyndrom 249
Doryl® 78
Dosierungen
– Antidepressiva 80
– Neuroleptika 119–120
Dosisreduktion 170
Dosisverteilung, Antidepressiva 80
Double-Bind 299
Down-Syndrom 212
Doxepin 74, 143, 165, 169, 176, 325, 329, 341
Doxylamin 164
Dramatisierung 197
Drift-Hypothese 93
Drogen 176
– Definition 138
– illegale 168
– psychotrope 171
– weiche 167
Drogen-Verlangen 170
Drogenabhängigkeit 4, 137–138, 166, 333
– Folgen 174–175
– körperliche 172
– Komplikationen 174–175
– psychische 172
Drogenangebot 140
Drogenbeschaffungskriminalität 142
Drogeneinfluß 11
Drogenentzug 325
Drogenkarriere 167
Drogenkonsum 70
Drogenmißbrauch 114, 234
Drogenprobleme 323
Drogensequenz 167
Drug-holidays 121
DSM-IV 39, 333
Dulcolax® 78
Durchfall 87, 170, 328
Durchgangssyndrome 3, 42–44, 149, 333
– affektiv-aspontane 171
– amnestische 44, 179
– Erscheinungsbilder 44

Durchgangssyndrome
– hysteriforme 44
– paranoid-halluzinatorische 44
– – Fallbeispiel 45
– schizophreniforme 78
Durchschlafstörungen 235
Durst 328
Dysarthrien 149, 180, 328
Dysdiadochokinesien 218
Dysgrammatismus 220
Dyskalkulie 222
Dyskinesien, tardive 121, 123
Dyslalie 220–221
Dysmorphophobie 196, 199
Dyspareunie 249
Dysphagien 180
Dysphonie, spastische 221
Dysphorie 241
Dyspnoe 323
Dysregulationen
– orthostatische 125, 327
– vegetative 238
Dysthymien 70

Echo-Phänomene 173
Echolalien 103–104, 230
Echopraxie 103–104
Echopsychosen 172, 334
Echtheit 288
Ecstasy 165, 174
Egozentrik 197
Eheberatung 306
Eifersuchtsideen 184
Eifersuchtswahn 23–24, 177
Eigenvertrauen, fehlendes 189
Eingliederungshilfe 321
Einrichtungen
– komplementäre 306
– teilstationäre 307
Einschlafstörungen 235
Einsichtsrecht 40
Einstellungsmodulation 286
Einstiegsdroge 167, 171
Einzelkind, verwöhntes 238
Ejaculatio
– deficiens 248
– praecox 247–248
– retarda 247–248
Ejakulationsstörung 248
Eklampsie 96
Ekmnesie 13
EKT (Elektrokrampftherapie) 72, 81, 83, 115, 120–121, 130
Ektopsyche 282–283
Elektra-Komplex 276
Elektrokrampftherapie (EKT) 72, 81, 83, 115, 120-121, 130
Eltern-Ich 287
Elternberatung 227, 235
Embryopathien 161
Emotion, Störungen im Kindesalter 226–227
Emotionalität 31
Emotionen 283–284
Empathie 288, 295
Empfindungen 283
Empfindungstyp 282
Endogamie 259

Endokrinopathien 114
Endopsyche 282–283
Engwinkelglaukom 78, 159
Enkopresis 218, 238
Entfremdungsdepression 64
Entfremdungserlebnisse 7, 30–31, 333-334
Entfremdungssyndrom 200
Entgiftungsphase 143
Enthemmung 65, 149
Entkatastrophierung 291
Entkriminalisierung 170
Entlastungssituationen, chronische 189
Entmündigung 318
Entschlußstadium, Suizid 265
Entspannungsübungen, therapeutische 193, 239, 292
Entspannungsverfahren, Schlafstörungen 156
Enttäuschungsbereitschaft 206
Entwicklungen
– abnorme seelische 183
– autistische 189
– autoaggressive 189
– kachektische 236
– neurotische 107
Entwicklungshomosexualität 255–256
Entwicklungsknick 231
Entwicklungsmodelle, Suizidalität 264
Entwicklungspsychologie 275, 280
– Lowen 286
Entwicklungsrückstand 313, 333
Entwicklungsstand, Parameter 222
Entwicklungsstörungen, im Kindesalter 219
Entwicklungsstottern, physiologisches 221
Entwicklungsverzögerung 333
– allgemeine 241
Entwicklungszustand 223
Entwöhnungsphase 143–144
Entziehungsanstalt 311, 315
Entzündungen 44
Entzug 325
– fraktionierter 161, 325
– psychosoziale Stabilisierung 144
Entzugserscheinungen, Analgetika 154
Entzugsphase 143
Entzugssymptomatik 143
Entzugssyndrome 73
– Alkohol, 176
– Amphetamine 166
– Benzodiazepine 161
– Benzodiazepinhypnotika 162
– Opiate 169–170
Entzugszustände, Alkoholabhängigkeit 146
Enuresis 218
– Definition 238
Enzephalitiden 114, 325-326
Enzephalopathie
– vaskuläre 326
– zerebrale 150
Ephedrin 165
EPI (Eysenk Persönlichkeitsinventar) 202
Epikrise 40
Epilepsien 10, 44, 114, 224, 234, 326
– Behandlung 163
– psychomotorische 114
Episoden
– affektive Psychosen 67
– akute schizophrene 110, 112

Episoden-Auslösung, schizophrene Psychosen 96
Epsilon-Typ, Alkoholabhängigkeit 148
Equilibrin® 74, 341
Erbrechen 170, 237, 332
Erektionsschwäche 247
Erektionsstörungen 77
Erfahrungen, frühkindliche 188
Ergotherapie 115, 132, 306, 334
Erhängen 262
Erhaltungsdosis, Neuroleptika 120
Erhaltungstherapie, Antidepressiva 81
Erhebungen, statistische 305
Erinnerungsfähigkeit 7
– gesteigerte 13
Erinnerungsfunktionen 8
Erinnerungslücke 13, 331
Erinnerungsstörungen 12
Erklärungsmodelle, neurotischer Störungen 187
Erklärungswahn 22, 30, 105
Erkrankungen
– chronisch-somatische 240
– degenerative 226, 325
– depressive, Pharmakotherapie 73–81
– – Prävention 72–73
– – Therapie 72–73
– endokrinologische 234
– manisch-depressive 55, 88, 234
– psychiatrische 315
– psychosomatische 189
Erkrankungshäufigkeit, schizophrene Psychosen 91
Erleben 288
Erlebnisreaktionen 183–184
– abnorme 3, 183
– Entstehungsbedingungen 184–185
– Therapie 187
Erlebnisse, wahnähnliche, Folgen 25
Erlebnisweisen
– abnorme 91
– abnorme schizophrene 98
Ermüdbarkeit 219
Ernährungsfehler 238
Erotomanie 259
Erregbarkeit 47
Erregtheit 113
Erregung
– hochgradige 324
– hochgradige psychotische 119
– psychomotorische 103–104
Erregungszustände 323–324
– manisch-delirante 78
Ersatzhandlungen 189
Erscheinungsbild 6–7
Erschöpfbarkeit, erhöhte 95
Erschöpfungsreaktionen 194
Erschöpfungssyndrom, postremissives 102
Erschöpfungszustände 44, 200
Erstgespräch, psychiatrisches 6
Erstrangsymptome 30, 98, 105, 114
Erwachsenen-Ich 287
Erwachsenengehabe 190
Erwägungsstadium, Suizid 265
Erwartungsangst 250
Erwartungsdruck, der Eltern 223
Erwerbsleben, Leistungsminderung 321

Erwerbsunfähigkeit 320
Erythrophobie 196
Erziehungsmaßregeln 314
Erziehungsschwierigkeiten 228
Erziehungsstile, erlebte 188
Es 275, 334
Es-Widerstand 277
Eßplan 235, 237
Eßstörungen 226, 235, 261
Eßverhalten, diszipliniertes 236
Eunerpan® 128, 342
Euphorie 149, 169
Examensangst 155
Exhibitionismus 251
Existenzängste 192, 226
Existenzanalyse 279, 285
Experiencing 288
Exploration 6
Explosivreaktionen 185
Expressing 287
Exsikkose 326
Externalisierung 301
Extinktion 293
Extraversion 202, 282
Extrembelastungen 184, 186
Eysenk Persönlichkeitsinventar (EPI) 202

Fahrtauglichkeit
– bei Benzodiazepin-Einnahme 160
– schizophren erkrankter Patienten 134
Faktoren
– erbliche 141
– soziale 140, 189
Fallseminar 298
Familienberatung 306
Familienforschung 93
Familienkonstellationen, angstneurotische 192
Familienstudien, affektive Psychosen 56
Familientherapie 115, 131, 237, 298–300
Farbhalluzinationen 173
Farbigsehen 29
Faulheit 228
Feed-back-Mechanismen 298
Fehlhaltungen 218
Fehlidentifikation 255
Fehlkonditionierungen 191
Fehlleistungen 275
Feldstudien 305
Fellatio 259
Fenetyllin 165
Fentanyl 173 174
Fertigkeiten, soziale 230
Festhaltetherapie 232
Fetischismus 257
Fettleber 150
Fevarin® 74, 341
Fieber 10
Fiktionen 281
First-pass-Effekt 75
– Neuroleptika 118
Fixierung 193
Flash-back-Erlebnisse 172-173
Flash-back-Psychose 334
Flexibilitas cerea 103, 105
Flooding 193, 292
floppy infant-Syndrom 161
Fluanxol-Depot® 129, 343

Fluanxol® 118, 342
Fluctin® 74, 341
Flumazenil 160, 327, 329
Flunitrazepam 156, 163, 345
Fluoxetin 74, 341
Flupentixol 117–118, 342
Flupentixol-Decanoat 129, 343
Fluphenazin 117–118, 342
Fluphenazin-Decanoat 129, 343
Flurazepam 163, 345
Fluspirilen 117, 129, 343
Fluvoxamin 74, 195, 341
Focussing 287–288
Foetor alcoholicus 327
Fokaltherapie 334
– tiefenpsychologische 84
Folie a deux 22
Folsäuremangel 52, 325
Formhalluzinationen 173
Fortral 166
Fortral® 168
Freezing 297
Freiburger Persönlichkeitsinventar (FPI) 202
Freiheitsentzug 320
Freizeitrisikoverhalten 261
Fremdaggressivität 316
Fremdanamnese 5–6
Fremdbeeinflussung 17
Fremdbeeinflussungserleben 30, 334
– des Schizophrenen 20
Fremdbestimmung 296
Fremdbeurteilung 211
Fremdbeurteilungsskalen 69
Fremdeln 243, 276
Fremdgefährdung 323
Fremdvertrauen, fehlendes 189
Fremdwertgefühl
– Minderung des 60
– vermindertes 64
Freud, Sigmund 273
Frischgedächtnis 12
Frisium® 157, 344
Frotteurismus 251
Frühdyskinesien 121
Früherfassung 308
Früherkennung 308–309
Frühförderung 216
Frustrationserlebnisse 189, 241
– frühkindliche 254
Fühlen 283
Fühltyp 282
Fürsorgeerziehung 314
Fütterungsschwierigkeiten, bei Säuglingen 235
Funktionsabläufe, einfache sensomotorische,
   Hemmung der Koordination 218
Funktionsstörungen, sexuelle
– der Frau 249
– des Mannes 247–248
– Psychodynamik 250
– Therapie 250
Funktionstraining 222

Gähnen 170
Galaktosämie 213
Gamma-Typ, Alkoholabhängigkeit 148
Gammazismus 220
Ganzheitscharakter 1

Gastritis 150
Gaumenspalten 220
Gebärneid 259
Gedächtnis 283
Gedächtnisfunktionen 8
Gedächtnislücken 335
Gedächtnisstörungen 12–13, 50, 171, 337
Gedankenablauf, Störungen 333
Gedankenabreißen 17, 100, 333
Gedankenausbreitung 30, 98, 105
Gedankendrängen 17
Gedankeneingebung 30, 98, 105
Gedankenentzug 30, 98, 105
Gedankengang, zerfahrener 325
Gedankenjagen 333
Gedankenlautwerden 30, 98–99
Gedankenleere 16
Gedankensperrungen 17, 100
Gedeihstörungen, 223
Gefäßprozesse 176
Gefühllosigkeit, Gefühl der 31–32, 60
Gefühlsleben 31
Gegenübertragung 274, 277, 334
Gegenübertragungshaß 269
Geistestätigkeit, vorübergehende Störung 317
Gelegenheitstrinker 148
Geltungsbedürfnis 197, 280
Gemeindepsychiatrie 307
Gemeinschaft, therapeutische 306
Gemüt 31
Gemütsverödung 102
Genauigkeit 202
Generalisieren 290
Generationspsychosen 96, 334
Genese
– multifaktorielle 94
– multikausale, hyperkinetisches Syndrom 224
Genitalphase 189
Gereiztheit 185
– gesteigerte 186
– maniforme 102
Gesamtpersönlichkeit 38, 285
Geschäftigkeit, übertriebene 186
Geschäftsfähigkeit 317-318
Geschäftsunfähigkeit 311, 317
Geschlechtsfunktionen, Störung der 61
Geschlechtsidentität, Störungen 189
Geschlechtsumwandlung 257
Geschwisterrivalität 235
Gesichtsödeme 87
Gespräch, ärztlich-psychotherapeutisches 295
Gesprächsbereitschaft 6
Gesprächstechnik 323
Gesprächstherapie 287–288
Gestalt-Hintergrund-Wahrnehmung 218
Gestaltcharakter 1
Gestaltpsychologie 302
Gestaltungstherapie 306
Gesundheitsfürsorge 318
Gesundheitsvorsorge 308
Gewebszerfall, spongiöser 179
Gewichtsschwankungen 106, 237
Gewichtsverluste 63, 234
Gewichtszunahme 77, 87, 126
Gewissenhaftigkeit 202
Gewöhnung, Definition 137
Gewöhnungs-Gefahr, Barbiturate 164

Gewohnheitstrinker 148
Giesen Test 267
Giftsucht 137
Gilles de la Tourette-Syndrom 239
Gittalun® 164
Glaucoma congestivum 78
Glaukom 125, 127
Glianimon® 82, 111, 118-119, 342
Glomerulonephritis 86
Grandiosität 206
Gravidität 86
Grenzdebilität 212, 214–215
Grimassieren 239
Größenideen 64
Größenphantasien 206
Größenwahn 24, 98
Großhirnatrophie 150
Grübeln 16
Grübelneigung 61
Grübler, frühreifer 231
Grundeinstellung, kognitive 289
Grundregel, Psychoanalyse 277
Grundstimmung 31
– depressive 237
Grundversorgung, psychosomatische 295
Gruppenkohäsion 296
Gruppenpsychotherapien 296–298
Gruppentherapie 115, 131
Gutachten 311–312, 316, 318
Gutachter 321
Guttempler 145
Gynandrie 259

Haarausreißen 243
Halbwertszeit, Antidepressiva 74
Halcion® 157, 163, 345
Haldol-Decanoat® 129, 343
Haldol® 82, 118–120, 268, 330, 342
Halluzinationen 26–28, 97–99, 113, 174, 334
– akustische 27, 325, 328
– chronisch verlaufende 48
– Definition 26
– funktionelle 27
– gustatorische 27
– haptische 28
– hypnagoge 26
– kinästhetische 28
– olfaktorische 27
– optische 27, 166, 175, 324-325
– optische szenenhafte 175
– taktile 28
– vestibuläre 28
Halluzinogen-Mißbrauch 178
Halluzinogen-Typ 139, 168, 173
Halluzinogene 168, 174, 334
– Abhängigkeitsart 172
– Intoxikationen 329–330
Halluzinosen 334
– akustische 44, 178
– chronische taktile 28
– Definition 178
– haptische 44
– optische 44
Haloperidol 82, 117–118, 176, 324–327, 329–330, 342
Haloperidol-Decanoat 129, 343
Haltungsstereotypien 103, 105

Sachverzeichnis

Haltungsverharren 335
Hamburg-Wechsler-Intelligenztest für
 Erwachsene (HAWIE) 47, 114
Hamburg-Wechsler-Intelligenztest für Kinder
 (HAWIK) 216
Hamilton-Depressions-Skala 50
Handlung
– parasuizidale, Appellfunktion 261
– suizidale 261
Handlungskatharsis 297
Hangover-Effekte 162
Harakiri 269
Harnverhalt 77–78, 127, 328
Haschisch 167–168, 171
HAWIE (Hamburg-Wechsler-Intelligenztest
 für Erwachsene) 47, 114
HAWIK (Hamburg-Wechsler-Intelligenztest
 für Kinder) 216
Hebephrenie 334
Hedonismus 259
Heilpädagogik, beim hyperkinetischen
 Syndrom 226
Heilung, soziale 108–109
Heißhungerattacken 237, 332
Hemmung, psychomotorische 60
Hemmungshomosexualität 255–256
Hepatitis 150, 326
Hepatitis B, Infektionsgefahr 169
Hepatose, cholestatische 78
Heranwachsende 313–314
Heroin 168–169
Heroinabhängigkeit, Fallbeispiel 180
Hervorheben, selektives 293
Herz, Überleitungsstörungen 78
Herz-Kreislauf-Funktionen, Störung der 61
Herzerkrankungen 86
Herzfehler, kongenitale 235
Herzfrequenzzunahme 125
Herzneurosen 33, 188
Herzphobie 33, 196
Herzrhythmusstörungen 88
Herzversagen 328
Heterosuggestion 294
Heultag 59
Hexobarbital 164
Hilflosigkeit, erlernte 193, 265
Hinunterstürzen 262
Hirnblutungen 329
Hirnerkrankungen 41
– degenerative 44
– vaskuläre 114
Hirnforschung 94
Hirnfunktionsstörungen 216–219
– umschriebene 224
Hirnkontusionen 47
Hirnkrankheiten 312
Hirnprozesse, gefäßbedingte 44
Hirnschaden 312
– alkoholtoxischer 179
– frühkindlicher (MCD) 216–219, 234
– – Definition 216
– – Diagnose 219
– – Ursachen 217
Hirnschädigung 13, 141, 216–219
Hirntraumen 44
Hirntumoren 114, 326
– frontale 251

Hirnverletzungen 179
HIV, Infektionsgefahr
HIV-Infektionsrisiko 169
– Senkung 170
Hodenatrophie 254
Hörschwäche 224
Hörstummheit 224, 243
Hoffnung 296
Hoffnungslosigkeit 263, 326
Homöostase 298
Homophilie 255–256
Homosexualität 189, 255–257
– weibliche 256
Horrortrip 173, 334
Hospitalisation 241
Hospitalismus 231
– psychischer 216, 241
Hospitalismussyndrom 306
Hungerzustand 241
Hydrocephalus 213, 325
– internus 214
Hydromorphon 168
Hydroxyzin 153, 155
Hyperaktivität 224–226
– psychogene 226
Hypercortisolismus 59
Hyperkinesen, psychomotorische 103
Hypermnesie 13
Hypermotorik 175, 233
Hyperprolaktinämie 119
Hyperreflexion 285
Hypersexualität 259
Hypersomnie 62
Hyperthermie 328
– maligne 125
Hyperthyreosen 10, 114
Hypertonie 325
Hyperventilationssyndrom 198
Hypervigilanz 325
Hypnorex® 82
Hypnose 198, 294–295
Hypnotika 153, 162–165, 176, 262
– barbituratfreie 153
– Intoxikation 327
– Wechselwirkungen mit Antidepressiva 79
Hypo- und Hyperthyreose 326
Hypochondrie 194, 199–200
– Definition 199
Hypogenitalismus, kongenitaler 257–258
Hypoglykämien 226, 326–327
Hypokaliämie 326
Hypokinesen, psychomotorische 103
Hypophysenerkrankungen 237
Hyporeflexie 328
Hypothermie 328
Hypothesen, neurobiologische,
 affektive Psychosen 59
Hypothyreose 52, 235
Hypotonie 125, 328
– orthostatische 77–78
Hysterie 197, 334

ICD-10 39, 335
Ich 275, 283, 335
Ich-Aktivität, Störungen 229
Ich-Bewußtsein 8, 229
Ich-Bezogenheit, krankhafte 21

Ich-Erlebnis, Störungen 105
Ich-Funktion 2
Ich-Identität 204
– Störungen 189
Ich-Pathologie 204
Ich-Psychologie 275, 280
Ich-Störungen 7, 30–31, 335
– Definition 30
Ich-Umwelt-Grenzen, Störungen 335
Ich-Umwelt-Schranke, Durchlässigkeit 30
Idealisierung 206
Ideenflucht 17, 64–65, 100, 335
Identifikation 190
– geschlechtliche 257
– männliche 255
– projektive 300
Identifikationsängste 226
Identität, sexuelle 257
Identitätsentwicklung 236
Idiotie 215
Ignorieren 285
Ikterus 126
Ileus, paralytischer 78
Illusionen 26, 29, 335
Imagination 285
Imap® 129, 343
Imbalance-Hypothese, cholinerg-noradrenerge, affektive Psychosen 59
Imbezilität 215
Imipramin 73–74, 88, 226, 341
Imipramin-Typ-Antidepressiva, Wirkungsqualität 75
Imitation 292
Implosion 292
Impotentia
– coeundi, Definition 247
– generandi 248
– satisfactionis 247–248
Impotenz 150
– erektive, Definition 247
Impromen® 118, 342
Impulshandlung 195
Impulskontrolle, Störungen 261
Inanition, mentale 241
Indikationsstellung 153
Individualpsychologie 279–280
Individuation 282, 284
infantil psychosis, nach M. Mahler 232–233
Infantilphasen 189
Infektionsgefahr
– Hepatitis B 169
– HIV 169
Informationstheorien 298
Infusionstherapie, Antidepressiva 81
Initialsymptome, Lithium-Intoxikation 86
Initiative 332
Inkontinenz 238
Instabilität
– affektive 102
– emotionale 202
Institutionalisierungseffekte, negative 310
Insuffizienzgefühle 326
Insult 325
Intellektualisierung 191
Intelligenzdefekt 230
– erworbener 49

Intelligenzmangel
– angeborener 336
– erworbener 333
Intelligenzminderung 212–216, 223
Intelligenzniveau, Einteilung 215
Intelligenzschwäche, angeborene 313
Intelligenzstörungen, sekundäre 241
Intelligenztests 5, 224
Intensivmedizin 323
Interaktionen 274
Interessenlage 223
Intersexualität 258
Intervalldauer, affektive Psychosen 68
Intervention
– paradoxe 281, 285
– sozialpädagogische 228–229
Intoxikationen 44, 226, 234, 323–324, 326–330
– Antidepressiva 78
– Lithium 86
– Morphinderivate 169
– Neuroleptika 125–126
– Psychostimulantien 166
Introjektion 190, 193
Introspektionsfähigkeit 279
Introversion 202, 282
Intuition 283
Intuitionstyp 282
Involutions-Depressionen 58
Inzest 259, 335
Ipsation 259
Irritabilität 234
Irrtümer, kognitive 290
Isolation 186, 190, 200, 303
– soziale 255–256, 263
– – Verhütung 309
Isoniazid 159
Iterationen 230, 243

Jähzorn 228
Jaktationen 223, 234, 239
Jammerdepression 64
Joining 299
Jugendgerichtsgesetz (JGG) 313
Jugendpädophilie 252
Jugendpsychiatrie 211
Jugendrecht 311
Jugendstrafe 314
Jugendstrafrecht 311
Jugendsuizidie 270

K.I.P. (Katathym-imaginative Psychotherapie) 304
Kachexie 44, 236
Kalma® 165
Kanner-Typ, frühkindlicher Autismus 230, 233
Kardiomyopathien 78, 126
Kastration, hormonelle 254
Kastrationsängste, Minderung 253
Katalepsie 103, 105, 335
Kataplexie 335
Katastrophieren 290
Katathym 335
Katatonie 103, 111, 335
– frühkindliche 233
– perniziöse 130
Katatonien, lebensbedrohliche 119
Katharsis 335

Kausalitätsdenken 290
KBT (Konzentrative Bewegungstherapie) 303
Ketamin 174
Khat 168
– Abhängigkeitsart 172
Khat-Typ 139, 168, 173
Kind-Ich 287
Kinderfehler 243
Kinderlähmung, zerebrale 218
Kinderpsychiatrie 211
Kinderpsychose, symbiotische, nach M. Mahler 232–233
Kinderpsychosen 232–234
Kindersuizide 262, 270
Kindesalter
– Demenzen 213–214
– Entwicklungsstörungen 219
Kinsey-Report 260
Klassifikation 39–40
Klassifikationsschema 4
Klaustrophobie 196
Kleinheitswahn 24, 63
Kleinhirnatrophie 150
Kleptomanie 195
Klinefelter-Syndrom 212
Knöchelödeme 87
Ko-Individuation 299
Kochsalzmangel 328
Körperbehinderungen 241
Körperschemastörung 236
Körperwahrnehmung, verzerrte 199
Koitus 260
Kokain 166, 168
– Abhängigkeitsart 172
– Intoxikation 328–329
Kokain-Typ 139, 168, 172
Kokainmißbrauch 326
Kollusion
– anal-sadistische 301
– narzißtische 301
– orale 301
– phallisch-ödipale 301
Kollusionskonzept 300
Koma 9, 45, 327–328
Kombinationstherapie
– Antidepressiva 81
– beim hyperkinetischen Syndrom 226
– Neuroleptika 121
– Serotonin-Wiederaufnahme-Hemmer 81
Kommunikation
– analoge 300
– digitale 300
Kommunikationsdefizite 233
Kommunikationsfähigkeit, Störung der 133
Kommunikationsmuster, gestörte 188
Kommunikationsstörungen 287, 298
Komorbidität, psychiatrische 140
Kompensation 285
Kompetenzen, soziale 276
Konditionieren
– instrumentelles 289
– operantes 289
Konditionierung, verdeckte 293
Konfabulationen 13, 179, 335
Konflikt, partnerschaftlicher 250
Konfliktbearbeitung, psychotherapeutische 227

Konflikte
– akute 288
– familiäre 227
– partnerschaftliche 247
Konfliktsituationen, psychosoziale 268
Konfliktstrategien, infantile 188
Konflikttrinker 148
Konfluenz 303
Konfrontationen 303
Konkubinat 260
Konstitutionslehre 59–60
Konsumgewohnheiten 140
Kontakt, Definition 36
Kontaktphase 143
Kontaktschwierigkeiten 226
Kontaktstörungen 36–37, 98, 103, 186, 189, 230, 241, 303
Kontaktverhalten 218, 229
– Störungen 240
Kontaktzyklus 302
Kontamination 100
Kontinuitätsdelir 175
Kontraindikationen
– Antidepressiva 78
– Benzodiazepine 159
– Clomethiazol 177
– Distraneurin® 177
– Elektrokrampftherapie 83
– Lithium 86
– MAO-Hemmer 80
– Neuroleptika 127
Kontrollverlust, Alkoholabhängigkeit 145, 147
Kontrollzwang 19
Konversion 191, 335
Konversionsneurosen 188
Konversionsstörungen 237
Konversionssymptome 189, 197–198
Konzentrations-Verlaufstest nach Abels 114
Konzentrationsfähigkeit 8
Konzentrationslagerhaft 321
Konzentrationsprüfung 12
Konzentrationsschwächen 189
Konzentrationsschwierigkeiten 219, 234
Konzentrationsstörungen 11–12, 83, 149, 171, 225
– allgemeine 222
Konzept
– lerntheoretisches 187
– psychodynamisches 187
Kopfschmerzen 79, 154, 238, 249
Korsakow-Syndrom 13, 44, 150, 175–176, 179, 335
Krämpfe 327–328
Kränkbarkeit 206
Kränkungserlebnisse 185
Kramer-Pollnow Syndrom 214
Krampfanfälle 78, 128
Krampfbereitschaft 80
Krampfneigung 328
Krampfschwelle, Senkung 126
Krankengeschichte 40
Krankengymnastik 306
Krankenhaus, psychiatrisches 311, 315–316
Krankheitseinsicht 323
– fehlende 236, 326
Krankheitsentstehung, Verhütung 309
Krankheitsgewinn 191

Krankheitsgewinn
– primärer 191
– sekundärer 191, 277
Krankheitssymptome, Verheimlichen 333
Krankheitssystematik 1
Kreativität, eingeengte 230
Kreislauferkrankungen 86
Kreislaufversagen 329
Kreuz, Blaues 145
Kreuzbund 145
Kreuztoleranz 139
Krisen
– hypertensive 326
– psychische 323
Krisensituationen 288
Kritikfähigkeit, mangelnde 64
Kumulationsgefahr, Benzodiazepine 159
Kurzschlußhandlung 31
Kurzschlußreaktionen 185
– affektiv-überschießende 264
Kurzzeitgedächtnis 12
Kybernetik 298

L-Methadon 168
L-Polamidon® 168
L-Tryptophan 165
Laborexperimente 305
Lachen, unmotiviertes 325
Lähmungen, psychogene 188
Laientherapie 273
Lambdazismus 220
Landesunterbringungsgesetz 316
Langzeitgedächtnis 12
Langzeitneuroleptika 129, 343
Langzeitprognose, schizophrener Psychosen 109
Langzeittherapie, Neuroleptika 128–130
Laroxyl® 74, 341
Larviert 336
Latenzphase 189, 276
Latenzzeit 189
Lautbildungsstörungen 220
Laxantien 237
Lebensfreude, Verlust 331
Lebensgrundstimmung 31
Lebenshälfte 284
Lebenslauf 6
Lebensplan 282
Lebensstil 280–282
Leberfunktions-Störungen 126
Leberschäden 78, 80
Leberzirrhose 150
Leere, innere 206
Legasthenie 217, 221–222
– Definition 221
Lehrer, Persönlichkeitsstruktur 223
Lehrstellenflucht 228
Leibhalluzinationen 28, 98–99
Leibschmerzen 170
Leidensdruck 254, 279
Leistungsbereitschaft 206
Leistungsdruck 250
Leistungsniveau, motorisches 222
Leistungsschwächen 189
Leistungssteigerung 172
Leistungsstörungen 223–224
Leistungstest 5, 69

Leistungsüberforderung 223
Leistungsversagen, schulisches 227
Leistungszustand, Überschätzung 223
Leitlinien 282
Lendormin® 163, 345
Lenkbarkeit, mangelnde 228
Leponex® 128, 342
Lernbehinderung 215
Lernen, am Modell 292
Lernfähigkeit
– fehlende 230
– soziale 230
Lernprinzip 289
Lernstörungen 223–224
Lerntheorien 291
Lese-/Rechtschreibschwäche 221–222
Lesetraining 222
Levomepromazin 82, 117–118, 143, 330, 342
Lexotanil® 157, 344
Libido 336
Librium® 157, 344
Lichttherapie 72, 83–84
Liebesentzug 189
– Angst vor 206
Liebesfähigkeit, Insuffizienz 253
Liebeswahn 24
Lispeln 220
Lithium 82, 84–87, 120, 204
– Intoxikation 328
– Kontraindikationen 86
– Nebenwirkungen 86–87
– therapeutisches Vorgehen 85
– Therapie-Beendigung 86
– Therapierichtlinien 85
– Wirkungsmechanismus 85
Lithium-Augmentation 84
Lithium-Clearance 85
Lithium-Intoxikationen 86
– Therapiemaßnahmen 87
Lithium® 268
Little-Krankheit 216–217
Locked-in-Syndrom 180
Löschung 293
Lösungsmittelmißbrauch 174
Logopäde 243
Logorrhoe 64–65, 336
Logotherapie 285
Loprazolam 163, 345
Lorazepam 80, 156–157, 159, 324, 327, 330, 344
Lormetazepam 156, 159, 163, 345
low dose dependency 161
Lowen 286
LSD-Einnahme 31
LSD-Psychose 27
Ludiomil® 74, 88, 341
Lügen 228
Lues 326
Luminal® 163–164
Lustlosigkeit 331
Lustmord 254
Lyogen-Depot® 129, 343
Lyogen® 118, 342
Lysergsäurediäthylamid 173

Machtdemonstration 251
Machtstreben 206
Magenulkus 150

Magersucht 332
Makropsie 29
Malthusianismus 260
Manien 17, 24
– Diagnostik 69–70
– endogene 56, 72
– – monophasische
– – polyphasische 68
– – Symptomatik 64–66
– – Therapie 82
Manieriertheit 101, 336
Manierismus 332, 336
Manifestationsalter, schizophrene Psychosen 91
MAO-Hemmer 73, 79–80, 226
Maprotilin 74, 88, 341
Marchiafava-Bignami-Syndrom 150
Marihuana 168, 171
Masochismus 251–253
– Definition 254
– psychischer 260
Maßnahmen
– arbeitstherapeutische 310
– diätetische, beim hyperkinetischen Syndrom 226
– erzieherische 204
– milieutherapeutische 109
– psychoeducative 131
– psychotherapeutische 72, 115, 222
– – Schlafstörungen 156
– rehabilitative 320
– schulische, beim hyperkinetischen Syndrom 226
– soziotherapeutische 115
Maßregel 316
Maßregelvollzug 315
Masturbation 259
MCD (Minimal cerebral dysfunction) 216–217, 234, 251, 258
MDMA (Methylen-dioxy-met-Amphetamin) 165
Medikamentenabusus 10
– sekundärer 193
Medikamenteneinfluß 325–326
– Antihypertensiva 326
Medikamentenentzug 325
Medikamentenentzugsdelir 324
Meditationspraxis 285
Megakolon 238
Megalomanie 64
Meinhaftigkeitsstörungen 105, 335
Melancholie 200
Melancholiker 27
Melleril® 118, 342
Melperon 127–128, 165, 342
Mengenlehre 222
Meningitiden 44
Meresa® 128, 342
Merkfähigkeit 7, 12
– verminderte 214
Merkfähigkeitsstörung 13, 179
Merkfähigkeitsstörungen 83
Merkmale, konstitutionell-genetische 189
Merkstörungen 12
Mescalin 173
Messalinismus 260
Metabolisierung, Benzodiazepine 158–159
Metaclazepam 157, 344

Metakommunikation 298
Metamorphopsie 29
Metamphetamin 166
Metapsychologie 274
Methadonsubstitutionstherapie 170
Methamphetamin 165, 174
Methaqualon 165
Methylen-dioxy-met-Amphetamin (MDMA) 165, 174
Methylmorphin 168
Methylphenidat 165, 219, 225
Methyprylon 165
Mianserin 74, 78, 341
Mikropsie 29
Miktionsstörungen 77, 125
Milieugestaltung 115, 132, 306–307, 336
Milieutherapie 306
Minderbegabung 216
– intellektuelle 333
Minderjährigkeit 317
Minderwertigkeitsgefühle 206, 280–281, 288
Minderwuchs, psychosozialer 242
Mini-Mental-State-Examination 50
Minimal Brain Damage 251, 258
Minimal cerebral dysfunction (MCD) 216–217, 234
Minnesota Multiphasic Personality Inventory (MMPI) 202
Minussymptomatik 113, 134, 336
Miosis 169, 328
Mischintoxikationen 262, 327
Mischpsychose 66
Misogynie 260
Mißbrauch
– Arzneimittel 152
– Definition 137–138
– sexueller, bei Kindern 242
Mißempfindungen, leibliche 33, 60
Mißhandlung 223
– körperliche 242
Mißtrauen 185
Mitnahmesuizid 262
Mittelhirnsyndrom 240
MMPI (Minnesota Multiphasic Personality Inventory) 202
MMSE 50
Moclobemid 74, 79, 341
Modell, Lernen am 292
Modelle
– kognitionspsychologische 291
– lerntheoretische 291
– systemorientierte 298
Modellpsychosen 173
Modulationsfähigkeit
– affektive, Verlust der 32
– verminderte emotionale 102
Mogadan® 163, 345
Monoamin-Mangelhypothese, affektive Psychosen 59
Monoaminooxidase, Überfunktion der 225
Monoaminooxidase-Hemmer 74, 79–80
Monopolar 336
Morbus
– Addison 86, 114, 237
– Alzheimer 49
– Cushing 114
– Gaucher 213

Morbus
- Little 218, 222, 240
- Parkinson 51
- Pick 51, 251
Morgentief 60, 62, 69
Morphin 154, 166, 168–169
Morphin-Typ 153, 168–171
Morphinderivate 168
- Abhängigkeitsart 172
- Intoxikationen 169
Morphinersatzpräparate 166
Motivationsphase 143
Motivationsverlust 50
Motorik 323
- gesteigerte 218
- umschriebene Störungen 222
- vergröberte 218
Mucinol® 78
Müdigkeit 87–88
Münchhausen-Syndrom 243
Mukoviszidose 224
Multi-Infarkt-Demenz, Verlauf 51
Multiple Chemical Sensitivity Syndrom 199
Mundtrockenheit 61, 77–78, 125
Musaril® 157
Musiktherapie 306
Muskelkrämpfe 170
Muskelrelaxans 160
Muskelrelaxation 156
Muskelschmerzen 83, 170
Muskelschwäche 87
Muskelzuckungen 239
Mutismus 103–104, 221, 231, 240, 336
- elektiver
- totaler 240
Mutter-Kind-Dyade 276
Mutter-Kind-Konflikt 301
Mutterbindung, überbeschützende 255
Mutterkornalkaloid-Derivat LSD 25 173
Myasthenia gravis 159, 221
Mydriasis 77, 328
Myelinolyse, zentrale pontine 150, 180
Myoklonien 218

Nabelkolik 238
Nachhall-Phänomene 173
Nachhall-Psychose 334
Nachschwankungen
- hypomane 68–69, 77
- subdepresssive 68
Nachsorge 309
Nachsorgeclubs 306
Nachsorgephase 143–144
Nägelbeißen 243
Näseln 220
Nahrungsverweigerung 236, 332
Naloxon 169, 330
Naltrexon 171
Narcanti® 169, 330
Narkolepsie 336
Narkoseeinleitung 156, 163
Narkosen, maligne Hyperthermie 125
Narzißmus 204–207, 336
- Fallbeispiel 209
Narzißmustheorie 275, 280
Nasenschleimhautentzündung 328
Naturkatastrophen 185

Nebenniereninsuffizienz 86
Nebenschilddrüsenerkrankung 52
Nebenwirkungen
- Antidepressiva 74, 77–78
- - Therapie 78
- Benzodiazepine 160
- Carbamazepin 88
- Clomethiazol
- Distraneurin® 177
- extrapyramidalmotorische, Neuroleptika 116
- Lithium 86–87
- MAO-Hemmer 79
- Neuroleptika 121–125
- parkinsonähnliche 119
- Plasmakonzentrationsbestimmung 76
Negativismus 103–104, 336
Negativsymptomatik 336
Neidgefühle, exzessive 206
Neigungshomosexualität 255
Nekrophilie 260
Nemexin® 171
Neodorm® 164
Neologismen 17, 104, 230
- charakteristische 231
Neoplasien 226
Neopsychoanalyse 279, 286
Neovagina 258
Nervenzusammenbruch 185
Neukalibrierungen 298
Neurasthenie 336
Neurocil 119
Neurocil® 82, 118, 330, 342
Neuroleptika 82, 115, 159, 162, 176, 219, 336, 342
- Absetzversuch 130
- antipsychotische Wirkung 119
- atypische 127–128
- Definition
- Dosierungen 119–120
- Einsatzbereiche 117
- Einteilung 116–128
- Erhaltungsdosis 120
- First-pass-Effekt 118
- Indikationen 116
- Intoxikationen 125–126
- klassische 117–127
- Kombinationstherapie 121
- Kontraindikationen 127
- Langzeittherapie 128–130
- Nebenwirkungen 121–125
- - parkinsonähnliche 119
- Pharmakokinetik 118–119
- Schwangerschaft 127
- somatische Nebenwirkungen 126
- Stillperiode 127
- Substanzen 116–128
- Therapieresistenz 120
- Therpierichtlinien 119–120
- trizyklische 117
- Verkehrstüchtigkeit 125
- Wechselwirkungen 126
- - mit Antidepressiva 79
- Wirkprofil 118
- Wirkungsmechanismus 119
Neurologen 306
Neuropeptidmuster, Abweichungen 229

Neurosen 3, 183, 313, 321, 336
- depressive 188
- hysterische 196
- noogene 285
- traumatische 200
Neurosentheorie 187–192, 286
Neurotisierung, sekundäre 218
Neurotizismus 202
Nicht-Wahrhaben-Wollen 186
Nichtigkeitswahn 24, 63
Niedergeschlagenheit 226
Nieren-Leber-Herzinsuffizienz 325
Nierenfunktionsstörungen 86
Niereninsuffizienz 86, 224
Nierenschäden 80, 154
Niesen 170
Nikotin, Wechselwirkungen mit Antidepressiva 79
Nitrazepam 156, 163, 345
Noctamid® 163, 345
Nodular® 165
Non-Benzodiazepinhypnotika 162–163
- Abhängigkeitspotential 163
Nordiazepam 159
Normaldruckhydrozephalus 52
Normi-Nox® 165
Nortrilen® 341
Nortriptylin 74, 341
Nosophobie 196
Notfälle, psychiatrische 323
Notrilen® 74
Noveril® 74, 341
Nüchternheitshilfe, Opiate 171
Nymphomanie 259
Nystagmus 327
- pathologischer 179

Oberflächensensibilität, verminderte 325
Objektbeziehung, frühe, Störung 205
Objektbeziehungspsychologie 275, 299
Objektbeziehungstheorie 280
Objekte, innere 299
Objektverluste 185, 193
Obstipation 77–78
Ödeme 126
Ödipuskomplex 276, 336
Ökosyndrom 199
Östrogene 159
Okzipitallappen, Läsionen des 27
Oligophrenien 49, 217, 226, 228, 231, 294, 333, 336
- Definition 212
Oligospermie 248
Onanie 259
Opiatabhängigkeit, Rezidivprophylaxe 170
Opiatantagonist 169
Opiate 325
- euphorisierende Wirkung 169
- Intoxikationen 328
Opiatentzugssyndrom 169–170
- Fallbeispiel 180
Opiatintoxikation 159
- Fallbeispiel 180
Opiatrausch 169
Orap® 129, 343
Ordnungszwang 19
Organisationsinstanz, zentrale 275

Organneurose, psychosomatische 198
Orgasmusfähigkeit, Störungen 249
Orientierung 7–8
- Definition 14
- situative 15
- zeitliche 14
- zum Ort 15
- zur Person 15
Orientierungsstörungen 14–15, 50
Oxazepam 157–159, 344

Paartherapie 250, 298
- nach Master und Johnson 250
Pachymeningeosis haemorrhagica interna 150
Päderast 260
Pädophilie 251–252, 337
Panikattacken 34, 196, 324
- Prophylaxe 73, 79
Panikstörung 192–193
- Fallbeispiel 207–208
Pankreatitis 150
Paracefan® 143, 169, 176
Paracodin® 168
Paradoxphänomene 160
Paragrammatismus 18
Paralogik 18
Paralyse, progressive 51
Paramnesien 13, 337
Paranoia 110, 337
Paraphilie 251
Parasexualität 251
Parathymie 32, 102, 337
Pareidolien 26, 29
Parentifikation 300
Parkinson-Syndrom, medikamentöses 121–122
Parkinsonoid 121–122
Parnate® 74, 79, 341
Paroxetin 74, 341
Partnerschaft
- zermürbende 263
- zerrüttete 263
Partnerschaftskonflikt 301
Partnerschaftsprobleme 189
Passivität 206
Pathoplastik 184
Pavor nocturnus 235, 337
Pentazocin 168
Pentobarbital 164
Perazin 117–118, 342
Perfektionismus 206
Perphenazin 117–118, 342
Perphenazin-Önanthat 129, 343
Perseveration 14, 337
- des Denkens 17
- inhaltliche 16
Persönlichkeiten
- abnorme, Definition 201
- akzentuierte 201
- anankastische 203
- antisoziale 207
- asthenische 203
- depressive 203
- hyperthyme 203
- hysterische 203
- ich-schwache 228
- paranoide 203
- prämorbide 59

Persönlichkeiten
- schizoide 203
- selbstunsichere 203
- willensschwache 228

Persönlichkeitseigenschaften, Entdifferenzierung 48
Persönlichkeitsmodelle 274-275
Persönlichkeitsreaktionen 184
Persönlichkeitsstörungen 3, 183, 188, 201–209, 315, 321
- anankastische 188-189
- Diagnose 202
- Differentialdiagnose 202
- Entstehungsbedingungen 202
- gehemmte 188
- maniforme Zustandsbilder 72
- narzißtische 188
- paranoide 207
- schizotypische 96
- Therapie 204
- unter Extrembelastungen 185
- Unterformen 203

Persönlichkeitsstruktur 7, 140
- schizoide, Extremvariante 231

Persönlichkeitstest 5
Persönlichkeitsveränderungen 141
- nach Extrembelastungen 186
- organische 47-48

Persona 284
Personenverkennung 98, 175
- wahnhafte 22

Pertofran® 74, 341
Perversion 251–254
- Definition 251

Pethidin 168
Pflegschaft 318
Phänomen, digitookuläres 243
Phantasie 281
- eingeengte 230

Phantasietätigkeit, intensive 197
Pharmaka, sedierende 176
Pharmakokinetik
- Antidepressiva 75
- Benzodiazepine 158-159
- Clomethiazol 177
- Distraneurin® 177
- Neuroleptika 118-119

Pharmakologie, Benzodiazepine 155-161
Pharmakotherapie 225
Phase
- affektive Psychosen 67
- anale 189, 276, 331
- anorektische 237
- chronische, Alkoholabhängigkeit 147-148
- kritische, Alkoholabhängigkeit 147
- manische, Rezidivprophylaxe 82
- ödipale 189, 276
- – negative 255
- orale 189, 276, 336
- phallische 276
- präalkoholische 146-147

Phasendauer, affektive Psychosen 68
Phasenprophylaxe 84
- Plasmakonzentrationsbestimmung 76

Phenacetin 154
Phencyclidin 173-174

Phenobarbital 153, 163–164
- Wechselwirkungen mit Antidepressiva 79

Phenothiazin-Derivate 117
Phenylketonurie 213
Phobien 33–34, 73, 188–189, 192, 195, 196, 337
- Definition 34, 196
- Therapie 79

Phobophobie 196
Phoneme 27
Photeme 27
Photosensibilisierung 126
Phototherapie 83-84
Physostigmin 328, 330
Pica 243
Picksche Atrophie 51
Pimozid 117, 129, 343
Pipamperon 165, 324, 326, 330
Piperidinderivate 165
Piritramid 168
Pisa-Syndrom 123
Planlosigkeit 171
Plasmahalbwertszeit, Antidepressiva 75
Plasmakonzetrationsbestimmung, Psychopharmaka 76
Plussymptome 113, 134, 337
Pneumoniegefahr, Distraneurin® 177
Polarisierung 293
Polikliniken 306
Poltern 220
Polydipsie 87
Polyneuropathien 150, 174
Polytoxikomanie 139–140, 164, 166–167, 337
Polyurie 87, 328
POS (psychoorganisches Syndrom) 216–217
Positivsymptomatik 337
Potenzverlust 24
Prädelir 148, 175–176
- Therapie 176–177

Prägnanztypen
- Alkoholabhängigkeit 148
- endogene Depression 63

Präkoma 9, 45
Prävention, Definition 308
Präventionsmaßnahmen
- Abhängigkeit 141
- psychosoziale 229

Pravidel® 124
Praxiten® 157, 344
Prazepam 157, 344
Primärpersönlichkeit 96
Primärprävention 308–309
Primärszene 303
Primärtherapie, nach Janov 303
Primitivreaktionen 184–185
Prodromalphase, Alkoholabhängigkeit 147
ProDorm® 157, 344
Prodrome 106–107, 337
Progression 190
Projektionen 190, 278, 337
Prolaktinsekretion 126
Promethazin 118, 165, 324–325, 327, 330, 342
Promiskuität, sexuelle 207
Propanolol 155, 159
Prophylaxe 308
- affektiver Erkrankungen 84

Propyphenazon 154
Prostata-Beschwerden 249

Prostatahyperplasie 78, 125, 127
Prostitution, männliche 256
Protagonist 297
Protestreaktion, Trennung 241
Provokationen 303
Prozesse, primär hirnatrophische 47
Prozeßfähigkeit 317
Pseudocyesis 259
Pseudodebilität 216
Pseudodemenz 62, 337
Pseudohalluzinationen 26, 28, 173, 337
Pseudohomosexualität 256
Pseudologia phantastica 243
Pseudologie 228
Pseudoneurasthenie 337
Pseudopsychopathie 202
Pseudosexualisierung 197
Pseudosexualität 255
Psilocybin 173
Psychiater 306
Psychiatrie
– Definition 1
– Einführung 1–4
– forensische 311
Psychoanalyse 273–274, 338
– große 278
Psychodrama 296–297
Psychodramatherapeut 297
Psychodynamik 338
Psychohygiene 308
Psychologie 1
– analytische 279
– humanistische 274, 281
Psychomotorik 35
– Hemmung der 62
– Störungen der
– verlangsamte 69
Psychoneurose 188
Psychopath, Definition 201
Psychopathien 3, 313
Psychopathologie 274
Psychopharmaka 73, 247, 262
– antidepressiv wirkende 341
– sedierend wirkende 165
Psychopharmakavergiftung 159
Psychoreaktiv 338
Psychosen 1, 229, 258, 294, 327, 338
– der Adoleszenz 233
– affektive 3, 55
– – Auslösung der Phasen 58
– – biochemische Befunde 59
– – Definition 55–56
– – Entstehungsbedingungen 56
– – Epidemiologie 56
– – Erbbedingtheit 56
– – Penetranz 57
– – Prognose 68
– – Symptomatik 60–66
– – Umweltfaktoren 57
– – Verlauf 67–68
– – akute 323, 325
– – Differentialdiagnose 325
– blande 110–112
– chronische halluzinatorische 178
– Definition 2
– delirante 170
– desintegrative 233

Psychosen
– drogeninduzierte 175, 178
– endogene 2-3, 11, 55, 178, 199, 226, 278, 312, 325
– frühkindliche 233
– hebephrene desorganisierte 110–111
– katatone 110–111
– des Kindesalters 232–234
– körperlich begründbare 41
– – akute 42–46
– – chronische 42
– – Irreversibilität 42
– – Kriterien 42
– – Reversibilität 42–43
– – Ursachen 44
– – Verlauf 43
– – Verlaufsbeobachtung 42
– manisch-depressive 84
– manische 324
– metalkoholische 174–175
– organische 2-3, 200, 234, 312, 323–324
– – Differentialdiagnose 8
– paranoid-halluzinatorische 110
– schizo-affektive 71, 84, 101, 110, 112
– – Symptomatik 66
– schizophrene 91, 268
– – Fallbeispiel 270–271
– – Langzeitprognose 109
– – Prognose 108–109
– – Rezidivprophylaxe 109
– – vegetative Symptome 106
– – Verlauf 107–108
– schizophrenieartige 171
– symptomatische 96, 172, 317
– unipolar-depressive 84
– zönästhetische 110, 112
Psychosexualität 276
Psychostimulantien 153-154, 165–166, 225
– Intoxikation 166
Psychosyndrome
– chronisch organisches 46–53
– – Definition 46
– – Symptomatik 47–53
– frühkindliches exogenes 216
– hirnlokales 48
– organisches 224, 226, 229
Psychotherapeuten 306
Psychotherapie 72, 84, 130–131, 225, 239, 273
– analytische 193–194
– beim hyperkinetischen Syndrom 226
– Definition 273
– interpersonelle 84
– katathym-imaginative (K.I.P.) 304
– klientzentrierte 287–288
– kognitive 84
– konfliktbearbeitende analytische 198
– psychoanalytische 195–196, 278
– supportive 115
– tiefenpsychologisch-orientierte 248
Pubertät 189, 200
– Depersonalitätssyndrom 31
Pubertäts-Adoleszenzphase 189, 276
Pulsfrequenzänderungen 106
Pupillenerweiterung 77
Pupillenstörungen 179
Puppengesicht 214
Purinderivate 154, 165

Putzzwang 19
Pyelonephritis 86
Pylorusstenose 78, 127
Pyrazolon-Derivate 154
Pyrazolone 153
Pyromanie 195

Querschnittsbild 38
Querschnittslähmungen 247
Quilonum® 82

Rabbit-Syndrom 123
Raffung 297
Rapid Cycler 68
Rapport 338
Rationalisierung 191, 195, 278
Raumforderung, zerebrale 52
Rausch
– einfacher 149–151
– komplizierter 151
– pathologischer 151
Rauschzustände 169, 317
Reaktionen
– allergische 126
– parasympathikotone 328
– sympathikotone 328
Reaktionsbildung 190, 192, 195
Reaktionslage, vegetative 175
Reaktionsmuster 286
Reaktionszeit-Tests 114
Realangst 33, 192
Realität, Verzerrungen 281
Realitätsbezug 2
Realitätskontrolle 30
– fehlende 326
Reboundinsomnie 162
Rechenoperationen, Einüben 222
Rechenstörung, umschriebene 222
Rechentest 222
Recht, bürgerliches 311
Rechtschreibtraining 222
Rededrang
– gesteigerter 65, 328
– ungehemmter 336
Reflexe
– bedingte 288
– gesteigerte 218, 328
Reframing 300
Regression 190, 193, 338
Regulationsstörungen, orthostatische 79
Rehabilitation 132–135, 308–309
– abgestufte 306
– affektive Psychosen 89
– Definition 310
– psychosoziale 170
Rehabilitationschancen 321
Rehabilitationsmaßnahmen 115, 132
Reichtumswahn 24
Reifegrad 314
Reifestörungen 313
Reifungskrisen 107
Reifungsrückstände 313
Reiz-Reaktions-Schemata 298
Reizabschirmung 172
Reizbarkeit 47, 50
Reizüberflutung 225, 235, 292
Relaxation, progressive 193, 294

Religion 285
REM-Phase, Verkürzung 163
REM-Rebound 164
REM-Schlafmuster, Veränderungen bei affektiven Psychosen 59
Remedacen® 168
Remestan® 163, 345
Remission, soziale 108–109
Rentenneurose 200
Residualsyndrome 130, 338
Residualzustände 107, 338
– psychotische 251
Residuen, asthenische 68
Resignation 241, 332
Retardpräparate, Antidepressiva 80
Retrocollis 123
Retroflexion 303
Rezidivprophylaxe 84, 308–309
– manischer Phasen 82
– Opiatabhängigkeit 170
– schizophrene Psychosen 109
Rezidivquote, Alkoholismus 145
Rhinophonien 220
Rhythmusstörungen, kardiale 174
Richtlinien
– therapeutische 152
– – Benzodiazepin-Verschreibung 160
Rigidität 202
Risikolisten 267
Risperdal® 128, 342
Risperidon 127–128, 342
Rivotril® 157
Rohypnol® 163, 345
Rollentausch 297
Rollenverständnis 276
Rorschachverfahren 190
Rückfallquote, Suizid 268
Rückkopplungseffekte 292
Rückzug 50
– sozialer 186
Rückzugstendenzen, soziale 185, 265
Rückzugsverhalten 233
Ruhelosigkeit 206

Sadismus 251–253
– Definition 252
Sadomasochismus
– Psychodynamik 253
– Therapie 254
Salizylate 153–154
Saroten® 74, 268, 329, 341
Satiromanie 260
Schadenersatzrecht 320
Schädel-Hirn-Trauma 10, 114
Schäden, hirnorganische 251
Scheidenkrampf 249
Schichtenregel 38
Schizopathie 203
Schizophasie 18
Schizophrenia simplex 110–112
Schizophrenien 3, 11, 23–24, 28, 200, 237, 240, 262–263, 299, 323, 338
– Diagnostik 113–114
– Differentialdiagnostik 114
– Episoden-Auslösung 96
– Erkrankungsrisiko 94
– Fahrtauglichkeit 134

Schizophrenien
- Fremdbeeinflussungserleben 20
- hebephrene desorganisierte 110–111
- katatone 110–111
- kindliche 231, 233
- Langzeitprognose 109
- paranoid-halluzinatorische 99, 110, 135
- Prognose 108–109
- psychopathologische Symptome 97–98
- Rezidivprophylaxe 109
- schizo-affektive 110, 112
- symptomatische 41, 44, 114
- Therapie 115
- Typ I 113
- Unterformen 110
- vegetative Symptome 106
- Verlauf 107–108
- zönästhetische 110, 112

Schläfenlappen-Pick 51
Schlafanfälle, zwanghafte 336
Schlafarchitektur, Änderung 163
Schlafbedürfnis, vermindertes 65
Schlafentzug 303
Schlafentzugstherapie 72, 81–83
Schlaflosigkeit 249
Schlafmittelvergiftung 159
Schlafstörungen 61–62, 69, 106, 121, 154, 186, 219, 226, 234, 265
- im Kindesalter 235
- Ursachen 162
Schleimhäute, Trockenheit 77
Schmerzsyndrom 61
- pelvines 249
Schmerzzustände, chronische 73
Schneider, K. 97–98, 113–114
Schnittverletzungen 262
Schnüffeln 174
Schreckhaftigkeit 175, 214
Schrecklähmung 335
Schreckreaktion 185
- Exhibitionismus 251
Schreibkrampf 239
Schreien 325
Schübe, affektive Psychosen 67
Schulängste 223, 226
Schuldfähigkeit, verminderte 312
Schuldgefühle 186, 326
Schuldunfähigkeit 311–312
Schuldwahn 24, 63, 264
Schulphobie 223
- Fallbeispiel 244–245
Schulreifetests 224
Schulschwänzen 223, 228
Schulschwierigkeiten 219
Schultyp 223
Schutzaufsicht 314
Schutzstrategien 106
Schwachsinn 49, 220, 313
Schwangerschaft
- Benzodiazepine 161
- Neuroleptika 127
Schwangerschaftspsychosen 96, 334
Schwangerschaft, Vermeidung von Noxen 309
Schweigepflicht 312
Schweißausbrüche 323
Schweißdrüsensekretions-Störungen 106
Schwermetallvergiftungen 226

Schwindel 77, 79, 88, 328
Schwitzen 61, 77, 170
Screening 308
seasonal affective disorders 83
Sedation 156
Sedativa 262
Sehschwäche 224
Sehstörungen 88
Sekundärprävention 308–309
- affektiver Erkrankungen 84
Sekundärschäden, Verhinderung 309
Selbstakzeptanz 287
Selbstanklagen 186
Selbstbehauptungstraining 292
Selbstbeobachtung, verstärkte 199
Selbstbestimmung 296
Selbstbeurteilungsbögen, für Schüler 224
Selbstbeurteilungsskalen 69
Selbstbewußtsein 8
- gesteigertes 169
Selbstbezogenheit 206, 230
Selbstbezugnahme 290
Selbsteinschätzungsskala 267
Selbstentfaltung 287
Selbstentspannungstraining 332
Selbstentwertung, Neigung zur 264
Selbstexploration 287
Selbstfindung 284
Selbsthilfegruppen 144, 296
Selbsthilfestrategien 106
Selbstkastrationen 258
Selbstkongruenz 288
Selbstkontroll-Verfahren 131
Selbstliebe 336
Selbstmord 63
Selbstmordgedanken 256
Selbstmordphantasien 326
Selbstmordversuch, appellativ-demonstrativer 268
Selbstregulation, instabile 202
Selbstsicherheitstraining 292
Selbstüberschätzung 64
Selbstverfügbarkeit, eingeschränkte 266
Selbstverletzungen, chronische 261
Selbstverstümmelungstendenzen 325
Selbstwahrnehmung, Steigerung 303
Selbstwertentwicklung, gestörte 264
Selbstwertgefühl 204
- außengesteuertes 206
- gestörtes 200
- minderwertiges 236
- schwaches 202
- Stärkung 268
- Störungen 204, 250
Selbstzweifel, permanente 206
Selektionsfähigkeit, verringerte sensorische 325
Separationsschock 241
Sepsis 325
Serotonin-Wiederaufnahme-Hemmer 73, 341
Serotoninantagonisten 195
Serotoninspiegel, erhöhter 229
Serotoninstoffwechsel, Störungen 264
Sexualdelikte 251
Sexualdelinquenz 313, 315
Sexualdeviationen, aggressive 254
Sexualhormon-Behandlung 248

Sexualität, abweichendes Verhalten 251–254
Sexualmord 254
Sexualstörungen 4, 189
– der Frau 249
– des Mannes 247–248
– Psychodynamik 250
– Therapie 250
Shaping 289
Sick-Building Syndrom 199
Sigmatismus 220
Simulation 6, 198, 338
Sinn-Kontinuität 2
Sinne, Funktion 8
Sinnesbehinderungen 241
Sinnestäuschungen 7, 25–30, 324, 334
Sinnfindungsgespräch 286
Sinnlosigkeit 206
Sinquan® 74, 341
Sinusvenenthrombose 96
Situationsverkennung 175
Sklerose, multiple 51
social skill training 115, 131
Sodomie 260, 338
Solidarität 296
Somnolenz 9, 45, 327, 338
Somnupan® 164
Sonderkindergärten 216
Sonderschulen 216
Sonin® 163, 345
Sopor 9, 45, 338
SORC-Schema 290
Sozialanamnese 228
Sozialarbeiter 306
Sozialisation, zweite 276
Sozialisationsdefizit 227
Sozialpsychiatrie, Definition 305
Sozialrecht 320
Sozialverhalten 218
– Störungen 227–229
Sozialversicherungsrecht 320
Soziologie 1
Soziophobie 196
Soziotherapie 132–135
– Definition 305
Spätdepressionen 58, 71
Spätdyskinesien 121, 123
Spätschizophrenien 92, 110
Spaltungsphänomene 278
Spalt® 154
Speed 165–166, 174
Speicheldrüsensekretions-Störungen 106
Speichelfluß 125
Sperrung 103–104
Spiegeln 288, 297
Spielverhalten, eingeengtes 230
Spinnenphobie 33
Spontaneitätstheorie 297
Spontanmotorik 328
Sprachanbahnung, verlängerte 220
Sprache 15
– Entwicklungsstörungen 219–221
– naszendierende 231
– verwaschene 327
Sprachentwicklung
– normale 219
– verzögerte 234
Sprachentwicklungsstörungen 230-231

Sprachproduktion, verarmte 233
Sprachstereotypien 103–104
Sprachstörungen 220
– zentrale 221
Sprachverarmung 113
Sprachzerfall 18
Sprechen, Entwicklungsstörungen 219–221
Sprechstörungen 220
– psychogene 220–221
Sprechverweigerung 221
Stabilisierung, psychosoziale, Entzug 144
Stammbaum 6
Stammeln 220
Standpunktwechsel 21
Stangyl® 74, 341
Statuserhebung 323
Steady-State-Plasmaspiegel, Antidepressiva 75
Stehlen 228
– pathologisches 261
Stelzensprache 101
Stichverletzungen 262
Stigmatisierung 307
Stigmatisierungseffekt 227
Stillperiode 86
– Neuroleptika 127
Stilnox® 163, 345
Stimmen 99
Stimmung, traurige 234
Stimmungslabilität 50, 214
Stimmungslagen-Instabilität 102
Stimmungswechsel, abrupter 324
Stimulation, sprachliche, unzureichende 220
Störungen
– Abwehrformen 189–191
– affektive 323
– ataktische 88
– autistische 216
– bipolare affektive, Fallbeispiel 90
– Chronifizierung 191
– Definition 200
– dissoziative 197–198
– emotionale 101–105, 240
– – im Kindesalter 226–227
– extrapyramidal-motorische 222
– funktionelle 334
– hirnorganische 199, 228
– hyperkinetische 224–226
– hypochondrische 196, 199–200
– – Definition 199
– katatone 97
– krankhafte seelische 312
– narzißtische 189, 204–207, 270
– neurotische 217, 278
– – Einteilung 188
– – Erklärungsmodelle 187
– organische 224
– Pathogenese 188–191
– Prognose 191–192
– psychische, Anamneseerhebung 5
– psychogene 1-4, 183
– – Diagnose 4
– – Therapie 4
– psychomotorische 35–36
– psychovegetative 186
– schizodepressive 70
– sensorische 26

Störungen
- somatopsychische 200–201
- sprachpragmatische 231
Stottern 220–221
Strafmündigkeit, bedingte 313
Strafrecht 311
Straftaten, pathologischer Rausch 151
Strafunmündigkeit 313
Streß-Konzeption 94
Struma, euthyreote 87
Stufenrehabilitation 132–133
Stummheit, psychogene 240
Stupor 103–104, 338
- depressiver 62
- katatoner 119
Sublimierung 190
Subsidiaritätsprinzip 321
Subsysteme 298
Sucht 20, 186, 189, 195, 327
- Behandlung 143–145
- Benzodiazepine 160
- Definition 137
- körperliche Auswirkungen 142
- Präventivmaßnahmen 141
- psychische Auswirkungen 141–142
- soziale Auswirkungen 142–143
Suchtgefahr 122
Suchtkranke 263
Suchtpotential 138
Sündenbock 190, 300
Suggestibilität 295
- erhöhte 175, 324
Suggestion 294–295
- Definition 294
Suggestivverfahren 198
Suizid 63, 186, 258
- chronischer 262
- erweiterter 262
- Fallbeispiel 270–271
- gemeinsamer 262
- larvierter 270
- protrahierter 262
- Psychodynamik 263–265
Suizidabsichten 60, 261, 326
Suizidalität 4, 7, 80, 323, 326–327
- bei Ärzten 270
- beim Gesunden 270
- Definition 261
- Differentialdiagnose 326
- Krankheitsmodell 264
- Krisenmodell 264
Suizidgedanken 60, 234, 265
- Verbalisierung 268
Suizidgefährdung 142, 149, 263, 265–267, 316
Suizidhandlung 265
Suizidideen 261
Suizidimpuls 265
Suizidprävention 270
Suizidprophylaxe 265–268
Suizidrate 108
Suizidrisiko 194, 267
Suizidversuche 87
- Bagatellisierung 326
- frühere 326
Sulpirid 124, 127–128, 342
Supervisionsseminar 298
Symboldenken 100

Sympathomimetika 154, 165
- Wechselwirkungen mit Antidepressiva 79
Symptomatik, katatone 103
Symptombildung, prodiktive 2
Symptome
- anankastische 195
- extrapyramidalmotorische 46
- gastrointestinale 106
- katatone 98
- negative 113
- neurologische 174
- neurotische 275
- positive 113
- produktive 113
- psychopathologische
- - Abhängigkeit 141
- - Schizophrenie 97
- schizophrene Psychosen 106
- urogenitale 106
- vegetative 324
Symptomneurosen 187–188
Symptomprovokation 130
Syndrom 38–39
- ängstliches 39
- amentielles 11
- amnestisches 13, 39, 51, 150, 175
- amotivationales 171
- apallisches 10
- chronisch paranoid-halluzinatorisches 48
- chronische pseudoneurasthenisches 47–48
- delirantes 52, 78, 122, 126, 176, 323–325
- dementielles 49
- depressives 39, 193, 234
- epileptisches 226
- hyperkinetisches 39, 217, 219, 224
- - Fallbeispiel 244
- hypokinetisches-hyperkinetisches 222
- katatones 39
- konversionsneurotisches 193
- malignes neuroleptisches 121, 124
- neurasthenisches 198
- paranoid-halluzinatorisches 119
- präsuizidales 266
- pseudoneurasthenisches 42, 47
- pseudopsychopathologisches 217
- psychoorganisches (POS) 216–217
- reversibel dementielles 52
Syndromwechsel 66
Synton 338
System, triadisches 1–2, 4
Systemtheorien 298

Tachykardien 77, 170, 323, 328
Tachypnoe 106
Tafil® 157, 344
Tagesklinik 339
Tagesmüdigkeit 162
Tagesschwankungen 60, 62, 69
Tagonis® 74, 341
Tagtraum 304
Talis® 157, 344
Tasikinesie 121, 123
TAT 267
Taubstummheit 220
Tavor-Expidet® 330
Tavor® 80, 157, 330, 344
Taxilan® 118, 268, 342

Taylor Angstskala 267
TBC 237
Teenager-Drogenepidemie 166
Tegretal® 88
Teilleistungsschwächen 216–217, 219, 229
Telefonseelsorge 306
Temazepam 156, 163, 345
Temgesic® 168
Temporallappenepilepsie 257
Tendenzen, sadomasochistische 189
Tertiärprävention 309
Testdiagnostik, Lern- und Leistungsstörungen 224
Testierfähigkeit 311, 317–318
Testverfahren 69, 114–115
– projektive 267
– psychologische 216, 305
– psychopathometrische 46
Tetrahydrocannabinol 171
Tetraparesen 180
Tetrazepam 157
Theobromin 165
Therapie
– Benzodiazepine 155–161
– elektrische 83
– endogene Manie 82
– kognitive 288–294
– mehrdimensionale, hyperkinetisches Syndrom 225
– Schizophrenien 115
– systemische 274
Therapiebereitschaft, nach Suizidversuch 268
Therapieplan, Entzug 143
Therapieresistenz
– Antidepressiva 81
– Neuroleptika 120
Therapierichtlinien
– Antidepressiva 80
– Carbamazepin 88
– Clomethiazol 177
– Distraneurin® 177
– Lithium 85
– Neuroleptika 119–120
Therapietreue 332
Therpieverfahren, nicht-medikamentöse 153
Thiamin 176, 179
Thiaminmangel 326
Thinner-Sucht 174
Thioridazin 117–118, 143, 342
Thioxanthen-Derivate 117
Thomapyrin® 154
Thombran® 74, 341
Thrombosen 126
Thromboseneigung 78
Thymoleptika 73
Thyreotoxikose 237
Tiaprid 124
Tiapridex® 124
Tics 239
Tiefenpsychologie 194, 285, 305
Tiefschlafstadium, Verkürzung 162-163
Tilidin 166
Timonil® 88
Todesverständnis, kindliches 240
Todeswünsche 261
Tofranil® 74, 88, 238, 341
Token-Programme 292

Token-Test 243
Toleranz 295
Toleranzentwicklung
– Alkoholabhängigkeit 146
– Barbiturate 164
Toleranzsteigerung 138
Tolvin® 74, 341
Tonsillen, große 220
Tonus, gesteigerter 218
Torticollis 123
Toxikomanie 137
Tränenfluß 170
Träume 274
Training, autogenes 193, 294, 332
Tramadol 168
Tramal® 168
Tranquilizer 78, 153–161, 219, 339
– Intoxikation 327
– Kontraindikation beim hyperkinetischen Syndrom 226
Transaktionsanalyse 279, 287
Transsexualität 257–258, 339
Transvestismus 257–258, 339
Tranxilium® 156-157, 344
Tranylcypromin 74, 79, 341
Trauerreaktion
– abnorme 186, 194
– prolongierte 185, 200
Traum 275
Traumarbeit 285
Traumatisierung, frühkindliche 193
Traumen 176
Traurigkeit 234
– vitale 33, 61, 69
Trazodon 74, 341
Trecalmo® 157, 344
Tremor 46, 77, 87, 218
– grobschlägiger 328
Trennungsängste 186, 193, 223, 226, 235, 301
Trennungsempfindlichkeit 193
Trennungssituationen, frühkindliche 192
Triangulierung 276
Triazolam 157, 162–163, 345
Trichotillomanie 243, 261
Trieb-Abwehrkonflikte 189
Triebdeviationen 313
Triebenthemmung 49
Triebtheorien 274
Triebumkehr 190
Trifluperidol 117
Trigeminus-Neuralgie 88
Trihexyphenidyl 122
Trimipramin 74, 341
Trinker
– episodischer 148
– süchtiger 148
Trinkschwäche, bei Säuglingen 219
Trismus 122
Trotzphase 243
Trugwahrnehmungen 334
Truxal® 82, 118, 342
Tubulussklerose 254
Tumoren 44, 237, 327
Turner-Syndrom 212
Typ-I-Schizophrenie 113
Typ-II-Schizophrenie 113
Typenlehre 282

Übelkeit 87, 170
Über-Ich 275, 339
Über-Ich-Widerstand 277
Überaktivität, unproduktive 185
Überanpassung 206
Überdosierung
– Barbiturate 164
– Antidepressiva 78
Überforderungen, schulische 238
Übergangseinrichtungen 132
Überinterpretationen, subjektive 281
Überleitungsstörungen, des Herzens 78
Übermüdung 11, 31
Überstimulation 134
Übertragung 274, 277, 339
Übertragungsneurose 277
Übertragungswiderstand 277
Übertreibung 293
Überwachung, intensivmedizinische 323
Übungsbehandlung
– heilpädagogische 219
– zielgerichtete 222
Übungsprogramme, sensomotorische 222
Ultrakurzzeitgedächtnis 12
Umgebungsabhängigkeit 197
Umkehr, pronominale 230
Umstellungsunfähigkeit 47
Umstrukturierung, kognitive 293
Umweltfaktoren
– affektive Psychosen 57
– schizophrene Psychosen 92
Unaufmerksamkeit 11
Unbewußte, das 275
– Einbrüche 283–284
– kollektives 282, 284
Unfallgefährdung 142
Unfallneurose 200
Ungehorsam 228
Ungeschehenmachen 195
Unruhe
– ängstliche 170
– innere 60, 323
– motorische 214, 225, 324–325
– psychomotorische 328
Unruhezustände 156
Unterbringung 318, 320
Unterbringungsgesetz 311, 316
Unterschichtspädophilie 252
Unterstimulation 134
Untersuchung
– körperliche 5
– psychiatrische 5
Untersuchungsverfahren, psychodiagnostische 211
Urschreitherapie 303
Urszene 303
Urteilsvermögen, eingeschränktes 327

Vaginismus 249
Vakuum, existenzielles 285
Valium® 82, 157, 268, 329–330, 344
Vaskulitis 52
Veränderungen, psychoreaktive 216
Veränderungsängste 230
Verallgemeinern 293
Verantwortlichkeit 313
Verarbeitungsmodi, intrapsychische 223

Verarmungswahn 25, 63
Verbalisierungsfähigkeit 279
Verbigeration 17, 104
Verdauungsstörungen 61
Verdrängung 190, 196, 278, 339
Verdrängungswiderstand 277
Vererbbarkeit, schizophrene Psychosen 92
Verfahren
– kognitive 131
– operante 131
– psychoanalytische 273
– psychotherapeutische 274
– suggestive 294–295
Verfolgungsangst 27
Verfolgungssituationen 321
Verfolgungswahn 22–23, 98, 166, 177
Vergessen 275
Vergiftungen 262
Vergiftungsangst 27
Vergiftungswahn 23, 98
Verhalten 7
– aggressiv-destruktives 228
– aggressives 202, 327
– agoraphobisches, Fallbeispiel 207–208
– appellatives 197
– bizarres 113, 332
– demonstratives 197
– dissoziales 227
– homosexuelles 255–256
– konkretes 282
– theatralisches 197
Verhaltensanalyse 290, 294
Verhaltensauffälligkeiten 204
Verhaltensbeobachtung 8, 226, 228
Verhaltensdefizite 191
Verhaltensfehlanpassung, an Umweltfaktoren 225
Verhaltensmodifikationen, in der Gruppe 297
Verhaltensmuster 230
– gestörte 188
Verhaltenstherapie 84, 115, 131, 193, 274, 288–294
– Indikationen 293
– symptomorientierte 195–196, 198
Verhaltensstruktur, neurotisch-depressive 193
Verhaltensweise, vererbte 284
Verkehrstüchtigkeit
– Einschränkung 162
– Neuroleptika 125
Verkehrsunfälle 262
Verkennungen 339
 illusionäre 26, 29, 324
Verlangsamung 47
– psychomotorische 234
Verlassenheit 186, 206
Verlauf 40
– schizophrene Psychosen 107–108
Verlaufsbeobachtung 38
Verlaufsbeschreibung 38
Verletzungsmuster 270
– unübliches 223
Verleugnung 190
Verlustreaktion, prolongierte 185
Vermeiden 196
Vermeidungsverhalten 34
– sekundäres 233
Vermögenssorge 318

Verneinung 191
Versagen, berufliches 263
Versagenserlebnisse 189
Verschiebung 190, 195–196
Verschwommensehen 29
Versorgung
– Definition 306
– psychiatrische 306
Versprecher 275
Verstehen, emphatisches 269
Versteinerung 186
Verstimmungen
– depressive 60, 149, 185, 236, 265
– – Differentialdiagnostik 71–72
– manische, Differentialdiagnose 72
– mißtrauisch-dysphorische 171
Verstimmungszustände 154
– affektive 214
Versuchungssituationen 189
Versündigungswahn 24, 264
Verträglichkeit, soziale 202
Verwahrlosung, sexuelle 228
Verwahrlosungstendenzen 227
Verwarnung 314
Verwirrtheit 9
Verwirrtheitszustände 11, 83, 323, 326
– Differentialdiagnose 326
– einfache 45
Verzerrungen, der Realität 281
Verzweiflung 263, 326, 332
Vier-Augengespräch 326
Vigilanz 8, 323
Vigilanzstörungen 8–11, 327
Virusinfektion 326
Vitalfunktionen, Kontrolle 323
Vitalgefühle, negative 69
Vitalstörungen 33, 60
Vitamin-B_1 176, 179
Vitamin-B_{12}-Mangel 52
Vitamin-B-Mangel 325
Vivimed® 154
Vorbeireden 18, 100
Vormundschaft 318
Vormundschaftsgericht 318–320
Vormundschaftsrichter 314
Vorposten-Syndrom 106–107
Vorsorge 308
Voyeurismus 251–252
– Definition 252
Vulnerabilitäts-Konzeption 94
Wachheit 11
Wachtherapie 82–83
Wahn 20, 98–99, 113, 195, 324–325, 333, 339
– hypochondrischer 24, 63
– nihilistischer 63
– symbiotischer 22
– Symptomatik 63

Wahnarbeit 22
Wahnbildungen 150, 175, 177–178
Wahneinfall 22, 98
Wahnerinnerung 22
Wahnformen 21–22
Wahngedanke 22
Wahnideen 22
– depressive 60, 69
Wahnkriterien 20

Wahnspannung 21
Wahnstimmung 21, 98
Wahnsymptome 265
Wahnsystem 22
Wahnthemen 23–25
Wahnvorstellungen 214
Wahnwahrnehmung 22, 98
Wahnwirklichkeit 21
Wahrnehmung
– Definition 26
– Intensitätsminderung 29
– Intensitätssteigerung 29
– selekive 289
Wahrnehmungsstörungen 7, 25–30, 95, 173
Wahrnehmungstäuschungen 335
Wahrnehmungsveränderungen 26, 29
Wahrnehmungsverarbeitung, Störung 225
Waschzwang 19, 285
Wechselwirkungen
– Antidepressiva 79
– Benzodiazepine 159
– Neuroleptika 126
Weckamine 154, 165
Weckaminpsychosen 166
Weglaufen 228
Weinen 325
– unmotiviertes 223
Werkzeugstörungen 220
Wernicke-Enzephalopathie 51, 150, 175–176, 179–180
Wertewandel, Suizidalität 264
Werther-Effekt 270
Wesensveränderungen 3, 47–48, 214
– organische 42, 174
– psychotische 251
Widerstand 274, 277–278, 303, 339
Wiedereingliederung 315, 320
Wiedergutmachung 314
Wiederholungsrisiko, Suizid 263, 268
Wiederholungszwang 275
Willensbeeinflussung 30, 98, 105
Willenserklärung, Nichtigkeit der 311, 317
Willensschwäche 185
Wirkprofil, Neuroleptika 118
Wirkung
– anticholinerge 328
– antipsychotische, Neuroleptika 119
– euphorisierende 174
– – Opiate 169
– muskelrelaxierende, Benzodiazepine 160
Wirkungen, psychodelische 173
Wirkungslosigkeit, eines Antidepressivums 81
Wirkungsmechanismus
– Antidepressiva 76
– Benzodiazepine 158
– Lithium 85
– Neuroleptika 119
Witwenselbstmord 270
Wochenbettdepression 58, 71
Wochenbettpsychose 96, 334
Wochenendtrinker 148
Wohnheime 215
Wortfindungsstörungen 50
Wortkargheit 336
Wortschatz, verminderter 220
Wut 185

Ximovan® 163, 345

Zeiterleben, Störung des 13
Zentrierung 287–288
Zerebralparese, infantile 216–217
Zerfahrenheit 97, 100, 339
Zeugungsunfähigkeit 248
Zivilrecht 311
Zönästhesien 28, 98–99, 199
Zolpidem 163, 345
Zonen, erogene 259
Zoophilie 260
Zoophobie 196
Zopiclon 163, 345
Zuchtmittel 314
Zuclopenthixol 118, 325, 330, 342
Zuclopenthixol-Azetat 129, 343
Zuclopenthixol-Decanoat 129, 343
Zukunftsperspektiven, veränderte 200
Zustandsbeschreibung 38
Zustandsbilder 196
– depressive 199, 226
– psychotische 193
Zwänge 188, 207, 214, 218, 339
– Definition 18

Zwanghaftigkeit 331
Zwangsbefürchtungen 19
Zwangseinfälle 19
Zwangsgedanken 19
Zwangshandlungen 19
Zwangsimpulse 19
Zwangskrankheiten 73
Zwangsneurose 189, 194–195, 239
– Definition 194
Zwangsneurotiker 286
Zwangsritual 19
Zwangsstörungen 194–195, 226
– Definition 194
Zwangssymptome 7, 18–20
– Differentialdiagnose 20
Zwangsvorstellungen 19, 333
Zwangszeremoniell 19
Zweitrangsymptome 98, 114
Zwillingsforschung 93
– affektive Psychosen 56
Zwinkern 239
Zwittertum 258
Zyklothymien 70, 339

Hehlmann

Leitsymptome
Der rote Faden durch die Medizin

Nach dem Erfolg der 1. Auflage wurde der Inhalt in der Neuauflage aktualisiert und erweitert. Das bewährte didaktische Prinzip wurde dabei beibehalten: die anschauliche und einprägsame Beschreibung der wichtigsten Leitsymptome aus der klinischen Praxis. Das notwendige Hintergrundwissen wird dabei nicht vernachlässigt.
Die Autorin legt größten Wert auf eine klare, transparente Darstellungsweise, die einen raschen Zugriff auf alle Informationen ermöglicht. Die Kapitel sind dabei nach folgendem Grundschema aufgebaut: Definition des Leitsymptoms - Ursachen - kurze Darstellung der zugehörigen Krankheitsbilder - diagnostisches Vorgehen. So bietet das Buch einen „roten Faden" durch alle grundlegenden Themengebiete in der Medizin. Für Studenten und junge Ärzte ist es eine zuverlässige Quelle für die Ausbildung, eine sinnvolle Lernhilfe zur Examensvorbereitung und ein effizientes Nachschlagewerk für den fortgeschrittenen Mediziner.

Hehlmann
Leitsymptome
2., aktualisierte Auflage 1997.
Ca. 370 Seiten, 7 Abbildungen, 13 Tabellen, Broschur.
ISBN 3-541-25802-0

mediscript
Bad Wörishofen

Die praktischen 5er-Bände
Fünf Fächer in einem Lehrbuch

Zur sinnvollen Prüfungsvorbereitung in kurzer Zeit bietet medi*script* die effizienten 5er-Bände an. Jeweils fünf Prüfungsfächer werden in einem Band vorgestellt, wobei der Gegenstandskatalog genau abgedeckt wird. Besonderer Wert wird auf die kurze, übersichtliche Darstellung der Themen gelegt. Anschauliche Abbildungen erleichtern das Verständnis. So werden Lernziele problemlos erreicht, das notwendige Hintergrundwissen wird dabei stets gewährleistet. Schwerpunkte, die bereits vom IMPP geprüfte wurden, sind im Text besonders hervorgehoben. Einige Bände verfügen zur schnellen Orientierung über eigene IMPP-Hitlisten am Anfang jedes Kapitels.

Bereits erschienen:

Konservative Fächer (GK 3):
Notfallmedizin
Anästhesie/Intensivmedizin
Naturheilverfahren
Schmerztherapie
Klinische Pharmakologie

Lieb (Hrsg.)
Konservative Fächer
446 Seiten, ca. 100 Abbildungen.
ISBN 3-541-25121-2

Kleine operative Fächer (GK 3):
Orthopädie
Augenheilkunde
HNO
Urologie
Zahn-Mund-Kiefer

Renz (Hrsg.)
Kleine operative Fächer
485 Seiten, ca. 100 Abbildungen
ISBN 3-541-25121-2

Erscheinungstermin 3/97:

Theoretische Fächer (GK 2):
Pathologie
Pathophysiologie
Biomathematik
Humangenetik
Geschichte der Medizin

Gödde (Hrsg.)
Theoretische Fächer
Ca. 500 Seiten, ca. 120 Abbildungen.
ISBN 3-541-25161-1

Klinische Fächer (GK 2):
Allgemeine Pharmakologie
Mikrobiologie/Immunologie
Radiologie
Notfallmedizin
Anamnese

Cyrys (Hrsg.)
Klinische Fächer
Ca. 500 Seiten, ca. 120 Abbildungen.
ISBN 3-541-25171-9

medi*script*
Bad Wörishofen